高职高专护理专业"十四五"互联网+新形态精品规划教材

营养与膳食

主　编　孙雪萍　刘鹏飞　孙　艳

副主编　金佰明　卓怡云　解　萍

　　　　张永超　高深甚

编　者（按姓氏笔画排序）

刘雅婧　安康职业技术学院

刘鹏飞　湘潭医卫职业技术学院

孙　艳　枣庄科技职业学院

孙梦云　山东中医药高等专科学校

孙雪萍　山东中医药高等专科学校

杨　茜　仙桃职业学院

张永超　潍坊市中医院

卓怡云　山东中医药高等专科学校

金佰明　齐齐哈尔医学院

高深甚　上海申康医院发展中心

解　萍　滁州城市职业学院

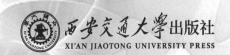

西安交通大学出版社

XI'AN JIAOTONG UNIVERSITY PRESS

内容提要

营养是人类赖以生存的物质基础,健康的饮食行为与良好的营养状况是生活、学习、工作的必要前提和基础。本教材主要介绍了营养学基础、各类食物的营养价值、平衡膳食、食品安全、不同生理时期人群的营养与膳食、住院患者的营养风险筛查与评价、医院膳食、肠内营养与肠外营养和常见疾病的营养治疗等内容。本教材章前设有"学习目标",使学生明确本章的学习重点,同时采用案例引导模式,设置"案例导学",通过案例形式引入本章重点内容,培养学生分析、思考和解决问题的能力;章中设置"知识链接",作为知识的延伸,拓宽学生的知识面,加深学生对专业知识的理解,同时增加"素质拓展",充分发挥"立德树人"的教育职能;章末设置"本章小结"和"目标检测",便于学生课余时间总结、回顾本章重点内容。

本教材既可供高职高专护理、助产、康复等专业教学使用,也可供临床医师、护士、营养师、健康管理师等从事营养保健和健康管理行业的工作人员使用。

图书在版编目(CIP)数据

营养与膳食/孙雪萍,刘鹏飞,孙艳主编. -- 西安:
西安交通大学出版社,2024.8. -- ISBN 978-7-5693
-3817-1

Ⅰ. R151.3

中国国家版本馆 CIP 数据核字第 20248DU536 号

书　　名	营养与膳食
主　　编	孙雪萍　刘鹏飞　孙　艳
责任编辑	郭泉泉
责任校对	肖　眉

出版发行　西安交通大学出版社
　　　　　　（西安市兴庆南路 1 号　邮政编码 710048）
网　　址　http://www.xjtupress.com
电　　话　(029)82668357　82667874(市场营销中心)
　　　　　　(029)82668315(总编办)
传　　真　(029)82668280
印　　刷　陕西思维印务有限公司

开　　本　889mm×1194mm　**印张** 16　**字数** 458 千字
版次印次　2024 年 8 月第 1 版　　2024 年 8 月第 1 次印刷
书　　号　ISBN 978-7-5693-3817-1
定　　价　49.00 元

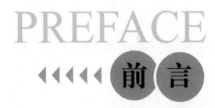

PREFACE
◀◀◀◀◀ 前 言

营养是人类赖以生存的物质基础,健康的饮食行为与良好的营养状况是人们生活、学习、工作的必要前提和基础。为深入贯彻落实中国共产党第二十次全国代表大会重大决策部署、习近平总书记关于职业教育工作和教材工作的重要指示精神,根据《"十四五"职业教育规划教材建设实施方案》等文件精神,结合高等职业教育的迅速发展,在西安交通大学出版社的大力支持下,我们编写了本教材,力求使内容更加实用和规范化。

本教材依据高职高专实践性教学的要求,将理论知识、职业能力和专业技能融为一体,着重培养学生的综合素质(包括学习能力、分析能力、综合能力、科学思维方法和实践能力)。

本教材共分为九章,主要介绍了营养学基础、各类食物的营养价值、平衡膳食、食品安全、不同生理时期人群的营养与膳食、住院患者的营养风险筛查与评价、医院膳食、肠内营养与肠外营养和常见疾病的营养治疗等内容。为便于学习,章前设有"学习目标",使学生明确本章的学习重点,同时设有"案例导学",以案例形式引入授课内容,通过分析讨论,有利于培养学生分析问题、解决问题的能力,以便能更快地适应相关课程的学习,也有助于培养学生严谨的职业态度,提高职业素质;章内穿插有"知识链接"和"素质拓展",可拓宽学生的知识面,提高学生的学习兴趣,引导学生树立正确的人生观和价值观,发挥"立德树人"的教育职能;章后附有"本章小结"和"目标检测",便于学生总结本章知识点,同时可以考查学生对本章重点知识的掌握情况。通过本教材的学习,可指导人们合理营养、平衡膳食,达到预防、保健、治疗及促进康复的目的。

本教材在编写过程中得到了各参编院校和相关部门的大力支持,在此表示衷心的感谢!

本教材既可供高职高专护理、助产、康复等专业教学使用,也可供临床医师、护士、营养师、健康管理师等从事营养保健和健康管理行业的工作人员使用。

由于编者水平有限,加上时间仓促,书中难免有疏漏和不足之处,敬请各院校师生及广大读者在教材使用过程中及时提出宝贵的意见和建议,以便进一步修订和完善。

孙雪萍　刘鹏飞　孙 艳

2024 年 4 月

CONTENTS

◀◀◀◀◀ 目 录

第一章 营养学基础

课件

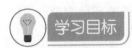

> 素质目标:具备认真、科学、严谨的学风,高尚的职业道德、过硬的业务素质。
> 知识目标:掌握营养学的相关定义;掌握各类营养素的分类、生理功能、食物来源。熟悉蛋白质互补作用以及蛋白质、脂肪营养价值评价。了解各类营养素与疾病的关系。
> 能力目标:能将营养学基础知识应用于生活实践中,指导不同人群合理膳食。

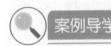

> 　　2005 年,在某地区发生了 100 多名婴儿陆续患上一种怪病的现象。本来出生健康的孩子,在喂养期间,开始变得四肢短小,身体瘦弱,尤其是婴儿的脑袋显得偏大,有些家长以为是吃得好,到医院一查是水肿。有些"大头娃娃"虽入院治疗,但终因延误病情而死亡。令人意外的是,导致这些婴儿身患重病甚至夺去他们生命的竟然是他们均食用了一种不合格的奶粉。检验发现,这些奶粉蛋白质含量大多数只有 2%~3% ,有的甚至只有 0.37% 。按照国家最新标准,婴儿一段奶粉蛋白质含量是 0.43 ~ 0.72g/100kJ,二段是 0.43 ~ 0.84g/100kJ,三段是 0.43 ~ 0.96g/100kJ。
>
> 　　请问:
> 　　1."大头娃娃"事件发生的原因是什么?
> 　　2.哪些食物富含优质蛋白?

案例解析

　　营养学基础主要研究营养素的生理功能、消化、吸收、代谢、缺乏和过剩对人体健康的影响及食物来源,确定营养素的需要量和推荐摄入量,以及营养素之间的相互作用与平衡关系,通过搭配膳食,达到合理营养的目的。

第一节 概 述

一、基本概念

(一)营养

　　营养是指机体从外界摄入食物,经过体内的消化、吸收和(或)代谢后,或参与构建组织器官,或满足生理功能和体力活动需要的必要的生物学过程。

(二)营养学

　　营养学是指研究机体营养规律及改善措施的科学,即研究食物中对人体有益的成分及人体摄取和利用这些成分以维持、促进健康的规律和机制,在此基础上采取具体的、宏观的、社会性的措施改善人类健康,提高生命质量。根据应用范围的不同,可将营养学分为基础营养、食物营养、公共营养、特

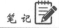笔记

殊人群营养和临床营养这五大领域。

（三）临床营养学

临床营养学是一门将营养学知识应用到临床领域,根据患者的生理特点、生化特点、心理特点和病理特点,选择合适的营养,增强患者的免疫力,促进组织修复,减少器官负担,促进疾病转归的学科。

二、食物成分

（一）营养素及其分类

营养素是指维持机体繁殖、生长发育和生存等一切生命活动和过程,需要从外界环境中摄取的物质。来自食物的营养素种类繁多,人类所需40多种,根据化学性质和生理作用的不同,可将其分为五大类,即蛋白质、脂类、碳水化合物、矿物质和维生素。

1.根据人体的需要量或体内含量多少　可将营养素分为宏量营养素、微量营养素。

（1）宏量营养素:蛋白质、脂类、碳水化合物,这3种营养素人体需要量较大,被称为宏量营养素。这3种营养素经体内氧化可以释放能量,又称为产能营养素。一般情况下,人体主要利用碳水化合物和脂类氧化供能,在机体所需能源物质供能不足的情况下,才将蛋白质氧化分解获取能量。

（2）微量营养素:矿物质和维生素,这2种营养素人体需要量相对较少,称为微量营养素。根据在体内含量的不同,矿物质又分为常量元素和微量元素。维生素根据其溶解性,可分为脂溶性维生素和水溶性维生素。

2.根据营养素生理作用和健康功能的不同　可分为必需营养素和条件必需营养素。

（1）必需营养素:为一类机体存活、正常生长和功能所必需,但不能由机体自身合成或合成不足,而必须从食物中获得的营养素。必需营养素都具有一个重要的生物学特性,即缺乏该营养素可造成特异性缺乏病,甚至死亡。至今已经确认的必需营养素,包括蛋白质中的9种氨基酸,脂类中的2种多不饱和脂肪酸,碳水化合物,7种常量元素,8种微量元素,14种维生素和水(表1-1)。

表1-1　人体必需营养素

氨基酸	脂肪酸	碳水化合物	常量元素	微量元素	维生素	水
异亮氨酸	亚油酸	碳水化合物	钾	碘	维生素A	水
亮氨酸	α-亚麻酸		钠	硒	维生素D	
赖氨酸			钙	铜	维生素E	
蛋氨酸			镁	钼	维生素K	
苯丙氨酸			硫	铬	维生素B$_1$(硫胺素)	
苏氨酸			磷	钴	维生素B$_2$(核黄酸)	
色氨酸			氯	铁	烟酸	
缬氨酸				锌	维生素B$_6$	
组氨酸					叶酸	
					维生素B$_{12}$	
					泛酸	
					生物素	
					胆碱	
					维生素C	

（2）条件必需营养素:指人体正常状态下不一定需要,但对于体内不能足量合成的人群是必需供给的营养素。补充该营养素可纠正缺乏导致的异常表现。条件必需营养素这一概念最初只用于全胃肠外营养的患者,目前这一概念还包括生长发育不全、某些病理状态以及遗传缺陷等条件下人体所需

的营养素。

（二）水及其他膳食成分

1. 水 是生命之源,是人类维持基本生命活动的物质基础。水不仅是构成人体的重要成分,而且发挥着多种生理功能。

（1）构成细胞和体液的重要组成成分:人体内所有水分的总和称为总体水含量。成人总体水含量约占体重的65%,广泛分布在人体组织、细胞内外,构成人体的内环境。各组织器官的含水量不同,其中,血液中含水量最多,脂肪组织中最少。总体水含量受年龄、性别等因素的影响,新生儿总体水含量最多,约占体重的80%,随着年龄的增长,总体水含量逐渐减少。

（2）参与新陈代谢:水是良好的溶剂,可以使水溶性物质以溶解状态和电解质离子状态存在,还可以协助营养物质的运输及代谢产物的排泄,使人体内新陈代谢和生理化学反应得以正常进行。

（3）调节体温:水的比热值较大,能吸收代谢过程中产生的热量而使体温不至于过度升高,水的蒸发热也较大,高温时机体可随水分经皮肤蒸发散热,以维持人体体温的恒定。

（4）润滑作用:在眼睛、关节、胸腔、腹腔、胃肠道、泌尿生殖系统相关器官等部位,均存在一定量水分,对器官、关节、肌肉等组织能起到缓冲、润滑、保护作用。如唾液有助于食物吞咽、泪液有助于眼球转动、滑液有助于关节活动等。

2. 食物中的生物活性成分 食物中除了含有多种营养素外,还含有其他多种对人体有益的物质,这类物质不是维持机体生长发育所必需的营养物质,但对维护人体健康、调节生理机能和预防疾病能发挥重要的作用,被称为"食物中的生物活性成分"。其主要包括来自植物性食物的黄酮类化合物、酚酸、有机硫化物、萜类化合物和类胡萝卜素等,以及来自动物性食物的辅酶 Q、γ-氨基丁酸、褪黑素及左旋肉碱等。生物活性成分对人体的主要作用包括抗氧化作用、抑制肿瘤作用、免疫调节和抗炎作用、抑制微生物生长、降低胆固醇水平、保护心血管系统、保护受损伤神经作用、调节机体内的糖和脂肪代谢等。

天然食物中还存在一些在人类获取营养过程中具有特定作用的有机化合物,如肉碱、半胱氨酸、牛磺酸、谷氨酰胺等。这些物质中有的合成原料是必需营养素,如肉碱合成的前体是必需氨基酸中的赖氨酸和蛋氨酸;蛋氨酸和丝氨酸通过转硫作用可生成半胱氨酸,半胱氨酸是合成辅酶 A、牛磺酸和无机硫的前体。这些有机物大多数可以在人体内合成,但在某些特殊条件下,其合成的数量和速度不能满足人体需要,仍需要从食物中得以补充。

三、膳食营养素参考摄入量

膳食营养素参考摄入量（DRIs）是为了保证人体合理摄入能量和营养素,避免摄入不足和摄入过量及降低慢性病风险,推荐的健康人群每日平均膳食营养素摄入量的一组参考值,在推荐膳食营养素供给量（RDA）的基础上发展起来的。DRIs 包含了不同年龄段人群的膳食能量和营养素的参考值,涵盖了不同人群的基本需要、适宜需要以及安全用量等不同用途,统称为膳食营养素参考摄入量。DRIs的作用包括预防营养缺乏病、防止营养素摄入过量及降低慢性疾病风险三个方面。DRIs 的适用对象为健康的个体或以健康个体为主体组成的群体,也包括那些虽患有慢性病,如肥胖、高血压、高血糖、血脂异常等,但仍能正常生活,没有必要实施特定的膳食限制或膳食方案的人。2023 版膳食营养素参考摄入量指标包括以下方面。

（一）平均需要量

平均需要量（EAR）是指某一特定性别、年龄及生理状况群体中对某营养素需要量的平均值。按照 EAR 水平摄入营养素,根据某些指标判断可以满足某一特定性别、年龄及生理状况群体中50%个体需要量的摄入水平,不能满足另外50%个体对该营养素的需要。EAR 是制订推荐摄入量的基础,可判断个体某营养素摄入量不足的可能性,或评估群体的膳食摄入量。

针对群体,EAR 可用于评估群体中摄入不足的发生率;针对个体,可检查其摄入不足的可能性。EAR 不是计划个体膳食的目标和推荐量,当用 EAR 评价个体摄入量时,如某个体的摄入量远低于 EAR,则此个体的摄入量很可能为不足;如某个体的摄入量远高于 EAR,则此个体的摄入量有可能是充足的。

(二)推荐摄入量

推荐摄入量(RNI)是指可以满足某一特定性别、年龄及生理状况群体中绝大多数(97% ~ 98%)需要量的某种营养素摄入水平。长期摄入 RNI 水平,可以满足身体对该营养素的需要,维持组织中适当的营养素储备和机体健康。RNI 是在 EAR 的基础上制订的,如果个体摄入量呈常态分布,已知 EAR 的标准差(SD),则一个人群的 RNI = EAR + 2SD。当人群需要量的资料不充分,不能计算 SD 时,可设 EAR 的变异系数为 10%,则 RNI = 1.2 × EAR。

RNI 是根据某一特定人群中体重在正常范围内的个体需要量而设定的,主要用途是作为个体每日摄入该营养素的目标值。个体摄入量低于 RNI 时并不一定表明该个体未达到适宜营养状态。如果某个体的日常摄入量达到或超过了 RNI,可以认为该个体没有摄入不足的危险。

(三)适宜摄入量

适宜摄入量(AI)是通过观察或试验获得的健康群体某种营养素的摄入量。AI 的主要用途是作为个体营养素摄入量的目标,几乎能满足目标人群中所有个体的需要。它是当某种营养素的个体需要量研究资料不足,无法计算出 EAR,从而无法推算 RNI 时,可设定 AI 代替 RNI。AI 与 RNI 相似之处是二者都用作目标群体中个体营养素摄入量的目标,可以满足该群体中几乎所有个体的需要。但 AI 准确性远不如 RNI,且可能高于 RNI,使用 AI 作为推荐标准时要比使用 RNI 更加谨慎。

(四)可耐受最高摄入量

可耐受最高摄入量(UL)是指平均每日摄入营养素或其他膳食成分的最高限量。"可耐受"含义是指这一摄入水平在生物学上一般是可以耐受的。对一般群体来说,摄入量达到 UL 水平对几乎所有个体均不致健康损害,但并不表示达到此摄入水平对健康是有益的。对大多数营养素而言,健康个体的摄入量超过 RNI 或 AI 水平并不会产生益处,UL 并不是一个建议的摄入水平。在制订个体和群体膳食时,应使营养素摄入量低于 UL,以避免营养素摄入过量可能造成的危害。但 UL 不能用来评估群体中营养素摄入过多而产生毒副作用的危险性,因为 UL 对健康人群中最易感的个体也不应造成健康损害。

(五)宏量营养素可接受范围

宏量营养素可接受范围(AMDR)是指蛋白质、脂肪和碳水化合物理想的摄入量范围,该范围可以提供这些必需营养素的需要,并且有利于降低慢性病的发生危险,常用占能量摄入量的百分比表示。蛋白质、脂肪和碳水化合物属于人体的必需营养素,而且三者的摄入比例还将影响微量营养素的摄入状况。如果一个人的摄入量低于或高于此范围,则可能会增加慢性病的发生风险,从而影响长期健康。

(六)降低膳食相关非传染性疾病风险的建议摄入量

降低膳食相关非传染性疾病风险的建议摄入量(PI - NCD)简称建议摄入量(PI),是以膳食相关非传染性疾病一级预防为目标提出的必需营养素每日摄入量(水平)。当慢性非传染性疾病易感人群该营养素的摄入量达到 PI,可降低其发生风险。慢性非传染性疾病(NCD)又称慢性病,以肥胖、糖尿病、心血管疾病、恶性肿瘤、呼吸系统疾病等为代表。这些疾病的共同危险因素是长期膳食模式不合理、身体活动不足以及其他不良生活方式等,因此又称膳食相关非传染性疾病。

（七）特定建议值

特定建议值(SPL)是以降低成年人膳食相关非传染性疾病风险为目标,提出的其他膳食成分的每日摄入量(水平)。当该成分的摄入量达到 SPL,可能有利于降低疾病的发生风险或死亡率。

四、合理膳食

（一）合理膳食的概念

合理膳食又称平衡膳食,是指能满足合理营养要求的膳食,从食物中摄入的能量和营养素在一个动态过程中,能提供机体一个合适的量,避免出现某些营养素的缺乏或过多而引起机体对营养素需要和利用的不平衡。合理膳食是合理营养的物质基础,是达到合理营养的唯一途径,也是反映现代人类生活质量的一个重要标志。

（二）合理膳食的基本要求

1.食物种类齐全、数量充足、比例合适　不同食物中的营养素及有益膳食成分的种类和含量不同。除供 6 月龄内婴儿的母乳外,没有任何一种食物可以满足人体所需的能量及全部营养素,因此,只有多种食物组成的膳食才能满足人体对能量和各种营养素的需要。食物多样是平衡膳食模式的基本原则。每日膳食应包含 5 大类食物,平均每天摄入 12 种以上食物,每周 25 种以上食物,而且在数量上要满足各类食物适宜的摄入量。动物性食物与植物性食物之间或之内的比例要适宜,从而保证能量与各营养素之间的比例适宜。

2.保证食物安全　食物不得含有对人体造成危害的各种有害因素且应保持食物的新鲜卫生,以确保居民的生命安全。食品中的微生物及其毒素、食品添加剂、化学物质以及农药残留等均应符合食品安全国家标准的规定。一旦食物受到有害物质污染或发生腐败变质,食物中营养素就会受到破坏,不仅不能满足机体的营养需要,还会造成人体急、慢性中毒,甚至致癌。

3.科学的烹调加工　食物经科学的加工与烹调的目的在于消除食物中的抗营养因子和有害微生物、提高食物的消化率、改变食物的感官性状和促进食欲。加工与烹调时,应最大限度地减少营养素的损失,提高食物的消化吸收率,改善食物的感官性状,增进食欲,消除食物中的抗营养因子、有害化学物质和微生物。

4.合理的进餐制度和良好的饮食习惯　根据不同人群的生理条件、劳动强度以及作业环境,对进餐制度给予合理安排。合理的进餐制度有助于促进食欲和消化液定时分泌,使食物能得到充分消化、吸收和利用。成年人应采用一日三餐制,并养成不挑食、不偏食、不暴饮暴食等良好的饮食习惯。

5.遵循《中国居民膳食指南(2022)》的原则　食物多样,合理搭配;吃动平衡,健康体重;多吃蔬果、奶类、全谷、大豆;适量吃鱼、禽、蛋、瘦肉;少盐少油,控糖限酒;规律进餐,足量饮水;会烹会选,会看标签;公筷分餐,杜绝浪费。

第二节　蛋白质

蛋白质是机体细胞、组织和器官的重要组成成分,是一切生命的物质基础;一切生命的表现形式,本质上都是蛋白质功能的体现。蛋白质是由氨基酸以肽键连接形成的具有一定空间结构的高分子有机化合物,构成元素主要有碳、氢、氧、氮四种,此外还含有硫和磷等。正常人体内,蛋白质占成人体重的 16%~19%。人体内蛋白质始终处于不断分解和不断合成的动态平衡状态,从而达到组织蛋白不断更新与修复的目的。一般来说,成人体内每天约有 3% 的蛋白质被更新,肠道和骨髓内的蛋白质更新速度较快。

一、氨基酸

(一)氨基酸及其分类

蛋白质的基本组成单位是氨基酸,各氨基酸按一定的排列顺序由肽键(酰胺键)连接。由于氨基酸排列顺序不同,肽链长短不一,以及空间结构的差异,就构成了无数种功能各异的蛋白质。蛋白质被水解后的次级结构称为肽。肽是由氨基酸之间以肽键相连而成。肽键是指一个氨基酸的 α -羧基与另一个氨基酸的 α -氨基脱水缩合形成的键。

自然界存在的氨基酸有300余种,但构成人体蛋白质的氨基酸只有20种(表1-2)。

表1-2　构成人体蛋白质的氨基酸

氨基酸	英文	氨基酸	英文	氨基酸	英文
必需氨基酸		非必需氨基酸		条件必需氨基酸	
异亮氨酸	Isoleucine(Ile)	丙氨酸	Alanine(Ala)	半胱氨酸	Cysteine(Cys)
亮氨酸	Leucine(Leu)	精氨酸	Arginine(Arg)	酪氨酸	Tyrosine(Tyr)
赖氨酸	Lysine(Lys)	天门冬氨酸	Aspartic acid(Asp)		
蛋氨酸	Methionine(Met)	天门冬酰胺	Asparagine(Asn)		
苯丙氨酸	Phenylalanine(Phe)	谷氨酸	Glutamic acid(Glu)		
苏氨酸	Threonine(Thr)	谷氨酰胺	Glutamine(Gln)		
色氨酸	Tryptophan(Trp)	甘氨酸	Glycine(Gly)		
缬氨酸	Valine(Val)	脯氨酸	Proline(Pro)		
组氨酸*	Histidine(His)	丝氨酸	Serine(Ser)		

注:*组氨酸为婴儿必需氨基酸,成人需要量相对较少。

1.必需氨基酸　是指人体内不能合成或合成速度满足不了机体需要,必须从食物中直接获得的氨基酸。必需氨基酸有9种,它们是异亮氨酸、亮氨酸、赖氨酸、蛋氨酸、苯丙氨酸、苏氨酸、色氨酸及缬氨酸和组氨酸。组氨酸是婴幼儿的必需氨基酸,成人需要量相对较少。

2.条件必需氨基酸　在某些特定条件下,某些氨基酸在体内合成能力有限或需要量增加,不能满足机体需要,必须从食物中获取,变成必需氨基酸,即条件必需氨基酸。如正常情况下谷氨酰胺和精氨酸是非必需氨基酸,但在创伤或患病期间谷氨酰胺为必需氨基酸。肠道代谢功能异常或严重生理应激条件下,精氨酸也成为必需氨基酸。半胱氨酸和酪氨酸在体内分别可由蛋氨酸和苯丙氨酸转变而成,如果半胱氨酸和酪氨酸可直接由膳食提供,则人体对蛋氨酸和苯丙氨酸的需要量可分别减少30%和50%。所以半胱氨酸和酪氨酸被称为条件必需氨基酸。

3.非必需氨基酸　是指人体自身可以合成,不一定需要从食物中直接供给的氨基酸,称为非必需氨基酸。

(二)氨基酸模式和限制氨基酸

1.氨基酸模式　营养学上把蛋白质中各种必需氨基酸的构成比例称为氨基酸模式。氨基酸模式是用来反映人体蛋白质和食物蛋白质在必需氨基酸的种类与含量上存在的差异。其计算方法是将该种蛋白质的色氨酸含量定为1,分别计算出其他必需氨基酸含量与色氨酸的比值,这一系列比值就是该种蛋白质的氨基酸模式。几种食物蛋白质和人体蛋白质氨基酸模式见表1-3。

表1-3　人体和几种食物蛋白质氨基酸模式

氨基酸	人体	全鸡蛋	牛奶	牛肉	大豆	面粉	大米
异亮氨酸	5.0	3.2	3.4	4.4	4.3	3.8	4.0
亮氨酸	9.8	5.1	6.8	6.8	5.7	6.4	6.3
赖氨酸	7.5	4.1	5.6	7.2	4.9	1.8	2.3
蛋氨酸 + 半胱氨酸	3.7	3.4	2.4	3.2	1.2	2.8	2.3
苯丙氨酸 + 酪氨酸	6.3	5.5	7.3	6.2	3.2	7.2	3.8
苏氨酸	3.8	2.8	3.1	3.6	2.8	2.5	2.9
缬氨酸	6.5	3.9	4.6	4.6	3.2	3.8	4.8
色氨酸	1.0	1.0	1.0	1.0	1.0	1.0	1.0

食物蛋白质氨基酸模式与人体蛋白质氨基酸模式越接近,必需氨基酸模式被机体利用的程度就越高,食物蛋白质的营养价值也就相对越高,不仅可维持成人的健康,也可促进儿童生长、发育的蛋白质被称为优质蛋白质(或称完全蛋白质),如蛋类、奶类、肉类、鱼类等动物性蛋白质及植物大豆蛋白质。其中鸡蛋蛋白质与人体蛋白质的氨基酸模式最接近,在评价食物蛋白质营养价值时常选作参考蛋白。参考蛋白是指可用来测定其他蛋白质质量的标准蛋白。

2. 限制氨基酸　有些食物蛋白质中虽然必需氨基酸种类齐全,但是氨基酸模式与人体蛋白质氨基酸模式差异较大,其中 1 种或几种必需氨基酸相对含量较低,导致其他必需氨基酸在体内不能被充分利用而浪费,造成蛋白质营养价值降低,虽可维持生命,但不能促进生长发育,这类蛋白质被称为半完全蛋白。大多数植物蛋白都是半完全蛋白。而这些含量相对较低的必需氨基酸称为限制氨基酸(limiting amino acid,LMA),其中含量最低的称为第一限制氨基酸,余者依次类推。植物性蛋白质中赖氨酸、蛋氨酸、苏氨酸和色氨酸含量往往相对较少,营养价值也相对较低。如谷类的第一限制氨基酸为赖氨酸,其次为蛋氨酸、苯丙氨酸;而豆类的第一限制氨基酸为含硫氨基酸,其次为苯丙氨酸。

(三)蛋白质互补作用

为了提高植物性蛋白质的营养价值,往往将 2 种或 2 种以上的食物混合食用,从而达到以多补少、提高膳食蛋白营养的目的。这种不同食物间相互补充其必需氨基酸不足的作用称蛋白质互补作用。如将大米或面粉与大豆同时食用,大豆蛋白可弥补米、面蛋白赖氨酸的不足,米、面也可在一定程度上补充大豆蛋白甲硫氨酸的不足,从而提高其营养价值。

为充分发挥食物蛋白质的互补作用,在调配膳食时,应遵循以下 3 个原则。

(1)食物的生物学种属愈远愈好,如动物性和植物性食物之间混合食用比单纯植物性食物之间混合搭配效果要好。

(2)搭配的种类愈多愈好,如 3 种食物搭配的互补效果要高于 2 种食物搭配的互补效果。

(3)食用时间愈近愈好,同餐食用效果最好。因为单个氨基酸在血液的停留时间约为4h,然后到达组织器官,再合成组织器官的蛋白质。而合成组织器官蛋白质的氨基酸必须同时到达才能发挥互补作用。

二、蛋白质的功能

(一)人体组织的构成成分

蛋白质是构成人体组织、器官的重要成分,成人体内蛋白质含量为 16% ~ 19%。人体的瘦组织,如肌肉、心、肝、肾等器官均含有大量蛋白质;骨骼和牙齿含有大量胶原蛋白;指(趾)甲及毛发含角蛋白;细胞的各种结构中也均含有蛋白质。人体在生长过程中蛋白质不断地增加,机体生长发育需要蛋

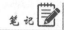

白质组成新的细胞组织,机体损伤时需要蛋白质作为物质基础修复组织,特殊人群需要蛋白质增强体力与适应特殊的生理变化。

（二）构成体内各种重要的生物活性物质

体内多种具有重要生理功能的生物活性物质绝大部分由蛋白质构成。如催化体内物质代谢和生理生化过程的蛋白酶；调节各种代谢活动和生理生化反应的蛋白类激素；携带和运输氧的血红蛋白；参与和维持肌肉收缩的肌纤凝蛋白、肌钙蛋白和肌动蛋白；还有在体内运输维生素 A、铁等营养素所需的专用结合蛋白。某些氨基酸代谢产生的神经递质(如 5 - 羟色胺),参与神经冲动的传导。此外,色氨酸在体内可代谢成烟酸,在烟酸缺乏时供机体利用。体液内的可溶性蛋白能使体液的渗透压和酸碱度得以稳定,有助于维持机体的体液平衡。血液的凝固、视觉的形成、人体的运动等也都与蛋白质有关。

（三）供给能量

供给能量是蛋白质的次要功能。蛋白质是机体三大产能营养素之一,当碳水化合物和脂肪提供的能量不足时,蛋白质可以被氧化分解,释放出能量供机体需要。1g 蛋白质在体内分解后可产生 16.7kJ(4.0kcal)的能量。当机体摄入蛋白质超过其对蛋白质需要时,多余的蛋白质也可发生氧化分解产生能量。

三、食物蛋白质营养学评价

评价食物中蛋白质的营养价值,对于食品品质的鉴定,新食品资源的研究和开发,指导人群膳食等许多方面都具有重要意义。各种食物蛋白质含量、氨基酸模式等各不相同,其营养价值也各不相同。评价食物中蛋白质的营养价值,可从食物的蛋白质含量、消化率及在人体内的利用率三方面来进行综合评价。

（一）蛋白质的含量

虽然蛋白质的含量不等于质量,但是没有一定数量,再好的蛋白质其营养价值也有限。所以蛋白质含量是食物蛋白质营养价值的基础。食物中氮的含量一般比较固定,约占蛋白质的 16%,由氮换算蛋白质的换算系数即为 6.25。食物中蛋白质的含量测定一般使用凯氏定氮法,先测定食物中氮的含量,再乘以 6.25 即为该食物中蛋白质的含量。即:粗蛋白含量 = 含氮量(%)×6.25。

（二）蛋白质消化率

蛋白质消化率不仅反映了蛋白质在消化道内被分解的程度,同时还反映消化后的氨基酸和肽被吸收的程度。被分解的程度越高,蛋白质消化率就越高,被机体吸收利用的程度就越大,其营养价值也就越高。蛋白质的消化率与食物种类、不同的加工方式等因素都有关。如动物性食物中的蛋白质一般高于植物性食物(表 1－4)。整粒大豆食用时,消化率仅 60%,而加工成豆腐后,消化率可提高到90% 以上。

表 1－4　几种食物蛋白质的真消化率(%)

食物	真消化率(%)	食物	真消化率(%)	食物	真消化率(%)
鸡蛋	97	大米	87	大豆粉	86
牛奶	95	面粉(精制)	96	菜豆	78
肉、鱼	94	燕麦	86	花生酱	95
玉米	85	小米	79	花生	94
豆子	78	黑小麦	90	中国混合膳食	96

蛋白质消化率可分为真消化率(TD)和表观消化率(AD)。

$$蛋白质真消化率(\%) = \frac{食物氮 - (粪氮 - 粪代谢氮)}{食物氮} \times 100\%$$

$$蛋白质表观消化率(\%) = \frac{食物氮 - 粪氮}{食物氮} \times 100\%$$

粪代谢氮,是指肠道内源性氮,是在试验对象完全不摄入蛋白质时,粪中的含氮量。成人24h内粪代谢氮为0.9~1.2g。

食物蛋白质的真消化率,在实际应用中往往不考虑粪代谢氮。这样不仅计算方法简单,测得的结果比真消化率也要低,具有一定的安全性,这种消化率叫作表观消化率。

(三)蛋白质利用率

蛋白质利用率是指食物蛋白质被消化吸收进入人体后被利用的程度。衡量蛋白质利用率的指标有很多,主要介绍以下几种常用的指标。

1.蛋白质生物价(BV) 反映食物蛋白质消化吸收后被机体利用程度的指标。生物价的值越高,该蛋白质被机体利用的程度就越高,最大值为100%。

$$生物价(\%) = \frac{储留氮}{吸收氮} \times 100\% = \frac{吸收氮 - (尿氮 - 尿内源性氮)}{食物氮 - (粪氮 - 粪代谢氮)} \times 100\%$$

食物蛋白质生物价的高低主要取决于必需氨基酸的含量与比值,一般动物蛋白的生物价比植物蛋白的高。生物价对指导肝、肾病患者的膳食有指导意义。生物价高,表明食物蛋白质中氨基酸主要用来合成人体蛋白,避免有过多的氨基酸经肝、肾代谢而释放能量或由尿排出多余的氮,从而大大减少肝、肾负担。

2.蛋白质净利用率(NPU) 反映食物蛋白质被利用的程度,包括食物蛋白质的消化和利用两方面,即将生物价与消化率结合起来评定蛋白质的营养价值。

$$蛋白质净利用率(\%) = 消化率 \times 生物价 = \frac{储留氮}{食物氮} \times 100\%$$

3.蛋白质功效比(PER) 蛋白质功效比值是用处于生长阶段中的幼年动物(一般用刚断奶的雄性大白鼠)在实验期内的体重增加(g)和摄入蛋白质的量(g)的比值来反映蛋白质的营养价值的指标。因为所测蛋白质主要被用来提供生长的需要,所以该指标被广泛用来评价婴幼儿食品中的蛋白质。

$$蛋白质功效比值 = \frac{动物体重增加(g)}{摄入食物蛋白质(g)}$$

4.氨基酸评分(AAS) 又称蛋白质化学评分,氨基酸评分分值为食物蛋白质中的必需氨基酸和参考蛋白或理想模式中相应的必需氨基酸比值。氨基酸评分是用被测食物蛋白质的必需氨基酸评分模式和推荐的理想模式或参考蛋白模式进行比较,因此是反映蛋白质构成和利用率的关系,是目前被广为采用的一种评价方法。

$$氨基酸评分 = \frac{待测蛋白质每克氮(或蛋白质)中必需氨基酸量(mg)}{理想模式或参考蛋白质中每克氮(或蛋白质)中该种氨基酸量(mg)}$$

确定某一食物蛋白质氨基酸评分分两步:第一步计算被测蛋白质每种必需氨基酸的评分值;第二步是在上述计算结果中,找出最低的必需氨基酸(第一限制氨基酸)评分值,即为该蛋白质的氨基酸评分。

四、蛋白质营养不良

(一)蛋白质 - 能量营养不良

蛋白质 - 能量营养不良(protein - energy malnutrition,PEM)是一种慢性营养缺乏症,在成人和儿童中都有发生,但处于生长阶段的婴幼儿和儿童更为敏感。其发病少数是由疾病和营养不当所致,大多数则是由贫穷和饥饿所致。PEM 分为 2 种:一种称为 Kwashiorkor,原意为"水肿",是指能量摄入基本满足而蛋白质严重缺乏导致的儿童营养性疾病,主要表现为腹腿部水肿、虚弱、表情淡漠、体重下降不明显、生长滞缓、头发变色、变脆和易脱落、易感染其他疾病等;另一种称为 Marasmus,原意即为"消瘦",是指蛋白质和能量摄入均严重不足的儿童营养性疾病,主要表现为消瘦无力,皮下脂肪消失,没有明显的水肿,皮肤干燥松弛、失去弹性和光泽,体重下降明显,消瘦严重者呈"皮包骨"样。头发枯黄稀疏、容易脱落,双颊凹陷呈猴腮状,易感染其他疾病而死亡。这 2 种情况可以单独存在,也可并存。成人如果蛋白质摄入不足,也可引起体力下降、水肿、抗病力减弱等症状。

（二）蛋白质摄入过多

蛋白质尤其是动物性蛋白摄入过多,对人体同样有害。首先,动物性蛋白质摄入过多,必然伴随较多的动物脂肪和胆固醇的摄入。其次,蛋白质本身摄入过多也会产生有害影响。正常情况下,人体不储存蛋白质,过多的蛋白质会脱氨分解,由尿液将氮排出,这一过程需要大量水分,从而加重了肾脏的负荷。过多的动物性蛋白摄入,亦会造成含硫氨基酸摄入过多,可加速骨骼中钙的丢失,易导致骨质疏松症。据研究,摄入蛋白质过多还可能与一些癌症有关,尤其是结肠癌、乳腺癌、肾癌、胰腺癌和前列腺癌。

五、蛋白质的参考摄入量及食物来源

理论上成人每天摄入约 30g 蛋白质就可满足零氮平衡,但从安全性和消化吸收等其他因素考虑,成人以 $0.8g/(kg \cdot d)$ 摄入量为宜。由于我国居民以植物性食物为主,蛋白质质量较差,所以成人参考摄入量为 $1.16g/(kg \cdot d)$。中国营养学会推荐成人蛋白质的 RNI 为:男性 65g/d,女性 55g/d[《中国居民膳食营养素参考摄入量(2023 版)》膳食蛋白质参考摄入量详见附表 2]。

一般来说,膳食蛋白质供给应该遵循以下几点:①根据不同人群及其健康、劳动状况,按推荐摄入量足量提供。②要保证膳食蛋白质的质量。优质蛋白(包括动物性蛋白质和大豆蛋白质)质量好,应占成人膳食蛋白质参考摄入量的 1/3 以上;其他人群,特别是儿童,比例应更高,以防止必需氨基酸的缺乏。③按能量计算,18~64 岁成人蛋白质摄入量占膳食总能量的 10%~20%。

蛋白质广泛存在于动植物性食物中。动物性蛋白质量好,利用率高,但同时富含饱和脂肪酸和胆固醇。植物性蛋白利用率较低,要注意蛋白质互补,合理进行搭配,但因是我国居民的主食,故仍是我们的主要蛋白质来源。

第三节　脂　类

脂类(lipids)是一类化学结构相似或完全不同的有机化合物,一般包括脂肪和类脂。人体脂类总量占体重的 10%~20%,脂肪又称甘油三酯,是体内重要的储能和供能物质,约占体内脂类总量的 95%,类脂主要包括磷脂和固醇类,约占全身脂类总量的 5%。

一、脂肪及其功能

食物中脂类主要由甘油三酯(TG)构成,由 1 分子甘油和 3 分子脂肪酸通过酯键结合而成。脂肪因其所含的脂肪酸链的长短、饱和程度和空间结构不同,而呈现不同的特性和功能。

（一）体内脂肪的生理功能

1. 储存和提供能量　体内的脂肪组织是能量的主要贮存形式,当人体摄入过多的能量不能全部被利用时,就转变为脂肪储存起来。1g 脂肪在体内氧化可产生 39.7kJ(9.46kcal)的能量,是产能营养素中供能最高的营养素。当机体需要时,脂肪细胞中的脂肪在脂肪分解酶的作用下,释放出甘油和脂肪酸进入血液循环,和食物中被吸收的脂肪一起被分解释放出能量以满足机体的需要。

体内脂肪的储存和提供能量有两个特点:一是脂肪细胞可以不断地把摄入的过多能量储存为脂肪,没有上限,导致肥胖的形成;二是机体不能利用脂肪酸分解的含2个碳的化合物合成葡萄糖,脂肪不能直接给脑和神经细胞以及血细胞提供能量,因此节食减肥不当可能导致机体分解组织蛋白质,通过糖异生保证血糖水平。

2.机体构成成分 细胞膜中含有大量脂类、是细胞维持正常的结构和功能的重要成分。

3.保温、缓冲及润滑作用 脂肪不仅可直接提供能量,皮下脂肪组织还可起到隔热保温的作用,使体温保持正常和恒定。另外,脂肪组织在体内对器官有支撑和衬垫作用,可保护内部器官免受外力伤害及减少器官间的摩擦,如心脏、肾脏等脏器四周脂肪对内脏可起到保护和减振作用,腹腔大网膜中大量脂肪在胃肠蠕动中起润滑作用,甚至皮脂腺分泌脂肪对皮肤也起到润滑护肤作用。

4.节约蛋白质作用 脂肪在体内代谢分解的产物,可以促进碳水化合物的能量代谢,使其更有效地释放能量。充足的脂肪还可以保护体内蛋白质(包括食物蛋白质)不被用来作为能源物质,而使其有效地发挥其他生理功能,脂肪的这种功能被称为节约蛋白质作用。

5.脂肪组织内分泌功能 现已发现的由脂肪组织所分泌的因子有瘦素、肿瘤坏死因子α、白细胞介素-6、白细胞介素-8、雌激素、胰岛素样生长因子-1、脂联素等,来源于这些脂肪组织的因子可参与机体的代谢、免疫、生长发育等生理过程。

(二)食物中脂肪的作用

食物中的脂肪除了为人体提供能量和作为人体脂肪的合成材料以外,还具有一些特殊的营养学功能。

1.增加饱腹感 食物脂肪由胃进入十二指肠时,可刺激十二指肠产生肠抑胃素,使胃蠕动受到抑制,造成食物由胃进入十二指肠的速度相对缓慢。食物中脂肪含量越多,胃排空的速度越慢,所需时间越长,从而增加饱腹感。

2.提供脂溶性维生素 脂肪是脂溶性维生素的食物来源及必要载体,包括维生素A、维生素D、维生素E和维生素K,还可促进脂溶性维生素在肠道中的吸收。

3.改善食物的感官性状,促进食欲 脂肪是食物烹饪过程中的重要原料,可以改善食物的色、香、味、形,达到美观和促进食欲的作用。

二、脂肪酸的分类及功能

(一)脂肪酸的分类

脂肪酸是具有甲基端(—CH)和羧基端(—COOH)的碳氢链,大多数脂肪酸含有排列成一条直链的偶数碳原子。目前已知存在于自然界的脂肪酸有40多种。脂肪酸的基本分子式为:$CH_3[CH_2]_n$COOH,式中n的数目大部分为2~24个,基本上都是偶数碳原子。

根据碳链的长短、饱和程度和空间结构不同,脂肪酸可以有不同的分类方法。

1.按碳链长度分类 脂肪酸按其碳链长度可分为长链脂肪酸(14~24碳)、中链脂肪酸(8~12碳)、短链脂肪酸(6碳以下)。食物中主要以18碳脂肪酸为主。

2.按饱和程度分类 脂肪酸按其饱和程度可分为饱和脂肪酸和不饱和脂肪酸。饱和脂肪酸的碳链中不含不饱和双键,如棕榈油;不饱和脂肪酸根据不饱和双键的数量分为单不饱和脂肪酸和多不饱和脂肪酸。单不饱和脂肪酸只含1个不饱和双键;多不饱和脂肪酸含2个或2个以上不饱和双键。最常见的单不饱和脂肪酸是油酸,膳食中主要的多不饱和脂肪酸为亚油酸和α-亚麻酸,主要存在于植物油中。

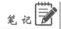

一般植物油中含不饱和脂肪酸较多,但可可籽油、椰子油和棕榈油含有较多的饱和脂肪酸,因其碳链较短(10~12碳),所以熔点低于大多数动物脂肪。

3. 按空间结构分类　脂肪酸按空间结构可分为顺式脂肪酸和反式脂肪酸。在自然状态下,大多数的不饱和脂肪酸为顺式脂肪酸,只有少数的是反式脂肪酸(主要存在于牛奶和奶油中)。顺式脂肪酸双键两端碳原子上的2个氢原子在链的同侧;反式脂肪酸双键两端碳原子上的2个氢原子在链的异侧。

由于植物油有高温不稳定及无法长时间储存等问题,可利用氢化过程将不饱和脂肪酸的不饱和双键与氢结合变成饱和键,随着饱和程度的增加,油类可由液态变为固态,这一过程称为氢化。植物油氢化过程中,有一些不饱和脂肪酸的空间结构发生变化,由顺式转化为反式,称为反式脂肪酸。有些研究发现反式脂肪酸可升高低密度脂蛋白胆固醇水平,降低高密度脂蛋白胆固醇水平,增加心血管疾病的危险性。人造奶油、蛋糕、饼干、油炸食品、乳酪产品及花生酱等食品是反式脂肪酸的主要来源。

4. 按双键的位置分类　目前国际上脂肪酸碳原子位置的排列,习惯从甲基端的碳原子起计算不饱和脂肪酸中不饱和键的位置。甲基端的这个碳原子称为 ω 碳(或 n 碳),根据第一个不饱和键所在碳原子的位置可命名 n-3 系列、n-6 系列、n-9 系列不饱和脂肪酸。

(1) n-6 多不饱和脂肪酸:亚油酸和花生四烯酸是 n-6 系列多不饱和脂肪酸中重要的脂肪酸,对于哺乳动物来说是必需的。这类脂肪酸完全来自植物,主要是植物油。n-6 系列多不饱和脂肪酸具有调节血脂、参与磷脂组成、促进生长发育和妊娠等作用。花生四烯酸缺乏时皮肤易感染、伤口愈合减慢。

(2) n-3 多不饱和脂肪酸:α-亚麻酸是 n-3 系列脂肪酸的母体,它的碳链能被延长为更长链的多不饱和脂肪酸,如 EPA 和 DHA。植物油(含有亚麻酸)和鱼油(主要包含 EPA、DHA)是 n-3 系列多不饱和脂肪酸的主要来源。DHA 是视网膜光受体中最丰富的多不饱和脂肪酸,是维持视紫红质正常功能所必需的。DHA 还具有促进胎儿大脑发育的作用。EPA 具有降低胆固醇和甘油三酯的作用,可降低血液黏度,预防动脉粥样硬化等心血管疾病。此外,n-3 系列脂肪酸在高血压、冠心病、关节炎、肿瘤和其他炎症性和自身免疫性疾病的防治中具有一定的生物活性。

(二)必需脂肪酸

必需脂肪酸(EFA)是指人体内不可缺少且自身不能合成,必须通过食物供给的脂肪酸。亚油酸和 α-亚麻酸是人体的必需脂肪酸。必需脂肪酸主要有以下功能。

1. 构成磷脂的重要组成成分　磷脂是细胞膜的主要结构成分,是膜磷脂具有流动性的物质基础,所以必需脂肪酸与细胞膜的结构和功能直接相关。

2. 参与胆固醇的代谢　在低密度脂蛋白和高密度脂蛋白中,胆固醇与亚油酸形成亚油酸胆固醇酯后,才能在体内转运,进行正常的代谢。高密度脂蛋白可将胆固醇运往肝脏而被代谢分解,n-3 系列、n-6 系列其他多不饱和脂肪酸,如 EPA 和 DHA 也具有降血脂的作用。因此,可认为 EFA 对心血管系统的疾病有一定的预防作用。

3. 前列腺素合成的前体　前列腺素存在于许多器官中,有多种生理功能。如使血管扩张和收缩、神经传导、影响肾脏对水的排泄,奶中的前列腺素还可以防止婴儿消化道损伤。近年研究认为 EFA 有减少血栓形成和血小板聚集的趋势,可能与必需脂肪酸作为前列腺素和凝血素的前体有关。

必需脂肪酸的缺乏可导致生长迟缓、生殖障碍、皮肤损伤以及肾脏、肝脏、神经和视觉疾病,多发生在患有慢性肠道疾病的患者、长期全胃肠外营养的患者、以脱脂奶或低脂膳食喂养的幼儿中。

三、类脂及其功能

类脂包括磷脂和固醇类。

（一）磷脂

含有磷酸的脂类称为磷脂,主要有磷酸甘油酯和神经鞘脂,在脑、神经组织和肝脏中含量丰富。磷脂按组成结构可分为两类:一类是磷酸甘油酯,如卵磷脂、脑磷脂、肌醇磷脂等,最重要的是卵磷脂;另一类是神经鞘磷脂,是膜结构的重要磷脂,与卵磷脂并存于细胞膜外侧。磷脂主要有以下功能。

1. 提供能量　磷脂和甘油三酯一样可以为机体提供能量。

2. 细胞膜的主要组成成分　由于磷脂具有极性和非极性双重特性,可帮助脂类或脂溶性物质如脂溶性维生素、激素等顺利通过细胞膜,促进细胞内外的物质交流。磷脂缺乏会造成细胞膜结构受损,使毛细血管脆性和通透性增加,皮肤细胞对水的通透性增高引起水代谢紊乱,产生皮疹。

3. 具有乳化作用　磷脂可以使体液中的脂肪悬浮在体液中,有利于其吸收、转运和代谢。磷脂的乳化作用,在食品加工中被广泛应用,如在人造奶油、蛋黄酱和巧克力生产中常以磷脂作为乳化剂。

4. 改善心血管作用　磷脂能改善脂肪的吸收和利用,防止胆固醇在血管内沉积、降低血液的黏度、促进血液循环,对预防心血管疾病具有一定作用。

5. 改善神经系统功能　食物磷脂被机体消化吸收后释放出胆碱,进而合成神经递质乙酰胆碱,可促进和改善大脑组织和神经系统的功能。

（二）固醇类

固醇类主要包括胆固醇和植物固醇,动物内脏、蛋黄等食物中富含胆固醇,植物固醇主要来源于植物油、种子、坚果等食物。

胆固醇是最重要的一种固醇,是细胞膜的重要成分,也是人体内许多重要活性物质的合成材料,如胆汁、性激素、肾上腺素等。胆固醇还可在体内转变成7-脱氢胆固醇,在皮肤中被紫外线照射后可转变成维生素 D。人体自身可以合成内源性胆固醇。肝脏和肠壁细胞是体内合成胆固醇最旺盛的组织。大脑虽然富含胆固醇,但合成能力低,主要由血液提供。碳水化合物和脂肪等分解产生的乙酰辅酶 A 是体内各组织合成胆固醇的主要原料。由于机体既可以从食物中获得胆固醇,也可利用内源性胆固醇,因此胆固醇一般不会缺乏。

各种植物固醇(如豆固醇、谷固醇)在肠道吸收率很低,并有干扰和抑制胆固醇吸收的作用。其他影响胆固醇吸收的因素还包括不被肠道酶消化的多糖,如纤维素、半纤维素、果胶等,因其易和胆盐形成复合物,影响乳糜微粒的形成,而减慢胆固醇吸收。

四、膳食脂肪的营养学评价

膳食脂肪的营养价值可从脂肪的消化率、必需脂肪酸含量、各种脂肪酸比例、脂溶性维生素含量等方面进行评价。

（一）脂肪的消化率

食物脂肪的消化率与其熔点密切相关。熔点低于体温的脂肪消化率可高达97%~98%,高于体温的脂肪消化率约90%;熔点高于50℃的脂肪较难消化,多见于动物脂肪。含不饱和脂肪酸和短链脂肪酸越多的脂肪,熔点越低,越容易消化,多见于植物脂肪。一般植物脂肪的消化率要高于动物脂肪。

（二）必需脂肪酸含量

一般植物油中亚油酸和 α-亚麻酸含量高于动物脂肪,因此营养价值高于动物脂肪。

（三）各种脂肪酸的比例

机体对饱和脂肪酸、单不饱和脂肪酸和多不饱和脂肪酸的需求,不仅表现在数量上,还应有适当的比例。有研究推荐,饱和脂肪酸、单不饱和脂肪酸和多不饱和脂肪酸适当的比例应为1:1:1。

(四)脂溶性维生素含量

脂溶性维生素含量高的脂类其营养价值也高。动物皮下脂肪几乎不含维生素,而器官脂肪如肝脏脂肪中含有丰富的维生素 A 和维生素 D,如某些海产鱼肝脏脂肪。植物油中富含维生素 E,如谷类种子的胚油。

五、脂类参考摄入量及食物来源

《中国居民膳食营养素参考摄入量(2023 版)》建议成人脂肪摄入量占摄入总能量的比例为20%~30%,且膳食脂肪酸间应该有合理的比例,在总脂肪供能 20%~30% 前提下,饱和脂肪酸、n-6 多不饱和脂肪酸、n-3 多不饱和脂肪酸供能分别为 <10%、2.5%~9% 和 0.5%~2%(详见附表3)。成年人亚油酸的适宜摄入量占总能量的 4%,α-亚麻酸的适宜摄入量占总能量的 0.6%。一般来说,只要注意摄入一定量的植物油,便不会造成必需脂肪酸的缺乏。

膳食脂肪主要来源于植物的种子、动物脂肪组织及肉类。植物脂肪(或油)主要富含不饱和脂肪酸。植物油中普遍含有亚油酸,豆油、紫苏籽油、亚麻籽油中 α-亚麻酸较多,但可可油和棕榈油则富含饱和脂肪酸。动物性食物如肉、鱼等因部位及体脂含量的多少而有差异。禽畜等动物脂肪中饱和脂肪酸和单不饱和脂肪酸含量较多,而多不饱和脂肪酸含量较少。水产品富含不饱和脂肪酸,如深海鱼、贝类含 EPA 和 DHA 相对较多。蛋黄、肝脏、大豆、麦胚和花生等含磷脂较多。动物脑、肝、肾等内脏和蛋类含胆固醇丰富。谷物、蔬菜、水果类食物油脂含量很少,作为油脂的来源没有实际意义。常见食物的脂肪含量见表 1-5。

表1-5 常见食物的脂肪含量(以100g可食部计)

食物名称	脂肪含量(g/100g)	食物名称	脂肪含量(g/100g)
猪肉(肥)	88.6	鸡腿	7.2
猪肉(肥瘦)	37.0	鸭	19.7
猪肉(后臀尖)	30.8	草鱼	5.2
猪肉(后蹄膀)	28.0	带鱼	4.9
猪肉(里脊)	7.9	黄鱼	2.5
猪蹄	18.8	鲫鱼	2.7
猪肝	4.7	鲤鱼	4.1
猪大肠	18.7	鸡蛋	8.6
牛肉(瘦)	2.5	鸡蛋黄	28.2
羊肉(瘦)	3.9	鸭蛋	13.0
鹌鹑	3.1	核桃(干)	58.8
鸡	6.7	花生(炒)	48.0
鸡翅	11.5	葵花子(炒)	52.8

第四节 碳水化合物

碳水化合物是由碳、氢、氧 3 种元素组成的有机化合物,因其分子式中氢和氧比例与水分子(H_2O)相同,恰好为 2:1,故命名为碳水化合物。碳水化合物广泛存在于动、植物中,是 3 种宏量营养素中最经济的营养素,是人类膳食能量的主要来源。

一、碳水化合物的分类

碳水化合物根据其化学结构及生理作用可分为糖（1 或 2 个单糖）、寡糖（3~9 个单糖）和多糖（≥10 个单糖）（表 1-6）。

表 1-6 碳水化合物分类

分类	亚组	组成
糖（1~2 个单糖）	单糖	葡萄糖、半乳糖、果糖
	双糖	蔗糖、乳糖、麦芽糖
	糖醇	山梨醇、甘露糖醇
寡糖（3~9 个单糖）	异麦芽低聚寡糖	麦芽糊精
	其他寡糖	棉籽糖、水苏糖、低聚果糖
多糖（≥10 个单糖）	淀粉	直链淀粉、支链淀粉、变性淀粉
	非淀粉多糖	纤维素、半纤维素、果胶、亲水胶质物

（一）糖

糖包括单糖、双糖和糖醇。

1.单糖 为不能被水解的最简单的碳水化合物。根据分子中功能碳原子的数目，依次命名为乙糖、丙糖、丁糖、戊糖、己糖及庚糖。食物中最常见的单糖是葡萄糖、果糖。人体在禁食的情况下，葡萄糖是体内唯一游离存在的单糖。果糖几乎总是与葡萄糖同时存在于植物中，也是动物体易于吸收的单糖。水果中果糖含量取决于其成熟的程度。果糖是所有糖类中最甜的，其甜度是蔗糖的 1.2~1.8 倍。

2.双糖 包括蔗糖、乳糖和麦芽糖。蔗糖是从甘蔗或甜菜中提取出的一种棕色糖，由一分子葡萄糖和一分子果糖结合而成。乳糖仅存在于乳品中，是唯一不存在于植物中的糖。乳糖的溶解度和甜度都低于蔗糖。麦芽糖多源于淀粉在淀粉酶作用下的降解，是由两分子葡萄糖结合而成，应用于食品加工业中，增加甜度。

3.糖醇 为单糖还原后的产物，广泛存在于植物中。如用葡萄糖还原生成山梨醇，木糖还原生成木糖醇，麦芽糖还原生成麦芽糖醇，果糖还原生成甘露醇等。糖醇常用于糖尿病患者膳食，因为糖醇的代谢不需要胰岛素。糖醇的甜度是蔗糖的 60%~90%，对酸、热有较高的稳定性，是食品工业重要的低热值食品甜味剂。有些国家已把糖醇作为食糖的替代品。

（二）寡糖

寡糖又称低聚糖，为 3 个以上 10 个以下单糖分子通过糖苷键构成的聚合物。它以复合物的形式存在于多种生物组织中，一些低聚糖存在于水果和蔬菜中，多数低聚糖不能或只能部分被吸收，能被结肠益生菌利用。目前已知的几种重要的功能性低聚糖有低聚果糖、异麦芽低聚糖、海藻糖、低聚木糖及大豆低聚糖等。近些年来对寡糖的生物活性研究得非常多，表现在免疫调节功能、抗肿瘤、抗病毒、抗氧化、抗凝血、抗血栓、降血糖、降血脂等多种作用方面。寡糖作为一类新的生理活性物质，在营养与保健、疾病诊断与防治方面的应用有着极大潜力。

（三）多糖

多糖是指由 10 个或以上单糖分子通过 1,4-或 1,6-糖苷键相连组成的聚合物。一般不溶于水，无甜味，不形成结晶，无还原性。

淀粉主要存在于谷类、根茎类等植物中。淀粉是由葡萄糖聚合而成，根据聚合方式不同，分为直链淀粉和支链淀粉。天然直链淀粉为卷曲成螺旋形,遇碘产生蓝色反应,易"老化",形成难消化的抗性淀粉。支链淀粉呈枝杈状结构,遇碘发生棕色反应,易糊化,消化率较高。不同食物中直链淀粉和支链淀粉的含量不同,其含量的变化取决于淀粉的来源或加工方式。

抗性淀粉是在人的小肠内不能被吸收,在大肠内能被发酵的淀粉及其分解产物。这类抗性淀粉可以分为三类。①RS_1类:此类淀粉的颗粒被食物的一些成分包裹,影响消化酶直接接触,因而延迟了消化的进程。当全谷粒、部分碾碎的谷粒、种子、豆粒等进入胃肠道中,就会有部分的淀粉不易被消化酶接触而未被消化。这类抗性淀粉实际上并不是不能被消化酶所消化,而是因未接触到消化酶而未被消化。②RS_2类:此类淀粉是一些生淀粉粒,如马铃薯、青香蕉所含的淀粉。此类淀粉不能被 α - 淀粉酶消化,只有糊化后才能被 α - 淀粉酶消化。③RS_3类:此类淀粉是变性淀粉,是直链和支链淀粉在经过烹煮或糊化处理时变性而成。直链淀粉的变性率大于支链淀粉,直链淀粉变性后不易将其淀粉粒分散于水中,也不被 α - 淀粉酶所消化。

膳食纤维主要包括纤维素、半纤维素、木质素、抗性低聚糖、果胶、抗性淀粉等,以及其他不可消化的碳水化合物。纤维素是植物细胞壁的主要成分,属于不可溶性膳食纤维。半纤维素是由五碳糖和六碳糖连接起来的支链淀粉,即多聚糖。半纤维素的分子量比纤维素小得多,它是由木糖、阿拉伯糖、半乳糖、葡萄糖醛酸和半乳糖醛酸所组成。木质素虽然不是碳水化合物,但因检测时不能排除,故仍纳入膳食纤维之中。果胶是存在于水果中的一种多糖,含有许多甲基化羧基的果胶酸。果胶酸被酯化后就可以形成胶,当有钙盐存在时,可以增强其凝胶性。果胶是膳食纤维的重要成分,因其含有半乳糖醛酸而具有离子交换的特性,以及增强胶质的黏稠性。树胶和黏胶存在于海藻、植物渗出液和种子中,具有凝胶性、稳定性和乳化等性能。因此,常被用于食品加工,使食品增稠,增加黏性。

膳食纤维

二、碳水化合物的功能

机体中的碳水化合物主要有葡萄糖、糖原和含糖的复合物 3 种存在形式。碳水化合物的生理功能与其摄入食物的碳水化合物种类和在机体内存在的形式有关。

(一)提供能量

膳食碳水化合物是机体最经济、最主要的能量来源,以葡萄糖为主供给机体各组织能量。葡萄糖在体内释放能量较快,供能也快,是神经系统和心肌的主要能源,也是肌肉活动最有效的燃料。1g 葡萄糖在体内氧化可产生 16.7kJ(4kcal)能量。糖原是肌肉和肝脏中碳水化合物的储存形式,肌糖原只供自身的能量需要;在机体需要能量时,肝糖原可分解为葡萄糖进入血液循环,满足机体对能量的需要。

(二)构成机体组织结构和生理活性物质

碳水化合物是构成机体组织的重要物质,并参与细胞的组成和多种活动。每个细胞都含有碳水化合物,主要以糖脂、糖蛋白和蛋白多糖等含糖复合物的形式存在,分布在细胞膜、细胞器膜、细胞质以及细胞间基质中。糖结合物还广泛存在于各组织中,如黏蛋白与类黏蛋白等糖蛋白,是构成软骨、骨骼和眼角膜、玻璃体的组成成分;糖脂是细胞与神经组织的结构成分之一;结缔组织的细胞间基质,主要由胶原和蛋白多糖所组成。一些具有重要生理功能的物质,如抗体、酶和激素的组成成分,也需碳水化合物参与。

(三)血糖调节作用

食物对血糖的调节作用主要与食物消化吸收率和利用率有关。碳水化合物的含量、类型和摄入总量是影响血糖的主要因素。碳水化合物即使摄入的总量相同,但因为种类不同,也会产生不同的血糖反应。食物中消化快的淀粉、糖等成分,可以在小肠内快速吸收并升高血糖水平;而一些抗性淀粉、寡糖或其他形式的膳食纤维,在肠道内是一个持续缓慢的释放过程,对血糖的应答影响缓慢而平稳,则不能显著升高血糖。因此合理选择碳水化合物的种类及数量是糖尿病患者合理膳食的关键因素。

(四)节约蛋白质作用

当膳食中碳水化合物供应不足时,机体为了满足自身对葡萄糖的需要,则通过糖异生作用产生葡萄糖。由于脂肪一般不能转变成葡萄糖,所以机体首先动用体内蛋白质,如肌肉、肝脏、肾脏及心脏中的蛋白质,进而对人体各器官或组织造成损害。当摄入充足的碳水化合物,则不需要动用蛋白质来供能,进而减少蛋白质的消耗,即节约蛋白质作用。

(五)抗生酮作用

脂肪酸被分解所产生的乙酰基需要与草酰乙酸结合进入三羧酸循环,而最终被彻底氧化和分解产生能量。当膳食中碳水化合物供应不足时,草酰乙酸供应相应减少;而体内脂肪或食物脂肪被动员并加速分解为脂肪酸来供应能量。这一代谢过程中,由于草酰乙酸不足,脂肪酸不能彻底氧化而产生过多的酮体,酮体不能及时被氧化而在体内蓄积,以致产生酮血症和酮尿症。膳食中充足的碳水化合物可以防止上述现象的发生,因此称为碳水化合物的抗生酮作用。

(六)提供膳食纤维,发挥特有的生理功能

1.促进排便　膳食纤维的吸水溶胀性,可增加粪便的体积,刺激胃肠道的蠕动;可被结肠细菌发酵产生短链脂肪酸和气体刺激肠黏膜,从而促进粪便排泄;膳食纤维可增加粪便含水量,减少粪便硬度,利于排便。不同膳食纤维吸收水分的作用差异较大,谷类纤维比水果、蔬菜类纤维能更有效地增加粪便体积和防止便秘。

2.降低血糖和血胆固醇　膳食纤维可以减少小肠对糖的吸收,使血糖不致因进食而快速升高,因此也可减少体内胰岛素的释放。各种纤维可吸附脂肪、胆固醇和胆汁酸,使其吸收率下降,可达到降血脂的作用。

3.增加饱腹感　膳食纤维进入消化道内,在胃中吸水膨胀,增加胃内容物的容积。可溶性膳食纤维黏度高,使胃排空速率减缓,延缓胃中内容物进入小肠的速度,同时使人产生饱腹感,从而有利于糖尿病和肥胖症患者减少进食量,避免能量过剩而导致体内脂肪的过度积累,可达到控制体重减肥的目的。

4.改善肠道菌群　某些膳食纤维在结肠发酵,有选择性地刺激肠道菌的生长,特别是促进某些有益菌群(如乳酸杆菌和双歧杆菌)的增殖,清除肠道毒素,以减少肠道可能出现的健康风险,维持肠道健康。另外,发酵所产生的短链脂肪酸可降低肠道 pH,从而改变肠内微生物菌群的构成与代谢,诱导益生菌大量繁殖。

三、食物血糖生成指数

血糖生成指数(GI)简称生糖指数,是反映食物引起人体血糖升高程度的指标,是人体进食后机体血糖生成的应答状况。

$$GI = \frac{某食物在食后 2 小时血糖曲线下面积}{相当含量葡萄糖在食后 2 小时血糖曲线下面积} \times 100\%$$

食物 GI 的高低与其所含碳水化合物的种类、数量有关。人们在进食含有碳水化合物的食物时,由于碳水化合物的种类不同,以及碳水化合物消化、吸收的差异,引起血糖升高的反应也不同。一般来说,进食血糖指数越高的食物,餐后血糖升高得越快。

一般 GI≤55 时,为低血糖指数食物;GI 在 55～70 时,为中等血糖指数食物;GI＞70 时,为高血糖指数食物。GI 反映食物被消化吸收后升高血糖的程度。高 GI 食物进入胃肠后消化快,吸收率高,葡萄糖释放快,葡萄糖进入血液后峰值高;低 GI 食物,在胃肠中停留时间长,吸收率低,葡萄糖释放缓慢,葡萄糖进入血液后的峰值低,下降速度慢。

食物血糖指数可作为糖尿病患者选择食物的参考依据,也可用于高血压患者和肥胖症患者的膳食管理。

常见食物的血糖生成指数见表1-7。

表1-7 常见食物的血糖生成指数

食物名称	GI	食物名称	GI	食物名称	GI
馒头(富强粉)	88.0	玉米面	68.0	葡萄	43.0
甘薯(红,煮)	77.0	玉米片	79.0	柚子	25.0
马铃薯(煮)	66.0	大麦粉	66.0	梨	36.0
面条(挂面,精制小麦粉)	55.0	菠萝	66.0	苹果	36.0
大米(粳米,精米)	90.0	饼干	47.0	藕粉	32.6
烙饼	80.0	荞麦	54.0	鲜桃	28.0
茗粉	35.0	甘薯(生)	54.0	扁豆	38.0
南瓜	75.0	香蕉	52.0	绿豆	27.0
油条	75.0	猕猴桃	52.0	四季豆	27.0
荞麦面条	59.0	山药	51.0	白面包	88
西瓜	72.0	酸奶(加糖)	48.0	可乐	40.0
小米(煮)	71.0	牛奶	27.6	黄豆(浸泡)	18.0
胡萝卜	71.0	柑(橘子)	43.0	花生	14.0

四、碳水化合物的参考摄入量及食物来源

碳水化合物的参考摄入量常用其提供能量占总能量的百分比来表示。我国成人每天膳食碳水化合物可接受范围为总能量的50%~65%;膳食纤维的适宜摄入量为25~30g/d[《中国居民膳食营养素参考摄入量(2023版)》膳食碳水化合物参考摄入量详见附表4]。

碳水化合物的食物来源丰富,应含有多种不同种类的谷物,特别是全谷物。主要有面粉、大米、玉米、土豆和红薯等食物。粮谷类一般含碳水化合物60%~80%,薯类含量为15%~29%,豆类为40%~60%。全谷类、蔬菜水果等富含膳食纤维,一般含量在3%以上。我国居民应以谷类食物作为碳水化合物的主要来源,增加豆类及豆制品的摄入量以及薯类,多吃蔬菜水果。儿童青少年的饮食推荐摄入健康的碳水化合物,限制纯能量食物,如饮料和甜点的摄入。

常见食物碳水化合物的含量见表1-8。

表1-8 常见食物碳水化合物的含量(以100g可食部计)

名称	含量(g)	名称	含量(g)
白砂糖	99.9	南瓜粉	79.6
冰糖	99.3	马铃薯	17.8
红糖	96.6	木耳	35.7
藕粉	93.0	鲜枣	30.5
豌豆粉丝	91.7	香蕉	20.8
麻香糕	88.7	黄豆	34.2
粉条	84.2	柿	18.5
稻米(代表值)	77.2	苹果	13.7

续表

名称	含量(g)	名称	含量(g)
挂面(标准粉)	76.0	辣椒(青、尖)	5.2
小米	73.5	桃	10.1
小麦粉(标准粉)	70.9	番茄	3.3
莜麦面	67.7	牛乳	3.4
玉米(鲜)	22.8	芹菜	3.1
方便面	60.9	带鱼	3.1
绿豆(干)	62.0	大白菜(代表值)	3.4
赤小豆	63.4	鲜贝	2.5

第五节　能　量

人体通过摄取食物来获取能量,以维持机体的各种生理功能和生命活动。食物中可提供能量的产能营养素包括碳水化合物、脂肪和蛋白质。机体能量需要量与年龄、性别、生理状态、体重以及身体活动有关。

一、概述

人体是利用食物中的碳水化合物、脂肪和蛋白质经生物氧化过程释放的能量,其中约有一半是以高能磷酸键的形式储存在体内,用以维持机体代谢、呼吸、循环、神经传导以及肌肉收缩等。同时,产能过程中释放的能量也用于维持体温。当能量摄入量高于需求量时,多余的能量将以脂肪的形式储存在体内;当能量摄入不足时,机体将动员组织和细胞中储存的能量以维持生理活动中的能量消耗。

(一)能量单位

国际通用的能量单位是焦耳(J)、千焦耳(kJ)或兆焦耳(MJ),营养学领域常用的能量单位是卡(cal)和千卡(kcal)。能量换算关系如下。

$$1 千卡(kcal) = 4.184 千焦耳(kJ)$$
$$1 千焦(kJ) = 0.239 千卡(kcal)$$

(二)产能营养素及其能量系数

食物在体外充分燃烧时产生的能量为食物含有的总能量,但是在体内,产能营养素并不能被完全消化和吸收。碳水化合物和脂肪在体内能完全氧化分解,而且与体外燃烧的热能是相等的;蛋白质在体内不能完全氧化,还会有一些含氮的化合物在体外能继续燃烧。每克碳水化合物、脂肪和蛋白质在体内氧化分解(或在体外燃烧)时所产生的能量值称为能量系数或食物的热价。蛋白质、脂肪和碳水化合物的能量系数分别是16.74kJ(4kcal)、37.56kJ(9kcal)、16.81kJ(4kcal)。

二、人体的能量消耗

成年人的能量消耗主要用于维持基础代谢、身体活动、食物热效应三方面。此外,对于特殊人群来说,则还有特殊生理阶段的能量消耗。

能量消耗

(一)基础代谢

1.概念　基础代谢(BM)是指维持机体最基本生命活动所需要的能量消耗,即人体经过10~12小时空腹和良好的睡眠、恒温条件下(一般为22~26℃),清醒静卧、无任何身体活动和紧张的思维活动,全身肌肉放松时的能量消耗。此时能量仅用于维持体温、呼吸、心脏搏动、血液循环及其他器官组织和细胞的基本生理功能的需要。基础代谢是人体能量消耗的主要部分,占人体总能量消耗的45%~70%。基础代谢的水平用基础代谢率(BMR)来表示,是指人体在基础代谢状态下,每小时每平方米体表面积(或每千克体重)的能量消耗,单位是 kJ/(m² · h) 或 kcal/(m² · h)、kJ/(kg · h) 或 kcal/(kg · h)。人体每小时基础代谢率见表1-9。

$$基础代谢 = 体表面积(m^2) \times 基础代谢率 [kJ/(m^2 \cdot h)] 或 [kcal/(m^2 \cdot h)]$$

$$体表面积(m^2) = 0.00659 \times 身高(cm) + 0.0126 \times 体重(kg) - 0.1603$$

表1-9 人体每小时基础代谢率表

年龄（岁）	男		女		年龄（岁）	男		女	
	kJ/m²	kcal/m²	kJ/m²	kcal/m²		kJ/m²	kcal/m²	kJ/m²	kcal/m²
1	221.8	53.0	221.8	53.0	30	154.0	36.8	146.9	35.1
3	214.6	51.3	214.2	51.2	35	152.7	36.5	146.9	35.0
5	206.3	49.3	202.5	48.4	40	151.9	36.3	146.0	34.9
7	197.9	47.3	200.0	45.4	45	151.5	36.2	144.3	34.5
9	189.1	45.2	179.3	42.8	50	149.8	35.8	139.7	33.9
11	179.9	43.0	175.7	42.0	55	148.1	35.4	139.3	33.3
13	177.0	42.3	168.5	40.3	60	146.0	34.9	136.8	32.7
15	174.9	41.8	158.8	37.9	65	143.9	34.4	134.7	32.2
17	170.7	40.8	151.9	36.3	70	141.4	33.8	132.6	31.7
19	164.0	39.2	148.5	35.5	75	138.9	33.2	131.0	31.3
20	161.5	38.6	147.7	35.3	80	138.1	33.0	129.3	30.9
25	156.9	37.5	147.3	35.2					

2. 影响人体基础代谢的因素

(1)体型和体质:基础代谢与体表面积的大小成正比,体表面积越大,向外环境散热就越快,基础代谢能量消耗亦越高。心脏、肝脏、肾脏、脑及肌肉等机体组织是代谢活跃的组织,其消耗的能量占基础代谢能量消耗的70%~80%。脂肪组织消耗的能量明显低于瘦体组织。因此,同等体重情况下,瘦高体型且肌肉发达者比矮胖体型者基础代谢能量消耗要高。年龄和体表面积相同时,男性瘦体组织所占比例一般高于女性,其基础代谢能量消耗比女性高5%~10%。

(2)生理与病理状况:婴幼儿和青少年生长发育迅速,基础代谢能量消耗相对较高。成年后基础代谢水平随年龄增长而不断下降,30岁以后每10年降低1%~2%,更年期后下降更多,且能量消耗减少。因为子宫、胎盘、胎儿的发育及体脂的贮备以及乳母体内合成乳汁均需要额外的能量补充,故孕妇和乳母的基础代谢能量消耗也较正常人高。此外,甲状腺激素、肾上腺素和去甲肾上腺素分泌异常时;发烧、创伤、失眠以及精神紧张等应激状态时,能量代谢也会增强,能直接或间接影响人体的基础代谢的能量消耗。

(3)生活和作业环境:寒冷、体力消耗过度、大量摄食均可提高基础代谢水平。少食、饥饿或禁食时,基础代谢能量消耗相应降低。

(二)身体活动

身体活动是指任何由骨骼肌收缩引起能量消耗的身体运动,占人体总能量消耗的25%~50%。身体活动包括职业性身体活动、交通往来活动、家务活动和休闲时间进行的身体活动。根据能量消耗水平,可将人体活动水平分成不同等级,用体力活动水平(PAL)来表示。成年人能量推荐摄入量,可用基础代谢率和体力活动水平的乘积来计算。活动水平划分等级标准见表1-10。

表1-10 中国营养学会建议的中国成人活动水平分级

活动水平	PAL	生活方式	从事的职业或人群
轻	1.40	静态生活方式/坐位工作,很少或没有重体力的休闲活动;静态生活方式/坐位工作,有时需走动或站立,但很少有重体力的休闲活动	办公室职员或精密仪器机械师;实验室助理、司机、学生、装配线工人
中	1.70	主要是站着或走着工作	家庭主妇、销售人员、侍应生、机械师、交易员
重	2.0	重体力职业工作或重体力休闲活动方式;体育运动量较大或重体力休闲活动次数多且持续时间较长	建筑工人、农民、林业工人、矿工;运动员

注:有明显体育运动量或重体力休闲活动者(每周4或5次,每次30~60分钟),PAL增加0.3。摘自:中国营养学会,《中国居民膳食营养素参考摄入量(2023版)》。

随着人体活动量的增加,其能量消耗也将大幅度增加。不同的身体活动水平是导致人体能量需要量不同的主要因素,人体可通过调整身体活动水平来控制能量消耗、保持能量平衡和维持健康。

影响身体活动消耗能量的因素有:①肌肉越发达者,活动时消耗能量越多;②体重越重者,做相同的运动所消耗的能量越多;③工作越不熟练者,能量消耗就越多。

(三)食物热效应

食物热效应(TEF)又称食物特殊动力作用(SDA),是指人体在摄食过程中所引起的额外的能量消耗,是摄食后发生的一系列消化、吸收利用以及营养素及其代谢产物之间相互转化过程中所消耗的能量。

食物中不同产能营养素的食物热效应不同。蛋白质的食物热效应最大,为本身产生能量的20%~30%,碳水化合物为自身产能的5%~10%,脂肪为自身产能的0%~5%。食物热效应的高低与食物所含营养成分、进食量、进食速度有关。摄食量越多,能量消耗就越多,进食快者也比进食慢者食物热效应高。进食快时中枢神经系统较活跃,激素和酶的分泌速度快且数量多,吸收和储存的速率较高,能量消耗也相对较多。

(四)特殊生理阶段的能量消耗

特殊生理阶段包括孕期、哺乳期以及婴幼儿、儿童、青少年等阶段。胎儿生长发育和孕妇子宫、乳房与胎盘的发育及母体脂肪的储存以及这些组织的自身代谢是孕期额外能量消耗的主要原因;哺乳期乳母分泌乳汁及乳汁自身含有的能量等也需要额外的能量消耗。婴儿期生长发育所需的能量占总能量的比例最大,0~3月龄约占总能量需要的35%,2岁时约为2%。青少年期生长发育所需能量占总能量需要量的1%~2%。

三、膳食能量需要量及食物来源

人体能量的需要量因年龄、性别、生理状态和劳动强度等因素的影响而有所不同。健康成年人不同生理状态、不同劳动强度,膳食能量推荐摄入量见《中国居民膳食能量推荐摄入量表》。中国营养学会建议居民膳食碳水化合物提供的能量占总能量的50%~65%,脂肪占20%~30%,蛋白质占10%~20%为宜。年龄越小,蛋白质供能占总能量的比重越应适当增加,但成年人脂肪摄入量不宜超过总能量的30%。成人膳食能量需要量见表1-11[《中国居民膳食营养素参考摄入量(2023版)》膳食能量需要量详见附表1]。

表1-11 成人膳食能量需要量(EER)

性别	年龄（岁）	目标参考体重(kg)	基础代谢率		能量需要量		
			kcal/d	kcal/(kg·d)	PAL=1.40 kcal/d	PAL=1.70 kcal/d	PAL=2.00 kcal/d
男性	18~	65.0	1510	23.2	2150	2550	3000
	30~	63.0	1481	23.5	2050	2500	2950
	50~	63.0	1407	22.3	1950	2400	2800
女性	18~	56.0	1223	22.0	1700	2100	2450
	30~	56.0	1209	21.6	1700	2050	2400
	50~	55.0	1148	20.9	1600	1950	2300

第六节 矿物质

一、概述

人体组织中含有自然界各种元素,目前在地壳中发现的92种天然元素在人体内几乎都能检测到,其元素的种类和含量与其生存的地理环境表层元素的组成及膳食摄入量有关。这些元素除了组成有机化合物的碳、氢、氧、氮外,其余的元素均称为矿物质,亦称无机盐或灰分。

按照化学元素在机体内的含量多少,通常将矿物质元素分为常量元素和微量元素两类。凡体内含量大于体重0.01%的矿物质称为常量元素或宏量元素,包括钙、磷、钠、钾、硫、氯、镁;凡体内含量小于体重0.01%的称为微量元素,有21种元素被认为是构成人体组织、参与机体代谢、维持生理功能所必需的矿物质元素,共分为三类。其中,铁、铜、锌、硒、铬、碘、钴和钼被认为是必需微量元素;锰、硅、镍、硼、钒为可能必需微量元素;氟、铅、镉、汞、砷、铝、锡和锂为具有潜在毒性微量元素,但低剂量可能具有功能作用的微量元素。

（一）矿物质的特点

1. 矿物质在体内不能合成,必须从外界摄取 矿物质不能在体内合成,而且每天都有一定量的矿物质随尿、粪便、汗液、毛发、指甲、上皮细胞脱落以及月经、哺乳等排出体外。为了满足机体需要,必须不断地从膳食中得到补充。

2. 矿物质是唯一可以通过天然水途径获取的营养素 除了存在于食物中,在天然水中也含有大量的矿物质元素,并容易被机体吸收。但长期饮用矿物质含量超标的水,容易导致中毒,如在我国氟中毒高发地区,其中饮水型氟中毒是最主要类型,患病人数也最多。

3. 矿物质在体内分布极不均匀 如钙和磷主要分布在骨骼与牙齿,铁主要分布在红细胞,碘主要分布在甲状腺,锌主要分布在肌肉组织等。

4. 矿物质之间存在协同和拮抗作用 一种矿物质可能影响另一种矿物质的吸收或改变其在体内的分布。如摄入过量铁或铜能抑制锌的吸收和利用,摄入过量的锌也能抑制铁的吸收。

5. 服用剂量范围窄 某些矿物质元素在体内的生理剂量与中毒剂量范围较窄,摄入过多易产生毒性作用。如我国居民氟的适宜摄入量为1.5mg/d,而其可耐受最高摄入量仅为3.5mg/d。

（二）矿物质缺乏与过量的原因

1. 地球环境因素 地壳中矿物质元素的分布不平衡,导致某些地区表层土壤中某种矿物质元素含量过高或过低。人群如果长期摄入在这种土壤中生长的食物和流经此处的饮用水,必然会引起亚临床症状甚至疾病。例如流行病学调查发现缺硒或低硒地区与克山病的分布一致。

2. 食物成分及加工方式 某些食物中含有天然存在的矿物质拮抗物,如菠菜中含有较多的草酸盐可与钙或铁结合成难溶的螯合物而影响其吸收。另外,食物加工过程中可造成矿物质的损失。如蔬菜在水中浸泡时间过长或水煮后把水倒掉,均会损失大量矿物质;粮谷类粮食碾磨过于精细也会使表皮富含的矿物质丢失。

3. 人体自身因素 由于摄入不足、消耗增加导致矿物质缺乏,如厌食、挑食、疾病状态均会导致食物摄入不足或摄入食物品种单调,使矿物质摄入量达不到机体的需要量。儿童、青少年、孕妇及乳母由于处于生长发育期或特殊生理时期对营养素需求的增加亦会导致钙、锌、铁等矿物质缺乏。当机体长期有排泄功能障碍或过量服用某些矿物质补充剂时也能导致矿物质在体内大量蓄积,引起急性或慢性毒性作用。

二、钙

钙是人体含量最多的矿物质元素。成年人体内钙的总量 1000 ~ 1200g,占体重的 1.5% ~ 2.0%,99% 集中在骨骼和牙齿中,1% 以结合或离子状态分布于软组织、细胞外液和血液中,统称为混溶钙池。血钙浓度较为稳定,几乎全部存在于血清中。

(一)生理功能

1. 构成骨骼和牙齿的成分 骨骼和牙齿是人体中含钙最多的组织,钙的需要量随骨骼的生长速度而变化。体内骨骼中的钙与混溶钙池保持着相对的动态平衡。在正常情况下骨骼中的钙不断地从破骨细胞中释放进入混溶钙池;混溶钙池中的钙又不断地沉积于成骨细胞中,使骨骼不断更新。

2. 维持神经与肌肉的活动 钙离子与钾、钠和镁离子动态平衡,共同调节神经肌肉的兴奋性,包括骨骼肌、心肌的收缩,平滑肌及非肌肉细胞的活动和神经兴奋性的维持。当血钙低于正常范围时,神经肌肉的兴奋性增强,可引起肌肉抽搐;而浓度过高时可损害肌肉收缩功能,影响心率与正常呼吸。

3. 调节机体酶的活性 钙离子对许多参与细胞代谢的酶具有调节作用,如腺苷酸环化酶、鸟苷酸环化酶、磷酸二酯酶等。

4. 促进细胞信息传递 细胞内钙离子参与调节多种激素和神经递质的释放。钙作为细胞内第二信使,介导激素的调节作用,如调节消化、能量及脂肪代谢相关激素的产生等。

5. 血液凝固 凝血因子Ⅳ就是钙离子,能够促使活化的凝血因子在磷脂表面形成复合物而促进血液凝固,去除钙离子后血液即不能凝固。

6. 维持细胞膜的稳定性 细胞外介质中的钙离子可与细胞膜的某些蛋白质、磷脂的阴离子基团相结合,导致膜结构的构象发生变化,使细胞膜的疏水性增强,从而维持和发挥细胞膜正常的生理功能。

(二)影响钙吸收的因素

膳食中的钙大多以不可溶的复合物形式存在,通过胃酸及酶的作用,钙从复合物中游离出来,只有溶解状态的钙才能被吸收。钙主要在小肠吸收,凡能降低肠道 pH 或增加钙溶解度的物质均可促进钙的吸收;凡能与钙形成不溶性物质的因子均可干扰钙的吸收。

1. 机体因素 钙的吸收率与年龄有关,随着年龄的增长吸收率降低,如婴儿钙的吸收率大于50%,儿童约为40%,成年人约为20%,老年人仅为15%左右。在特殊生理期钙的吸收率会增加,如孕妇和乳母期吸收率可达到30%~60%。当机体钙摄入不足,会反馈性促进活性维生素 D 水平的升高,钙结合蛋白合成增加,促进小肠对钙的吸收。

2. 膳食因素 许多植物性食物如谷类、蔬菜中含有较多的草酸、植酸和磷酸可与钙形成难溶性的钙盐;膳食纤维中的糖醛酸残基可与钙结合抑制钙的吸收;未被消化的脂肪酸可与钙形成钙皂影响钙的吸收,咖啡因和酒精的摄入可以在一定程度上降低钙的吸收;某些碱性药物,如小檗碱、四环素、苏打等也影响钙的吸收。乳糖经肠道菌发酵产酸,降低肠内 pH,与钙形成乳酸钙复合物可增强钙的吸收;蛋白质消化过程中释放的某些氨基酸,如赖氨酸、精氨酸、色氨酸、亮氨酸、组氨酸等可与钙形成可溶性钙盐而促进钙的吸收。

3.其他因素　一些抗生素(新霉素、青霉素、氯霉素)有促进钙吸收的作用。

(三)缺乏与过量

1.钙缺乏　婴幼儿及儿童长期钙缺乏和维生素 D 不足可导致生长发育迟缓、骨软化、骨骼变形,严重缺乏者可导致佝偻病,出现"O"形或"X"形腿、肋骨串珠、鸡胸等症状。中老年人随年龄增加,骨骼逐渐脱钙,尤其绝经妇女因雌激素分泌减少,钙的丢失增多,易引起骨质疏松症。另外,钙摄入不足者易患龋齿,影响牙齿质量。

2.钙过量　钙摄入过量也可能产生不良作用,高钙血症、高钙尿、肾结石、血管和软组织钙化相对危险性增加,大多是因为过量服用钙补充剂所致。有研究表明,绝经期的妇女大量补充钙剂,会使心脑血管病的患病风险增大。另外,钙与其他矿物质之间能产生竞争性抑制作用,可影响铁、镁、锌的生物利用率。

(四)参考摄入量及食物来源

《中国居民膳食营养素参考摄入量(2023 版)》建议 18 ~ 49 岁人群钙的 RNI 为 800mg/d。18 岁及以上成年人(含孕妇和乳母)钙可耐受最高摄入量 UL 为 2000mg/d。

不同食物中钙的含量差异较大。钙的食物来源应按其钙含量和生物利用率进行评价。钙的主要食物来源为奶及其制品、豆腐、叶菜、花菜和豆荚及辣椒类蔬菜、贝壳类和鱼类、柑橘类水果等。奶与奶制品不但钙含量高,吸收率也高,因此生物利用率高,是婴幼儿最理想的钙来源。菠菜虽然钙含量很高,但吸收率低,因此生物利用率低,不能作为钙的良好来源。豆类及其制品、虾皮、海产品、坚果类和蔬菜类等食品含钙量也丰富。常用食物中的钙含量见表 1 – 12。

表 1 – 12　常用食物中的钙含量(以 100g 可食部计)

名称	含钙量(mg)	名称	含钙量(mg)	名称	含钙量(mg)
人奶	30	海带(干)	348	蚕豆(干)	31
牛奶	107	发菜	1048	腐竹	77
奶酪	799	银耳	36	花生仁(炒)	284
蛋黄	112	木耳	247	杏仁(生)	97
标准粉	31	紫菜	264	西瓜籽(炒)	28
标准米	8	大豆	191	南瓜子(炒)	37
虾皮	2000	豆腐丝	204	核桃仁	119
猪肉(瘦)	6	北豆腐	105	小白菜	117
牛肉(瘦)	5	青豆	200	大白菜	57
羊肉(瘦)	16	豇豆	62	油菜	148
鸡肉(瘦)	13	豌豆	21	韭菜	44

三、磷

磷是人体含量较多的矿物质元素之一,约占体重的 1%,成人体内含有 600 ~ 900g。磷是机体重要的元素,是细胞膜和核酸的组成部分,也是骨骼的必需构成物质。体内的磷有85%~90%存在于骨骼和牙齿中,其余10%~15%与蛋白质、脂肪、糖及其他有机物结合,分布在细胞膜、骨骼肌、皮肤、神经组织及体液中。

(一)生理功能

1. 构成骨骼、牙齿的重要成分 体内的磷主要以羟磷灰石$[Ca(PO_4)(OH)_2]$形式存在骨骼和牙齿中。在骨的形成过程中2g钙需1g磷,形成无机磷酸盐,主要成分为羟磷灰石。

2. 参与能量代谢 磷以化合物的形式直接参与能量的储存和释放。产能营养素在体内氧化时所释放出的能量以高能磷酸键的形式储存于腺苷三磷酸(ATP)和磷酸肌酸(CP)分子中。当人体需要能量时,高能磷酸键断裂释放出能量并游离出磷酸根。此外,磷还参与糖脂代谢,在糖的有氧氧化、无氧酵解、磷酸戊糖通路或脂肪酸 β – 氧化脂肪合成、卵磷脂和脑磷脂代谢中都离不开含磷化合物,如6 – 磷酸葡萄糖、6 – 磷酸果糖、1,6 – 二磷酸果糖、磷酸胆碱等。

3. 构成细胞的成分 磷脂为构成所有细胞膜所必需的成分,与膜的离子通道有关。磷脂存在于血小板膜上,可黏附凝血因子,促进凝血过程。此外,磷脂还参与脂蛋白组成。磷酸基团是 RNA 和 DNA 的组成成分。

4. 组成细胞内第二信使 磷是组成细胞第二信使,如环磷酸腺苷酸、环磷酸鸟苷酸和肌醇三磷酸等的成分。

5. 酶的重要成分 磷酸基团是组成体内许多辅酶或辅基的成分,如焦磷酸硫胺素、磷酸吡哆醛、辅酶Ⅰ、辅酶Ⅱ等。

6. 调节酸碱平衡 磷参与组成体内磷酸盐缓冲体系,磷酸盐能与氢离子结合为磷酸二氢钠和磷酸氢二钠,并从尿中排出,组成体内磷酸盐缓冲体系,从而调节体液的酸碱平衡。

7. 调节细胞因子活性 磷参与细胞的磷酸化和去磷酸化过程,发挥信号传导作用,具有激活蛋白激酶,调控细胞膜离子通道,活化核内转录因子,调节基因表达等作用。

(二)缺乏与过量

几乎所有的动、植物食物中均含有磷,在合理的膳食中,一般不会出现磷缺乏。只有一些特殊情况下,如纯母乳喂养的早产儿,因母乳含磷量较低,不能满足早产儿骨磷沉积的需要,可发生磷缺乏,进而出现佝偻病样骨骼异常。另外,临床上长期使用大量抗酸药、禁食或肾小管重吸收障碍者容易发生磷缺乏,严重者可发展为低磷酸血症。

一般情况下,天然食物来源的磷不会导致磷摄入过量。但含磷添加剂或补充剂在食品工业的广泛使用,使得摄食者总磷摄入量增加。对于肾功能降低的患者、透析患者,临床上大量口服、灌肠或静脉注射含磷酸盐制剂的患者,可发生高磷血症。磷摄入过量主要影响钙的代谢,造成肾性骨病以及血管、肾脏等非骨组织的转移性钙化等。

(三)参考摄入量及食物来源

磷在食物中分布广泛,动物性食物和植物性食物都富含磷。海产品、瘦肉、蛋、奶、动物肝脏、肾脏等富含蛋白质的食物中磷含量丰富。此外,植物性食物如紫菜、花生、干豆类、坚果、粗粮等也是磷的良好来源。磷在植物性食物中主要存在形式是植酸,在动物性食物中主要以磷酸氢盐形式存在。除了天然食物,近年来加工食品和预包装食品中的含磷添加剂也是膳食磷的重要来源。

理论上,膳食中的钙磷比例维持在 2:1 之间为宜,不宜低于 0.5。钙磷的需要量随年龄增长呈下降趋势。《中国居民膳食营养素参考摄入量(2023 版)》推荐成人膳食中磷的 RNI 为 720mg/d,UL 为 3500mg/d。

四、镁

成年人体内含镁 20 ~ 38g,其中 60% ~ 65% 存在于骨骼,27% 存在于肌肉、肝脏、心脏、胰腺等组织。镁主要分布在细胞内,细胞外液的镁不超过 1%。

(一)生理功能

1. 多种酶的激活剂　镁作为多种酶的激活剂,参与体内 300 多种酶促反应。如镁可激活磷酸转移酶及水解肽酶的活性,对葡萄糖酵解、脂肪、蛋白质、核酸的生物合成等起重要调节作用。

2. 促进骨骼生长　镁是骨细胞结构和功能所必需的元素,可影响骨的吸收,具有维持和促进骨骼生长的作用。

3. 调节神经肌肉的兴奋性　镁和钙有拮抗作用,两者可与某些酶竞争结合,由镁引起的中枢神经和肌肉接点处的传导阻滞可被钙拮抗。

4. 对钾、钙离子通道的作用　镁可封闭不同钾通道的外向性电流,阻止钾的外流,当镁缺乏时,此作用受到阻滞。另外,镁作为钙的阻断剂,能抑制钙通道,当镁浓度降低时,抑制作用减弱,导致钙进入细胞增多。

5. 影响胃肠道功能　镁离子在肠道中吸收缓慢,促使水分滞留,具有导泻作用。硫酸镁溶液可使奥狄氏括约肌松弛,促使胆囊排空,具有利胆作用。碱性镁盐可中和胃酸。

6. 调节激素作用　有关研究证明,血浆中镁的变化可直接影响甲状旁腺激素的分泌,当血浆镁增加时可抑制甲状旁腺激素分泌,反之则促进甲状旁腺激素分泌。

另外,流行病学调查表明,镁的摄入量和高血压呈明显负相关。镁具有降低血清胆固醇浓度,扩张血管,抑制血小板聚集,预防动脉粥样硬化等作用。

(二)缺乏与过量

健康人一般不会发生镁摄入不足。酗酒导致的呕吐与腹泻、镁吸收障碍、排泄过多、饥饿以及长期应用缺镁的肠外营养等可能引起镁摄入不足,进而造成镁缺乏,影响钙和骨骼代谢。镁缺乏可导致低钙血症,其原因主要是甲状旁腺功能受损,PTH 分泌减少,破骨细胞对 PTH 反应性低下,骨再吸收降低,引起骨矿化,表面钙镁交换受损。镁缺乏早期表现为神经肌肉兴奋性亢进,常见的临床表现为肌肉震颤手足抽搐、反射亢进、共济失调,有时出现幻觉,严重时出现谵妄、精神错乱等症状。

正常情况下,肠、肾和甲状旁腺等能调节镁代谢,健康人不易发生镁中毒。患有肾功能不全、糖尿病酮症、肾上腺皮质功能不全、肺部疾患及关节炎,偶尔大量注射或口服镁盐等可能引起镁中毒。过量的镁可引起腹泻、恶心、胃肠痉挛等胃肠道反应,重者可出现嗜睡、肌无力、膝腱反射减弱、肌麻痹等症状。

(三)参考摄入量及食物来源

《中国居民膳食营养素参考摄入量(2023 版)》建议成人膳食镁的 RNI 为 330mg/d。绿叶蔬菜、大麦、荞麦、麸皮、黑米、苋菜、木耳、香菇等食物含镁较丰富。糙粮、坚果也含有丰富的镁,肉类、淀粉类、奶类食物镁含量属中等。除食物之外,从饮水中也可以获得少量的镁。精加工食物中镁含量最低,随着精制的和(或)加工食品消费量不断地增加,膳食镁的摄入量呈减少趋势。动物性食品中镁的利用率较高,植物性食品中镁的利用率较低。

五、铁

铁是人体重要的必需微量元素,是活体组织的组成成分。正常人体内的铁 65% ~
70% 存在于血红蛋白、3% 在肌红蛋白、1% 在含铁酶类、辅助因子及运铁载体中,此类铁称为功能性铁;剩余 25% ~ 30% 主要以铁蛋白和含铁血黄素形式存在于肝、脾和骨髓的网状内皮系统中,称为储存铁。食物中的铁吸收主要在十二指肠和空肠上端,胃和小肠的其余部分也吸收少量的铁。体内铁的水平随年龄、性别、营养状况和健康状况的不同而异。

(一)生理功能

1.维持正常的造血功能　机体中的铁大多存在于红细胞中。铁在骨髓造血组织中与卟啉结合形成高铁血红素,再与珠蛋白合成血红蛋白,是合成血红蛋白的重要原料,因此能维持正常的造血功能。缺铁可影响血红蛋白的合成,甚至影响 DNA 的合成及幼红细胞的增殖。

2.参与体内氧的运送和组织呼吸过程　铁是血红蛋白、肌红蛋白、细胞色素、细胞色素氧化酶及触媒(铁的氧化物,起催化作用)的组成成分。血红蛋白可与氧发生可逆性的结合,使血红蛋白具有携氧功能,参与机体内氧的交换及组织呼吸;肌红蛋白主要在肌肉组织中起转运和储存氧的作用;细胞色素酶类,参与体内氧化还原过程中的电子传递,并在三羧酸循环过程中生成水,释放出能量,供给机体需要,在氧化过程中产生的有害物质可被含铁的触媒和过氧化物所破坏而解毒。

3.参与其他重要功能　铁参与维持正常免疫功能,缺铁可引起机体感染性增加,淋巴细胞功能受损,白细胞的杀菌能力降低。但过量铁可促进细菌的生长,对抵抗感染不利。另外,铁还能催化促进 β–胡萝卜素转化为维生素 A;促进嘌呤与胶原蛋白的合成,脂类在血液中的转运等。

(二)影响铁吸收的因素

1.机体因素　机体铁营养状况、生理与病理状态下都可以影响铁的吸收,如贫血、孕期、生长发育可使铁的需要增加。钩虫感染、痢疾、血吸虫病、月经过多等疾病因铁丢失增多,促进机体增加铁的吸收。萎缩性胃炎、胃酸缺乏或过多服用抗酸药物时,抑制铁离子释放。胃肠道 pH 对铁复合物的形成及溶解性有一定作用,也会影响铁的吸收。

2.膳食因素

(1)食物中的铁分为血红素铁和非血红素铁 2 种形式,它们的吸收形式有所不同。膳食铁的存在形式是影响铁吸收的重要因素。血红素铁主要存在于动物性食物中,生物利用率高,吸收率为 15%~35%;非血红素铁常为 Fe^{3+},必须还原为 Fe^{2+} 才能被吸收利用,主要存在于植物性食物中,可与食物中的植酸、草酸和鞣质形成不溶性铁盐,吸收率较低,仅为 2%~20%。

(2)其他膳食成分主要影响非血红素铁的吸收:具体如下。

1)营养素成分的影响:①蛋白质类食物能刺激胃酸的分泌,促进铁的吸收;②氨基酸,如赖氨酸、蛋氨酸、组氨酸、胱氨酸、酪氨酸与铁螯合成小分子的可溶性单体,可提高铁的吸收;③维生素 C 是铁吸收的有效促进因子,维生素 A、维生素 B_2、维生素 B_{12} 和叶酸等维生素对铁的吸收起协助作用;④铅、铬、锰等矿物质摄入过多阻碍机体对铁的吸收。

2)非营养素成分的影响:①植酸、单宁、多酚物质与铁结合能力强,能阻碍铁的吸收;②枸橼酸、乳酸、丙酮酸、琥珀酸以及酒石酸等可促进铁的吸收。

(3)其他:肠道微生物的某些分解产物可抑制铁的吸收。

(三)缺乏与过量

缺铁性贫血是世界范围内最常见的营养性疾病之一。长期膳食铁供给不足,可引起体内铁缺乏或导致缺铁性贫血,易发人群是婴幼儿、孕妇和乳母。缺铁性贫血可分为三个阶段,即铁减少期、红细胞生成缺铁期和缺铁性贫血期。铁缺乏,儿童常表现为烦躁、对周围不感兴趣;儿童青少年表现为身体发育受阻,体力下降、注意力与记忆力调节过程障碍,学习能力下降;成人表现为面色苍白、口唇黏膜和眼结膜苍白、疲劳乏力、头晕目眩、心悸、胸闷气短、注意力不集中、食欲不振、消化不良等。

急性铁中毒是在服入大剂量治疗铁剂后发生的短暂现象。最明显的局部影响是胃肠道出血性坏死,其表现为恶心、呕吐和血性腹泻,并可造成严重低血压、休克、昏迷、凝血不良、代谢性酸中毒等全身性影响。由于机体无主动排铁的功能,铁在身体中的长期过量蓄积可导致铁负荷过度,继而出现慢

笔记

性中毒症状。肝脏是铁过量损伤的主要靶器官,过量铁可导致肝纤维化、肝硬化、肝细胞瘤。铁具有催化自由基生成和促进脂质过氧化的作用,当铁过量时会增加心血管疾病的风险。

(四)参考摄入量及食物来源

《中国居民膳食营养素参考摄入量(2023 版)》推荐成人膳食铁的 RNI 值为男性 12mg/d,女性 18mg/d,UL 为 42mg/d。健康的成年女性,月经期间每日约损失 2mg,故每日铁的需要量高于健康男性。孕妇和乳母应适当增加,孕中期 25mg/d,孕后期 29mg/d,乳母 24mg/d。

我国居民膳食铁主要来源于谷类和蔬菜。铁含量较高的食物有动物肝脏、黑木耳、紫菜(干)、芝麻酱、鸭血、猪血、牛羊肉和苋菜等。奶类及其制品含铁不高且生物利用率低,是贫铁食品。植物性食物中以豆类和绿叶蔬菜含量较高。含铁较高的食物见表 1-13。

表 1-13 含铁较高的食物(以 100g 可食部计)

名称	含铁量(mg)	名称	含铁量(mg)	名称	含铁量(mg)
猪血	8.7	口蘑	19.4	红糖	2.0
鸭血	30.5	紫菜	54.9	蛏子	42.2
鸡肉	1.8	黄豆	8.2	芝麻酱	58.0
牛肉	2.3	猪肝	23.2	菠菜	35.7

六、锌

成人体内锌的含量,男性约 2.5g,女性约 1.5g,分布于人体所有组织、器官、体液及分泌物,约 60% 存在于肌肉,30% 存在于骨骼中。锌的吸收主要在十二指肠和空肠,回肠也有部分吸收,吸收率为 30% 左右。从肠道吸收的锌开始集中于肝,然后分布到其他组织。锌在体内主要以酶的形式参与机体的物质代谢反应。

(一)生理功能

1.金属酶的组成成分或酶的激活剂 锌是动物、植物和微生物体内多种酶的组成成分,这些酶称为锌金属酶。其中主要的含锌酶有超氧化物歧化酶、碱性磷酸酶、乳酸脱氢酶等。这些酶在参与组织呼吸、能量代谢及抗氧化过程中发挥重要作用。缺锌会影响这些酶的催化功能,导致一系列代谢紊乱以及病理变化。

2.促进生长发育 锌参与蛋白质的合成,促进细胞生长、分裂和分化等。锌是维持 RNA 多聚酶、DNA 多聚酶及反转录酶等活性所必需的微量元素。锌的缺乏可引起 DNA、RNA 及蛋白质的合成障碍,细胞分裂减少,导致生长停止。锌参与促黄体激素、促卵泡激素、促性腺激素等有关内分泌激素的代谢,对促进胎儿生长发育、性器官和性功能发育均具有重要调节作用。

3.促进机体免疫功能 锌对机体免疫功能具有调节作用,能促进淋巴细胞有丝分裂,增加 T 细胞的数量和活力。缺锌可引起胸腺萎缩、胸腺激素减少、T 细胞功能受损及细胞介导免疫功能改变。

4.其他功能 锌可与细胞膜上各种基团、受体等作用,增强膜稳定性和抗氧自由基的能力。锌还能与唾液蛋白结合成味觉素,促进食欲,缺锌可影响味觉和食欲,甚至发生异食癖。锌对皮肤和视力具有保护作用,缺锌可引起皮肤粗糙和上皮角化。

(二)影响吸收的因素

1.机体因素

(1)机体锌的营养状态:体内锌浓度高时可诱导肝脏金属硫蛋白合成增加,并与之结合存积于肠黏膜细胞内,当锌水平下降时,再释放至肠腔,以此调节体内锌的平衡。

（2）特殊生理阶段:如孕期、哺乳期锌的吸收率增加。

（3）疾病状态导致机体吸收利用减少:如吸收障碍、贫血、肠胃功能紊乱、慢性肝肾疾病、恶性肿瘤等疾病状态。

2.膳食因素

（1）膳食摄入不足,如不良饮食习惯。

（2）组氨酸、甲硫氨酸、半胱氨酸、维生素 D₃、葡萄糖可促进锌的吸收。

（3）膳食纤维、植酸可减少锌的吸收。

（4）铜、钙、亚铁离子可抑制锌的吸收。

（5）动物性食物中锌的生物利用率较高。

（6）某些药物如碘喹啉、苯妥英钠均能促进锌的吸收。

（三）缺乏与过量

1.锌缺乏　主要表现是食欲减退、异食癖、生长发育缓慢、少年期性器官发育幼稚化、皮肤伤口愈合不良、味觉障碍、胃肠道疾患、免疫功能减退等。严重的先天性锌吸收不良表现为肠病性肢端性皮炎。孕期缺锌严重时可使胎儿畸形。

2.锌过量　锌的正常量与有害量之间范围相对较宽,且人体有锌平衡机制,一般不会造成锌过量。但锌摄入量过多时,会在体内蓄积引起中毒,出现恶心、吐泻、发热等症状,引起上腹疼痛、精神不振,甚至造成急性肾衰竭,严重时甚至导致死亡。

（四）参考摄入量及食物来源

《中国居民膳食营养素参考摄入量（2023 年）》推荐成人膳食锌的推荐摄入量,男性为 12mg/d,女性为 8.5mg/d,孕妇为 10.5mg/d,乳母为 13mg/d。

锌在食物中广泛存在,但食物中锌含量差别很大,吸收利用率也不相同。动物性食品中锌的生物利用率较高。植物性食品由于含植酸、膳食纤维等较多,锌的吸收率较低。贝壳类海产品、红色肉类、动物内脏、蛋类、鱼类等为锌的良好来源。蛋类、豆类、谷类胚芽、花生等含锌量也较高。蔬菜和水果含锌量较低。我国居民膳食锌的主要来源为谷类和肉类。含锌较高的食物见表 1-14。

表 1-14　含锌较高的食物(以 100g 可食部计)

名称	含锌量(mg)	名称	含锌量(mg)	名称	含锌量(mg)
小麦胚粉	23.40	山羊肉	10.42	鲜赤贝	11.58
花生油	0.48	猪肝	5.78	红螺	1.27
黑芝麻	6.13	生蚝	71.20	牡蛎	9.39
口蘑	9.04	蛏干	13.63	蚌肉	8.50
鸡蛋黄粉	6.66	鲜扇贝	11.69	章鱼	5.18

七、硒

硒是人体必需的微量元素,在人体内总量为 14～21mg,分布于所有细胞与组织器官中,在肝、胰、肾、心、脾、牙釉质和指甲中浓度较高,肌肉、骨骼和血液中次之,脂肪组织最低。体内大部分硒主要以2 种形式存在:一种是来源于膳食的硒蛋氨酸,在体内不能合成,当膳食中硒供给中断时,可向机体提供硒;另一种是硒蛋白中的硒半胱氨酸,为具有生物活性的化合物。硒主要在小肠吸收,人体对食物中硒的吸收良好。

（一）生理功能

1.抗氧化功能　硒是若干抗氧化酶(如 GPx)的组成成分,这些抗氧化酶通过消除脂质氢过氧化物,阻断活性氧和自由基而发挥抗氧化损伤作用。

2. 保护心血管和心肌的健康　机体缺硒可引起以心肌损害为主要特征的克山病。硒缺乏还可引起脂质过氧化反应增强,导致心肌纤维坏死,心肌小动脉和毛细血管损伤。

3. 增强机体免疫功能　几乎所有免疫细胞中都存在硒,其增强机体免疫功能的机制尚有待进一步的探索。硒能上调白细胞介素 -2 受体表达,使淋巴细胞、NK 细胞、淋巴因子激活杀伤细胞的活性增加,从而提高机体免疫功能。

4. 对有毒金属具有解毒作用　硒与金属的结合力很强。硒蛋白与体内的汞、铅、镉等许多重金属结合,形成金属硒蛋白复合物而发挥解毒排毒作用。

此外,硒还具有促进生长、抗肿瘤的作用。调查发现缺硒地区的肿瘤发病率明显增高。硒缺乏还可引起生长迟缓及神经性视觉损害。白内障患者及糖尿病性失明者补硒后,发现视觉功能有所改善。

（二）缺乏与过量

1. 硒缺乏　是引起克山病和大骨节病的重要因素之一。克山病是一种以多发性心肌坏死灶为主要病变的地方性心肌病,低硒地区居民适量补硒后可有效预防发病。大骨节病是一种地方性、多发性、变形性骨关节病,严重影响青少年骨发育和成年后劳动生活能力。补硒可以缓解一些症状,对患者干骺端改变有促进修复、防止恶化的较好效果。

2. 硒过量　硒摄入过多也可导致中毒,中毒体征主要表现为头发和指甲脱落,皮肤损伤及神经系统异常,肢端麻木、抽搐等,严重者可导致死亡。

（三）参考摄入量及食物来源

《中国居民膳食营养素参考摄入量(2023 版)》建议成人膳食硒的 RNI 为 $60\mu g/d$,UL 为 $400\mu g/d$。

食物中硒含量随地域不同而异,特别是植物性食物的硒含量,与地表土壤层中硒元素的水平有关。贝壳类海产品、动物内脏和红色肉类是硒的良好食物来源,如海参、牡蛎、蛤蜊和猪肾等。食物中硒的含量分布规律为:动物内脏 > 鱼类 > 肉类 > 谷类和蔬菜(表 1 -15)。

表 1 -15　含硒较高的食物(以 100g 可食部计)

名称	含量(μg)	名称	含量(μg)	名称	含量(μg)
鱼子酱	203.09	蛏子	55.14	猪肝(卤煮)	28.70
海参	63.93	青鱼	37.69	羊肉	32.20
牡蛎	86.64	泥鳅	35.30	猪肉	11.97
蛤蜊	77.10	黄鳝	34.56	瘦牛肉	10.55
鲜淡菜	57.77	鳕鱼	24.8	松蘑(干)	98.44
鲜赤贝	57.35	猪肾	157.24	小麦胚粉	65.20

八、碘

碘是甲状腺激素的组成成分,只有甲状腺组织能利用碘合成甲状腺素。成人体内碘的含量为 $15 \sim 20mg$,其中 $70\% \sim 80\%$ 存在于甲状腺组织内,其余分布在骨骼肌、肾、肺、卵巢、淋巴结、肝、睾丸和脑组织中。食物中的碘有 2 种存在形式:无机碘和有机碘。无机碘(碘化物)在胃和小肠几乎 100% 被迅速吸收;有机碘在消化道被消化,脱碘后,以无机碘形式被吸收。与氨基酸结合的碘也可直接被吸收。

（一）生理功能

碘在体内主要参与甲状腺激素的合成,故其生理功能也是通过甲状腺激素的生理作用表现出来。

甲状腺激素是人体重要的激素,其生理功能主要有体现在以下几个方面。

1.促进生物氧化　参与磷酸化过程,调节能量转换。

2.促进蛋白质合成和神经系统发育　对胚胎发育期和出生早期生长发育,特别是智力发育尤为重要。

3.促进糖、脂肪的代谢　如促进三羧酸循环和生物氧化,促进肝糖原分解和组织对糖的利用,促进脂肪分解,调节血清中胆固醇和磷脂的浓度。

4.激活体内许多重要的酶　如细胞色素酶系、琥珀酸氧化酶系等100多种酶。

5.调节组织中的水盐代谢　缺乏甲状腺激素可引起组织水钠潴留并发黏液性水肿。

6.促进维生素的吸收和利用　包括促进烟酸的吸收利用及β-胡萝卜素向维生素A的转化。

(二)缺乏与过量

1.碘缺乏　机体缺碘而导致的一系列功能障碍或疾患统称为碘缺乏病,包括:①孕妇缺碘,可使胎儿缺碘,严重者可引起新生儿呆小病(克汀病),患儿表现为智力低下、斜视、水肿以及身材矮小等;②儿童青少年时期缺碘,甲状腺激素合成、分泌不足,可出现甲状腺肿、青春期甲状腺功能减退、亚临床克汀病、单纯性耳聋及体格和智力发育障碍等;③成年人膳食中缺碘,可引起甲状腺肿、甲状腺功能减退、吞咽和呼吸困难等。

2.碘过量　长期摄入含碘量高的膳食,或在治疗甲状腺肿等疾病中使用过量的碘剂,可导致高碘性甲状腺功能减退症、甲状腺肿大、自身免疫性甲状腺疾病、甲状腺功能亢进症、甲状腺癌等。

(三)参考摄入量及食物来源

《中国居民膳食营养素参考摄入量(2023版)》建议成年人碘的推荐摄入量为120μg/d,UL为600μg/d。

食物中碘的含量受地球化学环境的变化及食物烹调加工方式的影响。我国居民膳食的碘主要来源之一是碘盐。海产品的碘含量高于陆地食物,陆地动物性食物高于植物性食物。含碘最为丰富的食物为海产品,如海带、紫菜、发菜、淡菜、海参、虾皮等,其次是鸡蛋、肉类和淡水鱼。此外,高碘地区的饮用水也是膳食碘的主要来源。碘摄入过少或过多都会对机体产生危害。

《中国居民膳食营养素参考摄入量(2023版)》膳食矿物质推荐摄入量(RNI)或适宜摄入量(AI)详见附表6。

第七节　维生素

一、概述

维生素(vitamin)是维持机体生命活动过程所必需的一类微量的低分子有机化合物。维生素在生理上既不是构成各种组织的主要原料,也不是体内的能量来源,但却在机体物质和能量代谢过程中发挥着重要的作用。

各种维生素的化学结构及生理功能各不相同,但它们却有着以下共同的特点:①维生素一般是以本体或可被机体利用的前体形式存在于天然食物中。②大多数维生素不能在体内合成,也不能大量储存于机体组织中,少部分维生素可由机体合成,但合成的量也不能完全满足机体的需要,因而不能替代从食物中获得这些维生素。③人体对维生素的需要量很小,每日需要量常以毫克或微克计算,但必须由食物提供。维生素在调节物质代谢过程中起着十分重要的作用,不可缺少。

笔记

（一）维生素的命名

维生素的命名分为三个系统。一是按其发现顺序，以英文字母命名，如维生素 A、B 族维生素、维生素 C、维生素 D、维生素 E 等；二是按其生理功能命名，如抗坏血酸、抗干眼症和抗凝血维生素等；三是按其化学结构命名，如视黄醇、硫胺素和核黄素等。常见维生素命名见表 1 - 16。

表 1 - 16　维生素的命名

按字母命名	按化学结构命名	按生理功能命名
维生素 A	视黄醇	抗干眼症维生素
维生素 D	钙化醇	抗佝偻病维生素
维生素 E	生育酚	抗不育维生素
维生素 K	叶绿醌	抗出血维生素
维生素 B_1	硫胺素	抗脚气病维生素
维生素 B_2	核黄素	—
维生素 B_3	烟酸、烟酰胺	抗癞皮病维生素
维生素 B_7	生物素	
维生素 B_9	叶酸	—
维生素 B_{12}	钴胺素	抗恶性贫血病维生素
维生素 C	抗坏血酸	抗坏血病维生素

（二）维生素的分类

根据维生素的溶解性，可将其分为脂溶性维生素和水溶性维生素两大类。

1. 脂溶性维生素　是指不溶于水，可溶于脂肪、非极性溶剂（如苯乙醚及氯仿等）或极性较弱的乙醇等溶剂的一类维生素，包括维生素 A、维生素 D、维生素 E 和维生素 K；其膳食来源一般为油脂和脂质含量丰富的食物。

脂溶性维生素的特点：①既不参与构成机体结构也不能提供能量，但通过其原型或代谢产物，参与机体代谢过程。②一般不能在体内合成，必须由食物提供；但维生素 D 和维生素 K 可在体内部分合成，皮肤内 7 - 脱氢胆固醇经日光中紫外线照射后可合成维生素 D，肠道中的部分菌群可合成一定量的维生素 K。③膳食摄入不足，短期内不易出现缺乏，但长期过量摄入则可因蓄积而中毒。④脂溶性维生素在食物中以不同分子结构或前体化合物（维生素原）形式存在，不同结构或形式的脂溶性维生素在生理功能方面可能存在一定的差异。

2. 水溶性维生素　是指能在水中溶解的一组维生素，是辅酶或辅基的重要组成成分，包括维生素 B_1（硫胺素）、维生素 B_2（核黄素）、烟酸（烟酰胺）、维生素 B_6（吡哆醇、吡哆醛、吡哆胺）、叶酸、维生素 B_{12}（氰钴胺素）、泛酸、生物素、胆碱、维生素 C 等。

水溶性维生素的共同特点：①大多数水溶性维生素以辅酶的形式参与机体的物质与能量代谢。②在体内没有非功能性的单纯储存形式，仅有少量储存。③当机体需要量饱和后，多摄入的水溶性维生素从尿中排出；反之，若组织中水溶性维生素耗竭，则摄入的水溶性维生素将大量被组织摄取利用，故从尿中排出量减少。因此，可利用尿负荷试验对水溶性维生素的营养水平进行鉴定。④水溶性维生素一般无毒性，但过量摄入时也可能出现中毒，如维生素 C、维生素 B_6 或烟酸摄入量达正常人体需要量的 15 ~ 100 倍时，可出现毒性作用。⑤水溶性维生素摄入过少，可较快出现缺乏症状。

（三）维生素缺乏

维生素缺乏在体内是一个渐进的过程，最初表现为体内储备量降低，继而出现有关的生化代谢异常、生理功能改变,最后才是病理性改变,出现相应的临床症状和体征。在我国,典型的维生素缺乏症已不多见,但亚临床缺乏在某些人群中仍普遍存在,故应引起足够的重视。维生素缺乏的原因一般如下。

1. 摄入不足　食物短缺或由于营养知识缺乏,选择食物不当;也可由于食物运输、加工、烹调和储藏不当使食物中的维生素丢失或被破坏。

2. 吸收利用降低　消化道疾病,如老人胃肠道功能降低,对营养素(包括维生素)的吸收降低;长期腹泻;长期服药、不良的生活习惯等均会影响维生素的吸收,如长期酗酒损伤肝代谢功能从而妨碍营养素的吸收;肝胆疾病患者由于胆汁分泌减少,会影响脂溶性维生素的吸收。

3. 需要量相对增高　妊娠和哺乳期妇女、生长发育期儿童、特殊生活及工作环境的人群、疾病恢复期患者,由于对维生素的需求量增多或者丢失增加,使体内对维生素的需要量相对增高。

二、维生素 A

(一)理化性质

维生素 A 类是指含有视黄醇结构,并具有其生物活性的一大类物质,包括已形成的维生素 A 和维生素 A 原以及其代谢产物。机体内的维生素 A 形式有 3 种:包括视黄醇、视黄醛和视黄酸。视黄醇是维生素 A 的最主要形式,视黄醇可被氧化为视黄醛;视黄醛具备视黄醇的全部生物活性,可被逆向还原为视黄醇,还可进一步被氧化成视黄酸;视黄酸只具备视黄醇的部分生物活性,不能满足视觉或动物繁殖的需要。

植物性食物中不含有已形成的维生素 A,但含有一小部分可在小肠和肝细胞内转变成视黄醇和视黄醛的类胡萝卜素,称为维生素 A 原,如 α - 胡萝卜素、β - 胡萝卜素、β - 隐黄素、γ - 胡萝卜素等。β - 胡萝卜素是类胡萝卜素中最为突出的一个成分,是维生素 A 活性较强的一种,在植物性食物中分布广泛。

维生素 A 属于脂溶性维生素,可溶于脂肪及不同程度地溶于大部分有机溶剂,但不溶于水。维生素 A 及其衍生物很容易被氧化和异构化,特别是暴露于光线、氧气、活泼金属及高温环境时,可加快氧化破坏。一般烹调过程不易对食物中维生素 A 造成太多破坏。在低温冷冻等条件下,血清、组织或结晶态的类视黄醇可保持长期稳定。在无氧条件下,视黄醛在碱中比较稳定,但在酸中不稳定,可发生脱氢或双键的重新排列。油脂在酸败时,所含维生素 A 和胡萝卜素会受到严重破坏。食物中有磷脂、维生素 E、维生素 C 或其他抗氧化剂可提高维生素 A 的稳定性。

(二)生理功能

1. 视觉功能　视网膜上的杆状细胞中含有一种特殊的视色素称为视紫红质。人在亮处视紫红质消失,进入暗处,最初看不清楚任何物体,经过一段时间待视紫红质再生到一定水平,视觉便会逐渐恢复,这一过程称为暗适应。视紫红质,是由 11 - 顺式视黄醛与视蛋白结合而成,其对暗光敏感。视紫红质感光后,11 - 顺式视黄醛转变为全反式视黄醛并与视蛋白分离,产生视觉电信号。解离后的全反式视黄醛在视杆细胞内被还原为全反式视黄醇,再转运到视网膜色素上皮细胞,与来自血浆的全反式视黄醇一起,开始复杂的异构化过程,参与重新合成视紫红质所需的 11 - 顺式视黄醛的供应,维持暗光适应。维生素 A 缺乏时,11 - 顺式视黄醛供给减少,暗适应时间延长。

2. 细胞生长和分化　生殖器官和哺乳动物的胚胎发育依赖视黄酸受体进行基因调节,因此,维生素 A 对细胞增殖和分化的调控具有重要作用,尤其是参与软骨内成骨。视黄酸被称为转录调节因子,参与多种基因的表达,继而影响蛋白的表达,调节机体多种组织细胞的生长和分化等多种功能,包括神经系统、心血管系统、眼睛、骨骼和上皮组织等。维生素 A 缺乏时,儿童生长停滞,发育迟缓,骨骼发育不良,长骨形成和牙齿发育均出现障碍。

3.维持上皮细胞的健康　维生素 A 是调节糖蛋白合成的一种辅酶,对上皮细胞的细胞膜起稳定作用,维持上皮细胞的形态完整和功能健全。维生素 A 缺乏会造成上皮组织干燥,正常的柱状上皮细胞转变为角状的复层鳞状上皮细胞,导致细胞角化。全身各种组织的上皮细胞都会受到影响,但最早受累的是眼睛结膜、角膜和泪腺上皮细胞,泪腺分泌减少导致干眼症,结膜或角膜干燥、软化甚至穿孔。皮肤毛囊、皮脂腺,汗腺、舌味蕾、呼吸道和肠道黏膜、泌尿和生殖道黏膜等上皮细胞均会受到影响,从而产生黏膜屏障功能受损和相应临床表现。维生素 A 缺乏导致黏膜形成障碍,对身体的每个器官都有重要影响。生殖系统的上皮细胞病变可影响女性阴道和卵巢,使排卵减少;男性睾丸萎缩,精子发育不良,影响生殖机能。

4.免疫功能　维生素 A 在人体免疫功能中发挥重要作用。有研究显示,类视黄酸通过核受体对靶基因的调控,可以提高细胞免疫功能,促进免疫细胞产生抗体,以及促进 T 淋巴细胞产生某些淋巴因子。维生素 A 缺乏时,免疫细胞内视黄酸受体表达相应下降,影响机体免疫功能。

5.抗氧化作用　类胡萝卜素能捕捉自由基,猝灭单线态氧,阻止活性氧及自由基对细胞的破坏作用,提高细胞抗氧化防御能力。

6.抑制肿瘤生长　维生素 A 及其异构体能够促进细胞终末分化、抑制增殖促进凋亡,在组织恶变过程中发挥抗肿瘤作用。

(三)缺乏与过量

1.缺乏　维生素 A 缺乏可导致多种生理功能异常和病理变化。婴幼儿和儿童维生素 A 缺乏的发生率远高于成人。

(1)眼部和视觉表现:暗适应能力下降是维生素 A 缺乏的早期临床表现。维生素 A 缺乏造成视网膜上维持暗视觉的视紫红质生成障碍,影响视网膜对暗光的敏感度,导致暗适应能力降低,病情较重者最后发展为夜盲症。

干眼症是维生素 A 缺乏时的典型临床特征。严重时可出现结膜干燥的典型特征,在角膜两侧和结膜外侧因干燥而出现皱褶,角膜上皮堆积,形成大小不等的形状似泡沫状的白色的比奥斑(Bitot spots),俗称毕脱氏斑。

(2)上皮功能异常:毛囊增厚(角质化)是维生素 A 缺乏的皮肤表征。黏膜内黏蛋白生成减少,黏膜形态、结构和功能异常,可导致疼痛和黏膜屏障功能下降,累及咽喉、扁桃体、支气管、肺脏和消化道黏膜。机体不同组织出现皮肤干燥,毛囊角化过度,毛囊丘疹,皮脂腺、汗腺萎缩,毛发脱落,食欲减退,易感染,儿童和老人易发生呼吸道炎症,严重者可引起死亡。

另外,维生素 A 缺乏还会使免疫功能受损,多表现出体液和细胞免疫功能异常,可导致人类感染性疾病发病率和死亡率增加;影响胚胎生长和发育异常,使儿童发育迟缓,生殖功能异常。

2.过量　过量摄入可引起急性、慢性及致畸毒性。急性毒性多见于长期大量服用维生素 A 制剂。急性维生素 A 中毒的临床表现包括恶心、呕吐、头痛、脑脊液压力升高、眩晕、视力模糊、肌肉活动失调、严重皮疹,可因脑压升高而导致快速死亡;婴儿则有囟门膨出。慢性中毒相对更为常见,临床表现包括中枢神经系统紊乱性症状,肝脏纤维化、腹水和皮肤损伤。慢性中毒常见症状为头痛、脱发、食欲减退、运动失调、长骨末端外周部分疼痛、肌肉疼痛僵硬、肝脾肿大、皮肤干燥瘙痒、复视、出血、呕吐和昏迷等。婴儿维生素 A 过量可导致骨髓抑制,成人慢性维生素 A 过量可导致高钙血症。孕妇过量摄入可导致流产或胎儿畸形等。摄入普通食物一般不会引起中毒,但摄入维生素 A 浓缩制剂时一定要遵医嘱。

大量摄入类胡萝卜素一般不会引起毒性作用,因为类胡萝卜素在体内向视黄醇转变的速率慢;另外,随着类胡萝卜素摄入增加,其吸收减少。大剂量的类胡萝卜素摄入可导致高胡萝卜素血症,出现暂时性皮肤黄染,类似黄疸的皮肤症状,但停止食用类胡萝卜素后,症状会慢慢消失。

（四）参考摄入量及食物来源

近年来为了能精确表示维生素 A 或胡萝卜素的量,世界卫生组织提出用视黄醇当量(RE)和视黄醇活性当量(RAE)来表示。2001 年美国医学研究院食物与营养委员会提出以视黄醇活性当量(RAE)代替视黄醇当量(RE)评估膳食及补充剂中维生素 A 的生物活性。《中国居民膳食营养素参考摄入量(2023 版)》推荐我国成人每日维生素 A 的 RNI 男性为 $770\mu g$ RAE/d,女性为 $660\mu g$ RAE/d,孕中晚期妇女 RNI 需额外增加 $70\mu g$ RAE/d,成人 UL 为 $3000\mu g$ RAE/d。

膳食中的视黄醇和维生素 A 原类胡萝卜素都可以提供维生素 A。类视黄醇主要来源于各种动物肝脏和其他内脏类食物、肉类、蛋黄、鱼肝油、奶油和乳制品。富含类胡萝卜素的食物主要有胡萝卜、红心甜薯、菠菜、水芹、羽衣甘蓝、绿芥菜、南瓜、莴苣叶、冬寒菜、豌豆苗、西兰花等。

三、维生素 D

（一）理化性质

维生素 D 又称抗佝偻病维生素,是指含环戊氢烯菲环结构并具钙化醇生物活性的一大类物质,以维生素 D_2(麦角钙化醇)和维生素 D_3(胆钙化醇)最为常见。人体获得维生素 D 的途径有两个,即通过食物摄取和人体自身合成。维生素 D_2 是由酵母菌或麦角中的麦角固醇经日光或紫外线照射后形成的产物,并且能被人体吸收。维生素 D_3 是由储存于皮下的 7 - 脱氢胆固醇,在紫外线照射下转变而成。因此,经常接受充足的日光照射是预防维生素 D 缺乏的最安全、最有效的方法。由于从膳食或皮肤合成的维生素 D 没有生理活性,必须到其他部位激活才具有生理作用,可认为是具有活性作用的维生素 D 的前体,又称为激素原。

维生素 D 溶于脂肪和有机溶剂,不溶于水,其化学性质稳定,在中性和碱性溶液中耐热,不易被氧化,但是在酸性溶液中可逐渐分解,故一般的加工烹调方法对其影响不大。但脂肪酸败可引起维生素 D 破坏,过量辐射照射,可形成具有毒性的化合物。

人体摄入的维生素 D 主要在空肠和回肠被吸收,在小肠远端吸收量最大。维生素 D 主要通过被动吸收方式进入肠上皮细胞。脂肪和胆汁可促进维生素 D 吸收。

（二）生理功能

维生素 D 在维持血清钙磷水平稳定中发挥重要作用,对骨骼正常矿化过程、肌肉收缩、神经传导,以及细胞基本功能等也都是必需的。

1. 维持血钙和血磷稳态 $1,25 - (OH)_2D_3$ 与 PTH 共同发挥维持血钙和血磷水平稳态的作用,包括促进肠道钙吸收,骨钙吸收和肾钙重吸收。当血钙浓度下降时,甲状旁腺可增加 PTH 分泌,刺激肾 $25 - (OH)D_3 - 1\alpha$ - 羟化酶合成,以促进 $25 - (OH)D_3$ 发生羟化反应,合成更多的 $1,25 - (OH)_2D_3$,进而使肠、骨和肾中钙转运增多,血钙水平恢复正常。PTH 分泌不仅受钙离子的反馈调节,也可通过与 $1,25 - (OH)_2D_3$ 有关的短反馈环路直接抑制甲状旁腺分泌 PTH。维生素 D 通过参与钙转运蛋白和骨基质蛋白基因的转录以及细胞周期蛋白基因转录的调节,增加成骨细胞和肠上皮细胞的分化,促进骨吸收和肠内钙转运。

2. 参与维持机体免疫功能 $1,25 - (OH)_2D_3$ 有助于维持正常的先天性免疫和获得性免疫功能。许多免疫细胞如巨噬细胞、树突状细胞等,都存在维生素 D 受体(VDR),$1,25 - (OH)_2D_3$ 可调节 T 细胞发育和 B 细胞的分化。因此,维生素 D 缺乏可能与类风湿性关节炎、1 型糖尿病、哮喘和多发性硬化症等免疫相关疾病的发生有关。

3. 在骨外组织发挥作用 许多骨外器官和组织(如肌肉、脑、胰腺、皮肤、性腺等)细胞中均存在 VDR。维生素 D 可以进入细胞核与核受体 - VDR 结合,调节这些细胞的分化。$1,25 - (OH)_2D_3$ 可参与肌细胞内 Ca^{2+} 的稳态调节,影响肌肉收缩与合成。维生素 D 可调节神经细胞内 Ca^{2+} 的稳态、防止氧化损伤,维持多巴胺能神经递质系统功能。

(三)缺乏与过量

1. **缺乏** 长期日光照射不足或低膳食维生素 D 摄入可导致维生素 D 缺乏。维生素 D 缺乏症是一种骨骼疾病,儿童缺乏称为佝偻病,成年人缺乏则称为骨质软化症和骨质疏松症。

(1)儿童佝偻病:日照不足、喂养不当的婴幼儿以及出生后生长较快的早产儿易发生佝偻病,主要临床症状为低钙血症、牙齿萌出延迟、骨骼生长障碍、骨骼不能正常钙化变软、易弯曲等骨骼病变。典型的骨骼病变为骨骼畸形,"方颅"、串珠肋、鸡胸、漏斗胸、"O"形腿和"X"形腿等是骨骼畸形的常见表现。

(2)骨质软化症:妊娠和哺乳妇女以及老年人易发生骨质软化。主要临床症状为肌肉乏力,脊柱、肋骨、臀部、腿部疼痛和骨骼触痛,骨骼软化、易骨折。严重时,骨骼脱钙、骨质疏松,引起自发性和多发性骨折。

(3)骨质疏松症:骨质疏松症是慢性退行性疾病,其临床特征为骨密度降低、骨骼的微观结构破坏,易脆性和骨折风险增加等。骨骼脆性的增加与年龄有关,与分解代谢增加所致的骨骼重吸收,使骨骼强度和骨密度降低有关。

2. **过量** 天然食物中维生素 D 含量通常较低,由天然食物引起的维生素 D 中毒比较少见。维生素 D 中毒大多是由维生素 D 强化食品或补充剂过量摄入导致的。维生素 D 中毒症状包括食欲缺乏、肌肉乏力、恶心、呕吐、腹泻、头痛、多尿、发热、血清钙磷增高,关节疼痛等高钙血症和高钙尿症;钙沉积在心脏、血管、肺和肾小管等软组织,弥漫性骨质脱矿化以及一般定向能力障碍等;还可能引起体重下降和心律不齐;严重的可导致心脏和肾脏软组织钙化和肾结石。如不及时治疗,严重维生素 D 中毒可导致死亡。

(四)参考摄入量及食物来源

目前我国缺乏系统的食物维生素 D 含量的数据,难以评估来自普通食物的维生素 D 的摄入量,可以通过膳食评估方法评价维生素 D 强化食物或者维生素 D 营养补充剂的摄入。我国制定的 DRIs:在钙、磷供给充足的条件下,儿童、青少年、成年人、孕妇、乳母维生素 D 的 RNI 均为 $10\mu g/d$,65 岁以上的老人 RNI 为 $15\mu g/d$;12 岁及以上人群(包括孕妇、乳母)的 UL 为 $50\mu g/d$。

维生素 D 的量可用 IU 或 μg 表示,两者的换算关系如下:1 国际单位(IU)维生素 D $= 0.025\mu g$ 维生素 D,即 $1\mu g$ 维生素 D $=40IU$ 维生素 D。

人体维生素 D 的来源包括内源性合成和外源性膳食摄入,内源性合成是机体获取维生素 D 的重要来源。大多数天然食物中不含维生素 D,或者含量极微,少数食物如高脂肪含量的海鱼、动物肝脏、蛋黄中含有相对较多的维生素 D,而一般的动物性食物如瘦肉和奶中含量均很少。天然维生素 D_3 的主要食物来源包括富含脂肪的鱼类、肝脏、肉和肉制品以及蛋黄。蘑菇等菌类是维生素 D_2 的天然食物来源。此外,经常晒太阳是人体廉价获得充足有效的维生素 D 的最好来源。

四、维生素 E

(一)理化性质

维生素 E 又称生育酚,是指含苯并二氢吡喃结构,具有 α - 生育酚生物活性的一类化合物,包括 4 种生育酚(α - 生育酚、β - 生育酚、γ - 生育酚、δ - 生育酚)和 4 种生育三烯酚(α - 生育三烯酚、β - 生育三烯酚、γ - 生育三烯酚、δ - 生育三烯酚),其中 α - 生育酚的生物活性最高,故常以 α - 生育酚作为维生素 E 的代表。

室温下维生素 E 为橙黄色或淡黄色油状液体,溶于酒精、脂肪和有机溶剂,对热和酸稳定,一般烹调对食物中维生素 E 破坏不大。但维生素 E 对氧十分敏感,各种生育酚都可被氧化成氧化型生育酚、生育酚氢醌和生育酚醌。光照、热、碱以及一些微量元素(如铁和铜)的存在可加速这种氧化反应。在无氧的条件下,维生素 E 在热、光及碱性环境中相对稳定。商品中的生育酚常以乙酸酯、琥珀酸酯或烟酸酯的形式存在,在有氧条件下比较稳定。

(二)生理功能

1. 抗氧化作用　维生素 E 是非酶抗氧化系统中重要的抗氧化剂,能清除体内的自由基并阻断其引发的链式反应,保护生物膜(包括细胞膜、细胞器膜)和脂蛋白中多不饱和脂肪酸、细胞骨架及其他蛋白质的巯基免受自由基和氧化剂攻击。

2. 与生殖功能和精子的生成有关　维生素 E 是哺乳动物维持生育必不可少的营养物质,缺乏维生素 E 会造成大鼠繁殖能力降低,胚胎死亡率增高。维生素 E 缺乏可使睾丸萎缩及上皮细胞变性、孕育异常。维生素 E 在临床上常用于治疗先兆流产和习惯性流产。

3. 预防和延缓衰老　人们随着年龄增长,体内脂褐质不断增加,脂褐质俗称老年斑。维生素 E 可减少脂褐素形成,改善皮肤弹性,减轻性腺萎缩,提高机体免疫力,可预防和延缓衰老。

此外,维生素 E 还可以调节血小板的黏附力和聚集作用,抑制血小板的聚集,减少心肌梗死及中风的危险性。另外还能抑制体内胆固醇合成限速酶的活性,从而降低血浆胆固醇水平;维生素 E 还能抑制肿瘤细胞的生长和增殖。

(三)缺乏与过量

维生素 E 广泛存在于食物中,且在体内储存时间长,不容易排泄,故维生素 E 缺乏在人类极为少见,但可出现在低体重的早产儿、血 β - 脂蛋白缺乏症、脂肪吸收障碍的患者。维生素 E 缺乏可导致视网膜退行性病变、蜡样质色素积聚、溶血性贫血、肌无力、神经退行性病变、小脑共济失调等。

维生素 E 的毒性相对较低,但摄入大剂量维生素 E 有可能出现中毒症状,如肌无力、视觉模糊、复视、恶心、腹泻等。动物实验未见维生素 E 有致畸、致癌、致突变作用。但极高剂量维生素 E 可与其他脂溶性维生素(维生素 A、D 和 K)产生拮抗作用。动物实验发现,大剂量维生素 E 可抑制生长,干扰甲状腺功能及血液凝固,使肝脏中脂类增加。

(四)参考摄入量及食物来源

α - 生育酚有两个来源,即天然的生育酚和人工合成生育酚。维生素 E 的活性可用 α - 生育酚当量(α - TE)来表示,也可用 IU 来表示。我国成人(包括孕妇)、老年人维生素 E 的适宜摄入量(AI)均为 14mg α - TE/d,成人(包括孕妇、乳母)可耐受最高摄入量为 700mg α - TE/d。

生育酚只能由具有光合作用的生物所合成,尤其是高等植物。所有绿色植物的组织中都有一定含量,尤以种子中特别突出。植物油是人类膳食中维生素 E 的主要来源,坚果、大豆及其他种子油料也是维生素 E 的优质来源。蛋类、鸡/鸭肝、绿叶蔬菜中有一定含量的维生素 E;一般的肉、鱼类等动物性食品,水果及其他蔬菜中含量很少。

五、维生素 B_1

(一)理化性质

维生素 B_1 是第一个被发现的 B 族维生素,也称抗脚气病因子和抗神经炎因子,因化学分子中含有"硫"和"氨"元素,又称硫胺素。维生素 B_1 呈白色针状结晶,易溶于水,微溶于乙醇,在酸性溶液中(pH 值 5.0 以下)比较稳定,加热不易分解,而在碱性溶液中极不稳定。紫外线可使维生素 B_1 降解而失去活性。成年人体内维生素 B_1 总量为 25 ~ 30mg,主要分布在肌肉中,约占 50% ,其次为心脏、大脑、肝脏和肾脏中。

笔记

（二）生理功能

1. 参与能量代谢　维生素 B_1 的主要活性形式为 TPP,亦称辅羧酶,在体内能量代谢中具有重要作用。TPP 是转酮醇酶、丙酮酸脱氢酶、α - 酮戊二酸脱氢酶和支链酮酸脱氢酶等多种羧化酶的辅酶,参与 2 种主要代谢反应,即在线粒体内 α - 酮酸的脱羧反应(丙酮酸和 α - 酮戊二酸经羧化酶脱羧产生乙酰辅酶 A 和琥珀酸单酰辅酶 A,使来自碳水化合物和氨基酸的 α - 酮酸进入三羧酸循环,是体内三大营养素分解和合成代谢的关键环节和连接点)和转酮醇反应(己糖磷酸与戊糖磷酸间的转换)（图 1 - 1）。

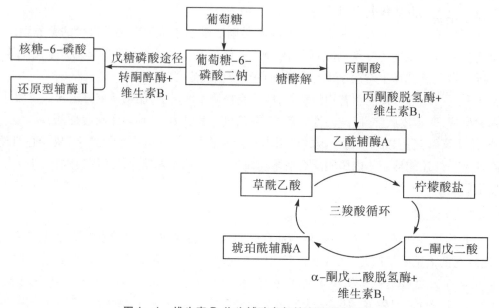

图 1 - 1　维生素 B_1 作为辅酶参与的主要生化反应

2. 维持神经和肌肉功能　维生素 B_1 对维持神经、肌肉(特别是心肌)正常功能以及食欲、胃肠蠕动和消化液分泌有重要作用。神经组织所需能量主要由糖的氧化来供应。维生素 B_1 缺乏时,乙酰辅酶 A 生成减少,影响乙酰胆碱的合成。同时,由于对胆碱酯酶的抑制减弱,乙酰胆碱分解加强,影响神经传导。维生素 B_1 是胆碱酯酶的抑制剂,临床上常将维生素 B_1 作为辅助消化药使用。因为当维生素 B_1 缺乏时,胆碱酯酶的活性增强,使乙酰胆碱分解加速,导致胃肠蠕动变慢,消化液分泌减少,出现消化不良。

（三）缺乏与过量

1. 缺乏　维生素 B_1 缺乏症又称脚气病,主要表现为神经 - 血管系统损伤。按年龄可分为成人脚气病和婴儿脚气病;前者又分为干性脚气病、湿性脚气病和混合型脚气病三类。

(1)成人脚气病:早期症状较轻,主要表现为食欲不佳、便秘、恶心、抑郁、周围神经障碍、易兴奋及疲劳等。症状特点和严重程度与维生素 B_1 缺乏程度、发病急缓等有关,分为:①干脚气病:以多发性周围神经炎为主,发生于四肢,一般两侧对称出现,下肢多见。表现为指(趾)麻木,腓肠肌压痛,腿沉重麻木并有蚁行感,最后可导致足下垂,重者可累及上肢。②湿脚气病:以水肿和心脏症状为主,表现为心悸、心动过速、气促、皮肤发热等症状,若处理不及时可导致心力衰竭。③混合型脚气病:其特征是既有神经炎又有心力衰竭和水肿。

此外,长期酗酒者发生的韦尼克脑病,又称韦尼克 - 科尔萨科夫综合征。该病也与维生素 B_1 缺乏有关,可影响中枢神经系统,表现为精神错乱、共济失调、眼肌麻痹甚至昏迷,是一种神经脑病综合征,也称为脑型脚气病。

(2)婴儿脚气病:多发生于 2 ~ 5 月龄的婴儿,多是由于乳母维生素 B_1 缺乏。发病急,主要表现为食欲不振,呼吸、心跳加快,烦躁不安,严重时可出现发绀、全身水肿、心动过速、心力衰竭等,常于症状出现后 1～2 日内死亡。婴儿先天性脚气病发病原因通常是母亲孕期缺乏维生素 B_1,主要症状有青紫、吮吸无力、嗜睡。

2. 过量　尽管大剂量维生素 B_1 经非胃肠道途径进入体内时有毒性表现,但没有经口摄入维生素 B_1 发生中毒的报道。只有短时间服用超过 RNI 100 倍以上的剂量时有可能出现头痛、惊厥和心律失常等症状。

(四)参考摄入量及食物来源

维生素 B_1 因不能在体内大量储存,需要每天适当补充,其需要量与能量摄入量密切相关,维生素 B_1 的推荐摄入量常根据能量确定,我国成人维生素 B_1 平均需要量为 0.5mg/1000kcal,孕妇、乳母、老人为 0.5～0.6mg/1000kcal。《中国居民膳食营养素参考摄入量(2023 版)》推荐维生素 B_1 的 RNI 成年人男性为 1.4mg/d,女性为 1.2mg/d。

维生素 B_1 含量丰富的食物有谷类、豆类、干果以及动物内脏(心、肝、肾)、瘦肉、禽蛋等。其中粮谷类是我国人民维生素 B_1 的主要来源,多存在于表皮和胚芽中。随着谷物加工精细程度的提高,维生素 B_1 含量逐渐减少。烹调亦可造成食物中 30%～40% 维生素 B_1 的损失。另外,酗酒、肝损害、长期透析等情况都可能造成维生素 B_1 的缺乏。

六、维生素 B_2

(一)理化性质

维生素 B_2 又称核黄素,是具有一个核糖醇侧链的异咯嗪类衍生物。核黄素为黄色粉末状结晶,味苦,熔点高,微溶于水,水溶液呈黄绿色荧光。核黄素耐酸不耐碱,在中性或酸性溶液中加热是稳定的,碱性条件下易被分解破坏。核黄素有游离及结合 2 种形式,游离型维生素 B_2 对光敏感,光照或紫外线照射下易引起不可逆的分解破坏。

食物中大部分维生素 B_2 是以其衍生物黄素单核苷酸(FMN)、黄素腺嘌呤二核苷酸(FAD)形式与蛋白质结合存在。维生素 B_2 在小肠黏膜细胞内磷酸化,在肠道黏膜上皮细胞中,维生素 B_2 被磷酸化为 FMN,在浆膜面 FMN 再脱磷酸化成为游离的维生素 B_2,并经门静脉运输到肝脏。在肝脏维生素 B_2 再转变成作为辅酶的 FMN 和 FAD。胃酸和胆盐有利于维生素 B_2 释放和吸收。身体贮存维生素 B_2 能力有限,每日必须从膳食中摄取一定量。过量摄入的维生素 B_2 很少在体内储存,主要随尿液排出,部分可从其他分泌物如汗液中排出。

(二)生理功能

维生素 B_2 以 FMN 和 FAD 辅酶形式参与许多代谢的氧化还原反应。

1. 参与体内生物氧化和能量代谢　维生素 B_2 在体内以 FMN 和 FAD 的形式与特定蛋白结合形成黄素蛋白,黄素蛋白是机体内许多酶系统中重要辅基的组成成分,通过呼吸链参与体内氧化还原反应与能量代谢。常见的黄素蛋白酶主要分布于三羧酸循环以及呼吸链,包括丙酮酸脱氢酶、琥珀酸脱氢酶、脂酰辅酶 A 脱氢酶、还原型烟酰胺腺嘌呤二核苷酸 - 泛醌还原酶、黄嘌呤氧化酶、琥珀酸 - 泛醌还原酶、单胺氧化酶、葡萄糖氧化酶、L - 氨基酸氧化酶、混合功能氧化酶等。这些酶在氨基酸的氧化脱氨基作用及嘌呤核苷酸的代谢中起重要作用,从而维持蛋白质、碳水化合物和脂肪的正常代谢,促进生长发育,维护皮肤和黏膜的完整性。

2. 参与烟酸和维生素 B_6 的代谢　维生素 B_2 参与色氨酸转变为烟酸、维生素 B_6 转变为磷酸吡哆醛的过程。

3. 参与维持抗氧化功能　作为谷胱甘肽还原酶的辅酶,维生素 B_2 通过维持还原型谷胱甘肽的水平,发挥抗氧化作用。

4.其他 维生素 B_2 还具有其他一些生理功能,如与细胞色素 P450 结合,参与药物代谢;有助于维持肠黏膜的结构与功能,影响铁的吸收和转运过程;参与载脂蛋白 B100 的折叠与成熟过程,间接影响脂类的转运过程等。

（三）缺乏与过量

维生素 B_2 缺乏早期表现为疲倦、乏力、口腔疼痛,眼睛出现瘙痒、烧灼感,继而出现口腔和阴囊病变,称为"口腔生殖系统综合征",包括唇炎、口角炎、舌炎、皮炎、阴囊皮炎以及角膜血管增生、脂溢性皮炎等。维生素 B_2 缺乏往往伴有其他 B 族维生素的缺乏,可能与维生素 B_2 缺乏影响了烟酸和维生素 B_6 的代谢有关;由于维生素 B_2 缺乏影响铁的吸收,故维生素 B_2 缺乏可继发缺铁性贫血。此外,维生素 B_2 缺乏还会影响生长发育,妊娠期缺乏可导致胎儿骨骼畸形。

由于肠道对维生素 B_2 吸收有上限(27mg 左右),故大剂量口服并不能无限增加维生素 B_2 的吸收量。肾脏对维生素 B_2 的重吸收也有一定的阈值,超过重吸收阈值维生素 B_2 将大量排出体外。因此,目前尚无因摄入过量维生素 B_2 而中毒的报道。

（四）参考摄入量及食物来源

维生素 B_2 的需要量与机体能量代谢及蛋白质的摄入量有关,所以能量需要量增加、生长加速和创伤修复期,维生素 B_2 的摄入量均应相应增加。《中国居民膳食营养素参考摄入量(2023 版)》推荐维生素 B_2 的 RNI 在成年男性为 1.4mg/d,在成年女性为 1.2mg/d。

膳食模式对机体维生素 B_2 需要量有一定影响,低脂肪、高碳水化合物膳食可使机体对维生素 B_2 需要量减少,而高蛋白、低碳水化合物膳食或高蛋白、高脂肪、低碳水化合物膳食可增加机体维生素 B_2 需要量。成年人维生素 B_2 需要量与体型和能量代谢水平有关,男女差别可能主要由体型和能量消耗差异所造成。此外,在一些特殊环境或作业条件下,机体对维生素 B_2 需要量有不同程度的增加。

维生素 B_2 广泛存在于动物性与植物性食物中,包括奶类、蛋类、内脏类、肉类、谷类、蔬菜与水果类。动物性食品较植物性食品含量高。动物肝脏、肾脏、心脏、乳汁及蛋类含量尤为丰富;植物性食品以绿色蔬菜、豆类含量较高,而谷类含量较少。

七、烟酸

（一）理化性质

烟酸又称尼克酸、维生素 B_3、抗癞皮病因子。烟酸在体内以烟酰胺(尼克酰胺)形式存在,两者总称为维生素 PP,在体内具有相同的生理活性。烟酸为白色针状结晶体,易溶于沸水和沸乙醇,不溶于乙醚,在酸、碱、光、氧或加热条件下不易被破坏,是较稳定的一种维生素。因此,一般加工烹调后损失很小,但是洗涤时会随水流失。

（二）生理功能

1.参与体内能量代谢 烟酸在体内以烟酰胺的形式构成辅酶 Ⅰ(NAD)和辅酶 Ⅱ(NADP)。NAD 作为一种辅酶,在糖酵解、三羧酸循环、氧化磷酸化、脂肪酸 β - 氧化、糖原异生、酮体生成和乙醇代谢等能量代谢途径中发挥关键作用。

2.参与体内物质转化 还原型辅酶 Ⅱ 可作为体内生物合成的供氢体,参与体内脂质、非必需氨基酸的合成。还原型烟酰胺腺嘌呤二核苷酸磷酸(NADPH)通过参与生物合成相关的羟化反应,合成胆固醇、胆汁酸、类固醇激素、胆红素等。

3.与核酸的合成有关 葡萄糖通过磷酸戊糖代谢途径可产生 5 - 磷酸核糖,这是体内产生核糖的主要途径,核糖是合成核酸的重要原料。而烟酸构成的辅酶 Ⅰ 和辅酶 Ⅱ 是葡萄糖磷酸戊糖代谢途径第一步生化反应中氢的传递者。

4.调节血脂、胆固醇水平 烟酸可抑制肝脏甘油三酯合成,并降低极低密度脂蛋白(VLDL)分泌和升高高密度脂蛋白(HDL)水平。

5.调节葡萄糖代谢 烟酸、谷胱甘肽和三价铬组成的葡萄糖耐量因子可促进胰岛素释放。NAD可提高骨骼肌、肝脏脂肪组织的胰岛素敏感性,增加葡萄糖的脂肪转化。

（三）缺乏与过量

烟酸缺乏引起的全身性疾病称为糙皮病或癞皮病,严重的烟酸缺乏症可以出现较典型的"3D"症状,即腹泻(diarrhea)、皮炎(dermatitis)、痴呆(dementia)。消化道症状主要表现为食欲不振、消化不良、腹泻。皮炎多发生在身体暴露部位,如面颊、手背和足背,呈对称性。患处皮肤与健康皮肤有明显界线,多呈日晒斑样改变,皮肤变为红棕色、表皮粗糙、脱屑、色素沉着。神经精神症状表现有抑郁、忧虑、记忆力减退、感情淡漠和痴呆,有的可出现躁狂和幻觉。由于维生素 B_2 作为辅酶参与细胞内色氨酸到烟酸的转化过程,影响烟酸的代谢,因此烟酸缺乏常与维生素 B_2 缺乏同时存在。

烟酸对人体的毒性报道主要见于服用烟酸补充剂、进食烟酸强化食品,以及临床采用大量烟酸治疗高脂血症时患者所出现的副反应。过量摄入烟酸可引起血管舒张,导致颜面潮红、头晕眼花、皮肤瘙痒或灼烧感等。大剂量服用烟酰胺(3g/d)以治疗高脂血症常伴随非特异性胃肠道反应,如消化不良、腹泻、便秘、恶心和呕吐等;日服用量超过 3~9g/d 也可对肝脏造成损害。

（四）参考摄入量及食物来源

烟酸及烟酰胺广泛存在于各种食物中,植物性食物中存在的主要是烟酸,而动物性食物中以烟酰胺为主。烟酸和烟酰胺在动物肝、肾、瘦畜肉、鱼,以及坚果类食物中的含量丰富;乳、蛋中的含量虽然不高,但色氨酸较多,可转化为烟酸。全谷、豆类、绿叶蔬菜含量也比较丰富,但是玉米中的烟酸主要为结合型,未经分解不能为人体所利用,因此,长期以玉米为主食的人群中易发生癞皮病。

人体所需的烟酸,除了直接从食物中摄取外,还可以在体内由色氨酸转化而来,平均约60mg 色氨酸转化 1mg 烟酸。膳食中烟酸的参考摄入量以烟酸当量(NE)表示。

$$烟酸当量(mg\ NE) = 烟酸(mg) + 1/60\ 色氨酸(mg)$$

《中国居民膳食营养素参考摄入量(2023 版)》推荐烟酸的推荐摄入量为成年男性 15mg NE/d,女性 12mg NE/d,UL 为 35mg NE/d。

八、泛酸

（一）理化性质

泛酸又称维生素 B_5 和遍多酸,是由 β-丙氨酸通过肽键与二甲基羟丁酸缩合而成的一种酸性物质,因广泛存在于动植物组织中而得名。泛酸是一种黄色黏稠油状物,易溶于水,不溶于有机溶剂。其水溶液在中性环境下很稳定,在酸性或碱性情况下易被热破坏。泛酸常以钙盐的形式存在,泛酸盐是白色粉状晶体,较泛酸稳定。

（二）生理功能

泛酸的生理功能主要是构成辅酶 A(CoA)和酰基载体蛋白(ACP)的组成成分,并通过他们在代谢中发挥作用。CoA 是许多酶的辅因子和酰基载体,而 ACP 作为脂肪酸合成酶复合体的组成成分参与脂肪酸的合成。

1.参与脂质代谢 泛酸是 CoA 的组成部分,而 CoA 和琥珀酰辅酶 A 在三羧酸循环中起重要作用,继而参与脂肪酸和膜磷脂的生物合成。ACP 作为脂肪酸合成酶复合体的组成部分,也参与脂肪酸的合成。此外,CoA 活化脂肪酸,形成的脂酰辅酶 A 与脂肪酸的碳链延长和甘油三酯合成有关。

2.参与碳水化合物和蛋白质代谢　乙酰辅酶 A 参与乙醇、氨、糖类和氨基酸的乙酰化,产生神经递质、糖蛋白和糖脂的组成成分,如乙酰胆碱、磺胺、对氨基苯甲酸盐、N - 乙酰葡糖胺等。CoA 修饰蛋白质的酰基化(包括乙酰化和脂酰化),有利于增强 DNA 稳定性,减少氧自由基导致的细胞损害。

3.参与血红素的合成　血红素由甘氨酸、琥珀酰辅酶 A 及铁这 3 种原料合成,因此,泛酸参与血红素的合成。

4.其他　泛酸对头发早白、皮炎等有一定的治疗作用;泛酸还参与类固醇激素、维生素 D 的合成,以及卟啉和卟啉环的生成。

(三)缺乏与过量

泛酸在动、植物食物中普遍存在,人类因膳食因素引起的单纯泛酸缺乏病十分少见。有关泛酸缺乏症的报道多见于长期食用缺乏泛酸的半合成膳食,或使用泛酸拮抗剂者。严重的泛酸缺乏表现,有疲乏、感情淡漠和全身乏力、胃肠不适、情绪失常、手脚感觉异常,对胰岛素的敏感性降低和抗体产生减少等。泛酸缺乏还与乙酰胆碱不足、神经退行性疾病脱髓鞘、老年性痴呆有关。

泛酸过量及其毒性作用罕见。人类即使服用大剂量(10～20g/d)泛酸,也可以很好耐受,偶尔可产生轻度肠道不适和腹泻。

(四)参考摄入量及食物来源

《中国居民膳食营养素参考摄入量(2023 版)》推荐泛酸适宜摄入量为 5mg/d。

泛酸在自然界有广泛的食物来源,含量可因食物的种类、加工方法不同而有差异。泛酸含量最丰富的食物有动物的肝脏与肾脏、肉类、蛋黄、坚果、蘑菇和全谷物食品等;其次是大豆粉和小麦粉;精制食物及蔬果与水果中含量相对较少。

九、维生素 B_6

(一)理化性质

维生素 B_6 在体内主要有 6 种天然存在形式,包括吡哆醇、吡哆醛、吡哆胺及其单磷酸化衍生物 5′-磷酸吡哆醇(PNP)、5′-磷酸吡哆醛(PLP)和 5′-磷酸吡哆胺(PMP),统称为“B_6 维生素体”。维生素 B_6 在植物中主要以吡哆醇和吡哆胺及其磷酸化形式存在,而在动物组织中主要以吡哆醛和吡哆胺及其磷酸化形式存在,其中 PLP 是维生素 B_6 的主要辅酶形式。

维生素 B_6 易溶于水和乙醇,在空气或酸性溶液中稳定,在酸性溶液中吡哆醇、吡哆醛和吡哆胺对热稳定,但在碱性溶液中对热不稳定,易被破坏。在溶液中,各种形式的维生素 B_6 对光均较敏感,其降解程度与 pH 相关,在中性和碱性环境易被破坏。

(二)生理功能

维生素 B_6 主要以磷酸吡哆醛的形式(PLP)参与 100 多种酶系反应,主要作用表现如下。

1.参与氨基酸、糖原和脂肪酸代谢　维生素 B_6 参与氨基酸代谢,PLP 是转氨酶、脱羧酶、脱水酶、消旋酶、异构酶等 150 多种酶的辅酶的必需构成成分。在同型半胱氨酸分解代谢的转硫途径中,维生素 B_6 是其关键酶胱硫醚 - β - 合成酶(CBS)的辅酶。维生素 B_6 是糖原磷酸化反应中磷酸化酶的辅酶,催化肌肉和肝脏组织中糖原转化与脂肪代谢过程,还参与亚油酸合成花生四烯酸以及胆固醇的合成及转运过程。

2.参与造血和一碳单位代谢　以 PLP 形式参与甘氨酸和琥珀酰辅酶 A 合成血红素的过程,缺乏时可能造成低血色素小细胞性贫血和血清铁水平增高。维生素 B_6 作为丝氨酸羟甲基转氨酶的辅酶参与一碳单位代谢,在 DNA 合成中发挥作用。

3.参与某些微量营养素的转化与吸收　维生素 B_6 可影响烟酸、维生素 B_{12}、铁和锌等的转化和吸收。

4. 维持免疫功能 维生素 B_6 缺乏伴随着体液免疫、细胞免疫及 DNA 和 RNA 的合成受损,导致机体抵抗力下降。

5. 调节神经递质的合成 参与 5 - 羟色胺、牛磺酸、多巴胺、去甲肾上腺素、组胺和 γ - 氨基丁酸等神经介质的合成。PLP 可提高葡萄糖磷酸酯酶活性以增加乙酰胆碱的生成。维生素 B_6 具有一定的解毒、解痉挛和解惊厥作用,常用于急症抢救治疗。

6. 其他 在红细胞中,吡哆醇和吡哆胺可抑制高血糖诱导的超氧自由基形成,并防止脂质过氧化,在慢性病防治方面具有潜在作用。

（三）缺乏与过量

单纯维生素 B_6 缺乏症极少见,并且典型症状也不明显。一般会同时存在摄入障碍或伴随其他 B 族维生素缺乏。人体维生素 B_6 缺乏可致眼、鼻与口腔周围皮肤发生脂溢性皮炎。维生素 B_6 长期缺乏还会引发中枢神经造血、免疫、皮肤、消化等多器官系统的进一步损害,甚至影响婴幼儿生长发育和增加老年人高同型半胱氨酸血症及心脑血管疾病的患病风险。

维生素 B_6 毒副作用相对较低,经食物摄入一般不会发生摄入过量。但过量服用维生素 B_6 可引起中毒,表现为周围感觉神经症状及腕管综合征等。严重不良反应,会出现抑郁、疲劳、易怒、头痛、麻木、肌肉无力无法行走及抽搐等神经毒性症状和皮肤损伤等光敏感性反应。

（四）参考摄入量及食物来源

《中国居民膳食营养素参考摄入量（2023 版）》推荐成人膳食中维生素 B_6 的 RNI 值为 1.4mg/d。

维生素 B_6 食物来源广泛。维生素 B_6 含量较高的食物为白色肉类（鸡肉、鱼肉等）,其次为肝脏、蛋黄、豆类、坚果类、水果和蔬菜中含量也较多,但柠檬类水果、奶及奶制品含量较少。

十、叶酸

（一）理化性质

叶酸（folic acid）最初是从菠菜叶子中分离提取出来的,故名"叶酸",也称维生素 B_9 和维生素 M。叶酸是含有蝶酰谷氨酸结构的一类化合物的统称,由蝶啶、对氨基苯甲酸及谷氨酸结合而成。叶酸为淡黄色粉末状结晶,不溶于冷水,稍溶于热水,其钠盐易溶于水,不溶于乙醇、乙醚及其他有机溶剂。叶酸对热、光线敏感,在酸性溶液中温度超过 100℃ 即分解,在碱性和中性溶液中对热稳定,天然食物中的叶酸经烹调加工,损失率可达 50%~90%。天然存在的叶酸大多是还原形式的叶酸,即二氢叶酸和四氢叶酸（THF）,但只有四氢叶酸才具有生理功能。

（二）生理功能

叶酸主要的生理作用是作为体内生化反应中一碳单位转移酶系的辅酶,发挥一碳单位传递体的作用。

1. 一碳单位转移酶的辅酶 四氢叶酸（THF）是一碳单位转移酶的辅酶,在体内许多重要的生物合成中,作为一碳单位的载体发挥功能。一碳单位从氨基酸（组氨酸、丝氨酸、甘氨酸、蛋氨酸等）释出后,以 THF 作为载体,参与其他化合物的生成和代谢;血红蛋白及重要甲基化合物,如肾上腺素、胆碱、肌酸等的合成均需要一碳单位。

2. 参与蛋氨酸循环代谢 叶酸参与体内蛋氨酸（又称甲硫氨酸）代谢,蛋氨酸转变成 S - 腺苷甲硫氨酸（SAM）,SAM 提供一个甲基后,转变成 S - 腺苷同型半胱氨酸（SAH）,进一步代谢形成同型半胱氨酸（Hcy）。Hcy 可在 5 - 甲基四氢叶酸 - 同型半胱氨酸甲基转移酶（MTR）的作用下,以维生素 B_{12} 为辅助因子,由 5 - 甲基四氢叶酸提供甲基发生甲基化,重新合成蛋氨酸。叶酸缺乏可导致高同型半胱氨酸血症。

3. 参与 DNA、RNA 合成及氨基酸之间转化　叶酸参与嘌呤和胸腺嘧啶的合成,进一步合成 DNA 和 RNA;作为一碳单位的载体,参与氨基酸之间的相互转化。叶酸缺乏则一碳单位传递受阻,核酸合成及氨基酸代谢均受影响。

4. 参与 DNA 甲基化　5 - 甲基四氢叶酸与 Hcy 共同合成蛋氨酸,继而转化成 SAM,SAM 是体内活性甲基供体,其通过提供甲基基团直接参与 DNA 甲基化反应。

（三）缺乏与过量

1. 缺乏　叶酸缺乏可使同型半胱氨酸向蛋氨酸转化出现障碍,进而导致同型半胱氨酸血症,导致动脉粥样硬化及心血管疾病。严重缺乏可表现为巨幼细胞贫血,患者出现红细胞成熟障碍,伴有红细胞和白细胞减少,还可能引起智力退化。孕妇叶酸缺乏可引起胎盘发育不良、先兆子痫、胎盘早剥、自发性流产的发生率增高。孕早期叶酸缺乏可引起胎儿神经管缺陷。

2. 过量　天然食物中的叶酸不存在摄入过量而致中毒的问题。但长期摄入大剂量合成叶酸,可能产生以下毒副作用。①干扰抗惊厥药物的作用:叶酸和抗惊厥药在肠细胞和大脑细胞表面相互拮抗。大剂量叶酸可诱发正在应用抗惊厥药治疗癫痫症状的患者发生惊厥。②干扰锌的吸收:大剂量口服叶酸可能影响锌的吸收,从而导致锌缺乏,使胎儿发育迟缓,增加低出生体重发生风险。③掩盖维生素 B_{12} 缺乏的早期表现:巨幼红细胞贫血患者过量摄入叶酸可干扰维生素 B_{12} 缺乏的早期诊断,可能导致不可逆转的神经损害。

知识链接

小叶酸,大作用

生育健康的孩子是每个家庭共同的期盼。近年来国家积极推进出生缺陷综合防治,特别是推进出生缺陷防治服务的均等化,取得了积极进展。

我国曾是神经管缺陷的高发国家,对患儿个人、家庭及社会各方面造成较大经济负担。鉴于神经管缺陷对我国出生人口素质的严重影响,已经有明确的干预措施,自 2009 年起,国家每年从中央财政中拨付专项补助经费,为所有孕前 3 个月至孕早期 3 个月的农村妇女,免费发放 6 个月小剂量叶酸片预防神经管缺陷。

2019 年起,我国将它列入了"国家基本公共卫生服务"之中,推进妇女增补小剂量叶酸工作常态化管理,出生缺陷的发生率出现了明显的下降。

（四）参考摄入量及食物来源

叶酸的摄入量应以膳食叶酸当量（DFE）表示,DFE 的计算公式如下。

$$DFE(\mu g) = 膳食叶酸(\mu g) + 1.7 \times 叶酸补充剂(\mu g)$$

《中国居民膳食营养素参考摄入量（2023 版）》推荐成人叶酸的 RNI 为 $400\mu g$ DFE/d,孕妇为 $600\mu g$ DFE/d,乳母为 $550\mu g$ DFE/d。叶酸的 UL 为 $1000\mu g$ DFE/d。

叶酸广泛存在于各种动、植物性食物中。富含叶酸的食物有动物肝脏、豆类、坚果类、深绿色叶类蔬菜。

十一、维生素 B_{12}

（一）理化性质

维生素 B_{12} 又称钴胺素,是唯一含有金属元素（钴）的维生素,也是 B 族维生素中迄今为止发现最晚的一种,是预防和治疗恶性贫血的维生素。维生素 B_{12} 为红色结晶体（金属钴的颜色）,易溶于水和乙醇,在 pH 值为 4.5~5.0 的弱酸条件下稳定,在强酸(pH 值<2)或强碱溶液中易分解,遇热可有一定程度破坏,但快速高温消毒损失小,遇强光或紫外线易被破坏。普通烹调过程损失量约 30%。

(二)生理功能

维生素 B_{12} 在体内主要以甲基 B_{12}(甲基钴胺素,CbI)和辅酶 B_{12}(腺苷基钴胺素,adoCbI)2 种辅酶形式参与代谢并发挥生理功能。

1. 以甲基转移酶的辅酶参与蛋氨酸合成 维生素 B_{12} 作为蛋氨酸合成酶的辅酶参与同型半胱氨酸甲基化为蛋氨酸的反应。当维生素 B_{12} 缺乏时,甲基转移受阻,一方面造成同型半胱氨酸堆积和蛋氨酸合成受阻,导致高同型半胱氨酸血症;另一方面造成组织中游离的四氢叶酸含量减少,导致核酸合成障碍,产生巨幼红细胞贫血。

2. 参与甲基丙二酸琥-珀酸异构化反应 维生素 B_{12} 是甲基丙二酰辅酶 A 异构酶的辅酶。参与将甲基丙二酰辅酶 A 转变成琥珀酰辅酶 A 的反应。当维生素 B_{12} 缺乏时,甲基丙二酰辅酶 A 大量堆积,其结构与脂肪酸的中间产物丙二酰辅酶 A 相似,因此影响脂肪酸的正常合成。脂肪酸的合成异常影响了髓鞘质的更新,髓鞘质变性退化,造成进行性脱髓鞘,导致维生素 B_{12} 缺乏引起的神经疾患。

(三)缺乏与过量

1. 缺乏 维生素 B_{12} 缺乏症较少见,多见于素食者、母亲为素食者的婴幼儿和老年人、某些疾病或药物影响其吸收而引起维生素 B_{12} 缺乏。临床缺乏的主要表现如下。

(1)巨幼红细胞贫血:维生素 B_{12} 缺乏时,合成胸腺嘧啶所需的 5,10-亚甲基四氢叶酸不足,导致红细胞 DNA 合成障碍,诱发巨幼红细胞贫血。

(2)高同型半胱氨酸血症:维生素 B_{12} 缺乏导致同型半胱氨酸不能转变为蛋氨酸而在血液中堆积,造成高同型半胱氨酸血症。

(3)神经系统损害:维生素 B_{12} 缺乏造成甲基化反应受阻,进而引起神经系统损害。表现为斑状或弥漫性的神经脱髓鞘,出现精神抑郁、记忆力下降、四肢震颤等神经症状。

2. 过量 维生素 B_{12} 毒性相对较低,迄今未见从食物或补充剂中摄入过量维生素 B_{12} 有害人体健康的报告。

(四)参考摄入量及食物来源

人体对维生素 B_{12} 的需要量极少,《中国居民膳食营养素参考摄入量(2023 版)》推荐成人维生素 B_{12} 推荐摄入量为 2.4μg/d,孕妇为 2.9μg/d,乳母为 3.2μg/d。

膳食中维生素 B_{12} 主要的食物来源为动物性食物,如肉类、动物内脏、鱼、禽、贝壳类及蛋类食物。乳及乳制品中含有少量维生素 B_{12},植物性食物中基本不含维生素 B_{12}。

十二、维生素 C

(一)理化性质

维生素 C 又称抗坏血酸,是一种含有 6 个碳原子的多羟基化合物。天然存在的维生素 C 有 L-型维生素和 D-型维生素 2 种形式,其中 L-型维生素有生物活性,D-型维生素无生物活性。维生素 C 纯品为白色结晶,有明显的酸味,是一种强还原剂,有较强的抗氧化活性。维生素 C 易溶于水,微溶于乙醇,不溶于非极性有机溶剂,在酸性环境中稳定,在氧、光照、加热、碱性环境下不稳定。加工、储存、烹调时间过长也可使食物中维生素 C 大量损失。

(二)生理功能

维生素 C 是一种生物活性很强的物质,在体内具有多种生理功能。

1. 参与体内的羟化反应 维生素 C 作为脯氨酸羟化酶与赖氨酸羟化酶的辅助因子,参与机体羟化反应,合成胶原蛋白;促进胆固醇转化为胆汁酸的羟化过程;促进氨基酸合成神经递质 5 - 羟色胺及去甲肾上腺素。此外,维生素 C 通过增强混合功能氧化酶活性,催化药物、毒物在内质网上的羟化作用及其解毒过程。

2. 抗氧化作用　维生素 C 具有较强的还原性,是一种较强的水溶性抗氧化剂,与脂溶性抗氧化剂协同作用,在体内还原超氧化物、羟自由基、次氯酸及其他活性氧化物,清除自由基,防止脂质过氧化反应。维生素 C 可使三价铁(Fe^{3+})还原为易吸收的二价铁(Fe^{2+}),促进铁的吸收;将无活性的叶酸还原为具有生物活性的四氢叶酸,防治巨幼红细胞贫血。维生素 C 可抵御低密度脂蛋白胆固醇的氧化,防止氧化型低密度脂蛋白胆固醇和泡沫细胞的形成,预防动脉粥样硬化的发生。

3. 调节免疫功能　维生素 C 参与机体免疫调节。白细胞的吞噬功能依赖于血浆维生素 C 水平;较高浓度的维生素 C 能使二硫键还原为巯基(—SH),使胱氨酸还原为半胱氨酸,促进抗体的形成。

4. 解毒作用　维生素 C 对某些毒物,如重金属离子(Pb^{2+}、Hg^{2+}、As^{2+}、Cd^{2+})、苯、细菌毒素及某些药物具有解毒作用,其作用途径有以下几种。

(1)维生素 C 有较强的还原作用,使体内氧化型谷胱甘肽还原为还原型谷胱甘肽,然后与重金属离子结合为复合物排出体外。

(2)维生素 C 结构中 C_2 位上的氧带负电,能与金属离子结合经尿排出体外。

(3)维生素 C 可增强混合功能氧化酶的活性,促进毒物和药物的解毒过程。

(三)缺乏与过量

1. 缺乏　膳食摄入不足或机体需要增加,且得不到及时补充,可使体内维生素 C 储存减少,引起缺乏,严重缺乏能导致坏血病。主要表现有以下几种。

(1)出血:牙龈出血、鼻出血、皮下片状瘀斑、骨膜下出血,甚至出现血尿、便血及贫血,严重时偶有胸腔、腹腔、颅内出血。

(2)牙龈炎:牙龈结缔组织结构受损,导致牙龈萎缩、牙根暴露,严重时牙齿松动与脱落。

(3)骨骼病变与骨质疏松:骨骼有机质形成不良导致骨骼病变与骨质疏松,患者出现关节疼痛、骨痛甚至骨骼变形。

坏血病患者若不及时治疗,可危及生命。

2. 过量　维生素 C 的毒性很小,但过量服用仍能产生一些副作用。草酸盐是维生素 C 的分解代谢产物,过量摄取时,草酸盐排泄量增加,会导致泌尿系统结石。成年人每日摄入超过 2 ~ 3g 的维生素 C,可引起渗透性腹泻,此时小肠蠕动加速,导致人体出现腹痛、腹泻等症状,且易造成人体脱水。

(四)参考摄入量及食物来源

《中国居民膳食营养素参考摄入量(2023 版)》推荐成人维生素 C 推荐摄入量为 100mg/d,UL 为 2000mg/d。

维生素 C 的主要食物来源是新鲜的蔬菜与水果,如绿色、红色和黄色的辣椒、菠菜、韭菜、番茄、柑橘、山楂、猕猴桃、鲜枣、柚子、草莓和橙子等。叶菜类比根茎类含量较多,酸味水果比无酸味水果多。某些野菜、野果中维生素 C 含量尤为丰富,如苋菜、苜蓿、刺梨、沙棘、猕猴桃和酸枣等。特别是枣、刺梨等水果中含有生物类黄酮,对维生素 C 的稳定性具有保护作用。动物性食物仅肝脏和肾脏含有少量的维生素 C,鱼肉、禽、蛋和牛奶等食品中维生素 C 含量较少,谷类及豆类维生素 C 含量很少,薯类则含少量的维生素 C。

《中国居民膳食营养素参考摄入量(2023 版)》膳食微量营养素平均需要量详见附表5,膳食维生素推荐摄入量(RNI)或适宜摄入量(AI)详见附表7,膳食微量营养素可耐受最高摄入量(UL)详见附表8。

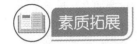 **素质拓展**

"抗美援朝"中的维生素

在1951年抗美援朝时期,我国志愿军战士在艰苦恶劣的环境中只能以炒面充饥。炒面虽然解决了挨饿问题,但是缺乏较为全面的营养素,许多志愿军战士因缺乏维生素A出现了夜盲症,因缺乏维生素C与核黄素出现了嘴角溃烂、牙龈出血、伤口不愈合等现象,战斗力受到了影响。当时,中央卫生研究院营养学系受上级委托,组成了志愿防疫检疫队伍,奔赴前线。专家们根据当地的情况收集了76种野菜,并在很短的时间内完成了对野菜的分析工作,编印《彩色野菜图谱》发往部队,建议在志愿军的伙食中添加富含胡萝卜素的野菜。因此,志愿军战士们的夜盲症问题得到了迅速缓解。经过了70年的艰苦奋斗,如今我们的国家已今非昔比。现在,我军将士即使在雪域高原也能吃到新鲜的水果,从而能够保证营养、强健体魄,战争后勤保障也都有了质的提高,在减少伤亡、提升战斗力方面起到重要作用。

 本章小结

本章主要介绍了营养学的概念、营养素的分类、DRIs;重点介绍人体需要的各类营养素的生理功能、营养学评价、营养不良(缺乏或过量)的表现、膳食推荐摄入量及食物来源。同时介绍了人体的能量消耗、能量需要量和食物来源。通过本章学习,掌握营养学的基本知识,为其他章节的学习打下坚实的基础。

(孙雪萍　孙梦云)

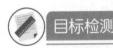 **目标检测**

参考答案

1. 下列氨基酸中不是必需氨基酸的是(　　)。

　　A. 异亮氨酸　　　　　　　　B. 谷氨酸　　　　　　　　C. 色氨酸

　　D. 蛋氨酸　　　　　　　　　E. 赖氨酸

2. 膳食中能量的最主要和经济的来源是(　　)。

　　A. 碳水化合物　　　　　　　B. 蛋白质　　　　　　　　C. 脂肪

　　D. 矿物质　　　　　　　　　E. 维生素

3. 下列关于我国居民膳食营养素参考摄入量的说法,正确的是(　　)。

　　A. RNI 是以 EAR 为基础制定的,RNI = 1.5EAR

　　B. 一般而言,AI < RNI

　　C. 每日营养素摄入量大于 RNI,即使小于 UL,也会对人体产生危害

　　D. RNI 是指通过观察或实验获得的健康人群某种营养素的摄入量

　　E. RNI 是作为个体每日摄入某营养素的目标值

4. 必需脂肪酸与非必需脂肪酸的根本区别在于(　　)。

　　A. 前者是人体所必需的,而后者不是

　　B. 前者可以在人体合成,而后者不能

　　C. 前者不能在人体合成,而后者可以

　　D. 前者不是人体所必需的,而后者是

　　E. 以上都不是

5. 脂肪摄入过多与许多疾病有关,因此要控制脂肪的摄入量,一般认为脂肪的适宜供能比例是(　　)。

　　A. 10%~15%　　　　　　　　B. 60%~70%　　　　　　　C. 20%~30%

　　D. 30%~40%　　　　　　　　E. 40%~50%

笔记

6. 人体的能量来源主要是蛋白质、脂肪和碳水化合物,能量系数分别是( )。
    A. 4kcal、9kcal、9kcal　　　　　B. 4kcal、9kcal、4kcal　　　　C. 9kcal、4kcal、4kcal
    D. 4kcal、4kcal、4kcal　　　　　E. 4kcal、4kcal、9kcal

7. 正常成年人每日钙需要量为( )。
    A. 200mg　　　　　　　　　B. 400mg　　　　　　　　　C. 600mg
    D. 800mg　　　　　　　　　E. 1000mg

8. 佝偻病是由于缺乏微量元素( )造成的。
    A. 铁　　　　　　　　　　　B. 钙　　　　　　　　　　　C. 钠
    D. 硫　　　　　　　　　　　E. 硒

9. 儿童生长发育迟缓、食欲减退或有异食癖,最可能缺乏的营养素是( )。
    A. 蛋白质　　　　　　　　　B. 钙　　　　　　　　　　　C. 维生素 A
    D. 锌　　　　　　　　　　　E. 维生素 B$_1$

10. 人体缺乏( )元素可导致克山病。
    A. 碘　　　　　　　　　　　B. 硒　　　　　　　　　　　C. 铁
    D. 锌　　　　　　　　　　　E. 钙

11. 患克汀病是由于胎儿期和新生儿期缺乏微量元素( )造成的。
    A. 碘　　　　　　　　　　　B. 镁　　　　　　　　　　　C. 锌
    D. 钙　　　　　　　　　　　E. 磷

12. 下列关于维生素的说法,不正确的是( )。
    A. 缺乏维生素 A 可导致夜盲症
    B. 坏血病是缺乏 C 导致的
    C. 维生素 D 不属于脂溶性维生素
    D. 维生素 D 与骨骼生长发育有关
    E. 患者出现典型的"3D"症状,可能是缺乏烟酸。

13. 孕妇叶酸摄入量不足与新生儿( )病症有关。
    A. 低出生体重　　　　　　　B. 神经管畸形　　　　　　　C. 低钙血症
    D. 手足抽搐　　　　　　　　E. 软骨病

14. 下列不是碳水化合物的生理功能的是( )。
    A. 促进脂溶性维生素吸收　　B. 调节血糖　　　　　　　　C. 节约蛋白质作用
    D. 抗生酮作用　　　　　　　E. 保肝解毒作用

15. 下列物质中属于多糖的是( )。
    A. 糖原　　　　　　　　　　B. 蔗糖　　　　　　　　　　C. 麦芽糖
    D. 葡萄糖　　　　　　　　　E. 果糖

第二章 各类食物的营养价值

课件

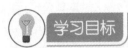

素质目标:具备严谨的工作作风、实事求是的工作态度;具有高尚的职业道德、过硬的业务素质。

知识目标:掌握各类食物的营养价值特点。熟悉食品加工、贮存对食物营养价值的影响。了解食物营养价值的评价及常用指标。

能力目标:能正确分析食物的营养价值,具备膳食质量评价的能力;能够对食品选购进行指导。

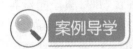

    某女生存在缺铁性贫血的问题,医生嘱咐她多吃富含铁的食物。她查询食物成分表,发现干海带铁含量比较高,为 4.7mg/100g,而牛腿肉只有 2.8mg/100g。于是她认为海带更有利于补铁。但天天吃海带之后,贫血毫无改善。

请问:

你认为该女生的做法对吗? 为什么?

案例解析

    人体所需的能量和营养素,主要是从食物中获得的。食物的营养价值是指食物中所含营养素和能量满足人体营养需要的程度,包括营养素的种类、数量及其相互间的比例,以及被人体消化吸收和利用的效率等几个方面。自然界的食物各具特色,每一种食物都有其独特的营养价值,除母乳对于 4~6 个月内的婴儿属于营养全面的食物外,没有任何一种食物能够满足人体对所有营养素的需要。因此,只有了解各种食物的营养价值,才能达到合理营养、满足机体的营养需求、促进健康的目的。

第一节 食物营养价值的评价及意义

    食物种类不同,所含有的能量和营养素的种类和数量亦不同,其营养价值也不同。食物中营养素的含量在生产、加工和烹调过程中也会发生变化,从而改变其营养价值。因此,了解食物的营养价值,并对其进行评价,对膳食的合理安排具有重要意义。

一、食物营养价值的评价及常用指标

    食物营养价值的评价主要从食物所含的能量、营养素的种类及含量、营养素的相互比例、烹调加工的影响等几个方面考虑。另外,食物中的其他有益的生物活性成分的含量和种类也可以作为食物营养价值评价的依据,如植物化学物的种类和含量。

(一)营养素的种类及含量

    食物所含营养素不全或某些营养素含量很低,或者营养素相互之间比例不当,或者不易被人体消

化吸收,都会影响食物的营养价值,如谷类食物蛋白质中由于缺乏赖氨酸,将谷类蛋白质的营养价值与肉类蛋白质相比,其营养价值就会相对较低。另外,食物品种、部位、产地及成熟度等因素也会影响食物中营养素的种类和含量。所以当评定食物的营养价值时,首先应对其所含营养素的种类及含量进行分析确定。

(二)营养素质量

在评价某种食物的营养价值时,所含营养素的质量也很重要。食物质量的优劣主要体现在所含营养素被人体消化吸收利用的程度,消化吸收率和利用率越高,其营养价值就越高。如同等重量的蛋白质,因其所含必需氨基酸的种类、数量和比值不同,其促进机体生长发育的成效就会有差异,食物蛋白质的氨基酸模式越接近人体,该食物蛋白质的营养价值就越高。

营养质量指数(INQ)是指某食物中营养素能满足人体营养需要的程度(营养素密度)与该食物能满足人体能量需要的程度(能量密度)的比值。INQ 是常用的评价食物营养价值的指标,是在营养素密度的基础上提出来的。

$$INQ = \frac{某营养素密度}{能量密度} = \frac{某营养素含量/该营养素参考摄入量}{所产生能量/能量参考摄入量}$$

若 INQ=1,说明该食物提供营养素和提供能量的能力相当,当人们摄入该种食物时,满足能量需要的程度和满足营养素需要的程度是相当的;若 INQ>1,则表示该食物营养素的供给能力高于能量,当人们摄入该种食物时,满足营养素需要的程度大于满足能量需要的程度;若 INQ<1,表示该食物中该营养素的供给能力低于能量的供给能力,当人们摄入该种食物时,满足营养素需要的程度小于满足能量需要的程度。一般认为 INQ>1 和 INQ=1 的食物营养价值高,INQ<1 的食物营养价值低,长期摄入 INQ<1 的食物会发生该营养素不足或能量过剩。INQ 的优点在于它可以根据不同人群的需求来分别进行计算,由于不同人群的能量和营养素参考摄入量不同,所以同一食物不同人食用其营养价值是不同的。

(三)营养素在加工烹调过程中的变化

多数情况下,食物经过精加工会引起某些营养素的损失,但某些食物,如大豆通过加工制作反而可提高蛋白质的利用率。因此,食物加工处理应选用适当的加工技术,尽量减少食物中营养素的损失。

(四)食物抗氧化能力

随着食物营养研究的深入,食物的抗氧化能力也是评价食物营养价值的重要内容。食物中抗氧化的成分包括食物中存在的抗氧化营养素和植物化学物,前者如维生素 E、维生素 C、硒等,后者如类胡萝卜素、番茄红素、多酚类化合物及花青素等,这些物质进入人体后可以防止体内自由基产生过多并具有清除自由基的能力,从而预防自由基水平或总量过高,有助于增强机体抵抗力和预防营养相关的慢性病,所以这类抗氧化营养成分含量高的食物通常被认为营养价值也越高。

(五)食物血糖生成指数(GI)

不同食物来源的碳水化合物进入人体后,因其消化吸收的速率不同,对血糖生成指数的影响也不同,可用血糖生成指数来评价食物碳水化合物对血糖的影响、评价食物碳水化合物的营养价值,进而从另一侧面反映食物营养价值的高低。血糖生成指数低的食物具有预防超重和肥胖进而预防营养相关慢性病的作用,从这个角度,可以认为食物血糖生成指数低的食物营养价值较高。

(六)食物中的抗营养因子

有些食物中存在抗营养因子,如植物性食物中所含的植酸、草酸等可影响矿物质的吸收,大豆中含有蛋白酶抑制剂及植物红细胞凝血素等,所以在进行食物营养价值评价的时候,还要考虑这些抗营养因子的存在。

二、评价食物营养价值的意义

对食物的营养价值进行评价具有重要意义。

（1）全面了解各种食物的天然组成成分，包括所含营养素种类、生物活性成分及抗营养因子等；发现各种食物的主要缺陷，为改造或开发新食品提供依据，解决抗营养因子问题，以充分利用食物资源。

（2）了解在食物加工过程中食物营养素的变化和损失，采取相应的有效措施，最大限度地保存食物中的营养素。

（3）指导人们科学选购食物及合理配制平衡膳食，以达到促进健康、增强体质、延年益寿及预防疾病的目的。

第二节　食物的分类及营养价值

食物是人类赖以生存的物质基础，是各种营养素和有益的生物活性物质的主要来源。

一、食物的分类

根据食物来源，大致分为两大类，即动物性食物（及其制品），如畜禽肉类、蛋类、水产类、乳类及其制品等；植物性食物（及其制品），如谷类、薯类、豆类、蔬菜、水果、坚果等。《中国居民膳食指南（2016）》中将食物分为五大类，第一类为谷薯类，包括谷类（包含全谷物），如小麦、大米、玉米及高粱等；薯类，如马铃薯、甘薯和木薯等；杂豆（绿豆、红小豆、芸豆等）。我国居民膳食以面粉和大米为主，称之为主食。我国居民所称的杂粮通常包括除米、面以外的谷类和杂豆类。谷薯类主要提供碳水化合物、蛋白质、膳食纤维、矿物质及 B 族维生素。第二类为蔬菜和水果类，主要提供膳食纤维、矿物质、维生素及有益健康的植物化学物。第三类为动物性食物，包括禽、畜、鱼、奶和蛋等，主要提供蛋白质、脂肪、矿物质、维生素 A、维生素 D 和 B 族维生素。第四类为大豆类和坚果类，大豆类指黄豆、黑豆和青豆；坚果类如花生、葵花籽、核桃和杏仁等，主要提供蛋白质、脂肪、膳食纤维、矿物质、维生素 E 和 B 族维生素。第五类为纯能量食物，包括动植物油、淀粉、食用糖和酒类，主要提供能量。因此，不同的食物具有不同的营养价值。

二、各类食物的营养价值

每种食物的营养各有其特点，只有了解各类食物的营养价值，合理选择食物，才能做到平衡膳食。

（一）谷类、薯类及杂豆类

1. 谷类　主要包括小麦、大米、小米、玉米、高粱、燕麦及荞麦等。谷类在我国人民的膳食中占有重要的地位，是供给人体能量最主要的来源，是各类食物中摄入量最大的，故而被称为主食。谷类食物也是我国居民膳食蛋白质和一些矿物质及 B 族维生素的重要来源。

（1）谷类结构和营养素的分布：谷粒由谷皮、糊粉层、胚乳和胚四部分构成。谷皮外面还有种皮和谷壳，起保护谷粒的作用。糊粉层紧贴谷皮，处于胚乳的外层；胚则处于种子下端的一侧边缘。稻米和小麦在除去外壳之后称为糙米和全麦，再经过碾白，除去外层较为粗硬的部分，保留中间颜色较白的胚乳部分，便是日常食用的精白米和精白面粉。

1）谷皮：为谷粒外面的多层被膜，约占谷粒重量的 6%，主要由纤维素、半纤维素等组成，含较高的矿物质和脂肪。谷皮在加工中作为糠麸会被去除。

2）糊粉层：介于谷皮和胚乳之间，占谷粒重量的 6%~7%，含丰富的蛋白质、脂肪、矿物质和 B 族维生素,营养价值高。糊粉层细胞的细胞壁较厚,不易消化,因而在精加工时,常与谷皮一起磨去,使营养价值降低。

3)胚乳:是谷粒的主要部分,是种子的贮藏组织,占谷粒重量的83%~87%,含有大量的淀粉和一定量蛋白质及少量脂肪、矿物质和维生素,靠近胚的部分蛋白质含量较高。精白米和富强粉中以胚乳为主要成分。

4)胚:位于谷粒一端,是种子中生理活性最强、营养价值最高的部分,包括盾片、胚芽、胚轴和胚根四部分。胚芽富含脂肪,可以用于加工胚芽油。胚芽还富含蛋白质、矿物质、B族维生素和维生素E。在食品加工过程中,谷胚常被作为食品的营养补充剂添加到多种主食中。胚芽柔软且韧性强,不易粉碎,在加工过程中易与胚乳脱离,与糊粉层一起混入糠麸,所以精加工的谷类常因缺失胚芽造成营养价值降低。但胚的吸湿性较强,其所含的脂肪在储藏中易发生氧化酸败,产生不良的气味,故除去后可提高产品的储藏性。

(2)谷类的营养价值:谷类食物中的营养素种类和含量因谷物的种类、品种、产地以及加工方法的不同而有差异。

1)蛋白质:谷类蛋白质含量一般在7.5%~15%。谷类蛋白质根据溶解度不同,可分为谷蛋白、醇溶蛋白、球蛋白和清蛋白四类。其中醇溶蛋白和谷蛋白是谷类食物所含比例较大的蛋白质,清蛋白和球蛋白含量相对较低。小麦的谷蛋白和醇溶蛋白具有吸水膨胀性,可形成具有可塑性和延展性的面筋质网状结构,适宜于制作成各种面点。

谷类蛋白质所含的必需氨基酸组成不合理,赖氨酸含量低,被称为第一限制氨基酸,所以营养价值低于动物性食物。常采用赖氨酸强化和蛋白质互补的方法,提高谷类蛋白质的营养价值。

2)碳水化合物:谷类的碳水化合物含量高,占70%~80%,是碳水化合物最经济的来源,主要成分是淀粉,还有糊精、果糖和葡萄糖等。谷类淀粉分为直链淀粉和支链淀粉。直链淀粉黏性差,容易出现"老化"现象,形成难消化的抗性淀粉。支链淀粉黏性大,容易"糊化",提高消化率,其血糖生成指数较直链淀粉大。谷类食物因品种不同,直链淀粉和支链淀粉的比例存在差异,并影响谷类食物的风味及营养价值。

另外,谷皮中还含有丰富的膳食纤维,加工越精细,膳食纤维丢失越多,故全谷类食物是膳食纤维的重要来源,具有较低的血糖反应。长期偏食精米、精面容易引起膳食纤维不足,且经过精细处理的谷物也普遍血糖反应较高。

3)脂肪:谷类脂肪含量普遍低,占1%~4%,主要集中在糊粉层和胚芽,在谷类加工中易转入糠麸中。玉米胚芽中脂肪含量较高,一般在17%以上,可以用来加工玉米胚芽油。玉米胚芽油中不饱和脂肪酸含量达到80%以上,主要是亚油酸和油酸,具有降低血清胆固醇和预防动脉粥样硬化的作用。

4)矿物质:含量为1.5%~3.0%,主要是钙和磷,多以植酸盐形式存在,主要存在于谷皮和糊粉层中,胚乳中心部分的含量比较低,消化吸收较差。谷类中所含的植酸常常与钙、铁、锌等形成不溶性的盐类,影响这些矿物质的吸收。所以加工精度过低时,谷类的钙、铁、锌等矿物质的生物利用率降低。但是加工过程容易损失,加工精度越高,矿物质的含量就越低。

5)维生素:谷类是B族维生素的重要来源,如维生素B_1、维生素B_2、维生素B_6、烟酸和泛酸等,主要分布在糊粉层和胚芽中。谷类中脂肪含量较低,故脂溶性维生素的含量也较低。胚芽油中维生素E含量高。因受维生素存在部位的影响,谷类加工越精细,维生素含量越低。

为了弥补谷类食物的不足,可采取混合进食的方法,如细粮、粗粮搭配或谷类与豆类、肉类等搭配。

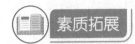 **素质拓展**

杂交水稻之父——袁隆平

　　2004年,袁隆平当选为"感动中国"年度人物,大会给他的颁奖词中这样写道:"他是一位真正的耕耘者。当他还是一个乡村教师的时候,已经具有颠覆世界权威的胆识;当他名满天下的时候,却仍然只是专注于田畴,淡泊名利,一介农夫,播撒智慧,收获富足。他毕生的梦想,就是让所有人远离饥饿。喜看稻菽千重浪,最是风流袁隆平!"这正是袁隆平一生的写照,他用他的人生诠释了胸怀天下、无私奉献的精神。天行健,君子以自强不息;地势坤,君子以厚德载物。袁隆平是一个真正的探索者,一个真正的耕耘者,更是一个大爱无疆的仁者。他的贡献已经超越了杂交水稻,他给整个民族留下了一笔绵延世代的宝贵精神财富。

　　2. 薯类　种类较多,它包括各种含淀粉的根茎类食物,如马铃薯、甘薯、芋头、山药等。它们所含的营养成分较相似,富含淀粉,其淀粉含量可达鲜重的8%～29%。薯类淀粉容易被人体消化吸收,故可以用作主食,但同时也可以作为蔬菜食用。因其颗粒大,容易分离,也常被用来提取淀粉或者制作各种淀粉制品。薯类中富含膳食纤维,以纤维素为主,特别是甘薯含量最高。薯类中的膳食纤维质地细腻,对胃肠刺激小,可有效地预防便秘。

　　薯类蛋白质和脂肪含量较低。蛋白质含量通常在1%～2%,从蛋白质中的氨基酸组成来看,薯类蛋白质的质量相当于或优于谷类蛋白质。脂肪主要由不饱和脂肪酸组成,含量通常低于0.2%。但薯类与脂肪结合的能力极强,经过油炸的加工品往往含有较高的脂肪,如炸薯条、炸薯片等。

　　薯类中含有除了维生素 B_{12} 之外的各种 B 族维生素和维生素 C。经常食用薯类,特别是在蔬菜不足的冬季,是膳食中维生素 C 的重要来源之一。薯类富含矿物质,以钾含量最高,其次是磷、钙、镁和硫等。薯类中铁的含量较低。

　　3. 杂豆类　包括红豆、绿豆、蚕豆、豌豆、豇豆、芸豆等,其碳水化合物占50%～60%,主要以淀粉的形式存在,可以制作成粉条、粉皮和凉皮等。这些产品大部分的蛋白质被除去,其营养成分以碳水化合物为主。杂豆类的蛋白质含量一般都在20%左右,含量低于大豆,但其蛋白质的氨基酸模式比谷类好,富含赖氨酸,因此也可以与谷类食品发挥营养互补的作用。杂豆类的脂肪含量极少,为1%～2%,其营养素含量与谷类更接近。

　　(二) 大豆类及其制品

　　大豆按种皮的颜色可分为黄豆、黑豆、青豆;豆制品是由大豆类作为原料制作的发酵或非发酵食品,如豆腐、豆浆、油皮、豆腐干、豆腐脑、豆酱、腐乳和豆豉等。

　　1. 大豆的营养价值　大豆以黄豆比较常见,大豆的蛋白质含量高达35%～40%,赖氨酸含量丰富,氨基酸模式较好,具有较高的营养价值,属于优质蛋白质。大豆与谷类食物混合食用,可较好地发挥蛋白质的互补作用。

　　大豆脂肪含量为15%～20%,以黄豆和黑豆较高,可用来榨油。大豆油不饱和脂肪酸约占85%,其中油酸含量为32%～36%,亚油酸为52%～57%,亚麻酸为2%～10%。再加上大豆油的天然抗氧化能力较强,所以大豆油是营养价值很高的一种食用油。

　　大豆碳水化合物的含量为25%～30%,其中约一半为可供利用的阿拉伯糖、半乳糖和蔗糖,淀粉含量较少;另外一半为不能被人体消化吸收的寡糖,如棉籽糖和水苏糖。

　　大豆含有丰富的矿物质,含量为4.5%～5.0%,其中钙的含量高于谷类食物,铁、锌、铜、硒等微量元素含量也较高,是一类高钾、高镁、低钠的食物。但是大豆中的矿物质生物利用率较低,如铁的生物利用率仅为3%左右。

　　大豆中各种 B 族维生素的含量都比较高,如维生素 B_1、维生素 B_2,还富含维生素 E。

笔记

大豆除含各种营养物质外,还含有一些其他成分,如植物化学物类(大豆异黄酮、大豆皂苷、大豆卵磷脂、大豆低聚糖等),抗营养因子(蛋白酶抑制剂和植物红细胞凝血素等)。近几年来研究表明,一些抗营养因子也具有特殊的生物学作用。

2. 豆制品的营养价值 豆制品包括非发酵性豆制品和发酵性豆制品两类。非发酵性豆制品包括豆浆、豆腐、豆腐干和腐竹等;发酵性豆制品包括腐乳、豆豉及臭豆腐等。

(1)豆腐:是大豆经过浸泡、磨浆、过滤、煮浆等工序加工而成,加工过程中去除了大量的粗纤维和植酸,胰蛋白酶抑制剂和植物血细胞凝集素被破坏,营养的利用率有所提高。

(2)豆腐干:由于加工中去除了大量水分,营养成分得以浓缩;豆腐皮、豆腐丝、百叶的水分含量更低,蛋白质含量可达到20%~45%。

(3)豆浆:是将大豆用水浸泡后磨碎、过滤、煮沸加工而成,其营养成分的含量因制作过程中加入的量不同而不同,易于消化吸收。

(4)发酵豆制品:豆豉、豆瓣酱、腐乳、酱油等是由大豆发酵制作而成的发酵豆制品。发酵使维生素 B_2、维生素 B_6 及维生素 B_{12} 的含量增高,是素食人群补充 B 族维生素的重要食物;发酵能使蛋白质部分降解,消化率提高,还可产生游离氨基酸,使豆制品味道更加鲜美。

知识链接

吃豆腐替代吃肉,会引起贫血吗?

豆类是素食者蛋白质的重要来源,也是膳食中铁元素的重要来源,豆类中因含有植酸、多酚类物质和膳食纤维,其铁、锌等微量元素的吸收利用率很低,如大豆仅为3%左右,菜豆等仅有0.9%~1.8%。然而,这并不意味着吃豆类会引起贫血,因为维生素C会有效提高豆类中铁的吸收率。因此,只要摄入足够多富含维生素C的新鲜蔬菜和水果,素食也可以保证膳食中铁的吸收利用。

同时,适当摄入发酵豆制品,并适当服用营养增补剂以保证维生素 B_2 的供应,也是素食者预防贫血的重要措施。

(三)蔬菜、水果类

蔬菜和水果种类繁多,富含人体所需要的多种营养成分,其特点是:含水量高,蛋白质和脂类含量极少,而膳食纤维、矿物质和维生素的含量丰富。因蔬菜和水果中含有多种有机酸、芳香物质和色素等成分,故具有良好的感官性质,对增进食欲、帮助消化等方面具有重要的意义。

1. 蔬菜及其制品的营养价值 蔬菜按其结构和可食部位分为叶菜类、根茎类、瓜茄类、鲜豆类、花芽类和菌藻类。不同种类的蔬菜营养素含量差异较大。

(1)蔬菜的营养价值:具体如下。

1)蛋白质:大部分蔬菜蛋白质含量很低,一般为 1%~2%。菌藻类(如发菜、干香菇和蘑菇)的蛋白质含量比较丰富,可达 20% 以上。蔬菜蛋白质质量较佳,必需氨基酸含量较高且组成均衡,其营养价值较高。菠菜、豌豆苗、豇豆、韭菜等赖氨酸比较丰富,可和谷类进行蛋白质互补。

2)脂肪:蔬菜脂肪含量极低,大多数蔬菜脂肪含量不超过 1%,属于低能量食物。其脂肪酸构成以不饱和脂肪酸为主。

3)碳水化合物:蔬菜所含碳水化合物包括单糖、双糖、淀粉及膳食纤维。蔬菜因种类的不同,碳水化合物的含量差异较大,一般为 4% 左右。胡萝卜、藕、南瓜等根茎类和瓜茄类含量较高。蔬菜中所含纤维素、半纤维素等是膳食纤维的主要来源,其含量在 1%~3%,叶类菜和茎类菜中含有较多的纤维素和半纤维素。另外,蘑菇、香菇和银耳等菌藻类中的多糖物质具有提高人体免疫和辅助抗肿瘤的作用。

4）矿物质：蔬菜中含有丰富的矿物质，如钾、钠、钙、镁、铜等，其中以钾含量最多，其次为钙和镁，是我国居民膳食中矿物质的重要来源，对人体调节膳食酸碱平衡起着重要作用。绿叶蔬菜一般含钙、铁比较丰富，如菠菜、油菜、苋菜等；但一些蔬菜如菠菜、空心菜、苋菜等含有较多的草酸不仅会影响本身所含钙、铁的吸收，还会影响其他食物中钙、铁的吸收。草酸是一种能溶于水的有机酸，加热易挥发，可以采用焯水和爆炒将其破坏，除去大部分草酸，从而提高矿物质的生物利用率。绿叶蔬菜铁的含量较高，叶绿素中还含有镁，而且颜色越深，含量越高。蔬菜中的铁为非血红素铁，其吸收利用率受膳食中其他多种因素的影响，生物利用率比动物性食物低。

5）维生素：蔬菜中的维生素含量与品种、鲜嫩程度和颜色有关，一般叶部含量较根茎部高，嫩叶比枯老叶高，深色菜叶比浅色菜叶高。嫩茎、叶、花菜类蔬菜富含 β - 胡萝卜素、维生素 C、维生素 B_2、叶酸和矿物质，如菠菜、油菜等；胡萝卜素在红色、黄色、深绿色的蔬菜中含量较高，如胡萝卜、南瓜和苋菜等。维生素 B_2 和叶酸在绿叶蔬菜中含量较多。维生素的具体含量受品种、栽培、储存和季节等因素的影响而变动较大。总体来说，深色蔬菜中维生素的含量高于浅色蔬菜，野生蔬菜中的维生素的含量高于栽培蔬菜中维生素的含量。

6）其他成分：具体如下。

植物化学物：蔬菜的植物化学物主要有类胡萝卜素、植物固醇、芥子油苷、多酚、皂苷、蛋白酶抑制剂、有机硫化物、单萜类和植酸等。萝卜、胡萝卜、大头菜等根茎类蔬菜中类胡萝卜素、硫代葡萄糖苷含量相对较高，胡萝卜中类胡萝卜素含量丰富，卷心菜中含有硫代葡萄糖苷，经水解后能产生挥发性的芥子油，具有促进消化吸收的作用。白菜（大白菜、小白菜）、甘蓝类、芥菜类等含有芥子油苷。绿叶蔬菜如芹菜、菠菜、莴苣、茼蒿、芫荽、苋菜、蕹菜等含有丰富的类胡萝卜素和皂苷。葱蒜类如洋葱、大蒜、大葱、香葱、韭菜等含有丰富的含硫化合物及一定量的类黄酮、洋葱油树脂、苯内素酚类和甾体皂苷类等。茄果类中的番茄含有丰富的番茄红素和 β - 胡萝卜素，辣椒中含辣椒素和辣椒红色素，其中辣椒红色素是一种存在于成熟红辣椒果实中的四萜类橙红色色素，茄子中含有芦丁等黄酮类物质。瓜类蔬菜含有皂苷、类胡萝卜素和黄酮类。水生蔬菜如藕、茭白、荸荠等含有的植物化学物主要为萜类、黄酮类物质。藕节中含有一定量的三萜类成分。食用菌类含有丰富的多糖，如香菇多糖、金针菇多糖、木耳多糖等。香菇中还有一定量的硫化物、三萜类化合物，其中硫化物是其风味的重要组成成分。

抗营养因子和有害物质：蔬菜中也存在抗营养因子，如植物血细胞凝集素、皂苷、蛋白酶抑制剂、草酸等。如茄子和马铃薯表皮含有的茄碱可引起喉部瘙痒和灼热感；甘蓝、萝卜和荠菜中的硫苷化合物在大剂量摄入时可致甲状腺肿；一些蔬菜中硝酸盐和亚硝酸盐含量较高，尤其在不新鲜和腐烂的菜中更高。

（2）蔬菜制品的营养价值：常见的蔬菜制品有腌制、干制、速冻等，加工过程中通常会引起维生素和矿物质含量的明显变化。

1）脱水蔬菜：水分含量通常在 8% 以下，其矿物质、碳水化合物、膳食纤维等成分得到浓缩。在脱水过程中，维生素 C 有部分损失，损失程度因干制方法的不同而异。一般来说，真空冷冻干燥法的营养素损失最小，而且由于浓缩效应，干制后的营养素含量升高。长时间的晾晒或烘烤则带来较大的损失，维生素 C 损失率最高可达 100%，胡萝卜素大部分被氧化。

2）热烫处理：热烫是大部分蔬菜加工品的关键工艺步骤，可导致维生素 C、维生素 B_1、叶酸的分解损失和溶水损失，同时造成钾元素的溶水流失，应严格控制时间并提高冷却效率。热烫的优势是可除去 2/3 以上的草酸、硝酸盐、亚硝酸盐和有机磷农药，因而对于提高营养素的利用率、提高食品安全性均有帮助。同时，热烫可钝化氧化酶和水解酶类，有助于在以后的加工和储藏过程中减少营养素的损失，并帮助保存多酚类等有益成分。

3）腌制蔬菜：蔬菜腌制前往往要经过反复地洗、晒或热烫，其水溶性维生素和矿物质损失严重，尤

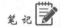

其维生素 C、叶酸的损失较大。因此腌制蔬菜不是维生素 C 的良好来源。传统酱菜的盐含量可达 10% 以上,低盐酱菜的盐含量在 7% 左右。由于一些腌菜的生产过程中会产生亚硝酸盐,会进一步降低维生素 C 的含量。

4)速冻蔬菜:速冻蔬菜经过清洗—热烫—包装—装袋—深冻几步处理后,水溶性维生素有部分损失,但胡萝卜素、矿物质和膳食纤维损失不大。

5)蔬菜汁:蔬菜汁是混浊汁,通常由多种蔬菜调配而成,包含了蔬菜中的主要营养成分,如矿物质和胡萝卜素,但除去了蔬菜中的大部分不可溶性膳食纤维。蔬菜汁是钾的良好来源,也是维生素 C、类黄酮等成分的良好来源。由于不含脂类成分,其中的类胡萝卜素吸收率较低。

2. 水果的营养价值　根据果实的形态和生理特征,水果可分为仁果类、核果类、浆果类、柑橘类和瓜果类等。新鲜水果和新鲜蔬菜相似,是人体矿物质、维生素和膳食纤维的重要来源之一。多数水果含水分可达 85%~90%,可食部分是水、碳水化合物和矿物质,以及少量的含氮物和微量的脂肪。此外,还含有维生素、有机酸、多酚类物质、芳香物质、天然色素等成分。

(1)水果:具体如下。

1)蛋白质和脂肪:水果中蛋白质含量多在 0.5%~1.0%。因此,水果不是膳食中蛋白质的重要来源,也不宜作为主食。水果的脂肪含量多在 0.3% 以下,只有鳄梨、榴莲等少数水果脂肪含量较高,如鳄梨脂肪含量可达 10% 以上,但不是我国居民经常食用的水果。水果中的种仁通常是富含油脂的。

2)碳水化合物:水果中所含碳水化合物在 6%~28%,主要是葡萄糖、果糖和蔗糖,不同种类和品种,有较大差异,还富含纤维素、半纤维素和果胶。未成熟果实中淀粉含量较高,成熟后,淀粉逐渐转化为单糖或双糖,甜度增加。除了香蕉之外,成熟后淀粉含量降至可忽略的水平。通常水果含糖量高于蔬菜,而具甜味。水果中含有较丰富的膳食纤维,包括纤维素、半纤维素和果胶,其中以果胶最为突出,是膳食纤维的重要来源。水果中果胶的含量和组分与成熟度密切相关,随着成熟度的提高,总果胶含量下降,不溶性组分下降,可溶性组分增加。果胶也是水果加工品的重要成分。

3)矿物质:水果含有人体所需的各种矿物质,含量在 0.4% 左右,如钾、钠、钙、镁、磷、铁、锌及铜等,以钾、钙、镁和磷含量较多。草莓、大枣和山楂铁的含量较高,还富含维生素 C 和有机酸,铁的利用率较高。水果中微量元素的含量因栽培地区的土壤和施肥情况不同而具有较大的差异。脱水处理后的水果干中的矿物质含量得到浓缩而大幅度提高。杏干、葡萄干、干枣、桂圆、无花果干等均可作为钾、铁、钙等矿物质的膳食补充来源。总体来说,水果的营养价值逊于蔬菜,但因其食前不经烹饪,营养素不会受到损失,而且富含有机酸、芳香物质等,也是膳食的必要成分。另外,野生水果的营养素含量也往往高于栽培水果,特别是胡萝卜素、核黄素、维生素 C 和钙、铁等营养素。

4)维生素:新鲜水果中含维生素 C 和胡萝卜素较多,而维生素 B_1、维生素 B_2 含量较少。胡萝卜素在黄色、橙色的水果中含量较高,如芒果、柑橘和杏等;维生素 C 在鲜枣、草莓、柑橘类、猕猴桃、柚和柠檬等水果中含量较多。水果中维生素的含量受到种类、品种的影响也受到成熟度、栽培地域、气候条件、储藏时间等因素的影响。此外,水果不同部位的维生素 C 含量也有所差异。

5)其他成分:具体如下。

有机酸:水果中有机酸的含量为 0.2%~3.0%,因含有多种有机酸而呈酸味,其中柠檬酸、苹果酸、酒石酸相对较多,还有少量的草酸、苯甲酸、水杨酸和琥珀酸等。柑橘类水果以柠檬酸为主,仁果类及核果类以苹果酸为主,而葡萄的有机酸主要为酒石酸。在同一种果实中,往往是数种有机酸同时存在,如苹果主要为苹果酸,同时含有少量的柠檬酸和草酸。有机酸具有开胃和促进消化的作用,还能起到螯合和还原的作用,促进多种矿物质的吸收。

植物化学物:水果中富含各类植物化学物,不同种类的水果含有的植物化学物不同。浆果类如草莓、桑葚、蓝莓、猕猴桃等富含花青素、类胡萝卜素和多酚类化合物;柑橘类如橘子、金橘、柠檬、葡萄柚等富含类胡萝卜素和黄酮类物质;核果类如樱桃、桃、杏、李、梅、枣、橄榄、龙眼和荔枝等主要含有多酚类化合物;樱桃、蓝莓、黑莓等富含花青素、各种花色苷、槲皮素、异槲皮素等;多酚类化合物是橄榄中最重要的功效成分,橄榄的苦涩以及许多药理作用都跟多酚类化合物有关;仁果类如苹果、梨、山楂等主要含有黄酮类物质;瓜果类如西瓜、香瓜、哈密瓜等主要含有类胡萝卜素,其中西瓜主要含番茄红素,哈密瓜主要含胡萝卜素。水果中的酚类物质对果品的色泽和风味都有很大的影响。

(2)水果加工品:常见水果加工品,如水果罐头、果酱、果脯、果汁等。水果的加工品保存了水果的特有风味,主要的营养素损失是维生素C,胡萝卜素损失不大。除柑橘类和山楂等酸味水果外,富含维生素C的水果以生食为佳。维生素C保存率与原料特点、加工工艺水平和贮藏条件有很大关系。在适当的加工条件下,柑橘汁等酸性果汁中的维生素C可以得到较好的保存,成为维生素C的日常来源,但多数市售加工品中维生素C含量较低。

1)果汁:纯果汁分为两类:一类是带果肉的混浊汁,含有除部分纤维素之外水果中的全部营养成分,如柑橘汁等;另一类是澄清汁,经过过滤或超滤除去了水果中的膳食纤维、各种大分子物质和脂类物质,只留下糖分、矿物质和部分水溶性维生素,如苹果汁。市售"果汁饮料"中原果汁的含量在10%以下,有的在2.5%以下,仅能提供水分和部分能量。

2)果酱:果酱和果脯加工中需要加大量蔗糖长时间熬煮或浸渍,一般含糖量可达50%~70%,因此大量消费这类产品可能导致精制糖摄入过量。部分果酱加工中添加果胶,带来可溶性膳食纤维的增加。

3)干制和糖渍水果:水果干制可导致1%~50%的维生素C损失,在酸性条件下损失少,其中的矿物质得到浓缩。水果在制作果脯、果干过程中往往用盐类进行处理,导致某些矿物质元素含量的上升。如用氯化钙溶液进行真空渗透处理,可使桃果块的钙的含量上升。用明矾处理也可以改善口感,却会使其中的铝含量上升。为预防褐变,用二氧化硫熏制可导致硫含量的大幅度上升。

4)果酒:水果可以加工成多种果酒。与蒸馏酒相比,果酒酒精度数低,并含有较丰富的碳水化合物、氨基酸、矿物质和维生素,并含有一些有益的有机酸类、多酚类物质和风味物质等。有研究认为,少量饮用果酒具有降低心脏病发病率的作用。由于果酒的生产可以有效利用水果加工中的皮、渣、核等副产品,因而对农产品综合利用具有重要的意义。

(四)畜、禽、水产品

畜禽肉类和水产品都属于动物性食物,能为人体提供优质蛋白质、脂肪、矿物质和脂溶性维生素、B族维生素,还可加工成各种制品,营养价值较高,是构成人类膳食的重要组成部分。

1. 畜禽肉类的营养价值 畜肉是指猪、牛、羊、狗、兔等牲畜的肌肉、内脏及其制品。禽肉包括鸡、鸭、鹅、鸽、鹌鹑等的肌肉、内脏及其制品。畜禽肉类中营养素的分布与含量因动物的种类、年龄、肥瘦程度及部位的不同而差异较大。禽肉与畜肉相比脂肪含量少,肉质更加鲜嫩,味道更鲜美。

(1)蛋白质:畜禽肉的蛋白质大部分存在于肌肉组织中,含量为10%~20%,属于优质蛋白。动物的品种、年龄、肥瘦程度及部位不同,蛋白质含量有较大差异。在各种畜肉中,猪肉的蛋白质含量较低,平均为13.2%,猪里脊肉为20.2%,猪五花肉为7.7%,牛肉和鸡肉为20%左右,鸭肉为16%。从蛋白质的质量来看,肌肉组织的蛋白质必需氨基酸比例较为合理,富含赖氨酸,可与谷类食物蛋白质互补。结缔组织蛋白质以胶原蛋白为主,甘氨酸和脯氨酸含量高,酪氨酸、组氨酸、色氨酸和含硫氨基酸的含量极低,氨基酸比例不全面,营养价值低。因此,不能以富含胶原蛋白的动物皮、筋腱等作为膳食中蛋白质的来源。

(2)脂肪:畜禽肉脂肪含量也因动物的品种、肥瘦程度、年龄以及部位不同而有较大差异。如猪肥肉脂肪含量高达90%,猪里脊肉为7.9%,瘦牛肉仅含2.3%。畜肉类脂肪以饱和脂肪酸为主,主要是甘油三酯;动物内脏胆固醇含量较高。禽肉类脂肪含量少于畜肉类,但不饱和脂肪酸的含量高于畜肉,含有20%的亚油酸,易于消化吸收。畜肉中脂肪含量以猪肉最高,其次是羊肉、牛肉和兔肉;在禽类中鸭和鹅肉的脂肪含量较高,次之是鸡和鸽子。一般说来,心、肝、肾等内脏器官脂肪含量少而蛋白质含量较高。畜禽内脏中脑组织的脂肪含量最高。

(3)碳水化合物:畜禽肉中的碳水化合物含量极少,主要以糖原形式存在于肝脏和肌肉中。

(4)矿物质:畜禽肉中矿物质含量低,为 0.8%~1.2%。通常内脏中的含量高于瘦肉,瘦肉中的含量高于肥肉。畜禽肉和动物血中铁的含量丰富,主要以血红素铁的形式存在,生物利用率高,吸收率不受食物中各种干扰物质的影响,是膳食铁的良好来源。此外,畜肉还含有较多的磷、硫、钾、钠、铜等。禽肉中也含钾、钠、钙、镁、磷、铁、硒等,硒的含量高于畜肉。

家畜内脏富含多种矿物质。肝脏、肾脏和脾脏中富含磷和铁,铁的含量明显高于畜肉,吸收利用率高。肝脏是铁的贮藏器官,含铁量为各内脏器官之首。家畜的内脏也是锌、铜、硒等微量元素的良好来源。牛肾和猪肾中硒的含量较高,是其他食物中的数十倍。

(5)维生素:畜禽肉含有较多的 B 族维生素(维生素 B_1、维生素 B_2、维生素 B_6、维生素 B_{12}、烟酸、叶酸和胆碱等),内脏中含有维生素 A、维生素 D、维生素 E,但维生素 C 含量极少。一般来说,畜肉是 B 族维生素的良好来源,猪肉中维生素 B_1 含量较高,对于以精白米为主食的膳食是很好的补充。肝脏是各种维生素在动物体内的贮藏场所,维生素 A 和核黄素的含量特别丰富。维生素 A 的含量以牛肝和羊肝最高;维生素 B_2 含量以猪肝中最高。肝脏中还含有少量维生素 C 和维生素 E。心肾等内脏的维生素含量均较瘦肉高。

2. 畜禽肉类制品的营养价值　肉类制品是以畜禽肉为主要原料,经加工而成,包括酱卤制品、熏烧烤制品、腌腊制品、油炸制品、干制品、香肠、火腿、培根和肉类罐头等。肉类制品的营养价值与其加工配料关系密切。酱卤制品由于制作时长时间煮制,B 族维生素会有所损失;但因肉类缩水,脂肪会溢出,饱和脂肪酸的含量降低,游离脂肪酸的含量升高。熏烤制品,制作过程中含硫氨基酸、色氨酸和谷氨酸等因高温分解,营养价值降低。腌腊制品、干制品因水分减少,蛋白质、脂肪和矿物质的含量升高,但由于制作时间较长,易出现脂肪氧化以及 B 族维生素的损失。肉类罐头的加工过程使含硫氨基酸、B 族维生素分解破坏。香肠因品种不同营养价值有差异。腌腊、熏烧烤、油炸等制品亚硝胺类或多环芳香烃类物质的含量增加,会危害人体健康,应控制其摄入量,尽量食用鲜畜禽肉类。

3. 水产品的营养价值　水产品可分为鱼类、甲壳类和软体类。鱼类有海水鱼和淡水鱼之分,海水鱼又分为深海鱼和浅海鱼。

(1)蛋白质:鱼类蛋白质的含量因鱼的种类、年龄、肥瘦程度及捕获季节的不同而有差异,一般为 15%~25%,含有人体必需的各种氨基酸,尤其富含亮氨酸和赖氨酸,属于优质蛋白质。鱼类肌纤维细短,组织细嫩柔软,比畜禽肉更容易被人体消化吸收,是蛋白质的理想来源,营养价值与畜禽肉相当。水产品中还富含牛磺酸,是一种能够促进胎儿和婴儿大脑发育,防止动脉硬化、维持血压、保护视力的有益物质。贝类中牛磺酸的含量高于鱼类,鱼类中的含量高于肉类。鱼类还含有较多的其他含氮物质,如游离氨基酸、肽、胺类、嘌呤等化合物,是鱼汤的呈味物质。鱼类结缔组织和软骨蛋白质中的胶原蛋白和黏蛋白丰富,煮沸后呈溶胶状,是鱼汤冷却后形成凝胶的主要物质。

(2)脂肪:鱼类脂肪含量低,不同种类的鱼脂肪含量差别较大,一般为 1%~10%,主要分布在皮下和内脏周围,肌肉组织中含量较少。鱼类脂肪不饱和脂肪酸含量高,约占 80%,其熔点低,消化吸收率可达到 95%,容易被人体消化吸收。深海鱼类脂肪富含 20~24 碳的长链多不饱和脂肪酸,如二十碳五烯酸(EPA)和二十二碳六烯酸(DHA),具有调节血脂、防治动脉粥样硬化、辅助抗肿瘤等作用。这些长链不饱和脂肪酸主要存在于水产品中,在陆地动植物食物中含量很低。海鱼中的 DHA 的含量通常高于淡水鱼。甲壳类动物的脂肪含量通常低于鱼类。鱼类的胆固醇含量略低于畜肉的含量。虾、蟹、鱿鱼、贝类和鱼子中的胆固醇含量较高。

此外,鱼类中的脂肪含量和脂肪酸分布还受到鱼龄、季节、栖息环境、摄食状态等因素的影响。

(3)碳水化合物:鱼类碳水化合物的含量低,仅为 1.5% 左右,主要以糖原的形式存在。有些鱼甚至不含碳水化合物,如草鱼、鲈鱼、青鱼和鳜鱼等。其他水产品中海蜇、牡蛎和螺蛳等碳水化合物含量较高,可达6%～7%。

(4)矿物质:鱼类矿物质含量为1%～2%,含量最高的是磷。钙、硒的含量明显高于畜肉。甲壳类食物是锌、铜等微量元素的最佳来源。贝类、虾和鱼罐头是钙的良好来源。海鱼类含碘丰富,虾类锌含量也较高,鲍鱼、河蚌和田螺中铁含量较高。

(5)维生素:鱼类肝脏是维生素 A 和维生素 D 的重要来源,也是维生素 B_2 的良好来源,维生素 E、维生素 B_1 和烟酸的含量也较高,维生素 C 的含量极低,几乎可以忽略。鱼油和鱼肝油是补充维生素 A 和维生素 D 的主要来源。一些鱼类食物中含有硫胺素酶和催化硫胺素降解的蛋白质,因此大量食用生鱼能造成硫胺素的缺乏,加热后食用可避免发生。

 知识链接

深海鱼油

深海鱼油是一种纯天然、不含任何防腐剂及人工色素的天然补品,含丰富的多不饱和脂肪酸 DHA 和 EPA。DHA 和 EPA 是大脑、神经系统的重要组成部分,具有健脑益智的功效。DHA 和 EPA 还具有降低胆固醇、预防心血管疾病、预防血栓形成、减少动脉硬化和高血压、降低血液黏稠度,促进血液循环,消除疲劳,缓解痛风和风湿性关节炎等作用。

(五)乳及乳制品

乳类包括牛乳、羊乳等,我们日常生活中食用最多的是牛乳。乳类含有人体所需的多种营养成分,是营养素齐全、容易消化吸收的一种优质食品,适合全生命周期各年龄组健康人群及婴幼儿、孕产妇、老年人、病人等特殊人群食用。乳制品是以乳为原料,经浓缩、发酵加工制成的产品,主要包括巴氏消毒奶、发酵奶、乳粉、炼乳、奶油、奶酪等。

1. 乳的营养价值　鲜乳主要是由水、脂肪、蛋白质、乳糖、矿物质、维生素等组成的一种复杂乳胶体,水分含量占86%～90%,因此,其营养素含量与其他食物相比相对较低。乳的各种成分除脂肪含量变动相对较大外,其他成分基本上稳定。

(1)蛋白质:牛乳中的蛋白质含量较为恒定,为2.8%～3.3%,主要由酪蛋白,乳清蛋白和乳球蛋白组成,79.6%为酪蛋白,11.5%为乳清蛋白,3.3%为乳球蛋白。酪蛋白是一种耐热蛋白质,但可以在酸性条件下沉淀,酸奶和奶酪即是用这个原理制成的。乳的消化吸收率较高,为87%～89%,属优质蛋白质。羊乳的蛋白质含量为3.5%～3.8%,略高于牛乳。羊乳蛋白质当中酪蛋白的含量比牛乳略低,更容易消化吸收。婴儿消化羊乳的消化率可达94%以上。

(2)脂类:乳中脂肪含量为3.0%～5.0%,主要为甘油三酯,少量磷脂和胆固醇,饱和脂肪酸占95%以上。乳脂肪呈高度乳化状态,吸收率高达97%。乳类脂肪中短链脂肪酸(如丁酸、己酸、辛酸)含量较高,是乳类脂肪易消化及风味好的原因。

(3)碳水化合物:乳中碳水化合物主要为乳糖,含量为3.4%～7.4%,人乳中乳糖含量最高,牛乳最低,羊乳居中。乳糖有调节胃酸、促进胃肠蠕动、促进钙的吸收和消化液分泌的作用;还可促进肠道乳酸杆菌的繁殖,对肠道健康具有重要意义。部分人喝牛奶后发生腹胀、腹泻等症状,是因为肠道缺乏乳糖酶所致,此种现象称为乳糖不耐受症。这部分人群可以食用经乳糖酶处理的奶粉,或是饮用酸奶,可解决乳糖不耐受的问题。

(4)矿物质:乳中矿物质含量丰富,富含钙、磷、钾、钠、镁、硫等。牛乳中的钙、磷含量高且比例适当,并有维生素 D、乳糖等促进吸收因子,吸收利用率高,是钙的良好食物来源。牛乳中的钾、镁元素含量也较丰富,有利于控制血压。但牛乳中铁、锌等微量元素含量较低,必须从其他食物中获取。

(5)维生素:牛乳中维生素的含量与奶牛的饲养方式和季节有关。放牧期牛乳中维生素 A、维生素 D、胡萝卜素和维生素 C 含量比冬春季在棚内饲养明显增多。牛乳中维生素 D 含量较低,但夏季日照时间长时,其含量有一定的增加。牛乳是 B 族维生素的良好来源,特别是维生素 B_2。脱脂奶的脂溶性维生素含量明显下降,需要进行营养强化。

2.乳制品的营养价值　乳制品因加工工艺不同,营养成分有很大差异。

(1)巴氏杀菌乳、灭菌乳和调制乳:巴氏杀菌乳是指以生牛(羊)乳为原料,经巴氏消毒等工序(即鲜牛奶先冷却,然后把鲜牛奶加热到 65℃,持续 30 分钟;或者加热到 72～76℃,持续 15 分钟)制得的液体产品;灭菌乳分为超高温灭菌乳和保持灭菌乳。超高温灭菌乳是以生牛(羊)乳为原料,添加或不添加复原乳,在连续流动的状态下,加热到至少 132℃并保持很短时间的灭菌,再经无菌灌装等工序制成的液体产品;保持灭菌乳则以生牛(羊)乳为原料,添加或不添加复原乳,无论是否经过预热处理,在灌装并密封之后经灭菌等工序制成的液体产品。调制乳以不低于 80% 的生牛(羊)乳或复原乳为主要原料,添加其他原料或食品添加剂或营养强化剂,采用适当的杀菌或灭菌等工艺制成的液体产品。这 3 种产品,除维生素 B_1 和维生素 C 有损失外,营养价值与新鲜牛乳差别不大。

(2)发酵奶:是指以生牛(羊)乳或乳粉为原料,经杀菌、发酵后制成的酸性凝乳状制品。以生牛(羊)乳或乳粉为原料,经杀菌、接种嗜热链球菌和保加利亚乳杆菌(德氏乳杆菌保加利亚亚种)发酵制成的产品称为酸乳。该类产品在保质期内的特征菌必须大量存在,能继续存活且具有活性。成品中必须含有大量与之相应的活性微生物。

风味发酵乳是指以 80% 以上生牛(羊)乳或乳粉为原料,添加其他原料,经杀菌、发酵后 pH 值降低,发酵前或后添加或不添加食品添加剂、营养强化剂、果蔬、谷物等制成的产品。其中以 80% 以上生牛(羊)乳或乳粉为原料,添加其他原料,经杀菌、接种嗜热链球菌和保加利亚乳杆菌(德氏乳杆菌保加利亚亚种)发酵前或后添加或不添加食品添加剂、营养强化剂、果蔬、谷物等制成的产品称为风味酸乳。

发酵乳经过乳酸菌处理后,乳糖变为乳酸,蛋白质凝固、游离氨基酸和肽增加,脂肪不同程度地水解,可刺激胃酸分泌,提高消化吸收率,整体营养价值更高,同时形成独特的风味。如蛋白质的生物价增高,叶酸含量增加 1 倍。发酵乳中的益生菌可抑制肠道腐败菌的生长繁殖,调整肠道微生物菌群,促进肠道营养吸收和提高肠道对致病菌的抵抗力,对维护人体的健康有重要作用。乳酸菌的繁殖消耗了牛乳中的乳糖成分,解决了"乳糖不耐"的问题,尤其适合乳糖不耐受的患者。发酵奶保留了牛乳中除乳糖之外的其他所有营养成分,适合各年龄人群。因此,质量优良的发酵奶的营养价值高于牛乳。

(3)乳粉:是指以生牛(羊)乳为原料,经加工制成的粉状产品。以生牛(羊)乳或及其加工制品为主要原料,添加其他原料,添加或不添加食品添加剂和营养强化剂,经加工制成的乳固体含量不低于 70% 的粉状产品称为调制乳粉。目前市场上的产品多为调制乳粉。

根据鲜乳是否脱脂又可分为全脂乳粉和脱脂乳粉。全脂乳粉是把鲜乳消毒后除去 70%～80% 的水分,然后采用喷雾干燥法,将乳喷成雾状微粒而成。全脂乳粉营养素的含量约为鲜乳的 8 倍。除损失部分水溶性维生素外,基本保持了乳中的原有营养成分,蛋白质不低于 24%,脂肪不低于 26%,乳糖不低于 37%。脱脂奶粉是将鲜牛奶离心脱脂、浓缩和喷雾干燥而成,脂肪含量降至 1.3%,损失较多脂溶性维生素,其他营养成分与全脂奶粉几乎无差异,适合于腹泻的婴儿及要求低脂膳食的人群。

调制乳粉是以鲜乳为原料,根据不同人群的营养需要,对牛乳的营养组成成分加以适当调整和改善调制而成,使各种营养素的含量、种类和比例,能更好地满足人体的生理特点和营养需要。除婴幼儿配方乳粉外,还有孕妇乳粉、儿童乳粉、中老年乳粉等。

需要注意的是,甜奶粉中添加了 20% 左右的蔗糖,营养价值有所下降;而婴幼儿奶粉中添加了较多的乳糖,成年人饮用时容易产生乳糖不耐反应。

（4）炼乳：是一种浓缩乳,常见的有淡炼乳、加糖炼乳和调制炼乳3种类型。

1）淡炼乳：是以生乳和（或）乳制品为原料,添加或不添加食品添加剂和营养强化剂,经加工制成的黏稠状产品。淡炼乳经高温灭菌后,维生素受到一定破坏,常用维生素加以强化,按适当的比例冲稀后,营养价值基本与鲜乳相同。淡炼乳在胃酸作用下,可形成凝块,便于消化吸收,适合婴儿和对鲜奶过敏者食用。

2）加糖炼乳：是以生乳和（或）乳制品、食糖为原料,添加或不添加食品添加剂和营养强化剂,经加工制成的黏稠状产品。成品中含蔗糖40%~45%,利用增大的渗透压,抑制微生物的繁殖,使保质期延长。因糖分过高,食用前需加大量水分冲淡,造成蛋白质等营养素含量相对较低,不适合用于喂养婴儿。

3）调制炼乳：是以生乳和（或）乳制品为原料,添加或不添加食糖、食品添加剂和营养强化剂,添加辅料,经加工制成的黏稠状产品,也有加糖调制炼乳和淡调制炼乳之分。

（5）奶油：有3种类型,主要用于佐餐和面包、糕点等的制作。

1）稀奶油：以乳为原料,分离出的含脂肪的部分,添加或不添加其他原料、食品添加剂和营养强化剂,经加工制成的脂肪含量10%~80%的产品。

2）奶油（黄油）：以乳和（或）稀奶油（经发酵或不发酵）为原料,添加或不添加其他原料、食品添加剂和营养强化剂,经加工制成的脂肪含量不少于80%的产品。

3）无水奶油（无水黄油）：以乳和（或）奶油或稀奶油（经发酵或不发酵）为原料,添加或不添加食品添加剂和营养强化剂,经加工制成的脂肪含量不小于99.8%的产品。

（6）奶酪：是在原料乳中加入适量的乳酸菌发酵剂或凝乳酶,使蛋白质发生凝固,并加盐、压榨排除乳清之后的产品。除部分乳清蛋白和水溶性维生素随乳清流失外,其他营养素得到保留和浓缩。经发酵后,蛋白质和脂肪部分分解,提高了消化吸收率,并产生乳酪特有的风味。奶酪是一种营养价值较高的发酵乳制品。

（六）蛋类及其制品

蛋类主要包括鸡蛋、鸭蛋、鹅蛋、鹌鹑蛋和鸽蛋等,日常食用一般以鸡蛋为主。

1. 蛋的结构　蛋类的大小不一,但结构都很相似,主要由蛋壳、蛋白和蛋黄三部分组成。蛋壳在最外层,占全蛋重量的11%~13%,主要由碳酸钙构成;蛋清为白色半透明黏性胶状物质;蛋黄为浓稠、不透明、半流动黏稠物,表面包有蛋黄膜,由两条韧带将蛋黄固定在蛋中央。蛋黄的颜色受禽类饲料成分的影响。鸡蛋的蛋黄和蛋清分别占鸡蛋可食部分的1/3和2/3。蛋黄中集中了鸡蛋中的大部分矿物质、维生素和脂肪。

2. 蛋的营养价值　蛋类的宏量营养素含量稳定,微量营养素含量受品种、饲料、季节等多方面的影响。

（1）蛋白质：蛋类蛋白质的含量一般在10%以上,蛋清中较低,蛋黄中较高。鸡蛋中蛋白质的数量和质量基本恒定,受饲料影响较小。鸡蛋蛋白的必需氨基酸的组成及氨基酸模式与人体接近,易于消化吸收,是蛋白质生物学价值最高的食物,被称为参考蛋白。按蛋白质含量来计算,蛋类在各种动物蛋白质来源中是最廉价的一种。

（2）脂肪：蛋类脂肪98%集中在蛋黄中,蛋清中极少,呈乳化状,分散成细小颗粒,易消化吸收,甘油三酯占蛋黄脂肪中的62%~65%,磷脂占30%~33%,胆固醇占4%~5%,还有微量的脑苷脂类。蛋黄是磷脂的良好食物来源,蛋黄中的磷脂主要是卵磷脂、脑磷脂和神经鞘磷脂。卵磷脂具有降低血胆固醇的作用,并能促进脂溶性维生素的吸收。蛋类胆固醇含量较高,主要集中在蛋黄。

（3）碳水化合物：蛋类碳水化合物含量较少,蛋黄中主要是葡萄糖,多以与蛋白质结合的形式存在。

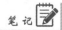

（4）矿物质：蛋类的矿物质主要存在于蛋黄中，蛋清中含量极低，其中以磷、钙、钾、钠含量较多，此外还含有丰富的铁、镁、锌、硒等矿物质。蛋黄中的铁含量较高，但由于是非血红素铁，并与蛋黄中的卵黄高磷蛋白结合对铁的吸收具有干扰作用，生物利用率仅为3%左右。蛋中的矿物质含量受饲料因素影响较大。鹌鹑蛋、乌鸡蛋的某些矿物质如铁、锌等含量略高于普通鸡蛋。

（5）维生素：蛋类维生素含量与品种、季节和饲料等因素密切相关。蛋类的维生素主要存在于蛋黄中，种类齐全，含量丰富，包括各种脂溶性维生素及部分B族维生素，如维生素A、维生素E、维生素B$_2$、维生素B$_6$和泛酸，也含有一定量的维生素D和维生素K等。

3.蛋制品的营养价值　蛋制品是指以各类新鲜蛋为原料，经过特殊的工艺加工制作成的风味特异的蛋类食品。市场上的蛋制品包括皮蛋、咸蛋、糟蛋、冰蛋及蛋粉等。蛋制品的宏量营养素与鲜蛋类似，但不同加工方法对一些微量营养素的含量有一定的影响。如咸蛋主要是钠的含量增加；皮蛋在加工过程中加盐和碱，矿物质含量增加，但会增加铅的含量，对维生素A、维生素D的含量影响不大，但B族维生素损失较大。糟蛋在加工过程中蛋壳中的钙盐渗入蛋内，钙的含量是鲜蛋的10倍左右。蛋粉为蛋液经喷雾干燥而成，为粉状或易松散的块状，分为全蛋粉、蛋黄粉和蛋白粉。制作蛋粉对蛋白质的利用率没有影响，B族维生素有少量损失，维生素A、维生素D含量不受影响。

（七）坚果类

坚果是指富含油脂的种子类食物，如杏仁、腰果、开心果、芝麻、花生、瓜子、核桃、松子等。坚果类食物的特点是高能量高脂肪，脂肪酸以不饱和脂肪酸为主，富含维生素E，临床研究证明对营养性慢性病有预防作用。

1.蛋白质　坚果类的蛋白质含量多在12%~25%，有些含量更高，如西瓜子和南瓜子可达30%以上。但坚果中有些必需氨基酸相对较低，从而影响蛋白质的生物学价值，如核桃蛋白质中的蛋氨酸和赖氨酸含量不足。

2.脂肪　坚果中油脂含量较高，多在44%~70%，以不饱和脂肪酸为主。如松子、杏仁、榛子、葵花籽脂肪含量50%以上，核桃脂肪含量为60%以上。

3.碳水化合物　坚果的碳水化合物含量，因种类不同存在差异。核桃为9.6%，腰果、莲子含量较高在40%以上，栗子含量高达77.2%。

4.微量营养素　坚果中的矿物质比较丰富，含有大量的维生素E和硒等具有抗氧化作用的营养成分。如核桃、榛子、栗子等富含维生素E、B族维生素、钾、钙、锌和铁等矿物元素，是矿物质的良好来源。

第三节　食物营养价值的影响因素

食物的营养价值除了与食物种类有关外，还受到食物的加工、烹调以及储藏等因素的影响。食物经过加工、烹调能去除或破坏食物中的一些抗营养因子，提高食物的消化吸收率，延长保质期，但同时也破坏和损失了部分营养素，降低了食物的营养价值。因此应采用合理的加工、烹调及储藏方法，最大限度地保存食物中的营养素，提高食物的营养价值。

一、加工对食物营养价值的影响

（一）谷类加工

谷类加工有利于食用和消化吸收。谷类加工主要有制米和制粉2种，加工精度越高，糊粉层和胚芽损失越多,营养素损失就越多,尤其是 B 族维生素损失显著。谷类粗加工时,出粉(米)率高,营养素损失少,但感官性状差,消化吸收率也相应降低,而且因植酸和纤维素含量较多,会影响到矿物质的吸收。现代随着经济的发展和人民生活水平的不断提高,人们多选择食用精米、精面,为保障身体的健康,应对米面采取营养强化措施,改良谷类加工工艺,提倡粗细粮搭配等方法来克服精米、精面在营养方面的缺陷。

(二)豆类加工

多数大豆制品均需经过浸泡、磨浆、加热和凝固等多道工序,经过加工处理,能够去除大豆中的纤维素、抗营养因子,使大豆蛋白质的结构从密集状态变成了疏松状态,提高了蛋白质的消化率。整粒熟大豆的蛋白质消化率仅为 65.3%,但加工成豆浆可达 85%~90%,制成豆腐后甚至可提高到 92%~96%。因此,大豆的加工和谷类不同,加工得越细越好。另外,大豆经发芽做成豆芽后,还可大幅度地提高维生素 C 的含量。豆芽中维生素 B_{12} 的含量为大豆的 10 倍。在发芽过程中由于酶的作用还促使大豆中的植酸降解,钙、磷、铁等矿物质被释放出来,增加了矿物质的消化率和利用率。

大豆经发酵可制成豆腐乳、豆豉和豆瓣酱等。发酵过程中酶的水解作用可提高营养素的消化吸收利用率,某些营养素的含量也会增加。如豆豉在发酵过程中,由于微生物的作用可合成维生素 B_2,另外,还可使谷氨酸游离,提高发酵豆制品的鲜味。

(三)蔬菜、水果类加工

蔬菜、水果在清洗和整理过程中,如摘去老叶和去皮等,可造成不同程度的营养素损失。蔬菜、水果经加工可制成菜干、果脯、干果、罐头食品等,加工过程中主要损失的是维生素和矿物质,特别是维生素 C。

(四)畜、禽、鱼类加工

畜、禽、鱼类可加工制成罐头食品、干制品、熏制食品及熟食制品等。不同的加工方法对营养价值的影响不一,在一般的加工过程中,对肉类食品的蛋白质、脂肪、矿物质不会有大的影响,但高温加工时会损失部分 B 族维生素。

二、烹调对食物营养价值的影响

食物经过烹调处理后更容易消化吸收,能提高人体对食物营养素的利用率;但在烹调过程中同时也会发生一系列的物理化学变化,使某些营养素遭到破坏。因此,食物在烹调过程中一方面要尽量利用其有利因素,提高营养价值,促进消化吸收,另一方面要控制不利因素,尽量减少营养素的损失。

(一)谷类烹调

米类食物在烹调前需要淘洗,在淘洗过程中一些水溶性维生素和矿物质会有部分损失,浸泡的时间越长,淘洗的次数越多,水温越高,营养素损失的就越多。

不同的烹调方法,谷类食物营养素损失的程度也不同,主要损失 B 族维生素。制作米饭时,采用蒸的方法比弃汤捞蒸的方法 B 族维生素保存率高;米饭在电饭煲中保温时,时间越长,维生素 B_1 的损失越多。制作面食时,一般用蒸、烤、烙等方法 B 族维生素损失较少,但用高温油炸时损失较大。炸油条时因加碱及高温油炸会使维生素 B_1 全部损失,维生素 B_2 和烟酸也只能保留一半。

(二)蔬菜烹调

蔬菜烹调时,对各种营养素的影响与烹调过程中洗涤方式、切碎程度、用水量、pH、加热温度及时间有关。在烹调过程中,应注意所含水溶性维生素和矿物质的损失,特别是维生素 C。据研究蔬菜煮

5~10分钟,维生素C损失率就达70%~90%。一般来说,蔬菜在烹调过程中合理的加工烹调方法是要先洗后切,能生吃的蔬菜应尽量生吃,急火快炒,炒好之后尽快食用,现做现吃。

（三）畜、禽、鱼、蛋类烹调

畜、禽、鱼等肉类常用的烹调方法有炒、焖、蒸、炖、煮、煎炸和熏烤等。在烹调过程中蛋白质含量变化不大,而且经烹调后,蛋白质变性更有利于消化吸收。一般在用炖、煮方法时矿物质和维生素损失不大;在用高温制作时,B族维生素损失较多。上浆挂糊时,急火快炒可使肉类外面的蛋白质迅速凝固,可避免减少营养素的外溢损失。因此营养素损失多少与烹调方法有关。通常快炒损失较少,清炖、红烧、煎炸损失较多。若采取炖汤的方式则应与肉汤一起食用。

鱼类和其他水产品动物常采用的烹调方法有煮、蒸、烧、炒、熘等。煮对蛋白质起部分水解作用,对脂肪影响不大,但会使水溶性维生素和矿物质溶于水中,因此汤不宜丢弃。鱼贝类极易受其生长环境中微生物的污染,以至于肠道或体表等有相对应的微生物存在。生腌、生拌海鲜中含有大量的寄生虫,大肠埃希菌普遍超标,日常生活中吃海鲜最好烧熟煮透,以杀灭病菌。

蛋类烹调除B族维生素损失外,其他营养素损失不大。蛋类在烹调过程中的加热不仅可以起到杀菌作用,而且还可提高其消化吸收率。

三、保藏对食物营养价值的影响

食物在保藏过程中营养素含量的变化,主要与保藏的条件(如温度、湿度、氧气、光照、保藏方法及时间的长短)有关。

（一）谷类保藏对营养价值的影响

谷物保藏时,由于呼吸、氧化、酶的作用会发生许多物理化学变化,其程度大小、快慢与储存条件有关。在正常保藏条件下,谷类蛋白质、维生素、矿物质含量变化不大。当环境湿度和温度较高时,谷粒内酶的活性增加,呼吸作用加强,从而使谷粒发热,有利于真菌生长,导致蛋白质、脂肪分解,酸度升高,最后霉烂变质,营养价值降低,甚至失去食用价值。因此,应在避光、通风、阴凉、干燥的环境中储存。粮谷保藏条件和水分含量不同,各类维生素在保存过程中的变化也不同。如谷粒储存5个月后,含水量为17%时,维生素B_1损失大约30%;含水量为12%时,维生素B_1损失减少至12%;谷类不去壳储存2年,维生素B_1几乎无损失。

（二）蔬菜、水果保藏对营养价值的影响

蔬菜、水果在采摘后仍会继续进行生理、生化、物理和化学变化。因此,当保藏条件不当时,鲜度和品质会发生改变,导致蔬菜和水果的营养价值和食用价值降低。蔬菜、水果常用的保藏方法:①低温保藏法,以不使蔬菜、水果受冻为原则,根据其特性不同进行储藏。一般热带或亚热带水果对低温适应性差,如苹果可在-1~1℃保藏,柑橘在2~7℃保藏。近年来,市场上的速冻蔬菜越来越多,大多数速冻冷冻前需要进行漂烫处理,会造成维生素和矿物质的丢失。在预冻、冻藏及解冻过程中水溶性维生素都会进一步受到损失。②气调储藏法,是指利用一定浓度的二氧化碳或氮气,使蔬菜、水果呼吸变慢,延缓其后熟过程,达到保鲜的效果,是目前国际上公认的最有效的果蔬储藏保鲜的方法之一。水果的后熟作用是指水果脱离果树后的成熟过程,大多数水果采摘后可以直接食用,但有些水果刚采摘后需要经过后熟,使水果变软,变甜,增加芳香和风味,更适合食用。③辐照保藏法,是指利用γ射线或高能电子束辐照食品达到抑制生长、防止发芽、杀虫、杀菌的目的,以便于长期保藏。但大剂量辐照可使营养成分尤其是维生素C造成一定的损失。低剂量下再结合低温、低氧条件下,能够较好地保存食物的感官性状和营养素。

（三）动物性食物保藏对营养价值的影响

畜、禽、鱼等动物性食物一般采用低温储藏,包括冷藏法和冷冻法。冷藏是冷却后的食品在冷藏温度下保藏食品的一种保藏方法,可使果蔬的生命代谢过程尽量延缓,保持其新鲜度。冷冻法是保持动物性食物营养价值,延长保藏期的较好方法。冷冻肉质的变化受冻结速度、储藏时间和解冻方式的影响。鱼贝类因富含水分,组织脆弱,微生物容易渗入并生长繁殖,故比畜禽肉更易腐败变质。因此,鱼贝类捕获后应立即进行冷却降温,从而延长保鲜时间。冷冻动物性食物减少营养损失的正确措施是"快速冷冻,缓慢融化"。

 本章小结

　　本章介绍了食物营养价值的评价指标及意义,谷类、薯类及杂豆类、大豆类及其制品、蔬菜、水果类、畜、禽、水产品、乳及乳制品、蛋及蛋制品等各类食品不同的营养特点;影响食物营养价值的因素,包括加工、烹调和保存。通过本章的学习,掌握各类食物的营养特点,能够指导人们对食物进行正确选购。

（孙雪萍）

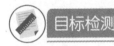 目标检测

参考答案

1. 长期摄入(　　)的食物会发生该营养素不足或能量过剩。

    A. INQ > 1   B. INQ = 1   C. INQ < 1

    D. INQ = 2   E. INQ > 2

2. 谷类食物中的第一限制氨基酸是(　　)。

    A. 色氨酸   B. 赖氨酸   C. 苏氨酸

    D. 蛋氨酸   E. 苯丙氨酸

3. (　　)是碳水化合物最经济的来源。

    A. 大豆   B. 禽肉   C. 蛋类

    D. 谷类   E. 奶类

4. 畜禽肉内脏中(　　)的脂肪含量最高。

    A. 脑组织   B. 肝脏   C. 心脏

    D. 肺脏   E. 肾脏

5. 含有最理想的优质蛋白质的食物是(　　)。

    A. 牛奶   B. 大豆   C. 鱼

    D. 豆浆   E. 蛋

6. 植物性食物中蛋白质含量最高的是(　　)。

    A. 蔬菜   B. 大豆   C. 水果

    D. 谷类   E. 薯类

7. 畜肉中脂肪含量最高的是(　　)。

    A. 鸡肉   B. 鸭肉   C. 猪肉

    D. 羊肉   E. 鹅肉

8. 畜肉类脂肪以饱和脂肪酸为主,主要为(　　)。

    A. 卵磷脂   B. 甘油三酯   C. 胆固醇

D. 游离脂肪酸   E. 神经鞘磷脂

9. 鱼类食物中矿物质含量最高的是(　　　)。

     A. 钙   B. 钠   C. 钾

     D. 磷   E. 镁

10. 鱼类肝脏中几乎不含(　　　)。

     A. 维生素 C   B. 维生素 D   C. 维生素 A

     D. 维生素 E   E. 维生素 B_1

第三章 平衡膳食

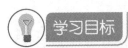

课件

素质目标:具有爱岗敬业、尊重患者、关爱患者的职业精神。
知识目标:掌握合理膳食的基本要求、食谱的编制。熟悉《中国居民膳食指南》及中国居民平衡膳食宝塔的基本内容。了解我国的膳食结构和食物成分表的使用。
能力目标:能灵活运用《中国居民膳食指南》和平衡膳食宝塔等理论知识,具备编制营养食谱的能力。

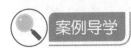

患者,女,自从怀孕后,不但没有妊娠的反胃现象,反而胃口大开,一餐可吃下怀孕前两餐的饭量。她每天除了补充大量水果外,还要坚持吃一个西瓜。到了妊娠后期,体重达到90kg,小腿肿得像大萝卜。
请问:
1.孕期进食是否多多益善?
2.该患者孕期如何做到合理膳食?

案例解析

合理膳食是在平衡膳食的基础上,考虑到健康状况、地域资源、生活习惯、信仰等情况而调整的膳食,能较好地满足不同生理状况、不同信仰及不同健康状况等某个阶段的营养与健康需要。

第一节 膳食结构

膳食结构是一个国家、一个地区或个体日常膳食中各类食物的种类、数量及其所占的比例。理想的膳食结构应该是平衡膳食。平衡膳食是制订膳食指南的科学依据和基础。

膳食结构

一、世界上典型的膳食结构

当今世界上的膳食结构可分为4种类型(表3-1)。

表3-1 4种类型膳食结构的特点

膳食结构类型	膳食特点	代表国家
东方膳食结构	以植物性食物为主,动物性食物为辅	大多数发展中国家
经济发达国家膳食结构	以动物性食物为主	美国、法国等欧美发达国家
日本膳食结构	动、植物食物比例适当	日本
地中海膳食结构	地中海膳食	地中海地区的国家,特别是意大利、西班牙、希腊

笔记

二、我国的膳食结构

我国的膳食结构以谷类和蔬菜等植物性食物为主,膳食中能量和蛋白质基本上能满足需要,但维生素 A、维生素 B$_2$、钙的摄入量不足。随着经济的发展,人们的膳食结构也在变化,尤其是在一些大城市,粮食消费逐年下降,动物性食品和油脂的消费则逐年上升,从而导致碳水化合物摄入量减少,脂肪摄入量增加,与膳食结构不合理有关的肥胖、心脑血管疾病的发病率呈上升趋势。

第二节 中国居民膳食指南

膳食指南是根据营养学原则和百姓健康需要,结合当地食物生产供应情况及人民群众生活实践,给出的食物选择和身体活动的指导意见。各国的膳食指南均由政府或国家级营养专业团队研究制定,是国家实施和推动食物合理消费及改善人群营养健康行动的一个重要组成部分。我国于 1989 年首次发布了《中国居民膳食指南》,随着我国居民膳食结构和营养状况的变化,分别于 1997 年、2007 年、2016 年、2022 年对《中国居民膳食指南》进行了四次修订。

新版指南由一般人群膳食指南、特定人群膳食指南、平衡膳食模式等组成。一般人群膳食指南提出了适用于一般人群的八条平衡膳食准则;特定人群膳食指南包括孕妇、乳母膳食指南,婴幼儿膳食指南,儿童膳食指南,老年人膳食指南和素食人群膳食指南。其中,各特定人群的膳食指南是在一般人群膳食指南的基础上形成建议和指导。

一、一般人群膳食指南

一般人群膳食指南适用于 2 岁以上的健康人群,共有八条指导准则。

一般人群
膳食指南

(一)准则一

食物多样,合理搭配。核心推荐如下。

(1)坚持谷类为主的平衡膳食模式。

(2)每天的膳食应包括谷薯类、蔬菜水果、畜禽鱼蛋奶和豆类食物。

(3)平均每天摄入 12 种以上食物,每周 25 种以上,合理搭配。

(4)每天摄入谷薯类食物 200～300g,其中包含全谷物和杂豆类 50～150g,薯类 50～100g。

平衡膳食模式是根据营养科学原理、我国居民膳食营养素参考摄入量及科学研究成果而设计,指在一段时间内膳食组成中的食物种类和比例可以最大限度地满足不同年龄、不同能量水平的健康人群的营养和健康需求。

食物多样是平衡膳食模式的基本原则。除母乳外,任何一种天然食物都不能提供人体所需的全部营养素。因此,只有多种食物组成的膳食才能满足人体对各种营养素的需要。因此,每天的膳食应包括谷薯类、蔬菜水果类、畜禽鱼蛋奶类、大豆坚果类等食物。建议平均每天摄入 12 种以上食物,每周 25 种以上,烹调油和调味品不计算在内。按照一日三餐食物品种数的分配,早餐摄入 4 或 5 个食物品种,午餐摄入 5 或 6 个食物品种,晚餐摄入 4 或 5 个食物品种,加上零食 1 或 2 个品种。

谷类为主是平衡膳食的重要特征。谷类食物含有丰富的碳水化合物,是人体最经济的能量来源。建议一般成年人每天摄入谷薯类食物 200～300g,其中全谷物和杂豆类 50～150g,薯类 50～100g。与精制米面相比,全谷物和杂豆可提供更多的 B 族维生素、矿物质、膳食纤维等。薯类含有丰富的淀粉、膳食纤维,以及多种维生素和矿物质。因此,每天宜摄入一定量的全谷物、杂豆类和薯类食物。在烹调主食时,大米可与糙米、燕麦、小米、荞麦、玉米、红小豆、绿豆、芸豆、薯类等搭配食用,实现粗细搭配。

(二)准则二

吃动平衡,健康体重。核心推荐如下。

（1）各年龄段人群都应天天进行身体活动,保持健康体重。

（2）食不过量,保持能量平衡。

（3）坚持日常身体活动,每周至少进行 5 天中等强度身体活动,累计 150 分钟以上,主动身体活动最好每天 6000 步。

（4）鼓励适当进行高强度有氧运动,加强抗阻运动,每周 2 ~ 3 天。

（5）减少久坐时间,每小时起来动一动。

进食量与体力活动是保持健康体重的两个主要因素,食物提供人体能量,体力活动消耗能量。如果进食量过大而活动量不足,多余的能量就会在体内以脂肪的形式积存,即增加体重,久之发胖;相反,若食量不足,劳动或运动过大,则可由于能量不足引起体重过低或消瘦,造成劳动能力下降。体重过高或过低都是不健康的表现,会造成抵抗力下降,易患某些疾病。所以,应保持进食量和运动量的平衡,使摄入的各种食物既能满足机体需要而又不造成体内能量过剩,使体重维持在适宜范围。健康成人的体重指数(BMI)应在 $18.5 ~ 23.9 kg/m^2$。

目前,由于生活方式的改变,身体活动减少,进食量相对增加,我国超重和肥胖的发生率正在逐年增加,这是心血管疾病、糖尿病和某些肿瘤发病率增加的主要原因之一。运动不仅有助于保持健康体重,还能够降低患高血压、脑卒中、冠心病、糖尿病等慢性病发病风险,同时还有助于调节心理平衡,有效消除压力,缓解抑郁和焦虑症状,改善睡眠。各年龄段人群都应天天运动,应改变久坐少动的不良生活方式,减少久坐时间,每小时起来动一动,养成天天运动的习惯。建议成年人坚持日常身体活动,每周至少进行 5 天中等强度身体活动,累计 150 分钟以上;主动身体活动最好每天 6000 步。鼓励适当进行高强度有氧运动,加强抗阻运动,多动多获益。多动会吃,保持健康体重。

（三）准则三

多吃蔬果、奶类、全谷、大豆。核心推荐如下。

（1）蔬菜水果、全谷物、奶制品是平衡膳食的重要组成部分。

（2）餐餐有蔬菜,保证每天摄入不少于 300g 的新鲜蔬菜,深色蔬菜应占 1/2。

（3）天天吃水果,保证每天摄入 200 ~ 350g 的新鲜水果,果汁不能代替鲜果。

（4）吃各种各样的奶制品,摄入量相当于每天 300mL 以上液态奶。

（5）经常吃全谷物、大豆制品,适量吃坚果。

蔬菜水果提供丰富的维生素、矿物质、膳食纤维和植物化学物。增加蔬菜水果摄入对保持心血管健康、增强抗病能力及预防某些癌症等方面起着十分重要的作用。蔬果中还含有各种植物化学物、有机酸、芳香化合物和色素等成分,能够增进食欲,帮助消化,促进人体健康。不同品种蔬菜所含营养成分不尽相同,甚至相差很大,深绿色、红色、橘红色、紫红色等深色蔬菜中营养素和植物化学物含量丰富,尤其是 β – 胡萝卜素,应特别注意多摄入,一般要求占蔬菜总量的 1/2。

奶类提供优质蛋白质、维生素 B_2 和钙。增加奶类摄入有利于儿童、青少年生长发育,促进成人骨骼健康。我国居民膳食提供的钙质普遍偏低,平均只达到推荐供给量的一半左右。每天摄入 300mL 奶或相当量乳制品可以较好补充不足。奶类品种繁多,液态奶、酸奶、奶酪和奶粉等都可选用。按照蛋白质比,100g 酸奶可折算成 12.5g 奶粉或 10g 奶酪、100mL 鲜牛奶。

全谷物保留了天然谷物的全部成分。与精制谷物相比,全谷物可提供更多的膳食纤维、B 族维生素、矿物质等营养成分及有益健康的植物化学物。推荐每天吃全谷物 50 ~ 150g,相当于一天谷物的 1/4 ~ 1/3。全谷物(如小米、玉米、燕麦、全麦粉等)都可以直接混搭,作为主食或粥类,一日三餐中至少一餐用全谷物,如早餐吃小米粥、燕麦粥、八宝粥等。午餐、晚餐可在小麦面粉中混合玉米粉或者选用全麦粉;白米中放一把糙米、燕麦等烹制米饭。

大豆富含优质蛋白质、必需脂肪酸、维生素 E,并含有大豆异黄酮、植物固醇等多种植物化学物。

多吃大豆及其制品可以降低绝经期女性和绝经后女性乳腺癌和骨质疏松症的发病风险。坚果富含脂类和多不饱和脂肪酸、蛋白质等营养素,适量食用有助于预防心血管疾病。但坚果脂肪含量高,若摄入过量,易导致能量过剩,推荐平均每周50~70g。膳食指南中推荐我国居民经常吃豆制品,适量吃坚果,建议平均每天摄入大豆和坚果25~35g。

(四)准则四

适量吃鱼、禽、蛋、瘦肉。核心推荐如下。

(1)鱼、禽、蛋类和瘦肉摄入要适量,平均每天120~200g。

(2)每周最好吃鱼肉300~500g,蛋类300~500g,畜禽肉300~500g。

(3)少吃深加工肉制品。

(4)鸡蛋营养丰富,吃鸡蛋不弃蛋黄。

(5)优先选择鱼,少吃肥肉、烟熏和腌制肉制品。

鱼、禽、蛋、瘦肉等动物性食物是优质蛋白质、脂溶性维生素和矿物质的良好来源。动物性食物蛋白质含量高,氨基酸组成更适合人体需要,且利用率高;但其脂肪含量高,含有较多饱和脂肪酸,摄入过量可增加肥胖和心血管疾病的发病风险,应适当摄入。

鱼虾等水产类食物脂肪含量相对较低,且含有较多的不饱和脂肪酸,对预防血脂异常和脑卒中等疾病有一定作用,每周最好吃鱼2次。禽肉的脂肪含量也相对较低,其脂肪酸组成优于畜肉脂肪。蛋类各种营养成分齐全,营养价值高,尽管胆固醇含量高,但适量摄入也不会明显影响血清胆固醇水平和成为引起心血管疾病的危险因素。蛋黄是蛋类中维生素和矿物质的主要集中部位,并且含有丰富的磷脂,对健康十分有益。因此,吃鸡蛋不要弃蛋黄。畜肉脂肪含量高,饱和脂肪酸较多,尤其是肥肉,故应少吃肥肉,选择瘦肉。烟熏和腌制肉在熏制和腌制过程中易遭受多环芳烃等有害物质的污染,过量摄入可增加某些癌症的发生风险,应少吃或不吃。动物内脏含维生素A极为丰富,还富含维生素B_{12}、叶酸、铁、硒、锌等,适量摄入,可弥补日常膳食的不足,建议每月食用动物内脏2或3次,每次25g左右。

目前我国多数居民摄入畜肉较多,鱼等水产类较少,对居民营养健康不利,需要调整比例。建议成人平均每天摄入总量120~200g,相当于每周吃鱼2次或300~500g,蛋类300~350g,畜禽肉类300~500g。

(五)准则五

少盐少油,控糖限酒。核心推荐如下。

(1)培养清淡饮食习惯,少吃高盐和油炸食品。成人每天食盐不超过5g,每天烹调油25~30g。

(2)控制添加糖的摄入量,每天摄入不超过50g,最好控制在25g以下。

(3)反式脂肪酸每天摄入量不超过2g。

(4)足量饮水,成人每天1500~1700mL,提倡饮用白开水和茶水;不喝或少喝含糖饮料。

(5)儿童、青少年、孕妇、哺乳期妇女及慢性病患者不应饮酒。成人如饮酒,一天饮用酒的酒精量不超过15g。

我国居民食盐摄入量过多,钠的摄入量与高血压发病呈正相关,因而要降低食盐用量,培养清淡口味,逐渐做到量化用盐,推荐每人每日食盐用量不超过5g。膳食钠的来源除食盐外,还包括酱油、咸菜、味精等高钠食品,以及含钠的加工食品等。应从幼年就养成清淡口味的饮食习惯。

烹调油除了可以增加食物的风味外,还是人体必需脂肪酸和维生素E的重要来源,并且有助于食物中脂溶性维生素的吸收利用,但过多脂肪摄入会增加慢性疾病发生的风险。目前我国居民烹调用油摄入量过多,应减少烹调油和动物脂肪用量,每天的烹调油摄入量为25~30g。经常更换烹调油的种类,食用多种植物油,减少动物油的用量。

添加糖是纯能量食物,不含其他营养成分,过多摄入会增加龋齿及超重、肥胖发生的风险。因此,平衡膳食中不要求添加糖,若需要摄入,建议每天摄入量不超过50g,最好控制在25g以下。

过量饮酒是造成肝损伤、痛风、结直肠癌、乳腺癌、心血管疾病的危险因素。此外,由于酒含有较多的能量,特别是高度白酒,经常饮酒会造成能量过剩;同时酒会影响食物营养素的吸收,造成营养素缺乏。儿童、少年、孕妇、哺乳期妇女、慢性病患者等不应饮酒。成人如饮酒,一天饮用酒的酒精量不超过15g。

（六）准则六

规律进餐,足量饮水。核心推荐如下。

（1）合理安排一日三餐,定时定量,不漏餐,每天吃早餐。

（2）规律进餐、饮食适度,不暴饮暴食、不偏食挑食、不过度节食。

（3）足量饮水,少量多次。

（4）推荐喝白开水或茶水,少喝或不喝含糖饮料,不用饮料代替白开水。

规律进餐是实现平衡膳食、合理营养的前提。一日三餐定时定量、饮食有度,是健康生活方式的重要组成部分,不仅可以保障营养素全面充足摄入,还有益健康。饮食不规律、暴饮暴食、不合理节食等不健康的饮食行为会影响机体健康。应规律进餐,每天吃早餐,合理安排一日三餐,早餐提供的能量应占全天总能量的25%～30%,午餐占30%～40%,晚餐占30%～35%。

水是一切生命必需的物质,在生命活动中发挥着重要功能。水的需要量主要受年龄、环境温度、身体活动等因素的影响。一般来说,在温和气候条件下,低身体活动水平的成年男性每天喝水1700mL,成年女性每天喝水1500mL。我国居民饮水不足的现象较为普遍。因此,应做到每天足量、主动喝水,少量多次,推荐喝白开水或茶水,少喝或不喝含糖饮料。

（七）准则七

会烹会选,会看标签。核心推荐如下。

（1）在生命的各个阶段都应做好健康膳食规划。

（2）认识食物,选择新鲜的、营养素密度高的食物。

（3）学会阅读食品标签,合理选择预包装食品。

（4）学习烹饪,传承传统饮食,享受食物天然美味。

（5）在外就餐,不忘适量与平衡。

食物是人类获取营养,赖以生存和发展的物质基础,认识并会挑选食物容易满足营养需求。在生命的各个阶段都应做好健康饮食规划,保障营养素供应的充足性,满足个人和家庭对健康美好生活的追求。

不同类别食物中含有的营养素及有益成分的种类和数量不同,认识食物和会挑选食物是健康生活的第一步。了解各种食物营养特点,按需选购备餐,按类挑选优质蛋白质来源和营养密度高的食物;优选当地、当季新鲜食物,按照营养和美味搭配组合。

购买预包装食品要看食品标签。在预包装食品外包装上都会有食品标签信息,包括食品配料、净含量、适用人群和食用方法、营养成分表及相关的营养信息等。在购买食品时要注意这些内容,帮助比较和选择适合自己的食物。一看:配料表。通过看配料表,可以了解该食品是由哪些原辅料制成的,因为按照“用料量递减”原则,配料表按配料用量高低依序列出食品原料、辅料、食品添加剂等。二看:营养成分。营养成分表清晰地标明每100g(或每100mL)食品提供的能量以及蛋白质、脂肪、饱和脂肪、碳水化合物、糖、钠等营养成分的含量值,及其占营养素参考值的百分比。三看:营养声称。营养声称是对营养成分含量水平高或低、有或无的说明。如果食品中某营养素达到了一定限制性条

笔记

件,预包装食品可做出某营养素来源或含有、高或富含、低含量、无或不含的含量声称,如高钙、低脂、无糖等;或者与同类食品相比的优势特点,比如增加了膳食纤维,或减少了盐用量等。

烹调是膳食计划的重要组成部分,学习烹饪,做好一日三餐,既可最大化地保留食物营养价值、控制食品安全风险,又可尽享食物天然风味,实践平衡膳食。多回家吃饭,享受食物和亲情。

(八)准则八

公筷分餐,杜绝浪费。核心推荐如下。

(1)选择新鲜卫生的食物,不食用野生动物。

(2)食物制备生熟分开、熟食二次加热要热透。

(3)讲究卫生,从分餐公筷做起。

(4)珍惜食物,按需备餐,提倡分餐不浪费。

(5)做可持续食物系统发展的践行者。

加强饮食卫生安全,是通过饮食能够得到足够的营养、增强体质、防止食物中毒和其他食源性疾病事件发生所采取的重要措施。个人和家庭日常生活应首先注意选择当地、新鲜卫生的食物,不食用野生动物。食物制备生熟分开,储存得当。多人同桌使用公筷公勺,或采用分餐或份餐等卫生措施,避免食源性疾病发生和传播。份餐或分餐是养成良好饮食的开始,按科学的饮食搭配原则进行合理分餐,每人一份,搭配得当,是定量的好办法,有利于饮食卫生、减少浪费和满足营养需求。

勤俭节约是中华民族的传统美德,杜绝浪费、尊重劳动、珍惜食物是每个人必须遵守的原则。珍惜食物从每个人做起,按需购买食物,按需备餐、小分量食物,合理利用剩饭剩菜,不铺张不浪费。在家烹饪,有助于食物多样选择、提高平衡膳食的可及性;在家吃饭,有利于在享受营养美味食物的同时,享受愉悦进餐的氛围和亲情。从每个家庭做起,传承健康生活方式,树饮食文明新风,促进公众健康和食物系统可持续发展。

📖 知识链接

东方健康膳食模式

《中国居民膳食指南(2022)》首次提出了"东方健康膳食模式"。中国营养学会理事长杨月欣指出,以浙江、上海、江苏为代表的江浙地区和广东、福建等沿海地区的饮食模式,被认为是较为健康的饮食模式代表,是东方健康膳食模式的一种雏形。其主要特点是清淡少盐、食物多样、蔬菜水果豆制品丰富、鱼虾水产多、奶类天天有,身体活动水平较高。这种饮食模式避免了营养素的缺乏和肥胖的发生,降低了慢性病的发生率,提高了预期寿命。

二、特定人群膳食指南

特定人群包括孕妇、乳母、婴幼儿、学龄前儿童、青少年儿童和老年人群。特定人群膳食指南是根据各人群的生理特点及其对膳食营养的需要而制定的。其中 6 岁以上各特定人群的膳食指南是在一般人群膳食指南八条的基础上进行增补形成的。

特定人群膳食指南

(一)孕期妇女和哺乳期妇女膳食指南

1. 备孕和孕期妇女膳食指南 核心推荐如下。调整孕前体重至正常范围,保证孕期体重适宜增长;常吃含铁丰富的食物,选用碘盐,合理补充叶酸和维生素 D;孕吐严重者,可少量多餐,保证摄入含必要量碳水化合物的食物;孕中晚期适量增加奶、鱼、禽、蛋、瘦肉的摄入;经常进行户外活动,禁烟酒,保持健康生活方式;愉快孕育新生命,积极准备母乳喂养。

2. 哺乳期妇女膳食指南 核心推荐如下。产褥期食物多样不过量,坚持整个哺乳期营养均衡;适

量增加富含优质蛋白质及维生素 A 的动物性食物和海产品,选用碘盐,合理补充维生素 D;家庭支持,愉悦心情,充足睡眠,坚持母乳喂养;增加身体活动,促进产后恢复健康体重;多喝汤和水,限制浓茶和咖啡,忌烟酒。

（二）婴幼儿及学龄前儿童膳食指南

1.0～6 个月龄婴儿母乳喂养指南　核心推荐如下。母乳是婴儿最理想的食物,坚持 6 月龄内纯母乳喂养;生后 1 小时内开奶,重视尽早吸吮;回应式喂养,建立良好的生活规律;适当补充维生素 D,母乳喂养无须补钙;有任何动摇母乳喂养的想法和举动时,都必须咨询医生或其他专业人员,并由他们帮助作出决定;定期监测婴儿体格指标,保持健康生长。

2.7～24 个月龄婴幼儿喂养指南　核心推荐如下。继续母乳喂养,满 6 月龄起必须添加辅食,从富含铁的泥糊状食物开始;及时引入多样化食物,重视动物性食物的添加;尽量少加糖、盐,油脂适当,保持食物原味;提倡回应式喂养,鼓励但不强迫进食;注重饮食卫生和进食安全;定期监测体格指标,追求健康生长。

3.学龄前儿童膳食指南　核心推荐如下。食物多样,规律就餐,自主进食,培养健康饮食行为;每天饮奶,足量饮水,合理选择零食;合理烹调,少调料,少油炸;参与食物选择与制作,增进对食物的认知和喜爱;经常户外活动,定期体格测量,保障健康生长。

（三）学龄儿童膳食指南

学龄儿童是指从 6 周岁到不满 18 周岁的未成年人。学龄儿童正处于生长发育阶段,全面、充足的营养是其正常生长发育,乃至一生健康的物质保障。学龄期是建立健康信念和形成健康饮食行为的关键时期,从小养成健康的饮食行为和生活方式将使其受益终身。

核心推荐:主动参与食物选择和制作,提高营养素养;吃好早餐,合理选择零食,培养健康饮食行为;天天喝奶,足量饮水,不喝含糖饮料,禁止饮酒;多户外活动,少视屏时间,每天 60 分钟以上的中高强度身体活动;定期监测体格发育,保持体重适宜增长。

（四）老年人膳食指南

"中国老年人膳食指南（2022）"是《中国居民膳食指南（2022）》重要组成部分,适用于 65 岁及以上的老年人,分为一般老年人膳食指南（适用于 65 岁至 79 岁人群）和高龄老年人膳食指南（适用于 80 岁及以上人群）两部分。两个指南是在一般人群膳食指南基础上针对老年人特点的补充建议。

1.一般老年人膳食指南　核心推荐如下。食物品种丰富,动物性食物充足,常吃大豆制品;鼓励共同进餐,保持良好食欲,享受食物美味;积极户外活动,延缓肌肉衰减,保持适宜体重;定期健康体检,测评营养状况,预防营养缺乏。

2.高龄老年人膳食指南　核心推荐如下。食物多样,鼓励多种方式进食;选择质地细软,能量和营养素密度高的食物;多吃鱼禽蛋奶和豆,适量蔬菜配水果;关注体重丢失,定期营养筛查评估,预防营养不良;适时合理补充营养素,提高生活质量;坚持健身与益智活动,促进身心健康。

（五）素食人群膳食指南

核心推荐:食物多样,谷类为主,适当增加全谷物;增加大豆及豆制品的摄入,选用发酵豆制品;常吃坚果、海藻和菌菇;合理选择烹调油;定期监测营养状况。

第三节　中国居民平衡膳食宝塔

为了更好地理解和传播中国居民膳食指南和平衡膳食的理念,中国营养学会根据《中国居民膳食指南（2022）》的核心内容,结合我国居民膳食的实际情况,把平衡膳食的原则转化为各类食物的重量和所占比例,修订了中国居民平衡膳食宝塔,还增加了中国居民平衡膳食餐盘、中国儿童平衡膳食算盘。

一、膳食宝塔结构

平衡膳食宝塔共分五层(图3-1),包含我们每日应吃的主要食物种类。膳食宝塔各层位置和面积不同,这在一定程度上反映出各类食物在膳食中的地位和应占的比重。谷类食物位居底层,每人每日应吃200~300g,其中包含全谷物和杂豆50~150g,薯类50~100g;蔬菜和水果位居第二层,每日分别应吃300~500g和200~350g;鱼、禽、肉、蛋等动物性食物位于第三层,每日应吃120~200g(鱼虾类40~75g,畜禽肉类40~75g),每周至少2次水产品,每天1个鸡蛋;奶类、豆类及坚果类食物居第四层,每日应吃奶及奶制品300g和大豆及坚果类25~35g;第五层塔顶是烹调油和食盐,每日烹调油不超过25~30g,食盐不超过5g。酒和添加糖虽然膳食宝塔中没有标示,但膳食指南明确提出应尽量避免或减少摄入量。

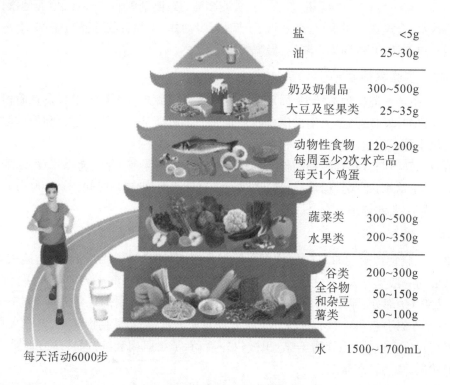

图3-1 中国居民平衡膳食宝塔(2022)

膳食宝塔还包含了水和身体活动量的形象,强调足量饮水和增加身体活动对健康的重要性。水是一切生命必需的物质,其需要量主要受年龄、身体活动、环境、温度等因素影响。轻体力活动的成年人每天饮水1500~1700mL(7或8杯),在高温和强体力活动的条件下,应适当增加。

运动或身体活动是能量平衡和保持身体健康的重要手段。运动或身体活动能有效地消耗能量,保持精神和机体代谢的活跃性。鼓励养成天天运动的习惯,坚持每天多做一些消耗体力的运动。推荐成人每天进行至少相当于快走6000步的身体活动,如果条件允许,最好进行30分钟中等强度的运动。每周最好进行150分钟中等强度的运动,如骑车、跑步、庭院或农田劳动等。一般而言,轻体力活动的能量消耗通常占总能量消耗的1/3左右,而重体力活动者可高达1/2。

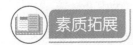

二、中国居民平衡膳食宝塔的应用

（一）膳食宝塔建议的食物量

膳食宝塔建议的各类食物摄入量都是指食物可食部分的生重。各类食物的重量不是指某一种具体食物的重量，而是一类食物的总量。膳食宝塔建议的各类食物每日摄入量是一个平均量，不是每天必须严格遵守的膳食配方。每日膳食中应尽量包含膳食宝塔中的各类食物。但无须每日都严格照着膳食宝塔建议的各类食物的量吃，重要的是一定要经常遵循膳食宝塔各层中各类食物的大体比例。在一段时间内，比如1周，各类食物摄入量的平均值应当符合膳食宝塔的建议量。例如烧鱼比较麻烦，就不一定每日都吃50~100g鱼，可以改成每周吃2或3次鱼。不同能量需要水平的膳食构成见表3-2。

表3-2 不同能量需要水平的平衡膳食模式和食物量

食物种类	不同能量摄入水平（kcal/d）										
	1000	1200	1400	1600	1800	2000	2200	2400	2600	2800	3000
谷类	85	100	150	200	225	250	275	300	350	375	400
全谷物及杂豆	适量								50~150		
薯类	适量								50~100		
蔬菜	200	250	300	300	400	450	450	500	500	500	600
深色蔬菜	占所有蔬菜的1/2										
水果	150	150	150	200	200	200	300	350	350	400	400
畜禽肉类	15	25	25	40	40	50	75	75	75	100	100
蛋类	20	25	25	40	40	50	50	50	50	50	50
水产品	15	20	40	40	50	50	75	75	75	100	125
乳制品	500	500	350	300	300	300	300	300	300	300	300
大豆	5	15	15	15	15	15	25	25	25	25	25
坚果	—	适量		10	10	10	10	10	10	10	10
烹调油	15~20		20~25		25	25	30	30	30	35	35
食盐	<2	<3	<4	<5	<5	<5	<5	<5	<5	<5	<5

（二）食物同类互换，调配丰富多彩的膳食

人们吃多种多样的食物不仅是为了获得均衡的摄入量的平均值，符合膳食宝塔的建议量，也是为了使饮食更加丰富多彩，以满足人们的口味享受。应用平衡膳食宝塔可把营养与美味结合起来，按照同类互换、多种多样的原则调配一日三餐。同类互换就是以粮换粮、以豆换豆、以肉换肉。

（三）要因地制宜，充分利用当地资源

我国幅员辽阔，各地的饮食习惯及物产不尽相同，只有因地制宜，充分利用当地资源，才能有效地应用膳食宝塔。例如，牧区奶类资源丰富，可适当提高奶类摄入量；渔区可适当提高鱼及其他水产品摄入量；农村山区则可利用山羊奶以及花生、瓜子、核桃、榛子等资源。在某些情况下，由于地域、经济或物产所限无法采用同类互换时，也可以暂用豆类代替乳类、肉类；或用蛋类代替鱼、肉；也可用花生、瓜子、榛子、核桃等坚果代替大豆或肉、鱼、奶等动物性食物。

（四）要养成习惯，长期坚持

膳食对健康的影响是长期的结果。应用平衡膳食宝塔需要自幼养成习惯，并坚持不懈，才能充分体现其对健康的重大促进作用。

三、中国居民平衡膳食餐盘

中国居民平衡膳食餐盘是按照平衡膳食原则，在不考虑烹饪用油盐的前提下，描述了一个人一餐中膳食的食物组成和大致比例（图3-2）。餐盘更加直观，一餐膳食的食物组合搭配轮廓清晰明了。餐盘分成四部分，分别是谷薯类、动物性食品和富含蛋白质的大豆、蔬菜和水果，餐盘旁的一杯牛奶提示其重要性。此餐盘适用于2岁以上人群，是一餐中的食物基本构成的描述。

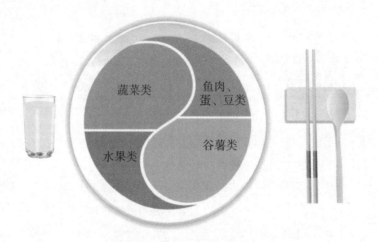

图3-2 中国居民平衡膳食餐盘

如果按照1600~2400kcal能量需要水平，结合餐盘图中色块显示，蔬菜和谷物面积最大，是膳食中的重要部分；按照重量计算蔬菜为膳食总重量的34%~36%；谷薯类占总膳食重量的26%~28%；水果次之，占总膳食重量的20%~25%；提供蛋白质的动物性食品和大豆最少，占膳食总重量的13%~17%；一杯牛奶为300g。按照这个比重比例计划膳食，将很容易达到营养需求。

四、中国儿童平衡膳食算盘

平衡膳食算盘是面向儿童应用膳食指南时，根据平衡膳食原则转化为各类食物分量的图形。此算盘分量为8~11岁儿童中等活动水平计算。算盘有6层，用算珠多少表示食物类别，自下而上看，第一层代表谷薯类，第二层代表蔬菜类，第三层代表水果类，第四层代表畜、禽、肉、蛋、水产品类，第五层代表大豆、坚果和奶类,第六层代表油盐类(图 3 - 3)。跑步的儿童身挎水壶,表达了鼓励喝白开水、不忘天天运动、积极活跃地生活和学习。平衡膳食算盘简单勾画了膳食结构图,给儿童一个大致膳食模式的认识,从小培养良好的饮食习惯,增强健康素养。

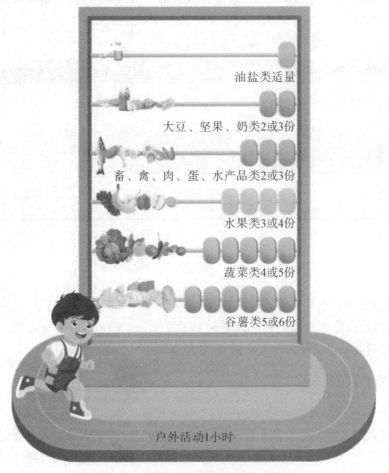

油盐类适量

大豆、坚果、奶类2或3份

畜、禽、肉、蛋、水产品类2或3份

水果类3或4份

蔬菜类4或5份

谷薯类5或6份

户外活动1小时

图 3 - 3 中国儿童平衡膳食算盘(2022)

第四节 食物成分表

食物成分表是营养配餐中必不可少的工具,要开展好营养配餐工作,就必须了解和掌握食物的营养成分,有精确的食物营养成分数据。在编制食谱时,查阅食物成分表可以将营养素的需要量转化为食物的需要量。评价食谱所含营养素摄入量是否满足机体需要时,也需要使用食物成分表。

各种食物的营养素含量常因品种、土壤、气候、成熟度和加工处理等因素的影响而有较大的差异。许多国家针对本国食物生产的特点,研制各自的食物成分表,作为评定食物营养价值的依据。需要说明以下方面。

一、"地区"栏内的名称

"地区"栏内的名称主要是指采集食物样品的地区,即食物的产地。

二、"食部"栏内的数字

"食部"栏内的数字是指按照当地的烹调习惯和饮食风俗,把从市场购买的样品(简称市品)去掉不可食的部分之后所剩余的可食部分所占的比例。列出食部是为了方便计算市品每 1kg(或其他零售

笔记

单位)的营养素含量。

市品的食部不是固定不变的,它会因食物的运输、储存和加工处理工艺不同而有所改变。因此,当认为食部的实际情况和表格食部栏内的数据有较大出入时,可以自行测量食部的实际量。食物成分举例如表3-3所示。

表3-3 食物成分表举例

类型	食物名称	地区	食部(%)	能量(kcal)	蛋白质(g)	脂肪(g)	碳水化合物(g)	膳食纤维(g)
谷类及其制品	稻米	北京	100	348	8.0	0.6	77.7	—
干豆类及其制品	扁豆	甘肃	100	326	25.3	0.4	55.4	6.5
禽肉类及其制品	鹌鹑	—	58	110	20.2	3.1	0.2	—

第五节 营养食谱编制

根据合理膳食的原则,把1天或1周各餐中主、副食的品种、数量、烹调方式、进餐时间做详细的计划并编排成表格形式,称为食谱编制。食谱种类非常多,如按照时间可分为餐食谱、日食谱、周食谱、月食谱,按照进餐对象可以分为个人食谱、家庭食谱和单位食谱(食堂)。

一、食谱编制的目的

编制食谱是为了把DRIs和膳食指南的原则与要求具体化并落实到用膳者的一日三餐,使其按照人体的生理需要摄入适宜的能量和营养素,以达到合理营养、促进健康的目的。食谱编制是家庭和社区营养的重要工作内容,对正常人来说是保证其合理营养的具体措施;对营养性疾病患者来说,是一项基本的治疗措施;对食堂来说,食谱是烹调人员配餐的依据,可提高其工作效率,保证工作质量。

二、食谱编制的原则

(一)保证营养均衡

首先,食谱要满足每日膳食营养素及能量的供给。其次,要保证各营养素之间比例适当,食物要多样,搭配要合理,尤其注意主副食搭配、粗细搭配、荤素搭配、颜色搭配、形状搭配等。

(二)饮食制度合理

饮食制度是把全天的食物按一定的数量、质量、次数、时间进行合理分配的一种制度。食谱编制时一般每天三餐较为合适。在三餐分配上,早餐占全天总能量的25%~30%,午餐占40%,晚餐占30%~35%(即3:4:3比例)。特殊情况下,可根据具体情况进行合理安排。

(三)选择合适的食物烹调方法

食谱需要权衡食物加工烹调的各种影响,同时结合个人的饮食习惯,选择合适的烹调方式。不管是何种烹调方法,都不能一成不变,需要经常变换烹调方法。

(四)照顾饮食习惯,注意饭菜的口味,注意菜肴的色、香、味、形

在制订食谱的过程中,在不违反营养学原则的前提下,应尽量照顾就餐人员的饮食习惯。食谱编制还包括要联系市场供应实际,选择当地当季的新鲜食物,并兼顾个人的经济条件。

三、食谱编制方法

常用的食谱编制方法有营养成分计算法、食品交换份法、平衡膳食宝塔计算法、电脑软件编制法。

（一）用营养成分计算法编制食谱

（1）确定进餐对象全日的能量供给量：根据用餐对象的年龄、性别、劳动强度（职业、工作性质）和生理状态，查《中国居民膳食营养素参考摄入量（2023）》确定进餐者一日能量的供给量。

（2）确定三大营养素的供能比，计算三大营养素应提供的能量及每日需要量：蛋白质、脂类、碳水化合物产生的能量占一日总能量比例为 10%~20%、20%~30%、50%~65%。根据公式：全日所需总能量（查表得）及供能比计算出三大产能营养素所提供的能量。根据三大产能营养素的能量系数算出每日蛋白质、脂类、碳水化合物的需要量。

（3）将三大产能营养素按三餐进食比例分配到每餐中，计算三大产能营养素每餐的分配量。

（4）确定主、副食品种和数量。可采用下面四个计算步骤。

1）确定早、中、晚餐蛋白质的摄入量。

2）计算主食蛋白质的摄入量。

3）计算副食蛋白质的摄入量。用早、中、晚三餐中每餐蛋白质的摄入量减去每餐主食蛋白质的摄入量，即可求得每餐副食蛋白质的摄入量。

4）设定各种副食的蛋白质供能比例和量。一般根据人为经验和营养学知识确定。由于蔬菜类蛋白质含量低，计算过程为了简单可以先忽略。副食中的蛋白质只用动物性食品和豆类食品进行计算。副食中蛋白质的 2/3 由动物性食物供给，1/3 由豆制品供给，据此可求出各自的蛋白质供给量。

一般主食和副食的确定是根据日常生活知识（饮食习惯）和营养知识要求来确定。一般早餐品种有牛奶、豆浆、稀饭、馒头、包子（蒸）、面包（烤）、炒粉、肠粉、小菜（青菜、榨菜、煮黄豆）、鸡蛋（煮煎）、面条（炒、煮）、粉条（煮、炒）等。一般的早餐选择原则：干湿结合，荤素结合，品种多样（2~4 种）。午、晚餐主食是米饭、面食（粮谷类）。午、晚餐副食有鱼、肉、蛋类、青菜（分别计算，组合烹调）。午、晚餐主食的选择原则：品种要多样，粗细结合。午、晚餐副食的选择原则：品种要多样、荤素结合、干稀结合避免重复。

（5）确定蔬菜的品种、数量：蔬菜的品种和数量由市场的供应情况、配菜的需要、膳食指南和平衡膳食宝塔的要求等确定。

（6）确定纯能量食品的量（烹调油的用量）：用一日摄入脂肪的总量减去食物中脂肪的含量，即可得到一日烹调油的用量，再按三餐比，分配到每餐中。蔬菜水果的蛋白质和脂肪含量很低，可以不计。

（7）确定食物搭配方法和烹调方法。

（8）食谱的计算（复核）：根据粗配食谱中选用食物的用量，计算该食谱的营养成分，并与食用者的营养素供给量标准进行比较，如果其含量不在标准的 90%~110%，则进行调整，直至符合要求。

下面以一位 30 岁女性为例，体重正常，从事轻体力活动，用营养成分计算法为其设计午餐食谱时具体步骤如下。

1）确定一日能量需要量：根据题干所示，该女性体重正常，劳动强度为轻体力劳动，查找《中国居民膳食营养素参考摄入量（2023）》确定进餐者一日能量摄入量为 1700kcal。

2）按照每日碳水化合物占总能量 60%、脂肪占总能量 25%、蛋白质占总能量 15%，计算每日碳水化合物、脂肪、蛋白质的供给量如下。

蛋白质的供给量：$1700 \times 15\% \div 4 \approx 64(g)$。

碳水化合物的供给量：$1700 \times 60\% \div 4 = 255(g)$。

脂肪的供给量：$1700 \times 25\% \div 9 \approx 47(g)$。

3)确定三餐能量和各种营养素的需要量:按照早、中、晚三餐餐次比30%、40%、30%的比例分配到三餐中,以午餐为例计算。

午餐能量供给量:1700×40% = 680(kcal)。

午餐蛋白质供给量:64×40%≈26(g)。

午餐碳水化合物供给量:255×40% = 102(g)。

午餐脂肪供给量:47×40%≈19(g)。

4)主食品种和数量的确定:由于粮谷类是碳水化合物的主要来源,因此主食品种和数量主要根据各类主食碳水化合物的含量确定。根据题干女性的饮食习惯,确定午餐以大米为主食,查食物成分表得知,每100g大米含碳水化合物77.2g、含蛋白质7.4g,含脂肪0.8g。

按照大米提供90%的碳水化合物计算,则午餐所需米饭重量 = 102×90%÷(77.2÷100)≈119g。

午餐主食中碳水化合物剩余的10%,102×10% = 10.2g,通过午餐中的其他食物供给。

5)副食品种和数量的确定:副食的种类和数量的确定应在已确定主食用量的基础上依据副食应提供的蛋白质质量确定。

计算步骤:计算主食中含有的蛋白质量。用午餐蛋白质摄入总量减去主食中蛋白质的量,即为副食应提供的蛋白质的量。副食中蛋白质的2/3由动物性食物提供,1/3由豆制品提供,据此可以求出各自的蛋白质供给量。查表计算各类动物性食物及豆制品的供给量。具体计算方法如下。

午餐主食蛋白质供给量:119×(7.4÷100)≈9g。

副食品需要提供的蛋白质的量:26 - 9 = 17g。

其中的2/3由动物性食物提供,则17×2/3≈11g;1/3由豆制品提供,17×1/3≈6g。按照该女性饮食习惯和营养原则,动物性食物可选择畜禽肉类,我们选择鸡腿肉。豆制品选择南豆腐。查食物成分表,每100g鸡腿肉含蛋白质16.4g、脂肪13g、碳水化合物0g;每100g南豆腐含碳水化合物2.4g、蛋白质6.2g、脂肪2.5g。

所需鸡腿肉重量 = 11÷(16.4÷100)≈67g,所需豆腐(南豆腐)重量 = 6÷(6.2÷100)≈97g。

同时,豆腐还能提供碳水化合物97×(2.4÷100)≈2.3g。

6)确定蔬菜的品种、数量:根据前面步骤,所需蔬菜、水果等其他副食的量结合膳食指南和平衡膳食宝塔确定。《中国居民膳食指南(2022)》建议每日蔬菜摄入量300~500g,水果200~350g。按照该女性饮食习惯和营养原则,午餐蔬菜供给量约为200g,如午餐选择油菜,每100g油菜含蛋白质1.8g、脂肪0.5g、碳水化合物2.7g。午餐水果供给量约为100g,选择梨(软梨),每100g梨含蛋白质0.4g、脂肪0.2g、碳水化合物2.6g。

200g油菜含碳水化合物的量 = 200×(2.7/100) = 5.4g。

100g梨含碳水化合物的量 = 100×(2.6/100) = 2.6g。

合计供给碳水化合物 = 2.3 + 5.4 + 2.6 = 10.3g。

午餐碳水化合物供给量剩余的10%为10.2g,与10.3.g相近。因此能满足午餐碳水化合物的需要量。

7)确定烹调油的用量如下。

鸡腿肉提供脂肪的量 = 67×(13/100)≈8.7g。

豆腐提供脂肪的量 = 97×(2.5/100)≈2.4g。

米饭提供脂肪的量 = 119×(0.8/100) = 0.9g。

油菜提供脂肪的量 = 200×(0.5/100) = 1g。

软梨提供的脂肪的量 = 100×(0.2/100) = 0.2g。

确定午餐使用植物油 = 19 - 8.7 - 2.4 - 0.9 - 1 - 0.2 = 5.8g。

8)确定食物搭配方法和烹调方法(表3 - 4)。

表3-4 午餐食谱

餐次	食物名称	原料名称	重量(g)	烹饪方式	备注
午餐	米饭	大米	119	—	—
	卤鸡腿	鸡腿	67	卤煮	
	清炒油菜	油菜	200	炒	—
	凉拌豆腐	南豆腐	97	凉拌	
	烹调油	豆油	5.8	—	—

营养成分计算法编制食谱的优点是逻辑性强,可用于电脑程序设计。缺点是烦琐,人为设定条件多,实际应用少,效率差。

（二）用"食物交换份法"编制食谱

自50年代美国开始采用"食品交换份法"代替"精确"的计算法以后,很多国家纷纷仿效应用,但设计内容各有不同。一般不作为单独使用的方法,往往与计算法相结合,在计算法制订出一天食谱的基础上通过不同食物的等能量交换用于制订一周食谱或一个月的食谱。

食品交换份法是将常用食品按其所含营养素相似的品种进行归类或分类,一般将常用食品分为6或7个食品交换种类,每类食品的每一个交换单位均有其各自近似的营养成分及能量标准。然后将每类食物的内容和重量排列成表,即食品交换份表,供交换使用(表3-5~表3-12)。

表3-5 食品交换份四大类(八小类)内容和营养价值

组别	类别	每份重量(g)	热量(kcal)	蛋白质(g)	脂肪(g)	碳水化合物(g)	主要营养素
谷薯组	谷薯类	25	90	2.0	—	20.0	碳水化合物、膳食纤维
菜果组	蔬菜类	500	90	5.0		17.0	无机盐、维生素、膳食纤维
	水果类	200	90	1.0	—	21.0	
肉蛋组	大豆类	25	90	9.0	4.0	—	蛋白质、脂肪
	奶制品	160	90	5.0	5.0	6.0	
	肉蛋类	50	90	9.0	6.0		
油脂组	硬果类	15	90	4.0	7.0	2.0	脂肪
	油脂类	10	90	—	10.0		

表3-6 等值谷薯类交换表(每份含蛋白质2g,碳水化合物20g,能量90kcal)

食品	质量(g)	食品	质量(g)
大米、小米、糯米、薏米	25	绿豆、红豆、芸豆、干豌豆	25
高粱米、玉米渣	25	干粉条、干莲子	25
面粉、米粉、玉米面	25	油条、油饼、苏打饼干	25
混合面	25	烧饼、烙饼、馒头	35
燕麦片、荞麦面	25	咸面包、窝窝头	35
各种挂面、龙须面	25	马铃薯	100
通心粉	25	湿粉皮	150
鲜玉米(带棒芯)	200		

表3-7　等值蔬菜类交换表(每份含蛋白质5g,碳水化合物17g,能量90kcal)

食品	质量(g)	食品	质量(g)
大白菜、圆白菜、菠菜、油菜	500	白萝卜、青椒、茭白、冬笋	400
韭菜、茴香、茼蒿	500	南瓜、菜花	350
芹菜、茎蓝、莴苣、油菜薹	500	鲜豇豆、扁豆、洋葱、蒜苗	250
西葫芦、番茄、冬瓜、苦瓜	500	胡萝卜	200
芥蓝菜、瓢儿菜、塌棵菜	500	山药、荸荠、藕、凉薯	150
空心菜、苋菜、龙须菜	500	慈姑、芋头	100
绿豆芽、鲜蘑、水浸海带	500	毛豆、鲜豌豆	70
百合	50		

表3-8　等值肉蛋类交换表(每份含蛋白质9g,脂肪6g,能量90kcal)

食品	质量(g)	食品	质量(g)
熟火腿、香肠	20	鸡蛋(1个大带壳)	60
肥瘦猪肉	25	鸭蛋、松花蛋(1个大带壳)	60
无糖熟叉烧肉、午餐肉	35	鹌鹑蛋(1个大带壳)	60
熟酱牛肉、熟酱鸭、肉肠	35	带鱼	80
瘦猪、牛、羊肉	50	草鱼、鲤鱼、甲鱼、比目鱼	80
带骨排骨	70	大黄鱼、鳝鱼、黑鲢、鲫鱼	80
鸭肉、鸡肉、鹅肉	50	对虾、青虾、鲜贝	80
兔肉	100	蟹肉、水浸鱿鱼	100
鸡蛋粉	15	水浸海参	350
鸡蛋清	150		

表3-9　等值大豆类交换表(每份含蛋白质9g,脂肪4g,碳水化合物4g,能量90kcal)

食品	质量(g)	食品	质量(g)
腐竹	20	北豆腐	100
大豆	25	南豆腐	150
大豆粉	25	豆浆(豆水比例1:8)	400
豆腐丝、豆腐干	50	油豆腐	30

表3-10　等值奶类交换表(每份含蛋白质5g,脂肪5g,碳水化合物6g,能量90kcal)

食品	质量(g)	食品	质量(g)
奶粉	20	牛奶	160
脱脂奶粉	25	羊奶	160
乳酪	258	无糖酸奶	130

表 3-11 等值水果交换表(每份含蛋白质 1g,碳水化合物 21g,能量 90kcal)

食品	质量(g)	食品	质量(g)
柿子、香蕉、鲜荔枝	150	李子、杏	200
梨、桃、苹果	200	葡萄	200
橘子、橙子、柚子	200	草莓	300
猕猴桃	200	西瓜	500

表 3-12 等值油脂类交换表(每份含脂肪 10g,能量 90kcal)

食品	质量(g)	食品	质量(g)
花生油、香油、玉米油	10	猪油、牛油、羊油、黄油	10
菜籽油、豆油、红花油	10	葵花籽(带壳)	25
核桃、杏仁、花生米	15	西瓜籽(带壳)	40

食品交换份法是一个比较粗略的方法,优点是方法简单,同类食品可以互换,任意选择,便于用餐者根据自己的情况进行食物选择,可使食物多样化,避免单调。但各交换单位内的食物营养价值并不完全相同,人体摄入的营养素在每天之间可能会存在一定的差异。但从较长的一段时期看,只要保持食物的多样化,人体摄入的营养素是均衡的。

(三)平衡膳食宝塔的应用法

1.确定能量需要量 宝塔建议每人每日各类食物适宜摄入量适用于一般健康成年人。

可根据能量的需要量来确定食物的需要量。应用时要根据个人具体情况做适当调整。不同能量水平各类食物的参考摄入量见表 3-13。

表 3-13 按照 7 个不同能量水平建议的食物摄入量(g/d)

能量水平	6700kJ (1600kcal)	7550kJ (1800kcal)	8350kJ (2000kcal)	9200kJ (2200kcal)	10050kJ (2400kcal)	10900kJ (2600kcal)	11700kJ (2800kcal)
谷类	225	250	300	300	350	400	450
大豆类	30	30	40	40	40	50	50
蔬菜	300	300	350	400	450	500	500
水果	200	200	300	300	400	400	500
肉类	50	50	50	75	75	75	75
奶类	300	300	300	300	300	300	300
蛋类	25	25	25	50	50	50	50
水产品	50	50	75	75	75	100	100
烹调油	20	25	25	25	30	30	30
食盐	5	5	5	5	5	5	5

从事轻体力劳动的成年男性,如办公室职员等,可参照中等能量膳食来安排自己的进食量;从事中等体力劳动者如钳工、卡车司机和农田劳动者,可参照高能量膳食进行安排;不参加劳动的老年人可参照低能量膳食来安排;女性需要的能量往往比从事同等劳动的男性低。

(四)电脑软件编制法

随着信息技术的飞速发展,营养软件系统越来越多地应用于食谱编制中。除食谱编制外,营养软件系统还可以应用于个人营养素的计算与评价、营养咨询、营养状况评价、营养不良筛查及健康档案的建立及临床营养治疗系统的建立等。

　　值得一提的是,营养软件大部分只是营养素计算器。它的应用只是把复杂的营养成分表和营养素计算交由电脑完成,从而提高工作效率。但食谱编制过程更多体现的是一个智力过程,还需要食谱编制者因人而异、因地制宜,编制出健康、美味的食谱。

本章主要介绍了平衡膳食相关内容,包括膳食结构、中国居民膳食指南、中国居民膳食宝塔、食物成分表、食谱编制五部分内容。通过本章节学习,学生能掌握平衡膳食和食谱编制的基本知识,能以中国居民膳食指南和中国居民膳食宝塔为理论依据,具备编制营养食谱的能力,为合理膳食、实现"十四五"国民健康计划添砖加瓦。

（孙　艳）

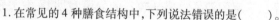

参考答案

1. 在常见的4种膳食结构中,下列说法错误的是(　　　)。

A. 膳食结构划分的依据是动物性和植物性食物在膳食构成中的比例

B. 以植物性食物为主的膳食模式能量能够满足需要,但来自动物性食物的钙、铁、维生素A、维生素C容易缺乏

C. 以动物性食物为主的膳食模式属于能量过剩型膳食模式,易发生慢性病

D. 地中海膳食是一种较为健康的膳食模式,营养素摄入较为均衡

E. 动植物食物平衡的膳食模式使得营养素摄入量既能满足人体需要,又不至于过剩

2. 在温和气温条件下生活的轻体力活动的成年人每日至少饮水(　　　)。

　　A. 300mL　　　　　　　　B. 600mL　　　　　　　　C. 900mL

　　D. 1200mL　　　　　　　E. 1500mL

3. 平衡膳食宝塔建议每人每日食盐用量不宜超过(　　　)。

　　A. 3g　　　　　　　　　　B. 5g　　　　　　　　　　C. 10g

　　D. 15g　　　　　　　　　E. 20g

4. 我国人民膳食中普遍缺钙,主要与(　　　)摄入量少有关。

　　A. 谷类　　　　　　　　　B. 蔬菜　　　　　　　　　C. 水果

　　D. 肉类　　　　　　　　　E. 奶类

5. 我国人民膳食中能量的主要来源是(　　　)。

　　A. 谷类　　　　　　　　　B. 肉类　　　　　　　　　C. 豆类

　　D. 蔬菜　　　　　　　　　E. 油脂

6. 平衡膳食宝塔建议成年人每日膳食中谷类摄入量应不少于(　　　)。

　　A. 100g　　　　　　　　　B. 200g　　　　　　　　　C. 250g

　　D. 400g　　　　　　　　　E. 500g

第四章　食品安全

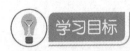 学习目标

课件

> **素质目标:**具备严谨求实的工作学习态度。树立服务人民健康的社会责任感,树立爱心、耐心、感恩心和责任心。
>
> **知识目标:**掌握常见食品污染的分类和预防处理原则。熟悉生物性食品污染的特点。了解不同食品污染的特点;了解食品添加剂的分类和管理。
>
> **能力目标:**具有科学的食品安全防范能力;能合理选择食物和科学应用食品添加剂预防食品安全事故的发生。

 案例导学

> 2020 年 10 月 5 日,黑龙江省某县发生一起因家庭聚餐食用酸汤子引发的食物中毒事件,9 人食用后全部死亡。现已查明致病食物是被致病病菌污染的酸汤子。据了解,"酸汤子"是用玉米水磨发酵后做成的一种粗面条。经当地警方调查得知,该"酸汤子"食材为该家庭成员自制,且在冰箱中冷冻近一年时间,在此次聚餐食用之前,因为冰箱里无处存放,被放置在了家中阴凉处。
>
> 根据黑龙江省卫健委食品处发布的消息,经检测,在玉米面中检出高浓度米酵菌酸,同时在患者胃液中亦有检出,初步定性为由椰毒假单胞菌污染产生米酵菌酸引起的食物中毒事件。北方酸汤子是用玉米水磨发酵后做的一种粗面条样的酵米面食品。夏秋季节制作发酵米面制品容易被椰毒假单胞菌污染,该菌能产生致命的米酵菌酸,高温煮沸不能破坏毒性,中毒后没有特效救治药物,病死率达 50% 以上。
>
> 请问:
>
> 1.如何预防米酵菌酸食物中毒?
>
> 2.应给出怎样的膳食建议?

案例解析

　　食品指各种供人食用或者饮用的成品和原料,以及按照传统既是食品又是中药材的物品,但是不包括以治疗为目的的物品。食品安全指食品无毒、无害,符合应有的营养要求,对人体健康不造成任何急性、亚急性或者慢性危害。

　　民以食为天,食以安为先,食品安全成为我们实现健康生活的重要保障。人们长期食用不安全的食物,可能出现急性中毒、慢性中毒,容易引起致突变、致畸和致癌作用等远期危害。为了保证食品安全,保障公众身体健康和生命安全,我国在 2023 年 4 月第二次修订《中华人民共和国食品安全法》,从制度上解决现实生活中存在的食品安全问题。国家建立食品安全风险监测制度,对食源性疾病、食品污染以及食品中的有害因素进行监测。食源性疾病,指食品中致病因素进入人体引起的感染性、中毒性等疾病,包括食物中毒。食品安全事故,指食源性疾病、食品污染等源于食品,对人体健康有危害或者可能有危害的事故。本章以预防食品安全事故的发生为依据,分别介绍食品污染及其预防、食源性疾病及其预防、食品添加剂及其管理等内容。

第一节　食品污染及预防

食品污染是指食品在生长、加工、储存、运输、销售等各个环节中,由于环境或人为因素的作用,有毒有害物质进入食品,导致食品的质量、安全性、营养性和感官性状发生改变的过程。这种改变不仅降低了食品的营养价值和卫生质量,还可能给人体健康带来不同程度的危害。

一、食品污染类型

食品污染可能对食品的安全性和人体健康产生不良影响。食品污染类型主要分为3种。

(一)生物性污染

食品生物性污染由微生物、寄生虫及其虫卵和昆虫等生物因素引起的污染。例如,细菌、霉菌及其毒素,还有病毒,如肝炎病毒、脊髓灰质炎病毒等,都可能污染食品。另外,寄生虫及其虫卵也是常见的生物性污染源,它们可能通过患者的粪便间接或直接污染食品。昆虫,如甲虫、螨类、蛾、蝇、蛆等,也可能在食品生产、储存和运输过程中造成污染。

(二)化学性污染

食品化学性污染主要由有害有毒的化学物质引起,这些化学物质可能来自农药、工业废水、废气及废渣,也可能来自食品添加剂,如食用色素、防腐剂、发色剂、甜味剂、固化剂、抗氧化剂等。此外,作食品包装用的塑料、纸张、金属容器等也可能成为化学性污染的来源。某些人工合成色素甚至具有毒性。

(三)物理性污染

食品物理性污染主要来源于食品产、储、运、销过程中的非化学性杂物,如液体食品容器中的杂物、食品运销过程中的灰尘及苍蝇等。食品的掺假、使假,如肉中注入的水,也属于物理性污染。还有一种特殊的物理性污染是食品的放射性污染,这主要来自放射性物质的开采、冶炼、生产、应用及意外事故。

为了防止食品污染,保障食品安全,我们需要从食品的生产、加工、运输、销售等各个环节加强监管,增强食品安全意识,并采取相应的预防措施。同时,作为消费者,我们也应该选择新鲜、卫生的食品,避免食用可能受到污染的食品。

二、常见食品污染

(一)食品细菌污染

食品细菌污染的种类可分为致病菌、条件致病菌和非致病菌3种。能直接引起人类感染性疾病或食物中毒的细菌称为致病菌,如伤寒杆菌、痢疾杆菌等;条件致病菌只有在机体抵抗力下降或条件改变时才会致病,包括变形杆菌、大肠埃希菌。此外,还有些细菌可导致食品色、香、味的改变或腐败变质,称为非致病菌,如假球菌属、假单胞菌属等。

食品细菌污染的污染途径也很多,主要包括以下3种。

1.食品原料本身的污染　原料食品在采集、加工前表面往往附着细菌,特别是原料破损处会聚集大量细菌。

2.食品加工过程中的污染　食品加工过程中未能严格遵守卫生要求,导致食品中已存在或污染的细菌大量繁殖生长,食品质量下降。

3.食品储存、运输、销售中的污染　食品在产销过程中,容易受细菌污染。如不良的储存条件;运输工具、容器不符合卫生条件;散装食品销售用具、包装材料的污染;销售人员不合理操作等。

细菌污染是目前最常见的食品污染之一。采取有效的预防措施可避免细菌污染食物:从原料生产、销售等各个环节做好卫生管理防止污染;采用低温保藏、盐腌、脱水保藏等方法控制细菌繁殖;彻底高温加热杀灭污染细菌。食品从业人员严格执行卫生操作规程,食品从业人员要进行健康体检,患有传染病及带菌者应及时调离直接入口食品的岗位。

(二)黄曲霉毒素的污染

黄曲霉毒素是一类化学结构类似的二氢呋喃香豆素的衍生物,它们主要是由黄曲霉和寄生曲霉产生的次生代谢产物。黄曲霉毒素微溶于水,易溶于甲醇、乙醇、氯仿、乙腈和二甲基甲酰胺等极性或极性稍强的有机溶剂中。黄曲霉毒素对温度敏感性相对较差,一般的裂解温度是280℃,这意味着在较高的温度下,黄曲霉毒素才会发生分解,一般的烹调加工很难将其破坏。黄曲霉毒素在碱性环境中能迅速分解而失去毒性,但值得注意的是,这种分解反应是可逆的,即在酸性条件下又会重新形成黄曲霉毒素。黄曲霉毒素存在于土壤、动植物、各种坚果中,特别是容易污染粮油产品(花生、大豆、小麦等)。

黄曲霉毒素对人们健康危害性很大,有很强的急性毒性,也有明显的致癌性;对肝脏有亲和性,可导致肝脏细胞变性、坏死、出血等;长期小剂量摄入该菌可造成慢性肝脏损害。

可采取以下有效措施预防污染:食物防霉是预防食品被黄曲霉毒素污染的主要措施,粮食收获后迅速脱水烘干储存,保持颗粒完整;去除毒素可以通过挑去霉粒、微生物去毒、加水搓洗、活性炭吸附、日光与紫外线照射等;制定食品限量标准和加强检测。

(三)食品中农药残留污染

使用农药增加农产品产量的效果明显,可有些农药易长期残留在食用农产品中,如果不进行控制,会对人体健康产生许多不良影响。

常见农药可以按照其用途和化学成分来分类,大致可以分为以下几类。

1. 杀虫剂 用来防治各种害虫,如有机磷农药、氨基甲酸酯类农药等。

2. 杀菌剂 用来防治植物病害,如黑星病菌、白粉病等。

3. 除草剂 用来清除农田中的杂草,如草甘膦等。

4. 植物生长调节剂 用来促进植物生长、防止落花落果等。

农药残留是指给农作物直接施用农药制剂后,在农产品、食品和动物饲料中出现的农药及其代谢产物、降解产物或衍生物统称为农药残留。食品中农药残留的来源包括直接污染、间接污染、生物富集等。蔬菜和水果是直接污染最严重的品种;间接污染是指从污染的环境中吸收农药,特别是从土壤和灌溉水中吸收农药;农药污染环境,经食物链传递时可发生生物富集作用,使食品中农药的残留量较多;运输及贮存中也可能造成食品污染。

食品中的农药残留会使人体产生急性、慢性中毒,导致中枢神经系统和肝的损害,同时具有致癌、致畸、致突变作用、神经毒性和生殖毒性。长期摄入含有农药残留的食物可能导致神经系统功能障碍,如肌肉抽搐、昏迷等,消化系统也可能受到损害,诱发恶心呕吐、腹痛腹泻等不适症状。农药残留还可能影响生殖系统,导致不孕不育、胎儿畸形等问题,增加乳腺癌、子宫内膜癌等疾病的发生概率。此外,某些农药中含有的化合物具有基因毒性,能诱导细胞DNA突变并促进肿瘤发生,长期接触高剂量的致癌性农药可能会显著提高患癌症的风险。

通过加强登记注册管理农药、强化生产许可管理农药、经营管理农药、使用管理农药,研发高效、低毒、低残留的农药,制订和严格执行食品中农药残留限量标准等措施来控制食品中的农药残留。通过推广生物防治、物理防治、采取新技术等措施,逐步减少农药使用量,达到控制农药残留的目标。

（四）食品中有害金属的污染

食品中有害金属主要有铅、镉、汞、砷等,这些金属元素少量摄入后会对人体产生毒性作用。有害金属污染食品的途径有:某些地区特殊自然环境中的高本底含量;人为环境污染;食品加工、储存、运输和销售过程中使用和接触的机械、管道、容器以及添加剂中含有的有毒有害金属元素等。

鱼虾等水产品中汞和镉含量由于生物富集作用可能高达环境浓度的数百倍甚至数千倍。有害金属进入人体后排出缓慢,生物半衰期多较长,蓄积性强。对人体造成的危害常以慢性中毒和远期效应为主。有毒金属污染食品的毒作用特点主要表现在以下四个方面。

1. 强蓄积毒性 有毒金属进入人体后排出缓慢,生物半衰期多较长,因此在体内容易形成积累。长期摄入这些被污染的食品,可能导致有毒金属在人体内逐渐积累,进而引发健康问题。

2. 高浓度富集 有毒金属能通过食物链的生物富集作用,在生物体及人体内达到很高的浓度。这种富集作用使得原本含量较低的有毒金属在食物链的传递过程中逐渐累积,最终可能对食用者造成严重的健康危害。

3. 慢性中毒和远期效应 有毒金属污染食品对人体造成的危害常以慢性中毒和远期效应为主,如致癌、致畸、致突变作用。这些效应可能在长期摄入被污染食品后逐渐显现,对人体健康产生潜在威胁。

4. 急性中毒风险 虽然大多数情况下是有毒金属污染食品导致的慢性中毒,但有时也可能由于意外事故污染或故意投毒等引起急性中毒,这种情况下的危害往往更为严重。

为了预防有毒金属污染食品及其对人体造成的危害,应采取一系列措施,通过消除污染源,积极治理环境污染;规范食品加工过程、加强监督检测工作,制订各类食品中有毒有害金属的最高允许限量标准;妥善保管有毒有害金属及其化合物;对已污染的食品进行适当处理。同时,人们也应增强食品安全意识,选择健康、安全的食品,避免长期摄入可能包含有毒金属的食品。

（五）N-亚硝基化合物污染

N-亚硝基化合物是一类具有亚硝基结构的有机化合物,根据分子结构不同可分为N-亚硝胺和N-亚硝酰胺两大类。迄今已研究300多种亚硝基化合物,其中90%以上具有不同程度的致癌性。这类化合物广泛存在于环境和食品中,是由亚硝酸盐和胺类在一定的条件下合成的亚硝胺和亚硝酰胺。

鱼、肉制品、啤酒及不新鲜的蔬菜、霉变粮食作物等亚硝胺含量比较高。腌制不充分的蔬菜、不新鲜的蔬菜、泡菜中含有较多的亚硝酸盐。鱼和肉制品的亚硝酸盐则来源于食品添加剂。亚硝基对人体的危害有致癌、致畸、致突变。

N-亚硝基化合物的毒性主要表现在以下3个方面。

1. 致癌性 亚硝胺化合物多为液体或固体,可分亚硝胺和亚硝酰胺二类。亚硝胺的 R1 和 R2 为烷基、芳基或脂环化合物;亚硝酰胺的 R1 为烷基,R2 为酯基或酰胺基。动物实验证实亚硝胺化合物有致癌作用,以啮齿类动物最敏感。亚硝胺需经酶的活化才能致癌,而亚硝酰胺可以直接致癌。致癌原理是亚硝酸根离子能够影响细胞核 DNA 的复制,在细胞分裂时改变遗传物质,虽然目前缺乏亚硝胺化合物引起人类肿瘤的直接证据,但是由于亚硝胺化合物可以引起各种动物的多种器官和组织肿瘤,很难认为人类会例外。

2. 致畸和致突变作用 大量遗传毒理研究证据表明,N-亚硝基化合物可以通过机体代谢或直接作用诱发基因突变、导致染色体异常和 DNA 修复障碍。N-亚硝酰胺能引起子鼠产生脑、眼、肋骨和脊柱的畸形,而 N-亚硝胺对动物致畸作用较弱。尽管 N-亚硝胺的致畸作用相对较弱,但这仍然是一个值得关注的问题。N-亚硝基化合物也具有一定的致突变作用,但其强弱与致癌性的强弱并无明显的相关性,在毒理学试验中常用作致突变试验的阳性对照。

3. 急性毒性 虽然关于 N-亚硝基化合物的急性毒性报道较少,但已知的症状包括头晕、乏力、

笔记

肝脏肿大、腹水、黄疸及肝实质病变。

预防 N-亚硝基化合物中毒措施有科学合理施肥、加强食品安全健康教育、增加维生素 C 的摄入量、制订食品中的最高限量标准等。在日常生活中,我们应尽量选择新鲜、无污染的食物,避免长期接触和摄入可能含有 N-亚硝基化合物的食品。同时,政府和相关部门也应加强食品安全的监管和检测,确保公众的饮食安全。

(六)丙烯酰胺污染

丙烯酰胺是一种白色结晶性粉末状有机化合物,化学式为 C_3H_5NO,溶于水、乙醇、乙醚、丙酮,但不溶于苯、己烷。丙烯酰胺是生产聚丙烯酰胺的原料,也是一种常见的食品污染物,特别是当食物经过油炸、烘焙和烤制过程,如烤肉、烤面包等,通过天门冬酰胺与还原糖(果糖、葡萄糖、麦芽糖等)在高温下"美拉德反应"产生。在这个过程中,食物的颜色逐步变深并散发诱人香味,而丙烯酰胺的产量也会随着香味的增加而提高。

丙烯酰胺具有中等毒性,毒性作用主要是其代谢产物环氧丙酰胺引起的,对人体健康有多方面的潜在危害。首先,丙烯酰胺影响神经系统,导致神经系统的病变或功能障碍,如记忆力减退、情绪不稳、嗜睡等症状。其次,丙烯酰胺还对免疫器官产生一定的毒性作用,导致免疫系统的功能下降,使得个体对于疾病和感染的抵抗力减弱。此外,该物质还可能对雄性生殖系统产生影响,导致精子数量减少或活动能力减弱等问题。更为严重的是,丙烯酰胺被认为是一种潜在的致癌物质,长期接触或摄入大量丙烯酰胺可能增加患癌症的风险,特别是神经胶质瘤和膀胱癌。

为了检测食品中的丙烯酰胺含量,通常采用的方法包括液相色谱法、毛细管电泳法、光谱法以及化学发光法等。这些方法通过分离、净化、测定来确定丙烯酰胺的含量,从而确保食品安全。

因此,在日常生活中,我们应尽量避免摄入过多的丙烯酰胺,比如选择健康的烹饪方式,减少油炸、烘焙和烤制食物的频率,同时多食用新鲜、未经加工的食物。如果出现中毒症状,应立即前往医院就医。

(七)食品物理性污染

食品物理性污染通常指食品生产加工过程中的杂质超过规定的含量,或食品吸附、吸收外来的放射性核素所引起的食品质量安全问题。食品中的物理性污染可能包括混入食品中的各种异物,如玻璃碎片、金属片、塑料等,这些异物可能来源于食品加工设备的磨损、包装材料的破损等。食品的放射性污染也是一个重要的物理性污染问题。食品的放射性污染是指食品吸收或吸附了外来放射性物质,从而使食品本身具有了放射性。这种污染主要来源于放射物质的开采、冶炼、应用和排放,以及核意外泄漏和核试验等对环境造成的污染。

为了防范食品的物理性污染,应采取一系列措施。首先,加强食品加工设备的维护和检修,确保设备的完好无损,减少因设备磨损导致的异物混入食品的可能性。其次,加强食品包装材料的质量监控,确保包装的完整性,防止包装材料破损导致的污染。此外,加强食品生产过程中的质量检验也是至关重要的,确保食品在加工、储存和运输过程中不受到任何形式的物理性污染。

加强对污染源的卫生防护和经常性的卫生监督,定期进行食品卫生监测,严格执行国家卫生标准,使食品中放射性物质的含量控制在允许的范围之内。需要注意的是食品中放射性核素的监测结果通常微量,不会影响人群的健康,无须采取防护措施。但为了确保食品安全,仍应继续加强对食品放射性污染的监测和预防工作。人们应增强食品安全意识,选择健康、安全的食品,避免长期摄入可能含有放射性物质的食品。同时,政府和相关机构也应加强食品安全监管,确保饮食安全。

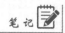

第二节　食源性疾病及其预防

一、概述

食源性疾病是指通过摄食而进入人体的有毒有害物质(包括生物性病原体)等致病因子所造成的具有感染或中毒性质的一类疾病。它包括常见的食物中毒、肠道传染病、人畜共患传染病、寄生虫病以及化学性有毒有害物质所引起的疾病。食物中毒是指健康人进食被污染的食物(指被致病菌及其毒素、化学毒物污染或含有毒素的动植物食物)后所引起的急性感染或中毒。食物中毒潜伏期短、发病呈暴发性、临床表现相似、发病与摄取某种食物有关、没有传染性等特点。

食物中毒根据病因不同可分为以下几类。

（一）细菌性食物中毒

细菌性食物中毒是指食用被细菌或细菌毒素污染的食品而引起的食物中毒,如沙门菌属、副溶血性弧菌、金黄色葡萄球菌、肉毒梭菌等。细菌性食物中毒是最常见的食物中毒。

（二）真菌及其毒素食品中毒

真菌及其毒素食品中毒是指食用被真菌及其毒素污染的食物而引起的食物中毒,如霉变甘蔗、赤霉病麦等。

（三）有毒动植物食物中毒

有毒动植物食物中毒是指食用动物性、植物性中毒食品而引起的食物中毒,如河豚、毒蕈、四季豆、发芽马铃薯等。

（四）化学性食物中毒

化学性食物中毒是指食用化学性中毒食品而引起的食物中毒,如亚硝酸盐、砷、农药等。

以下几种情况不属于食物中毒:暴饮暴食、食入不可食状态食物所引起的急性胃肠炎;因摄入食物而感染的传染病、寄生虫病、人畜共患传染病等食源性疾病;摄食者本身有胃肠道疾病、过敏体质者食入某食物后发生的疾病;摄入"有毒食物"而导致的慢性毒害。

二、常见细菌性食物中毒

（一）葡萄球菌食物中毒

葡萄球菌属革兰阳性球菌、厌氧菌,不耐热,可耐受干燥和低温。以金黄色葡萄球菌最为多见。该中毒全年皆可发生,但以夏秋二季最为常见。

1. 中毒食品　人和动物的化脓性感染部位为主要污染源,经人手,飞沫,空气均可污染食品。易被污染的食品主要有淀粉类、牛乳及乳制品、鱼肉、蛋类等。

2. 临床表现　发病急骤,病程短。主要症状为恶心,剧烈呕吐,中上腹部痉挛性疼痛,腹泻,是由葡萄球菌肠毒素所引起的毒素型食物中毒。起病急,潜伏期短,一般 2～4 小时,极少超过 6 小时。1～2 天可恢复,预后良好。

3. 预防措施　加强饮食管理,防止带菌人污染食品,畜禽患局部化脓性感染时,应按病畜、病禽处理;食用前彻底加热;食品贮藏环境要低温、通风好,放置时间最好不超过 6 小时,尤其是夏秋季,防止细菌繁殖及产生毒素。

（二）沙门菌食物中毒

沙门菌是革兰阴性杆菌,无芽孢,无荚膜,兼性厌氧。种类繁多,其中可引起食物中毒的主要有猪霍乱沙门氏菌(致病力最强)、鼠伤寒沙门氏菌等。该中毒全年皆可发生,以夏季最为常见。

1.中毒食品　主要是畜肉及其制品,其次为禽肉、蛋、奶及其制品。污染途径有两条:生前(宰杀之前)感染,是主要污染途径;宰后污染,即屠宰过程中或屠宰后至销售中被水、土、容器、饮具等污染。

2.临床表现　潜伏期一般为12～36小时,短者为6小时。中毒主要症状为高热、头痛、恶心、呕吐、腹痛、腹泻(黄绿色水样便,有时带黏液和脓血)。重症者可引起痉挛、脱水、休克等。病程为3～7天,预后良好。临床上还可表现为类霍乱型、类伤寒型和类感冒型。

3.预防措施　防止污染,不食用病死的畜禽肉类,控制感染沙门氏菌的病畜、禽肉进入市场,加强卫生管理,避免生熟食品的交叉感染;低温储存,生食品及时加工;高温杀灭细菌,食用前彻底高温杀灭沙门氏菌。

(三)变形杆菌食物中毒

变形杆菌属条件致病菌,是革兰阴性杆菌,人和动物肠道内常寄生此菌,属腐败菌,在自然界中分布广泛。其中普通变形杆菌和奇异变形杆菌可引起食物中毒。该中毒全年皆可发生,以夏秋季最为多见,多以家庭或个体形式出现。

1.中毒食品　主要是动物性食品,特别是熟肉和内脏的熟制品,其次为剩饭、凉拌菜、水产品。变形杆菌常与其他腐败菌共同污染生食品而发生感官上的改变。要注意的是,熟制品被变形杆菌污染后通常无感官性状的变化。

2.临床表现　潜伏期12～16小时,中毒主要症状表现为恶心、呕吐、发热、头痛、乏力、脐周边阵发性剧烈腹痛、腹泻水样便,常伴有黏液、恶臭。病程较短,为1～3天,多在24小时内顺利恢复,预后良好。

3.预防措施　与沙门氏菌相同。

(四)副溶血性弧菌食物中毒

副溶血性弧菌是常见的食物中毒病原菌,广泛存在于海水中,革兰阴性弧菌。该食物中毒多发于沿海地区,高发于夏秋季,起病急,潜伏期短,易暴发。病后可产生免疫力,但不强,经常暴露于该菌者,也可获得一定的免疫力。

1.中毒食品　主要是海产品,其中带鱼、虾、蟹最常见,盐渍食品等次之。海产品的带菌率很高,特别是夏秋季的海产品。

2.临床表现　潜伏期为3～40小时,中毒主要症状有恶心、呕吐、上腹部阵发性绞痛,腹泻每天5～6次,洗肉水样大便,有时为脓血黏液便。部分患者高热达39℃,重症者出现脱水、血压下降、意识不清、循环障碍等。病程为2～4天,预后良好。

3.预防措施　同沙门氏菌中毒。另外,不生食海鲜,海鲜烹调时要烧熟煮透;宜生食的海鲜须用40%盐水浸泡保藏,食用前应用清水反复冲洗后用食醋拌。

(五)肉毒梭菌食物中毒

肉毒梭菌是革兰阳性带芽孢的厌氧菌,广泛存在于土壤、淤泥和动物的粪便中。肉毒毒素是一种毒性很强的神经毒素。

1.中毒食品　我国引起肉毒中毒的食品主要是家庭自制的发酵食品,以及在厌氧条件下保存的豆制品,如豆酱、臭豆腐、豆豉、面酱等。

2.临床表现　潜伏期6小时至半个月,一般为12～48小时。中毒早期全身无力、头晕、头痛、食欲不振,少数患者有胃肠炎症状。典型症状为视力模糊、眼睑下垂、复视、咀嚼与吞咽困难,并伴有声音嘶哑、语言障碍、颈肌无力等。严重者出现呼吸肌麻痹,呼吸衰竭是主要的死亡原因。

3.预防措施　彻底清洁处理待加工食品原料;罐头食品要彻底灭菌,迅速冷却低温下贮存;对可疑食品要彻底加热以破坏毒素;加强食品管理,特别是婴儿辅助食品,如水果、蔬菜、蜂蜜等。

三、常见化学性食物中毒

(一)亚硝酸盐食物中毒

摄入亚硝酸盐后,会引起组织缺氧,以致发生青紫中毒现象。亚硝酸盐中毒的最低剂量为0.3g,3g可致死。误食是引起中毒的主要原因。大量食用不新鲜的蔬菜、腌制不久的蔬菜、亚硝酸盐超标的肉制品、放置很久的熟剩菜等都有可能引起亚硝酸盐中毒。

1.临床表现　发病急骤,中毒症状主要有口唇、指甲及全身皮肤发绀,并伴有头晕、头痛、恶心、呕吐、心跳加快、呼吸急促、嗜睡或烦躁不安等。严重者出现昏迷、惊厥、大小便失禁等症状,呼吸循环衰竭是主要病死原因。

2.急救治疗　及时洗胃、催吐、灌肠以消除毒物。特效治疗可采用解毒剂亚甲蓝(美蓝)和维生素C,1%亚甲蓝小剂量口服或以25%~50%葡萄糖液20mL稀释后缓慢静脉注射,亦可同时使用维生素C。

3.预防措施　妥善保管亚硝酸盐,避免误食;食用新鲜蔬菜;少食用刚腌制的菜;肉类制品中硝酸盐和亚硝酸盐的含量应严格按照国家标准规定;不要饮用含亚硝酸盐较高的苦井水。

(二)砷化物中毒

砷化合物在工农业生产及医药上用途很广,特别是在农业上作为杀虫剂而被广泛应用。最常见的砷化合物中毒是三氧化二砷,俗称砒霜。摄入可导致细胞氧化代谢障碍,也可造成全身性出血、组织缺血、血压下降,也可直接腐蚀消化道。

1.中毒食品　误食是引起中毒的最主要原因,此外,食用的水果、蔬菜中含砷农药残留量过高、食品原料及食品添加剂中含砷较高等也可引起中毒。

2.临床表现　潜伏期为数分钟至数小时,初始表现为口干、流涎、口中金属味、咽喉部及上腹部烧灼感。随后出现恶心、呕吐,腹泻米泔样便,虚脱,意识消失。肝肾损伤者可出现黄疸、尿少、蛋白尿。重症患者出现头痛、狂躁、抽搐、昏迷等。治疗不及时可因呼吸中枢麻痹于发病1~2天内死亡。

3.预防措施　严格管理农药和拌过农药的粮种,防止误食;使用农药严格按照国家相关规定;使用含砷量符合国家标准的酸、碱、食品添加剂;使用特效解毒剂有二巯基丙磺酸钠和二巯丙醇。

四、常见有毒动植物食物中毒

(一)毒蕈中毒

蕈类又称蘑菇,属于真菌植物。我国已鉴定的蕈类中,有毒蕈类约100种,其中含有剧毒对人致死的有近10种。毒蕈多生长在潮湿低洼、湿度大、阴凉的地方,外观与可食用蘑菇非常相似,仅凭肉眼难以辨别。毒蕈种类繁多,毒素成分也较复杂,毒物类型也多样,如胃肠毒素、神经毒素、溶血毒素、肝毒素等。

1.临床表现　毒蕈中毒症状与毒素种类有密切关系,一般可分为以下几种类型。

(1)胃肠型:潜伏期为0.5~6小时,主要症状有恶心、呕吐、腹痛、腹泻,严重者可伴有消化道出血。预后良好。

(2)神经精神型:潜伏期为1~6小时。中毒症状除胃肠反应外,主要是副交感神经兴奋症状,流涎、瞳孔缩小、脉缓,重者出现谵妄、精神错乱、幻听等。病程一般为1~2天,预后良好。

(3)溶血型:毒性成分为鹿花毒素,存在于鹿花蕈。潜伏期一般为6~12小时,中毒症状除胃肠反应外,出现溶血性黄疸、血尿、肝脾肿大,少数患者出现蛋白尿,严重者出现急性肾衰竭。

(4)脏器损害型:毒性成分主要是毒肽类和毒伞肽类,存在于毒伞蕈属、褐鳞小伞蕈等。潜伏期6~48小时,以肝中毒为主要临床表现,严重者可出现肝坏死、肝性脑病;肾损害可出现少尿、无尿,甚至尿毒症、肾衰竭。病程长、病死率高。

2. 预防措施　及时催吐、洗胃、导泻等以排除毒物;根据中毒类型和临床表现选择合适药物对症或支持治疗,如脏器损害型选用巯基络合剂,溶血型给予肾上腺皮质激素;预防毒覃中毒需加强宣教,勿自行采摘不认识的蘑菇食用。

（二）发芽马铃薯中毒

发芽的马铃薯其致毒成分为龙葵素,是一种弱碱性的茄碱,可溶于水,遇醋酸易分解,高热、煮透可解毒。龙葵素对肠胃具有腐蚀性、溶血性,并对运动中枢及呼吸中枢产生麻痹作用。每100g马铃薯含龙葵素仅 5～10mg;发芽马铃薯或未成熟、青紫皮的马铃薯含龙葵素增高数倍甚至数十倍。

1. 临床表现　龙葵素中毒通常发生在食用后数十分钟至数小时,可能出现的症状包括咽喉及口内刺痒或灼热感,上腹部灼烧感或疼痛,恶心、呕吐、腹痛、腹泻等胃肠道症状,以及头晕、头痛、呼吸困难等。严重中毒者可能出现吐血、昏迷及抽搐。

2. 预防措施　及时催吐、洗胃、导泻等以排除毒物;根据临床表现选择合适药物对症或支持治疗。

（三）河豚中毒

河豚是一种味道鲜美但含有剧毒的鱼类,有毒成分是河豚毒素,毒性大,0.5mg 就可致死。河豚皮肤、内脏和血液均有毒,其中卵巢含量最高,肝脏次之,新鲜洗净的鱼肉一般不含毒素。河豚毒素有很强的耐热性。河豚毒素和河豚酸是河豚的主要有毒成分,能够引起中枢神经麻痹,阻断神经肌肉间传导,导致随意肌出现进行性麻痹。

1. 临床表现　发病急骤,在中毒初期,患者可能会出现胃部不适、恶心呕吐、腹痛腹泻、便血等胃肠道症状。同时伴有全身不适,口唇、舌尖及肢体末端出现麻木感,并逐渐发展为全身麻木、四肢无力、眼睑下垂、行走困难、肌肉软瘫等症状。另外可有语言不清、瞳孔散大、血压和体温下降,最后死于呼吸麻痹和循环衰竭。

2. 预防措施　河豚集中特殊处理,如去头充分放血,去内脏、去皮,然后将肌肉反复冲洗,加2%碳酸氢钠处理24小时,经检验鉴定合格后方可食用,这是预防河豚中毒最有效的措施;加强宣传教育,防止误食,应特别注意其来源和加工方式,避免食用未经充分加工或来源不明的河豚;中毒者及时催吐、洗胃和导泻以排除毒素,并对症治疗,目前无特效解毒药。通过加强食品安全监管、增强人们食品安全意识以及采取适当的预防措施,可以有效地减少河豚中毒的发生。

（四）鱼类组胺中毒

鱼类组胺中毒是指由于食用含有一定数量组胺的某些鱼类而引起的过敏性食物中毒。组胺是组氨酸的分解产物,一些青皮红肉的鱼类,如鲣鱼、金枪鱼、沙丁鱼、秋刀鱼、竹荚鱼等,含组氨酸较高。当这些鱼类受到富含组氨酸脱羧酶的细菌污染并在适宜的条件下,组氨酸会被脱羧而产生组胺,从而导致鱼类组胺含量升高。

1. 临床表现　组胺中毒多发生在夏秋季,且发病急、症状轻、恢复快。中毒症状一般在食用后数分钟至数小时内出现,主要包括面部、胸部及全身皮肤潮红和热感,全身不适,眼结膜充血,并伴有头痛、头晕、恶心、腹痛、腹泻、心跳过速、胸闷、血压下降等症状。有时还会出现荨麻疹、咽喉烧灼感,个别患者可能出现哮喘。但一般情况下体温正常,大多在 1～2 天内恢复健康。

2. 预防措施　为了预防鱼类组胺中毒,采取以下措施:储存鱼类时,应确保在冷冻条件保存以减少组胺的产生;定期检查渔产品的新鲜度和外观,有异常气味、变色或异样的鱼类可能已经产生了过多的组胺,应避免食用。如果发生鱼类组胺中毒,治疗方法包括催吐、洗胃和导泻以排除毒物,使用抗组胺药物快速消除中毒症状,以及进行对症支持治疗。

笔记

五、食源性人畜共患传染病

食源性人畜共患传染病是指人类与脊椎动物之间与摄食有关的传染性疾病。常见的食源性人畜共患传染病有人感染高致病性禽流感、炭疽、布鲁氏菌病等,严重威胁人类健康。

(一)人感染高致病性禽流感

人感染高致病性禽流感是由禽甲型流感病毒某些亚型中的一些毒株(H_5N_1、H_7N_7等)引起的急性呼吸道传染病。

1. 病因　患禽流感或携带禽流感病毒的鸡、鸭、鹅等家禽是主要传染源,其他禽类、野禽也有可能成为传染源。可通过飞沫或气溶胶经呼吸道传播,也可通过黏膜直接或间接接触传播,接触患者的呼吸道分泌物、体液和被污染物品和水亦可能造成传播。此外,食入未煮熟病畜肉或被污染的食物也可引起感染。人群普遍易感。

2. 临床表现　潜伏期一般为 1～3 天,起病急,早期症状和普通流感类似。部分患者有消化道症状,重症患者病情发展迅猛,可出现多种并发症,如肺炎、急性呼吸道窘迫综合征、肺出血、肾衰竭、败血症、休克及 Reye 综合征等。

3. 预防措施　加强禽类疾病的监测;接触禽流感患者应做好防护,接触后应洗手;加强检测标本和实验室禽流感病毒毒株的管理;注意饮食卫生,不喝生水,不吃未熟的肉类及蛋类等食品。

(二)炭疽

炭疽是由炭疽杆菌引起的急性传染病。家畜牛、羊、马和猪最容易感染。炭疽呈地方性流行,为一种自然疫源性疾病。目前我国发生的几例炭疽,均是患者在宰杀病死动物过程中,把刀置于口中而感染。

1. 病因　传染源主要有被炭疽杆菌感染的牛、羊、马等食草动物,其次是猪、狗。此外,炭疽患者的排泄物、分泌物也具传染性。

炭疽的传播途径很多样,主要有 3 种:①接触传播,是皮肤炭疽的感染途径;②呼吸道传播,是肺炭疽的感染途径;③消化道传播,是肠炭疽的感染途径。

牧民、兽医、屠宰场和皮革加工厂的工人发病率较高。

2. 临床表现　潜伏期一般 1～5 天,临床上主要有皮肤炭疽、肺炭疽、肠炭疽等类型。其中皮肤炭疽是最常见炭疽,患者裸露部位皮肤出现丘疹或斑疹,随后出现水疱,继而中心区呈现出血性坏死,周围有成群小水疱,水肿区继续扩大,最后结成黑色干痂。发病 1～2 天后出现发热、头痛、局部淋巴结肿大及脾肿大等。

3. 预防措施　疫苗接种是唯一有效的预防办法。

(三)布鲁氏菌病

布鲁氏菌病是由布鲁氏菌引起的人畜慢性传染病,又称地中海弛张热,简称布病。

1. 病因　感染布鲁氏菌后,病菌在人体中导致菌血症和毒血症,累及各个器官,慢性期多侵及脊柱和运动系统等。在我国羊是主要传染源,其次是牛和猪。布氏杆菌通过直接接触破溃皮肤、黏膜或食入未煮熟的病畜肉传播给人。人群普遍易感,特别是牧民、兽医、屠宰场和皮革加工厂的工人发病率较高。病后可获较强免疫力。

2. 临床表现　潜伏期 7～60 天。临床表现非常多变,亚急性及急性感染病 10%～30% 的患者起病急骤,少数患者数日的前驱症状,如低热、失眠、无力、食欲减退、上呼吸道炎症等。临床表现为发热、多汗、乏力、关节炎、睾丸炎等。最严重的并发症为脑膜炎和心肌炎。

3. 预防措施　采取"检疫、免疫、捕杀病畜"的综合性防治措施。

(四)结核病

结核病是由结核分枝杆菌感染引起的慢性传染病,又称痨病,传染性强。结核分枝杆菌感染大多发生在肺部,即肺结核病。可致病的结核分枝杆菌包括人型、牛型、非洲型。

1. 病因　最主要的传染源是患有肺结核疾病的患者,痰涂片培养阳性的结核病患者传染性最强。主要通过呼吸道传播,也可通过消化道传播,如患者吃剩的食物、用过的餐具、饮用未经消毒的牛奶或乳制品。人群普遍易感,健康人受到结核菌感染后,不一定发病,只有在免疫力低下时才会发病。

2. 临床表现　结核分枝杆菌入侵部位不同临床表现不一。肺结核,起病可急可缓,主要表现为午后体温升高、盗汗、全身乏力、食欲缺乏、消瘦等,女性可致月经失调,并伴有呼吸道症状;肠结核,多数起病缓慢,病程较长,早期临床表现不明显;肝结核,主要表现为发热和乏力,可伴有恶心、食欲不振、腹泻等,午后体温升高,偶有畏寒和夜间盗汗。

3. 预防措施　疫苗接种是有效措施之一,新生儿要及时进行卡介苗的接种;注意个人卫生,少去人口密集的地方;饮食科学规律,注意营养均衡;坚持锻炼身体,增强身体抵抗力;在结核病高发期,可以适当使用预防药,公共场所最好戴口罩;不随地吐痰。

(五)猪链球菌病

猪链球菌是一种常见的猪的病原体,也是人类脑膜炎的动物源性之一,可引发脑膜炎、心内膜炎、败血症等。人类患该病比较少见,但人群普遍易感,临床症状主要有发热和严重的毒血症状。

1. 病因　传染源主要是病死猪、携带病菌猪,经接触传播,即通过直接接触病、死猪,致病菌经破损皮肤、呼吸道等侵入人体而感染,也可通过消化道传播。目前,不存在人与人之间传播的现象。人感染该病多为散发。

2. 临床表现　潜伏期一般在 2 小时至 7 天。主要症状为高热、畏寒、寒战、头痛、头昏、全身乏力,并伴有消化道症状。患者皮肤出现瘀点、瘀斑状皮疹及口唇疱疹。重症患者出现休克、脑膜刺激征阳性,甚至出现昏迷。有些患者出现听力视力下降、关节炎等,严重者可致肝、肾、肺等多脏器功能不全。

3. 预防措施　同布鲁菌氏病。

六、食物中毒的调查与处理

(一)明确诊断和抢救患者

询问患者病史并体检,初步确定是否为食物中毒,可能由何种食物引起,及时向卫生防疫站报告,并告知保护好现场,封存可疑食物。同时,尽早及时就地抢救患者,特别是老人、儿童和重症患者。此外,严密观察食入可疑食物的无症状者。

(二)食物中毒的调查

(1)卫生监督部门接到报案后立即组织人员到现场进行调查,进一步了解发病经过、主要临床表现、发生中毒的地点、单位、时间、中毒人数、重病人数及死亡人数、可疑食物、进食范围及发病趋势、已采取的措施和待解决的问题等。

(2)调查现场卫生情况,了解餐具、炊具、用具、设备是否符合卫生要求,炊事人员个人卫生习惯和健康状况,用膳制度等,分析可能引起中毒的原因和条件。

(3)详细了解患者发病前 24 ~48 小时内进餐情况,找出中毒可疑食物。

(4)对可疑食物进行调查,包括来源、运输、贮存情况、制作过程及出售中有无污染的可能。

(5)对食剩的可疑食物、餐具及用具涂抹物、患者排泄物、炊事人员的手部等进行检验,查明病原。

(三)食物中毒的处理

为防止中毒事件扩大蔓延,在确定食物中毒类型后,立即对现场进行处理,包括销毁引起中毒的

笔记

食物;指导现场清洗、消毒;针对污染原因及时督促改进;制定和完善卫生管理制度,有传染病的炊事人员应暂时调离饮食服务工作。

第三节　食品添加剂及其管理

一、概述

食品添加剂是指为改善食品品质和色、香、味,以及为防腐、保鲜和加工工艺的需要而加入食品中的人工合成或者天然物质,包括营养强化剂。复配食品添加剂是指为了改善食品品质、便于食品加工,将2种或2种以上单一品种的食品添加剂,添加或不添加辅料,经物理方法混匀而成的食品添加剂。食品添加剂合理使用可以增强食品的口感、改善食品的组织外观和延长食品保质期。随意扩大食品添加剂适用范围和违规使用食品添加剂可导致健康损害风险,正确认识和合理使用食品添加剂,有助于食品安全,避免损害消费者健康。

需要强调的是,虽然食品添加剂在食品工业中发挥着不可或缺的作用,但过量或不当使用可能会对人体健康造成负面影响。因此,对于食品添加剂的使用,必须严格遵循相关的法规和标准,确保其安全、合理、合法。同时,消费者在购买食品时,也应注意查看产品的成分表,了解食品中是否添加了添加剂,以及添加剂的种类和用量,从而作出更明智的消费选择。

二、食品添加剂的分类

食品添加剂按其来源可以分为天然食品添加剂和化学合成食品添加剂。天然食品添加剂主要来源于动植物组织或微生物的代谢产物及一些矿物质,经过干燥、粉碎、提取、分离、纯化等方法而制得的物质;由于天然食品添加剂来源于自然,其安全性相对较高,但在实际使用中,品种相对较少,价格也可能较高。化学合成食品添加剂是通过化学手段使元素或化合物发生氧化、还原、缩合、聚合、成盐等反应得到的物质。化学合成食品添加剂的种类丰富,价格相对较低,且使用量较少。然而,由于其生产过程可能涉及一些化学反应,对人体健康的影响可能大于天然食品添加剂。特别是当合成食品添加剂成分不纯,混有有害杂质,或用量过大时,容易对机体造成危害。

食品添加剂按生产方法可分为三类,第一类是天然提取物,这类食品添加剂是从天然原料中提取得到的物质,比如茶多酚就是从茶叶中提取的多酚类化合物;第二类是利用微生物发酵等方法生产的物质,比如某些海鲜提取物就是通过生物酶解等工艺制成的;第三类则是纯化学合成物,比如我们常见的苯甲酸钠、糖精等,就是通过化学合成方法制得的。

根据食品添加剂的安全评价,还可以将其分为A、B、C三类。A类是已经制定了人体每日允许摄入量(ADI)和暂定ADI值的添加剂;B类是曾经进行过安全性评价但未建立ADI值,或者未进行过安全评价的添加剂;C类则是被认为在食品中使用不安全或应严格限制其用途的添加剂。

《食品安全国家标准　食品添加剂使用标准》(GB 2760—2024)将食品添加剂按照功能用途分为22类别:防腐剂、抗氧化剂、护色剂、漂白剂、酸度调节剂、稳定和凝固剂、膨松剂、增稠剂、消泡剂、甜味剂、着色剂、乳化剂、面粉处理剂、抗结剂、增味剂、酶制剂、被膜剂、胶基糖果中基础剂物质、水分保持剂、食品用香料、食品工业用加工助剂、营养强化剂、其他添加剂。

下面主要介绍在食品生产工艺流程中常使用的食品添加剂。

(一)防腐剂

防腐剂是指能抑制微生物活动,防止食品腐败变质,达到延长保质期的一类食品添加剂。常见的防腐剂包括硫酸盐、苯甲酸和其钠盐、山梨酸和其钠盐等。如苯甲酸,防腐效果随酸度增强而增加,在碱性环境中失去抗菌作用。苯甲酸为脂溶性有机酸,价格十分低廉而且比较安全。在酸性环境中,苯甲酸有广谱的抗菌作用,对产酸菌的作用较弱,pH 5.5 以上时对很多真菌和酵母都失去作用。由于苯甲酸在水中溶解度低,实际使用时,主要应用苯甲酸钠。苯甲酸及其钠盐主要用于碳酸饮料、低盐酱菜、酱类、蜜饯、葡萄酒、果酒、软糖、酱油、食醋、果汁型饮料等蛋白质含量低的食品。

（二）抗氧化剂

抗氧化剂是指能防止或延缓油脂或食品成分氧化分解、变质、提高食品质量的稳定性和延长贮存期的一类食品添加剂。常见的抗氧化剂根据其溶解性大致可分为水溶性抗氧化剂和脂溶性抗氧化剂两类。水溶性抗氧化剂大多用于食品护色,主要有抗坏血酸及其盐类,异抗坏血酸及其盐类,二氧化硫及其盐类等。脂溶性抗氧化剂多用于含油脂食品类,主要有丁基羟基茴香醚,二丁基羟基甲苯,没食子酸丙酯,维生素 E 等。如二丁基羟基甲苯,为无色结晶或白色晶体粉末,无臭味,化学稳定性好,对热相当稳定,抗氧化效果好,与金属离子反应不着色,不溶于水,易溶于乙醇、丙酮、甲醇、苯、矿物油、大豆油、棉籽油和猪油。二丁基羟基甲苯价格低廉,目前是我国生产量最大的抗氧化剂之一,主要用于油脂、焙烤食品、油炸食品、谷物食品、奶制品、肉制品和坚果、蜜饯中。

（三）着色剂（色素）

着色剂（色素）是以食品着色为主要目的,使食品赋予色泽和改善食品色泽的物质。这类物质本身具有色泽,故又称为色素。着色剂没有营养价值,但能够增强食品的外观吸引力,促进消费者的购买欲望。着色剂按来源和性质可分为食用天然着色剂和食用合成着色剂两大类。食用天然着色剂主要来源于天然色素,包括植物色素（如辣椒红、姜黄、天然胡萝卜素等）、动物色素（如紫胶红、胭脂虫红等）以及微生物类（如红曲红等）。天然色素具有较高的安全性,色调比较自然,能更好地模仿天然物的颜色,使得食品的颜色更加真实、自然,还富含多种营养素,如 β - 胡萝卜素既是一种天然色素,也是维生素 A 的前体,对人体健康有益。天然色素也存在一些局限性,如成本较高、保质期相对较短、着色力不如合成色素强等。食用合成着色剂是指通过化学合成方法得到的着色剂,按其化学结构又可分为偶氮类（如苋菜红、胭脂红、日落黄、柠檬黄等）和非偶氮类（如赤藓红、亮蓝等）。合成着色剂通常具有非常鲜艳和稳定的颜色,不容易受到光、热、氧气等外界因素的影响而褪色;合成着色剂往往比天然色素具有更强的着色力,使用较少的量就能达到理想的颜色效果;合成着色剂通常通过化学合成方法制得,其生产过程相对简单且易于控制,可以确保颜色的一致性和稳定性;合成着色剂的生产效率较高,且原材料相对便宜,成本通常低于天然色素。部分合成着色剂可能对人体健康产生不良影响,如过敏、毒性等。尽管大多数合成着色剂在适量使用下是安全的,但长期过量摄入可能会对健康造成潜在风险。如苋菜红,为紫红色至暗红棕色均匀粉末或颗粒,无臭;易溶于水,可溶于甘油及丙二醇,极微溶于乙醇。苋菜红有耐光性、耐热性、耐盐性,耐酸性良好,耐菌性差。对柠檬酸、酒石酸稳定,但在碱性溶液中则变成暗红色,与铜、铁接触易褪色。苋菜红染色力较弱,不适用于发酵食品及含还原性物质的食品。苋菜红可用于果味型饮料（液、固体）,果汁型饮料、汽水、配制酒、糖果、糕点上彩妆、红绿丝、罐头、浓缩果汁、青梅、山楂制品、樱桃制品、对虾片等。

（四）漂白剂

漂白剂是指能够破坏、抑制食品的发色因素,使其褪色或使食品免于褐变的物质。这些物质主要通过氧化或还原反应将有色分子转化为无色分子,以达到漂白的效果。漂白剂在食品加工中起到了重要作用,常用于改善食品的色泽,使其更加美观。我国允许在食品中使用的漂白剂包括二氧化硫、焦亚硫酸钾、焦亚硫酸钠、亚硫酸钠、亚硫酸氢钠、低亚硫酸钠和硫黄等。这些漂白剂主要是作为还原性漂白剂使用,通过释放二氧化硫来抑制食品的非酶褐变和酶促褐变。

（五）甜味剂

甜味剂是指能赋予食品甜味的物质。甜味剂根据来源可分为天然甜味剂和人工合成甜味剂。天然甜味剂包括糖醇类和非糖醇类,如麦芽糖醇、乳糖醇、甜菊糖苷、罗汉果甜苷等。人工合成甜味剂则是通过化学合成得到,如糖精钠、甜蜜素、阿斯巴甜、安赛蜜、三氯蔗糖等。甜味剂主要用于代替糖分,给食品增加甜味,以满足消费者的口感需求。如糖精钠,我国规定婴儿代乳食品不得使用糖精钠,患者食品和大量食用的主食(馒头、发糕)等都不应使用糖精钠。糖精钠使用范围主要包括酱菜类、调味酱汁、浓缩果汁、蜜饯类、配制酒、冷饮类、糕点、饼干、面包等。

(六)膨松剂

膨松剂是指在食品加工过程中加入,能使食品发起形成致密多孔组织,从而使其具有膨松、柔软或酥脆的物质,能增加食品的体积和松软度,使食品更易消化。膨松剂主要分为无机膨松剂和有机膨松剂两类。无机膨松剂又称化学膨松剂,包括碱性膨松剂和复合膨松剂。有机膨松剂则是一些经发酵产生气体的物质,如酵母等。常用于糕点、饼干、膨化食品等。

(七)增稠剂

增稠剂是一类能增加体系黏度或形成凝胶,改变食品流变性能的物质,有时也称糊料,水溶胶,食用胶和亲水胶体,一般都是亲水性高分子化合物。增稠剂按其来源可分为天然增稠剂和合成增稠剂两类。天然增稠剂包括果胶、琼脂、海藻酸类、槐豆胶、淀粉、明胶、卡拉胶等。合成增稠剂包括改性淀粉、改性纤维素、海藻酸丙二醇酯、黄原胶等。增稠剂可以增加食品的黏稠度和黏度,在食品中起增稠、分散和稳定作用;能保水、持水、控制结晶;成膜、保鲜,使其更易于加工和食用。常用于冰淇淋、雪糕、酱制品等食品。

此外,还有消泡剂、酸度调节剂、抗结剂、乳化剂、稳定剂等其他种类的食品添加剂,它们各自在食品制作和加工过程中发挥重要的作用。

三、食品添加剂的使用原则

我国食品生产企业在食品生产过程中必须严格参照《中华人民共和国食品安全法》和《食品安全国家标准 食品添加剂使用标准》(GB 2760—2024)、《食品安全国家标准 复配食品添加剂通则》(GB 26687—2011)或国家卫生行政部门规定的品种及其使用范围和使用量,且允许使用的食品添加剂应当符合相应的质量规格要求。

(一)食品添加剂使用时应符合以下基本要求

(1)不应对人体产生任何健康危害:添加剂在正常使用量下应当是安全的,不会对人体造成损害。

(2)不应掩盖食品腐败变质:食品添加剂的使用应基于其功能性需求,如提高食品的口感、色泽、保存性等。

(3)不应掩盖食品本身或加工过程中的质量缺陷或以掺杂、掺假、伪造为目的而使用食品添加剂。

(4)不应降低食品本身的营养价值。

(5)在达到预期效果的前提下尽可能降低在食品中的使用量。避免超量使用,以减少对人体的潜在风险。

(二)在下列情况下可使用食品添加剂

(1)保持或提高食品本身的营养价值。

(2)作为某些特殊膳食用食品的必需配料或成分。

(3)提高食品的质量和稳定性,改进其感官特性。

(4)便于食品的生产、加工、包装、运输或者贮存。

(三)食品添加剂带入原则

在下列情况下食品添加剂可以通过食品配料(含食品添加剂)带入食品中。

笔记

（1）根据《食品安全国家标准　食品添加剂使用标准》（GB 2760—2024），食品配料中允许使用该食品添加剂。

（2）食品配料中该添加剂的用量不应超过允许的最大使用量。

（3）应在正常生产工艺条件下使用这些配料，并且食品中该添加剂的含量不应超过由配料带入的水平。

（4）由配料带入食品中的该添加剂的含量应明显低于直接将其添加到该食品中通常所需要的水平。

当某食品配料作为特定终产品的原料时，批准用于上述特定终产品的添加剂允许添加到这些食品配料中，同时该添加剂在终产品中的量应符合《食品安全国家标准　食品添加剂使用标准》（GB 2760—2024）的要求。在所述特定食品配料的标签上应明确标示该食品配料用于上述特定食品的生产。

四、食品添加剂的卫生管理

食品添加剂的卫生管理是一项至关重要的任务，旨在确保食品添加剂的安全性和合规性，从而保护消费者的健康。擅自扩大食品添加剂的使用范围，过量使用食品添加剂，违法添加非食用物质或本身质量有问题的食品添加剂等，已成为当前食品添加剂使用的顽疾，需要引起高度重视。

（一）法规和标准遵循

食品添加剂的生产和使用必须严格遵循国家和地方的法规、标准以及相关的卫生要求。这包括遵守《中华人民共和国食品安全法》《食品安全国家标准　食品添加剂使用标准》（GB26687—2011）等法律法规，确保食品添加剂的种类、使用范围、最大使用量等都符合规定。

（二）生产许可和监管

食品添加剂的生产企业必须获得相应的生产许可，并接受相关部门的监管。监管部门会对生产企业的原料采购、生产过程、质量控制等方面进行检查和监督，确保企业按照法规和标准进行生产。

（三）原料质量控制

食品添加剂的原料必须符合卫生要求，不得使用过期、变质或受污染的原料。生产企业应建立严格的原料采购和验收制度，确保原料的质量和安全。

（四）生产过程控制

生产过程中应严格控制温度、湿度、时间等参数，防止微生物污染和有害物质的产生。同时，应确保生产设备的清洁和卫生，避免交叉污染。

（五）标签和标识管理

食品添加剂的标签和标识应清晰、准确，标明产品名称、成分、生产日期、保质期等信息。这有助于消费者了解产品的基本信息，并作出明智的购买决策。

（六）贮存和运输管理

食品添加剂在贮存和运输过程中应保持干燥、阴凉、通风，避免阳光直射和高温。同时，应防止与有毒、有害物质的接触，确保产品的质量和安全。

（七）七人员培训和健康管理

生产企业应定期对员工进行卫生知识和操作技能的培训，提高员工的卫生意识和操作技能。同时，应建立员工健康管理制度，确保员工身体健康，防止疾病传播。

笔记

 本章小结

　　本章主要阐述常见食品污染的分类和预防处理原则,生物性食品污染的特点,食源性疾病的特点,以及我国食品添加剂的定义、分类和管理。通过本章学习,掌握常见食源性疾病临床表现和预防措施,能够应用理论知识,为指导人群安全饮食,科学应用食品添加剂提供参考。

（刘鹏飞）

目标检测

参考答案

1. 无论发生次数还是中毒人数,在我国占食物中毒总数第一位的是(　　)。
　　A. 细菌性食物中毒　　　　　　　B. 有毒动、植物食物中毒　　　　C. 化学性食物中毒
　　D. 霉变食物引起的食物中毒　　　E. 真菌毒素引起的食物中毒

2. 引起葡萄球菌食物中毒的污染源常为(　　)。
　　A. 海产品　　　　　　　　　　　B. 野生动物　　　　　　　　　　C. 鼠类、苍蝇
　　D. 家禽、家畜　　　　　　　　　E. 带有化脓性病灶的厨师

3. 引起沙门菌属食物中毒的食物主要是(　　)。
　　A. 剩饭、米糕　　　　　　　　　B. 奶及奶制品　　　　　　　　　C. 家庭自制豆制品
　　D. 肉类及其制品　　　　　　　　E. 罐头食品

4. 沿海地区比内陆地区高发的细菌性食物中毒是(　　)。
　　A. 沙门菌食物中毒　　　　　　　B. 肉毒杆菌食物中毒　　　　　　C. 致病性大肠埃希菌食物中毒
　　D. 副溶血性弧菌食物中毒　　　　E. 葡萄球菌食物中毒

5. 下列哪项为食物中毒(　　)。
　　A. 饮用水被污染而引起的重金属中毒
　　B. 服用药物不当而引起的中毒
　　C. 冒险食用河豚引起的中毒
　　D. 中毒性细菌性痢疾
　　E. 毛蚶引起的甲型肝炎暴发

6. 黄曲霉毒素主要污染的食物是(　　)。
　　A. 豆类　　　　　　　　　　　　B. 花生　　　　　　　　　　　　C. 肉类
　　D. 奶类　　　　　　　　　　　　E. 蔬菜

7. 下列不属于食物中毒的是(　　)。
　　A. 细菌和细菌毒素污染食品　　　B. 有害化学物品混入食品　　　　C. 食物本身含有毒素
　　D. 投毒、暴饮暴食,变态反应　　　E. 某些食品由于贮存方法不当,使之产生有毒成分

8. 河豚毒素在(　　)中含量最多。
　　A. 肝脏和卵巢　　　　　　　　　B. 肝脏和皮肤　　　　　　　　　C. 肾脏
　　D. 血液　　　　　　　　　　　　E. 胃肠

9. 亚硝酸盐食物中毒的特效解毒药是(　　)。
　　A. 亚硫酸钠　　　　　　　　　　B. 亚甲蓝　　　　　　　　　　　C. 丙磺酸钠
　　D. 二巯基丁二酸钠　　　　　　　E. 依地酸二钠钙

10. 下列哪种食品中亚硝基类化合物污染最重(　　)。
　　A. 奶类　　　　　　　　　　　　B. 蔬菜、水果　　　　　　　　　C. 酒类

D. 腌制肉制品　　　　　　　　　E. 蛋类

11.《食品安全国家标准　食品添加剂使用标准》(GB 2760—2024)将食品添加剂分为(　　)。

A. 16 类　　　　　　　　　B. 18 类　　　　　　　　　C. 20 类

D. 23 类　　　　　　　　　E. 25 类

12. 有关食用色素的叙述正确的是(　　)。

A. 食用合成色素是人工合成的无机色素

B. 食用天然色素对人体都无毒性

C. 食用合成色素可任意调色

D. 食用合成色素较难溶于水

E. 食用天然色素着色力强

第五章　不同生理时期人群的营养与膳食

课件

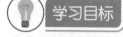 学习目标

素质目标:具备认真的学习态度、严谨求实的工作态度和对营养事业的工作热情。树立心系人民健康的大局意识和社会责任意识,树立爱心、耐心、感恩心和责任心。

知识目标:掌握不同生理时期人群的营养需要和合理膳食原则。熟悉不同生理时期人群的营养素参考摄入量。了解不同生理时期人群的生理特点。

能力目标:具有指导不同生理时期人群合理膳食和食物选择的能力;具有从事营养行业管理、教学、科研的能力。

 案例导学

患者,女,26岁,怀孕5个月,早期妊娠反应明显,现饮食正常。平时喜素食,不喜欢吃肉类等动物性食品。近日常感头晕、乏力,生化检查发现,血红蛋白75g/L。

请问:

1. 该患者孕期可能会患哪种疾病?

2. 应对该患者给出怎样的膳食建议?

3. 妊娠期间如何做到合理营养?

案例解析

生命周期是一个连续的过程,处于不同生理时期的人群包括孕妇、乳母、婴幼儿、学龄前儿童、学龄儿童、老年人。不同生理时期人群在生理状况及营养代谢方面有其各自的特点,因此对营养素的需求也不尽一致。

第一节　孕妇和乳母的营养与膳食

备孕和孕期妇女
膳食指南

一、孕妇的营养

孕妇是怀孕的妇女,是指处于妊娠特定生理状态下的人群。生命周期起始于女性怀孕,妊娠过程中孕妇生殖器官的发育及胎儿生长发育均需要额外的能量和营养素,孕期应保证充足的营养和健康的生活方式,妊娠期合理营养是胎儿生长发育的重要保障,不仅与母子近期的健康息息相关,也将对母亲和子代的远期健康产生深远影响。

（一）妊娠期的生理特点

妊娠是人体的正常生理过程,机体变化复杂且配合协调。在这一过程中,母体不仅要维持自身营养代谢平衡,而且要为胎儿生长发育提供良好的生长环境和全面的营养需要。因此,为适应和满足胎

儿在子宫内生长发育的需要,母体自身会发生一系列的生理变化。

1. 内分泌系统　妊娠期内分泌系统的主要改变是妊娠相关激素水平的变化。怀孕后,母体分泌的性激素发生变化,在受精卵着床后,月经周期停止,人绒毛膜促性腺激素水平开始迅速升高,在8~9周分泌达到高峰,第10周后开始下降,至孕期第4个月降至中等水平,并一直维持到妊娠末期,可刺激母体卵巢黄体分泌孕酮,并通过降低淋巴细胞的活力,防止母体对胎体的排斥反应,促进胚泡的生长和胎盘的生成。随后,胎盘分泌的人绒毛膜生长素与雌激素维持整个孕期。人绒毛膜生长素是胎盘产生的一种糖蛋白,具有生长素的作用,可调节母体与胎儿的糖、脂肪与蛋白质代谢,促进胎儿生长。胎盘分泌的雌激素主要包括雌酮、雌二醇、雌三醇。雌二醇刺激母体垂体生长激素细胞转化为催乳素细胞,为分泌乳汁做准备,还可以促进子宫平滑肌增生,使肌层增厚和弹性增加,使子宫随着胎儿的发育不断增大。雌三醇通过促进前列腺素的产生而增加子宫和胎盘之间的血流量,并可促进母体乳房发育。孕酮是由卵巢黄体分泌的一种天然孕激素,能松弛胃肠道平滑肌细胞,导致孕期胃肠道功能改变,还使子宫的平滑肌细胞松弛,减少妊娠子宫的兴奋性,抑制其活动,使胎儿安全生长。此外,孕酮在与雌激素共同作用下,还能促使乳房充分发育,为产乳做准备。

2. 消化系统　受高水平雌激素的影响,妊娠期妇女齿龈肥厚,容易充血、水肿,易出现牙龈炎和牙龈出血。孕酮分泌增加可引起胃肠平滑肌张力下降,肌肉松弛,胃肠道蠕动减弱,消化液分泌减少,胃排空时间延长,易出现饱胀感、消化不良和便秘。同时也延长了食物在肠道内的停留时间,增加了钙、铁、维生素B$_{12}$及叶酸等营养素在肠道的吸收。胃贲门括约肌松弛,胃内酸性内容物可逆流至食管下部产生"灼烧感",引起恶心、呕吐、反酸等"早孕反应"。此外,由于胆囊排空时间延长,胆道平滑肌松弛,胆汁变黏稠、淤积,易诱发胆囊炎及胆石症。直肠静脉压增高,孕妇易发生痔疮或加重原有的痔疮。

3. 循环系统　妊娠期心排出量增加,到孕32周时达到高峰,增加30%~50%,且多数器官的血流量均有增加,尤其是肾脏的血流量增加最为明显,其次是子宫。孕妇的血容量于妊娠6~8周开始增加,至妊娠第32~34周时达到顶峰,比妊娠前增加35%~40%,并一直维持至分娩。血容量的增加包括血浆容积和红细胞数量的增加,血浆容积的增加大于红细胞数量的增加。与非妊娠妇女相比,血浆容积增加为45%~50%,红细胞数量增加为15%~20%,使血液相对稀释;血液稀释使红细胞计数、血红蛋白、血细胞比容、血浆蛋白都比非妊娠时明显下降,容易导致生理性贫血。血容量的增加有利于满足增大的子宫对血容量的需要,有利于胎儿在母体处于不同体位时均能得到足够的血液供应,也有利于减少因分娩时大量失血对母体产生的不利影响。

4. 泌尿系统　孕期肾排泄负荷增加。妊娠期因血容量和心排血量增加,肾脏血流量和肾小球滤过率增高,肾血浆流量约增加75%,肾小球滤过率约增加50%,但肾小管重吸收能力未有相应增加,尿中的蛋白质代谢产物尿素、尿酸、肌酸和肌酐等排泄增多;同时,一些营养物质如葡萄糖、叶酸以及其他水溶性维生素排出量亦增加,例如尿中叶酸排出量增加一倍,葡萄糖的排出量可增加十倍以上,孕妇餐后可出现妊娠期生理性尿糖,但尿钙排出量减少。此外,肾脏血流量和肾小球滤过率均受体位影响,孕妇仰卧位时尿量增加,故夜尿量多于日尿量。受孕激素的影响,泌尿系统平滑肌松弛,蠕动减弱,尿流变缓,加之子宫的压迫,孕妇易患急性肾盂肾炎。

5. 体重　妊娠期最明显的变化是体重的增加,妊娠期体重的增加包括两部分,一是妊娠相关产物,如胎儿、胎盘和羊水;二是母体自身组织的增长,包括血液和细胞外液的增加,子宫和乳腺的增大以及为泌乳而储备的脂肪和其他营养物质。

孕前体重和妊娠期体重增长是母婴健康的一项关键指标,不仅影响胎儿生长发育,对产后泌乳及母体产后的体重恢复也有重要影响,妊娠期适宜的体重增长对保证胎儿正常生长发育、保护母体的健康有重要意义,增重过多或过少均不利于母子健康。孕早期增重较少,1~2kg;孕期体重增加主要集中在孕中、晚期,每周增重约350g。妊娠前体重或BMI在正常范围的孕妇,妊娠期体重平均增长约12.5kg;妊娠前超重或肥胖者妊娠期增重相对较少,孕前BMI越高,妊娠并发症及不良妊娠结局发生

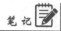

率越高,能增加子代先天畸形的风险,且与子代成年后的肥胖及代谢综合征相关;妊娠前较瘦者妊娠期体重增长较多,孕前消瘦会使胎儿生长受限,低出生体重儿或早产儿的风险增加,且与成年期的心血管疾病、糖尿病等慢性病有关。所以,备孕妇女需要调整体重至适宜水平,避免肥胖或消瘦。

孕期体重变化个体差异最大的部分是脂肪的增加,体重增长适宜的孕妇妊娠期储存脂肪3～4kg,其体脂的增加是产后泌乳的必要储备。妊娠前较瘦者妊娠期体脂增加较多,可达6kg以上;妊娠前超重或肥胖者妊娠期体脂增加较少或不增加。严重消瘦或肥胖者妊娠期体脂应在正确指导下适当增加或减少。

(二)妊娠期的营养需求

从女性怀孕至胎儿出生后24月龄是生命早期生长发育的关键窗口期,营养是最重要的物质基础。为适应孕育的需要,孕妇的生理、代谢及生殖器官均随妊娠进展发生不同程度的变化,受精卵发育成胎儿的过程需要由母体获得足够的营养,同时还要满足妊娠期子宫、胎盘、乳房的发育。因此,妊娠期妇女对能量和营养素的需要均有所增加。

1. 能量　适宜的能量对孕妇机体及正在发育的胎儿都很重要。孕妇除了维持自身所需能量外,还要负担胎儿的生长发育以及子宫、胎盘和母体组织增长所需要的能量。因此,妊娠期妇女对能量的需要量高于非妊娠期。妊娠早期孕妇的基础代谢率并无明显变化,胎儿的生长发育和母体组织的增长较慢,能量需要量无显著增加;从妊娠中期开始,胎儿进入快速生长发育期,母体子宫、乳腺等组织也逐渐发育,并储备一些能量为分娩和产后泌乳做准备,因此每日能量需要量逐渐升高,妊娠晚期基础代谢增高15%～20%。中国营养学会建议妊娠期妇女膳食能量需要量(EER)妊娠早期不增加,妊娠中、晚期在相应年龄阶段非孕妇女膳食能量需要量的基础上每日分别增加1.05MJ(250kcal)和1.67MJ(400kcal)。

能量摄入不足或过多都不利于孕妇和胎儿的健康。由于不同孕妇妊娠前体重、体成分、劳动强度及所处的地区、气候等不尽相同,对能量的需要也会不同,一般建议根据体重的增减来调整。当连续2周体重增长偏离正常范围时,应排除病理原因,并考虑调整能量摄入和体力活动水平。

2. 蛋白质　有研究表明,妊娠期蛋白质－能量营养不良会影响胎儿的体格和神经系统发育,导致早产、胎儿生长受限、低出生体重儿等。充足的蛋白质可满足胎儿组织的生长发育,尤其是大脑;可供孕妇自身子宫、胎盘、乳房生长的需要,并且为补偿分娩消耗及产后失血做储备。因此孕妇必须摄入足够数量的蛋白质以满足自身及胎儿的需要,孕期蛋白质代谢应为正氮平衡,足月胎儿体内含蛋白质400～800g,加上胎盘及孕妇自身有关组织增长的需要,共需要储存蛋白质900g,这些蛋白质需不断从食物中获得。中国营养学会建议妊娠中、晚期膳食蛋白质RNI与非妊娠前相比增加值分别为15g/d、30g/d,增加的蛋白质应为优质蛋白质,且膳食中优质蛋白质至少占蛋白质总量的1/3以上。

3. 脂类　孕期妇女平均需储存3～4kg脂肪以备产后泌乳的需要。胎儿储备的脂肪为其体重的5%～15%,脂类是胎儿神经系统的重要组成部分,尤其是磷脂及长链多不饱和脂肪酸如花生四烯酸(AA)、二十二碳六烯酸(DHA),对人类生命早期脑－神经系统和视网膜等的发育有重要的作用。因此,孕妇膳食中应有适量脂肪,包括饱和脂肪酸、n－3和n－6系列多不饱和脂肪酸以保证胎儿和自身的需要,但孕妇血脂较平时升高,脂肪摄入总量不宜过多。中国营养学会建议妊娠期膳食脂肪的供能百分比为20%～30%,其中要求亚油酸达到总能量的4%,α－亚麻酸达到总能量的0.6%。

4. 碳水化合物　是产生能量的主要来源,当碳水化合物摄入不足时,机体才会动用身体脂肪供能。在碳水化合物缺乏的情况下,脂肪氧化不完全时可产生乙酰乙酸、β－羟丁酸和丙酮,三者统称为酮体,酮体过多,母亲可发生酮症酸中毒。血液过高的酮体可通过胎盘进入胎儿体内,影响胎儿脑和神经系统发育,这种情况在妊娠早期因早孕反应影响孕妇进食时容易发生,因此,中国营养学会建议妊娠早期妇女若早孕反应严重影响进食,也应保证每日摄入不低于130g碳水化合物(表5－1)。若不能通过饮食达到这一最低需要量,应到医院接受肠外营养支持。

表5-1　我国孕妇膳食宏量营养素参考摄入量

妊娠期	蛋白质 RNI (g·d⁻¹)	碳水化合物 EAR (g·d⁻¹)	亚油酸 AI(%E)	α-亚麻酸 AI (%E)
妊娠早期	55	130	4.0	0.6
妊娠中期	70	140	4.0	0.6
妊娠晚期	85	155	4.0	0.6

注:引自中国营养学会的《中国居民膳食营养素参考摄入量(2023版)》。

5.矿物质

(1)钙:钙是构成骨骼、牙齿的主要成分,胎儿从母体摄取大量的钙以供生长发育的需要。从妊娠18周起胎儿骨骼和牙齿开始钙化,其储钙量随着妊娠进程不断增加,整个胎儿期约需储存30g钙。除胎儿需要外,母体尚需储存部分钙以备泌乳需要。当妊娠妇女钙摄入量缺乏时,母体血清钙浓度降低,继而甲状旁腺激素的合成和分泌增加,会加速母体骨骼中钙盐的溶出来维持正常的血钙浓度,并满足胎儿骨骼生长发育的需要,母亲可发生腰腿痛、小腿抽筋或手足抽搐,严重时导致骨质软化症,同时也增加发生妊娠期高血压危险,胎儿也可发生先天性佝偻病。此外,妊娠期钙摄入不足还会对孕妇中老年期的骨健康产生远期损害,由于孕育年龄25~35岁期间是一生中骨密度达到峰值的年龄,这一时期钙缺乏会影响孕妇的骨密度峰值达到理想水平,从而增加中老年期患骨质疏松和骨折的风险。

中国营养学会建议妊娠期妇女膳食钙 RNI 与非妊娠期妇女一致,为800mg/d。孕妇应保证含钙丰富的食物的摄入,膳食摄入不足时也可适当补充钙制剂,同时还要注意补充维生素 D(吃鱼肝油或晒太阳)以促进钙的吸收。

(2)铁:妊娠期对铁的需要量大大增加,由于妊娠期母体血容量和红细胞数量逐渐增加,且容易产生生理性贫血,需额外补充铁;母体也需要储存一定量的铁,以补偿分娩时失血所造成铁的损失;再者,胎儿体内也需要储存一部分铁,供出生后6个月内婴儿对铁的需要。因此,妊娠期膳食铁摄入量不足,除易导致孕妇发生缺铁性贫血外,还可减少胎儿铁的储备,使婴儿较早出现缺铁。此外,铁缺乏和贫血还使孕产妇抵抗力下降,导致产妇身体虚弱,容易发生产褥期感染、产后大出血等,甚至危及生命;同时增加早产、低出生体重儿发生的风险。

中国营养学会建议非妊娠妇女膳食铁的 RNI 为18mg/d,妊娠中期和妊娠晚期妇女应在此基础上分别增加7mg/d 和11mg/d。妊娠期应注意补充铁含量丰富的食物,如动物肝脏、动物血和瘦肉,必要时在医生指导下适量服用铁剂。

(3)锌:孕妇摄入足量的锌可促进胎儿的生长发育和预防先天性畸形。妊娠期储留在母体和胎儿体内的锌总量约为100mg,其中约53mg 储存在胎儿体中。胎儿对锌的需要在妊娠末期最高,血浆锌水平通常在妊娠早期就开始下降,于妊娠晚期达最低点,共下降约35%,故在妊娠期应增加锌的摄入量。中国营养学会建议非妊娠期妇女锌的 RNI 为8.5mg/d,妊娠期妇女应在此基础上增加2mg/d。

(4)碘:碘是合成甲状腺激素的主要原料,对调节新陈代谢、促进蛋白质合成具有极其重要的作用。妊娠期新陈代谢增强,甲状腺素合成增加,对碘的需要量增加。孕妇碘缺乏能导致胎儿甲状腺功能减退,影响胎儿蛋白质合成和神经元分化,从而引起以生长发育迟缓,认知能力降低为特征的克汀病,患儿主要表现为矮、呆、聋、哑、瘫,通过纠正妊娠期妇女碘缺乏就可以预防克汀病的发生。中国营养学会建议妊娠期妇女碘的 RNI 为230μg/d,比孕前增加110μg/d(表5-2)。

表5-2　我国孕妇膳食钙、铁、锌、碘的推荐摄入量

妊娠期	钙 RNI(mg·d^{-1})	铁 RNI(mg·d^{-1})	锌 RNI(mg·d^{-1})	碘 RNI(μg·d^{-1})
妊娠早期	800	18	10.5	230
妊娠中期	800	25	10.5	230
妊娠晚期	800	29	10.5	230

注:引自中国营养学会的《中国居民膳食营养素参考摄入量(2023版)》。

6. 维生素

(1)维生素A:妊娠期妇女缺乏维生素A与胎儿宫内发育迟缓、低出生体重及早产有关。维生素A属于脂溶性维生素,易在体内蓄积,妊娠早期增加维生素A摄入应注意不要过量,因为大剂量维生素A可能导致自发性流产和胎儿先天性畸形。β-胡萝卜素是维生素A的前体,在体内可转化为具有生物活性的维生素A,其转化效率低,一般不会引起毒性作用,故中国营养学会及世界卫生组织(WHO)均建议孕妇通过摄取富含类胡萝卜素的食物来补充维生素A。中国营养学会建议妊娠早期维生素A的RNI与非妊娠妇女相同,为660μg RAE/d,妊娠中晚期维生素A的RNI为730μg RAE/d。

(2)维生素D:对调节钙磷代谢起重要作用,可促进钙的吸收和钙在骨骼中的沉积,进而促进胎儿的生长发育。妊娠期缺乏维生素D与孕妇骨质软化症及新生儿低钙血症和手足搐搦有关;但过量也可导致婴儿发生高钙血症。中国营养学会建议妊娠期维生素D的RNI为10μg/d,可耐受最高摄入量为50μg/d。

(3)B族维生素:孕期缺乏维生素B_1时孕妇可能不会出现明显的脚气病症状,但是新生儿会有明显脚气病表现。维生素B_1缺乏还可影响胃肠道功能,尤其在孕早期由于早孕反应使食物摄入减少,易引起维生素B_1缺乏,从而导致胃肠功能下降,进一步加重早孕反应。此外,维生素B_1属于水溶性维生素,易排出体外,不易在体内长期储存;孕中、晚期能量需要量增加,维生素B_1的需要量也要相应增加,因此需要每日足量摄入。中国营养学会建议妊娠期妇女维生素B_1的RNI早、中、晚期分别为1.2mg/d、1.4mg/d、1.5mg/d。

维生素B_2参与机体能量代谢,且充足的维生素B_2有利于铁吸收。孕期维生素B_2缺乏与胎儿生长发育迟缓、缺铁性贫血有关。中国营养学会建议妊娠期妇女维生素B_2的RNI早、中、晚期分别为1.2mg/d、1.3mg/d、1.4mg/d。

孕期维生素B_6缺乏时常伴有多种B族维生素缺乏的表现,对皮肤、神经和造血系统等产生影响。临床上常用维生素B_6辅助治疗早孕反应,还与叶酸、维生素B_{12}联用预防妊娠高血压的发生。中国营养学会建议非妊娠期妇女维生素B_6的RNI为1.4mg/d,妊娠各期在非孕期基础上均增加0.8mg/d,为2.2mg/d。

叶酸是细胞DNA合成过程中的重要辅酶,叶酸缺乏会影响幼红细胞核中DNA的合成,使红细胞核的成熟和分裂延缓、停滞,导致巨幼红细胞贫血。同时叶酸缺乏可影响胚胎细胞增殖、分化,增加神经管畸形、流产和死胎的风险。妊娠头28天内是胎儿神经管形成的闭合期,妊娠早期叶酸缺乏是引起胎儿神经管畸形的主要原因,妇女在孕前3个月和孕早期每天补充叶酸400g可有效地预防大多数神经管畸形的发生。孕中、晚期血容量和红细胞生成增加,对叶酸的需求量增加。中国营养学会建议妊娠期妇女叶酸的RNI在非孕妇女400μg DFE/d基础上,整个妊娠期均增加200μg DFE/d,达到600μg DFE/d。应多摄入富含叶酸的食物,并服用叶酸补充剂。

维生素C可促进膳食铁的吸收,有助于预防孕期缺铁性贫血;还可促进组织胶原蛋白的合成,进而促进胎儿骨骼和牙齿的发育。妊娠期维生素C缺乏易导致孕妇坏血病、胎膜早破、影响胎儿的生长

发育。中国营养学会建议非妊娠妇女维生素 C 的 RNI 为 100mg/d,妊娠中期、晚期在非孕期基础上增加 15mg/d,为 115mg/d(表 5 – 3)。

表 5 – 3　我国孕妇膳食维生素的推荐摄入量

妊娠期	维生素 A RNI（g RAE/d）	维生素 D RNI（g/d）	维生素 B$_1$ RNI（mg/d）	维生素 B$_2$ RNI（mg/d）	维生素 B$_6$ RNI（mg/d）	叶酸 RNI（μg DFE/d）	维生素 C RNI（mg/d）
妊娠早期	660	10	1.2	1.2	2.2	600	100
妊娠中期	730	10	1.4	1.3	2.2	600	115
妊娠晚期	730	10	1.5	1.4	2.2	600	115

注:引自中国营养学会的《中国居民膳食营养素参考摄入量(2023 版)》。

（三）妊娠期的合理膳食原则

妊娠期胎儿的生长发育、母体生殖器官的发育及为分娩后乳汁分泌进行必要的营养储备,都需要额外的营养。因此,妊娠各期妇女膳食应根据胎儿生长发育状况及母体生理变化进行合理调配。根据妊娠期生理变化和营养需要特点,中国营养学会建议备孕和孕期妇女膳食指南在一般人群膳食指南的基础上,还应遵循以下六条核心推荐(图 5 – 1、图 5 – 2)。

1. 调整孕前体重至正常范围,保证孕期体重适宜增长　孕前体重与新生儿出生体重、婴儿死亡率以及孕期并发症等不良妊娠结局有密切关系。为保证孕育质量,夫妻双方都应做好充分的孕前准备,使健康和营养状况尽可能达到最佳后再怀孕。体重正常范围的妇女最适宜孕育,低体重或肥胖的育龄妇女是发生不良妊娠结局的高危人群,备孕妇女宜通过平衡膳食和适量运动来调整体重,尽量使 BMI 达到正常范围(18.5 ~ 23.9kg/m^2)再孕育。

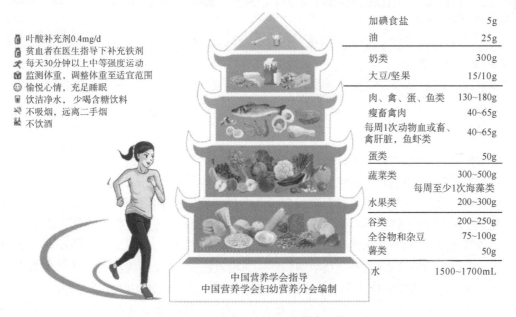

图 5 – 1　中国备孕妇女平衡膳食宝塔

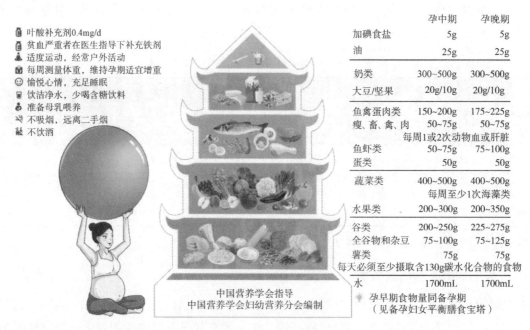

图 5-2　中国孕期妇女平衡膳食宝塔

孕期体重增长是反映孕妇营养状况的最实用的直观指标,同样与胎儿出生体重、妊娠并发症等妊娠结局密切相关。为保证胎儿正常生长发育、避免不良妊娠结局,应使孕期体重增长保持在适宜范围。推荐我国孕前体重正常的妇女孕期增重 8~14kg,孕前低体重者增重 11~16kg,超重者增重 7~11kg,肥胖者增重 5~9kg,孕前不同 BMI 妇女孕期增重适宜值和增重速率如表 5-4 所示。

表 5-4　妊娠期妇女体重增长范围和妊娠中晚期周增重推荐值

妊娠前 BMI(kg·m^{-2})	总增重范围（kg）	妊娠早期增重范围（kg）	妊娠中晚期每周体重增长值及范围（kg）
低体重(BMI<18.5)	11~16	0~2[a]	0.46(0.37~0.56)[b]
正常体重(18.5<BMI<24)	8~14	0~2	0.37(0.26~0.48)
超重(24<BMI<28)	7~11	0~2	0.3(0.22~0.37)
肥胖(BMI>28)	5~9	0~2	0.22(0.15~0.3)

注:a 表示孕早期增重 0~2kg;b 括号内数据为推荐范围。资料来源:中国营养学会团体标准《中国妇女妊娠期体重监测与评价》(T/CNSS 009—2021)。

2. 常吃含铁丰富的食物,选用碘盐,合理补充叶酸和维生素 D　育龄妇女是铁缺乏和缺铁性贫血患病率较高的人群,怀孕前或孕期如果缺铁,可导致早产、胎儿生长受限、新生儿低出生体重以及妊娠期缺铁性贫血。因此,备孕及孕期妇女应经常摄入含铁丰富、铁利用率高的动物性食物,铁缺乏或缺铁性贫血者应纠正贫血后再怀孕,铁缺乏严重者可在医师指导下适量补铁。碘是合成甲状腺激素不可缺少的微量元素,是调节新陈代谢和促进蛋白质合成的必需微量元素,为避免孕期碘缺乏对胎儿智力和体格发育产生的不良影响,备孕及孕期妇女除选用碘盐外,还应每周摄入 1 或 2 次富含碘的海产品。叶酸对预防神经管畸形和高同型半胱氨酸血症、促进红细胞成熟和血红蛋白合成极为重要,叶酸缺乏可影响胚胎细胞增殖、分化,增加神经管畸形的风险,备孕妇女应从准备怀孕前 3 个月开始每天补充 400μg 叶酸,并持续整个孕期。此外,注意补充富含维生素 D 的食物,天然食物中维生素 D 的含量较低,动物肝脏、蛋黄、奶油中相对较高。人体皮肤经紫外线照射可以合成维生素 D,妇女平均每天接受阳光照射 10~20 分钟,所合成的维生素 D 基本上能够满足身体的需要,不能通过日光合成维生素 D 的妇女,可服用维生素 D 补充剂 10μg/d。

3. 孕吐严重者,可少量多餐,保证摄入含必需量碳水化合物的食物　约半数的妊娠期妇女停经 6 周后出现畏寒、食欲缺乏、胃纳减退、恶心、呕吐等症状,大部分妇女只限于晨间起床后空腹状态及饭后发生呕吐,但也有部分妇女呕吐反复发作,进食即吐,甚至不能进食,导致体液平衡及新陈代谢紊乱,甚至严重影响营养素的摄入,这种情况称妊娠性呕吐。孕早期胎儿的生长发育速度相对缓慢,孕妇对能量和各种营养素的需要量无明显增加。但妊娠早期是胎儿器官形成期和分化期,如果妊娠性呕吐严重,不及时纠正治疗,就会导致胎儿营养缺乏而发生胎儿畸形。孕吐不明显的孕早期妇女可继续维持孕前平衡膳食;孕吐较明显或食欲不佳者,可根据个人喜好选用清淡适口、容易消化的食物,少食多餐,尽可能多地摄入食物,特别是富含碳水化合物的谷、薯类食物;孕吐严重影响进食者,不必强调平衡膳食,但应保证每天摄入至少含 130g 碳水化合物的食物,以保证基本的能量供应,以预防酮血症对胎儿神经系统的损害。

4. 孕中晚期适量增加奶、鱼、禽、蛋、瘦肉的摄入　妊娠中期开始,胎儿生长发育逐渐加速,母体生殖器官的发育也相应加快,对营养素的需要增大,应适当增加食物的摄入量,特别是富含优质蛋白质、钙、铁、碘等营养素的食物,如奶、鱼、禽、蛋和瘦肉。孕中晚期每天饮奶量应达到 300～500g;孕中期鱼、禽畜及蛋类合计摄入量增至 150～200g,孕晚期增至 175～225g;建议每周食用 1 或 2 次动物血或肝脏、2 或 3 次海产鱼类。

5. 经常户外活动,禁烟酒,保持健康生活方式　若无医学禁忌,孕期进行适度身体活动是安全的。平衡膳食和适度的身体活动有助于维持孕前体重正常和孕期体重适宜增长,还有利于愉悦心情和自然分娩,获得良好的妊娠结局。建议健康的孕妇每天进行 30 分钟中等强度的身体活动,可根据自己的身体状况和孕前的运动习惯,结合主观感觉选择熟悉的活动类型,量力而行。此外,烟草、酒精对胚胎发育的各个阶段都有明显的毒性作用,如果孕期摄入烟酒,烟酒中的有害物质会通过母体进入胎儿体内,导致胎儿发育异常、先天缺陷,甚至引起流产、死胎,所以有吸烟饮酒习惯的妇女必须戒烟禁酒,远离吸烟环境,避免二手烟,保持健康的生活方式。

6. 愉快孕育新生命,积极准备母乳喂养　妊娠是一个艰辛而又幸福的过程,怀孕期间身体的各种变化都可能会影响孕妇的情绪,良好的心态、融洽的感情是实现优孕优生的重要条件。健康向上、愉快乐观的情绪会增加血液中有利于健康发育的化学成分,反之,不良的情绪会使血液中有害于神经系统和其他组织器官的物质剧增,并通过胎盘影响胎儿发育。因此,孕妇要以积极的心态去面对和适应妊娠期的生理变化,愉快享受这一过程,家人也应多给孕妇一些精神上的安慰和支持。

母乳喂养对孩子的健康成长和母亲的产后恢复均十分重要,成功的母乳喂养不仅需要健康的身体准备,还需要积极的心理准备。孕妇应尽早了解母乳喂养的益处、增强母乳喂养的意愿、学习母乳喂养的方法和技巧,为产后尽早开奶和成功母乳喂养做好各项准备。

二、乳母的营养

胎儿娩出后,产妇便进入以自身乳汁哺育婴儿的哺乳期。乳母对营养的需求主要用于两个方面,一方面乳母要逐步补充妊娠、分娩时所损耗的营养素储备,促进各器官、系统功能的恢复;另一方面还要分泌乳汁、哺育婴儿。因此,乳母比一般妇女需要更多的营养素。

(一)哺乳期的生理特点

哺乳期乳汁的分泌包括乳汁产生、泌乳、排乳等几个环节,是一种复杂的神经反射,受神经内分泌因素的影响。妊娠期间雌激素和孕激素浓度很高,抑制垂体前叶的分泌功能,母体中催乳素浓度很低;分娩后,母体雌激素和孕激素浓度降低,催乳素升高,导致乳汁分泌。乳汁的分泌主要包括两个方面:一是泌乳,婴儿吸吮乳头,可通过乳头上丰富的感受器将信号传入中枢神经,刺激乳母垂体释放催乳素,促进乳腺的腺泡细胞合成乳汁并将其分泌到腺泡腔内;二是排乳,吮吸乳头刺激乳母垂体后叶释放催产素,使储存在腺泡腔、输乳管及输乳窦中的乳汁通过乳腺管上平滑肌细胞收缩而排出体外。排乳的过程从吮吸动作刺激到乳汁流出需经过一个潜伏期,新生儿刚开始时可能需要数分钟或数十分钟的吮吸后才会有乳汁流出。

母乳分为三期:产后第1周分泌的乳汁为初乳,呈淡黄色,质地黏稠,富含免疫蛋白,尤其是分泌型免疫球蛋白A和乳铁蛋白等,但乳糖和脂肪较成熟乳少。产后第2周分泌的乳汁称为过渡乳,乳糖和脂肪含量逐渐增多。第2周以后分泌的乳汁为成熟乳,呈乳白色,富含蛋白质、乳糖和脂肪等多种营养素。乳母膳食营养是乳汁分泌的物质基础,直接关系到乳汁分泌的质和量,从而影响婴儿健康,泌乳量少是母亲营养不良的一个表现特征。在正常情况下,产后第一天的泌乳量约为50mL,第二天约分泌100mL,到第二周增加到500mL/d左右,一个月时约650mL/d,3个月后每日泌乳量为700~800mL,但需指出,泌乳量个体之间变化较大。此外,乳母膳食蛋白质质量差且摄入量严重不足时将会影响乳汁中蛋白质的含量和组成,母乳中脂肪酸、部分维生素和矿物质含量也受乳母膳食营养素摄入量的影响。

（二）哺乳期的营养需求

1. 能量　乳母对能量的需要量较大,一方面要满足母体自身对能量的需要,另一方面要供给乳汁所含的能量和乳汁分泌过程本身消耗的能量。每100mL乳汁含能量280~320kJ（67~77kcal）,母体内的能量转化为乳汁能量的效率约为80%,哺乳期每日泌乳700~800mL（平均750mL）,则母体分泌乳汁应增加能量约2800kJ（670kcal）。正常妊娠时的脂肪储备可为泌乳提供约1/3能量,另2/3则需要膳食补充,中国营养学会建议乳母每日膳食能量需要量在非妊娠妇女基础上每天增加1670kJ（400kcal）。

2. 蛋白质　乳母蛋白质摄入量的多少对乳汁分泌的数量和质量的影响最为明显。乳母膳食中蛋白质量少质差时,乳汁分泌量将明显减少。人乳蛋白质含量约为1.2g/100mL,每日泌乳量为700~800mL,则每天从乳汁中排出的蛋白质约为10g,母体摄入的蛋白质变成乳汁中蛋白质的转换率约为70%,蛋白质质量较差时,转换率降低。考虑到我国的膳食构成以植物性食物为主,膳食蛋白质的生物学价值不高,转变成乳汁蛋白质的效率较低。中国营养学会建议乳母蛋白质RNI为在非孕妇女基础上每日增加25g,即80g/d。建议乳母注意补充乳类、蛋类、瘦肉类、鱼虾类、豆类等食品。

3. 脂类　乳汁中的脂肪酸组成及含量与膳食中脂肪酸组成及含量类似,婴儿的生长发育需要乳汁提供能量,而脂肪的产能最高,再加上婴儿中枢神经系统发育和脂溶性维生素的吸收均需要脂类。因此,乳母膳食中应摄入适量脂肪,尤其是多不饱和脂肪酸,中国营养学会建议乳母每日膳食脂肪的摄入量以占总能量的20%~30%为宜,每日应摄入DHA 0.2g。

4. 矿物质

（1）钙:人乳中钙的含量较为稳定,一般每100mL含钙35mg,哺乳期间每天从乳汁中排出钙的量约为300mg。乳母膳食钙摄入不足时不会影响乳汁中的钙含量,因为此时母体会动用自身骨骼中的钙来维持乳汁中钙含量,由此会引起乳母缺钙的症状,出现腰腿酸痛、抽搐,甚至发生骨质软化症。为保证乳汁中正常的钙含量,并维持母体健康,哺乳期保证充足的钙摄入非常重要。中国营养学会建议乳母钙RNI为800mg/d。可多食用富含钙的食物,必要的情况下可在医师或营养师的指导下合理选用钙补充剂,还应注意补充维生素D以促进钙的吸收与利用。

（2）铁:由于铁较难通过乳腺输送到乳汁,因此乳汁中铁含量极少,新生儿出生时肝脏中有一定的铁储备,可供婴儿前4~6个月的需要,6个月后应通过辅食来补充铁。尽管乳母通过乳汁损失的铁很少,但为了恢复母体在孕期及分娩过程中的铁丢失,应注意膳食中铁的补充。中国营养学会建议乳母铁的RNI在非妊娠期妇女的18mg/d基础上增加6mg/d,即24mg/d。

（3）锌和碘：锌和碘与婴儿的免疫功能及神经系统的生长发育关系较为密切，乳汁中这2种矿物质元素的含量受乳母膳食的影响。乳母锌的 RNI 在非妊娠期的 8.5mg/d 基础上增加 4.5mg/d，为 13mg/d，碘的推荐摄入量在非妊娠期的 120μg/d 基础上增加 120μg/d，为 240μg/d（表5-5）。

表5-5 中国乳母膳食钙、铁、锌、碘的推荐摄入量

钙 RNI(mg/d)	铁 RNI(mg/d)	锌 RNI(mg/d)	碘 RNI(μg/d)
800	24	13	240

引自中国营养学会的《中国居民膳食营养素参考摄入量（2023 版）》。

5. 维生素

（1）脂溶性维生素：除维生素 D 和维生素 K 几乎不能通过乳腺，乳汁中其他维生素含量大多不同程度地受乳母膳食的影响。乳母膳食摄入的维生素 A 能部分通过乳腺进入乳汁，所以增加乳母膳食中维生素 A 的摄入量，乳汁中维生素 A 的含量也会有一定程度的增加，但膳食中维生素 A 转移到乳汁中的数量有一定限度，超过后乳汁中的维生素 A 含量不再按比例增加。中国营养学会建议乳母维生素 A 的 RNI 为 1260μg RAE/d。乳母膳食中维生素 D 的 RNI 为 10μg/d，与非妊娠妇女一致。维生素 E 是体内重要的抗氧化物质，具有促进乳汁分泌的作用，乳母维生素 E 的 AI 为 17mg α-TE/d。

（2）水溶性维生素：大多数水溶性维生素均可通过乳腺进入乳汁，所以乳汁中水溶性维生素的含量直接受乳母膳食影响，但其通过量有一定限度，超过一定程度即不再增加。乳母膳食摄入的维生素要满足自身和泌乳的需要，故乳母膳食中各种水溶性维生素的摄入量均有所增加。中国营养学会建议乳母维生素 B_1、维生素 B_2、烟酸、叶酸、维生素 C 的 RNI 分别为 1.5mg/d、1.7mg/d、16mg NE/d、550μg DFE/d 和 150mg/d（表5-6）。

表5-6 中国乳母膳食主要维生素的推荐摄入量

维生素 A RNI (μg RAE/d)	维生素 D RNI (μg/d)	维生素 B_1 RNI (mg/d)	维生素 B_2 RNI (mg/d)	烟酸 RNI (mg NE/d)	叶酸 RNI (μg DFE/d)	维生素 C RNI (mg/d)
1260	10	1.5	1.7	16	550	150

引自中国营养学会的《中国居民膳食营养素参考摄入量（2023 版）》。

6. 水　哺乳期乳母水分摄入不足将直接影响乳汁的分泌量，所以乳母应保证充足的水分摄入，多喝汤水，以保证乳汁分泌。除随食物摄入的水分外，乳母每日水分适宜摄入量为 2.1L。

（三）哺乳期的合理膳食原则

中国营养学会建议哺乳期妇女膳食指南在一般人群膳食指南基础上，增加以下5条核心推荐（图5-3）。

1. 产褥期食物多样不过量，坚持整个哺乳期营养均衡　从分娩时胎盘娩出到母体全身和生殖器官恢复到原来状态的一段时间称为产褥期，需要6~8周，此期间母体变化很大，必须有充分的营养，以促进母体恢复。乳母的膳食营养状况同时也是影响乳汁质与量的重要因素，因此，保证哺乳期营养充足均衡非常必要。与非哺乳妇女一样，乳母的膳食也应该是由多样的食物组成的平衡膳食，除保证哺乳期的营养需要外，乳母的膳食还会影响乳汁的滋味和气味，对婴儿未来接受食物和建立多样化膳食结构产生重要影响。在中国民间，产褥期又称为"坐月子"，"坐月子"是中国的传统习俗，其间饮食常被过分地重视，往往过量摄入动物性食物，以致能量和宏量营养素摄入过剩，产后体脂含量及体重滞留率较高；或习惯诸多的忌口，不吃或少吃蔬菜、水果、海产品等，以致微量营养素摄入不足或缺乏。"满月"后即刻恢复一般饮食，也会影响到母乳喂养的持续。应纠正这种饮食误区，做到产褥期食物多

样但不过量,重视整个哺乳阶段的营养,以保证乳汁的质与量,为持续进行母乳喂养提供保障。

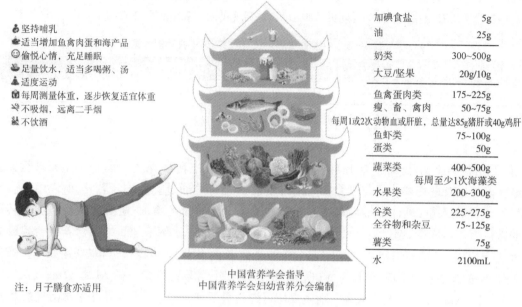

坚持哺乳
适当增加鱼禽肉蛋和海产品
愉悦心情,充足睡眠
足量饮水,适当多喝粥、汤
适度运动
每周测量体重,逐步恢复适宜体重
不吸烟,远离二手烟
不饮酒

加碘食盐	5g
油	25g
奶类	300~500g
大豆/坚果	20g/10g
鱼禽蛋肉类	175~225g
瘦、畜、禽肉	50~75g
每周1或2次动物血或肝脏,总量达85g猪肝或40g鸡肝	
鱼虾类	75~100g
蛋类	50g
蔬菜类	400~500g
每周至少1次海藻类	
水果类	200~300g
谷类	225~275g
全谷物和杂豆	75~125g
薯类	75g
水	2100mL

中国营养学会指导
中国营养学会妇幼营养分会编制

注:月子膳食亦适用

图5-3 中国哺乳期妇女平衡膳食宝塔

2.适量增加富含优质蛋白质及维生素A的动物性食物和海产品,选用碘盐,合理补充维生素D 乳母的营养是泌乳的基础,尤其蛋白质营养状况对泌乳有明显影响。动物性食物(如鱼、禽、蛋、瘦肉等)可提供丰富的优质蛋白质和一些重要的矿物质及维生素,建议乳母每天摄入200g鱼、禽、蛋和瘦肉(其中包括蛋类50g)。如条件限制,可用富含优质蛋白质的大豆及其制品替代。为保证乳汁中碘、n-3长链多不饱和脂肪酸(如DHA)和维生素A的含量,乳母应选用碘盐烹调食物,适当摄入海带、紫菜、鱼、贝类等富含碘或DHA的海产品,适量增加富含维生素A和维生素D的动物性食物,如动物肝脏、蛋黄等的摄入。奶类是钙的最好食物来源,乳母每天应饮奶300~500mL,以满足其对钙的需要。

3.家庭支持,愉悦心情,充足睡眠,坚持母乳喂养 乳汁分泌包括泌乳和排乳2个环节,分别受催乳素和催产素调控。乳母的情绪、心理及精神状态可直接兴奋或抑制大脑皮质来刺激或抑制催乳素及催产素的释放,从而影响乳汁分泌。哺乳期间保持愉悦心情可以提高母乳喂养的成功率,家庭成员以及医疗卫生专业人员应关注产妇心理变化,及时消除不良情绪,帮助乳母树立信心,保持愉悦心情,避免焦虑和抑郁等。此外,充足的睡眠也是促进乳汁分泌的重要因素,乳母要保证每日7~9小时睡眠,以促进乳汁分泌和产后恢复。生活规律和婴儿保持一定程度的同步,尤其在产褥期,婴儿满3个月后要逐渐建立睡眠规律,尤其养成夜间长睡眠的习惯,以确保母乳喂养的成功。

4.增加身体活动,促进产后恢复健康体重 孕期体重过度增加及产后体重滞留是女性肥胖发生的重要原因之一。因此,乳母除注意合理膳食外,还应进行适量、有规律的身体活动,减少静坐时间,这样可促使产妇机体复原,逐步恢复适宜体重,且有利于预防远期糖尿病、心血管疾病、乳腺癌等慢性非传染性疾病的发生,维持自身健康。

5.多喝汤和水,限制浓茶和咖啡,忌烟酒 乳母每天分泌乳汁,加上自身代谢的增加,水需要量也相应增加,乳母每日水的总摄入量应比孕前增加1100mL,多吃流质食物,每餐保证有带汤的食物,但不宜喝太多,也不宜喝多油浓汤。乳母吸烟、饮酒会影响乳汁分泌,烟草中的尼古丁、氰化物和酒精也可通过乳汁进入婴儿体内,影响婴儿睡眠及发育,因此哺乳期间应忌烟、忌酒。此外,茶和咖啡中的咖啡因会造成婴儿兴奋,乳母应避免饮用浓茶和大量咖啡。

第二节 婴幼儿的营养与膳食

婴幼儿(0~3岁)是人自出生后第一个生长高峰期,是人类生命从母体子宫内生活到母体外自然界生活的过渡期,也是从完全依赖母乳营养到依赖外界食物营养的过渡时期。婴幼儿生长发育迅速,生命早期膳食营养供给是否充足合理,不仅对童年期体力、智力发育有直接明显影响,而且对其成年后的健康状况也有至关重要的影响。

一、婴幼儿的生理特点

婴幼儿包括婴儿和幼儿两个特殊年龄阶段。出生0~12个月为婴儿期,其中前28天称为新生儿期,1~3周岁为幼儿期。婴幼儿最大的生理特点是生长发育迅速,婴幼儿的生长发育是机体各组织器官增长和功能成熟的过程,包括体格发育、器官系统生长发育两个方面。生长发育是反映儿童营养状况的灵敏指标,了解和监测婴幼儿的生长发育状况,发现问题并及时进行营养纠正,有利于保障婴幼儿健康成长。

(一)体格发育特点

婴儿期是一生中生长发育最快的时期。年龄越小,体格生长速度越快,尤其是出生后前6个月的生长最快,其生长速度随着年龄增加逐渐减缓,且不同个体差异较大。

体重是反映全身营养状况的简单可靠指标,婴幼儿体重不足、增加缓慢或停滞则提示营养不良或患疾病,体重过高或增加过快,超过同龄儿标准,提示存在肥胖,不利于健康。正常婴儿出生体重平均为3.3kg,前6个月体重平均每月增长0.6kg,后6个月平均每月增长0.5kg。至半岁时体重增至出生时的2倍,1周岁时达到或超过出生体重的3倍,2岁时约为出生体重的4倍。

身高是反映骨骼系统生长的指标,长期营养不良可导致身高(身长)生长缓慢甚至停滞,2岁以下采用仰卧位测量,称为身长;2岁以上立位测量,称为身高。身高与体重增长类似,年龄越小,增长越快,随着年龄增长,儿童身高(身长)增长速度逐渐减缓。足月新生儿平均身长50cm,新生儿期身长增加约5cm,至1周岁时身长可达75cm左右,为出生时的1.5倍,2岁时身高约为87cm。

头围是指经眉弓上缘,枕骨结节绕头一周的长度。头围的大小反映脑及颅骨的发育状态,婴儿出生时头围平均为34cm,比胸围略大1~2cm,1岁时增至46cm,2岁时头围为48cm,2~15岁头围仅增长6~7cm。

胸围指经胸部乳头下缘和两肩胛下缘水平绕体一周的围度,反映了胸廓和胸背肌肉的发育状态,出生时胸围约为32.7cm,比头围小1~2cm,但增长速度快,到1岁时增至46cm,与头围基本相等并开始超过头围。

(二)消化吸收特点

刚出生的婴儿消化系统发育尚不完善,只能适应母乳喂养。6个月后,消化系统逐渐成熟,可以开始添加母乳以外的辅食,但消化系统功能还不够完善,对食物的消化和吸收受到一定限制。

婴儿口腔黏膜柔嫩,且血管丰富,易受损伤,不宜吃过硬或过烫的食物,避免损伤口腔黏膜。婴儿双颊部和咀嚼肌发育良好,有利于吮吸和吞咽;但唾液腺发育尚未成熟,唾液分泌较少,唾液中消化酶到半岁才开始丰富,故不宜过早添加辅食。6月龄左右,乳牙开始萌出,唾液分泌量和淀粉酶随之增加,出现生理性"流涎"现象,此时适合开始添加细软、易消化的辅食。两岁半左右乳牙全部萌出,咀嚼能力随年龄增长逐渐增强。

婴儿的食管较成人短而细,食管、胃壁黏膜和肌层较薄弱,易受到损伤。婴儿胃呈水平位,会走路时呈垂直位,胃容量小,出生后1天,胃容量为5~7mL,第2天10~13mL,到第7天胃容量达到40~

60mL,6个月胃容量约90mL,1岁时为250~300mL。0~6月龄婴儿胃消化酶的活性较低,消化功能较弱,仅适宜消化母乳。婴儿期胃幽门括约肌发育良好,贲门括约肌发育不良,自主神经调节功能较差,易引起幽门痉挛而出现溢乳。

婴幼儿肠壁黏膜发育良好,营养物质的吸收能力好。肠壁肌肉较薄弱,肠蠕动相对较差,食物在肠腔内的时间较长,有利于消化吸收,但如果肠蠕动不协调,可发生粪便滞留和肠梗阻。其消化道功能可通过观察婴儿粪便情况来判断,如排便次数、数量、颜色、形态、气味等都是反映消化道功能的重要指标。

婴幼儿期肝脏占体重的比例相对较大,刚出生时为5.5%,婴儿期占3%~5%,成人后仅占2.5%。婴幼儿肝脏血管较丰富,但肝细胞分化不全,肝功能较差,胆汁分泌量少,影响脂肪的吸收。婴儿刚出生时胰腺重3~4g,1岁时12g,胰腺随年龄增加逐渐增重,成人时可达80g。婴儿的胰腺发育还不成熟,分泌的消化酶活力低,5~6个月以下婴儿只分泌少量胰淀粉酶,因此4个月以前不宜给婴儿添加淀粉类辅食,胰淀粉酶1岁后才接近成人的水平。胰脂酶出生时量少,脂肪的消化能力较弱,但胰蛋白酶在出生时已很充足。

总之,婴幼儿的消化功能尚未健全,消化酶的分泌及胃肠道蠕动能力还远不及成人,对母乳以外的食物耐受性较差,容易发生过敏反应而导致腹泻,影响营养素的吸收;婴儿体内营养素的储备量相对较少,故一旦某种营养素供应不足或消化道功能紊乱,短时间内即可影响机体发育。

（三）神经系统发育特点

神经系统是胚胎时期第一个形成的系统,一直优先发育。胎儿期脑的生长发育处于机体各个系统最领先的地位,胎儿期最后3个月和出生后头两年是大脑发育的加速器。婴儿出生时脑重约380g,6个月时脑重是出生时的2倍,达到600~700g,2周岁时脑重达到成人脑重(约1500g)的75%,达到900~1000g,至3岁时脑重超过出生时的3倍。人体脑神经细胞增殖具有"一次性完成"的特点,脑神经细胞增殖包括3个关键时期:胎儿期10~18周是脑神经细胞增殖期,脑细胞数目增加但大小无明显变化;出生前至出生后5~6个月是脑胶质细胞合成期,脑内胶质细胞数量增多,对神经细胞起营养、支持保护作用;6月龄至2~3岁是脑细胞增大期,以体积增大为主。这三个时期是脑细胞生长发育的关键时期,也是脑组织对营养要求最高的时期,所以此时期保证全面且均衡的营养至关重要,错过这个时机将无法获得补偿生长,可能影响人的智力至终身。

二、婴幼儿的营养需求

婴幼儿生长发育迅速,代谢旺盛,活动量大,对各种营养素的需要量相对高于成人。膳食中营养素的供应充足与否直接关系到婴幼儿体格与智力的发育,且对其成年后的身体素质和慢性疾病的预防产生重要影响。因此,如何科学喂养,确保婴幼儿能够获得足量的营养素就显得极为重要。

（一）能量

与成人不同,婴幼儿的能量消耗除包括基础代谢、体力活动、食物特殊动力作用和排泄外,还包括生长发育的能量消耗。其中基础代谢消耗的能量最多,约占一天所需总能量的60%。生长发育所需能量为婴幼儿所特有,机体每增加1g新组织需要能量18.4~23.8kJ(4.4~5.7kcal),其能量消耗量随年龄增长、生长速度变化而改变,1岁内最高,以后逐渐减低。1岁以内婴儿活动较少,体力活动消耗的能量较低,1岁以后随着身体活动的增加,体力活动消耗的能量逐渐增加,且个体差异较大,活泼好动的婴幼儿比年龄相仿的安静孩子,需要的能量可高3~4倍。维持能量的摄入与消耗平衡是婴幼儿健康成长的基础。若长期能量摄入不足,可导致生长发育迟缓或停滞,而能量摄入过多可导致肥胖。中国营养学会建议不同年龄婴幼儿的能量需要量:0~6个月婴儿(不分性别)为90kcal/(kg·d);6~12个月婴儿(不分性别)为75kcal/(kg·d);1~2岁的男童为900kcal/d,女童为800kcal/d;2~3岁的男童为 1100kcal/d,女童为 1000kcal/d。

（二）蛋白质

蛋白质是婴幼儿代谢和机体各组织、器官和细胞合成必需的原料,蛋白质的质和量对婴幼儿的成长和健康非常重要。婴幼儿生长发育迅速,不仅蛋白质的数量要求相对高于成人,而且质量要求也比成人高。婴儿对必需氨基酸的平均需要量按每公斤体重计算高于成人,种类也比成人多,除成人的 8 种必需氨基酸外,组氨酸也是婴儿的必需氨基酸。若膳食蛋白质供给不足时,婴幼儿可表现出生长发育迟缓或停滞、抵抗力下降、贫血、消瘦或水肿等蛋白质－能量营养不良的症状。人乳中蛋白质的氨基酸模式是婴儿最理想的氨基酸模式,生物学价值最高,因此母乳喂养最有利于满足婴幼儿对蛋白质和必需氨基酸的需要,但婴幼儿肾脏及消化器官尚未发育完全,蛋白质供给过多会增加肾溶质负荷,对机体产生不利影响。牛奶中蛋白质约为人乳的 2 倍,牛乳中酪蛋白分子大,不利于婴儿的吸收,且加重肝肾负担,因此不适宜 1 岁以内的婴儿直接饮用。此外,婴幼儿膳食中要保证优质蛋白质占总蛋白质的 1/2,6 月龄后辅食添加可多选用鸡蛋、牛奶、肉末、豆腐等富含优质蛋白的食物。中国营养学会建议 0~6 月龄婴儿蛋白质的适宜摄入量为 9g/d,6~12 月龄婴儿蛋白质的适宜摄入量为 17g/d,1~3 岁幼儿为 25g/d。

（三）脂类

脂肪是婴幼儿能量和必需脂肪酸的重要来源,同时,还有助于脂溶性维生素的吸收和利用。必需脂肪酸对婴幼儿的生长发育十分重要。婴幼儿对必需脂肪酸缺乏较敏感,婴儿缺乏必需脂肪酸（EFA）时,皮肤出现湿疹,皮肤干燥、脱屑、表皮增厚,生长发育不良或停滞。二十二碳六烯酸（DHA）是一种长链多不饱和脂肪酸,在婴儿视网膜和大脑中枢神经发育中发挥重要作用。婴幼儿对脂肪的需要量按每公斤体重计算高于成人,尤其对各种多不饱和脂肪酸和类脂（磷脂、糖脂）有特别的需要。中国营养学会建议的婴幼儿每日膳食中脂肪提供的能量占总能量的适宜比例,0~6 月龄为 48%,6~12 月龄为 40%,1~3 岁幼儿应由 40% 逐渐降至 35%。0~6 月龄婴儿亚油酸的 AI 为总能量的 8%,亚麻酸的 AI 为总能量的 0.9%;6~12 月龄婴儿亚油酸的 AI 为总能量的 6%;亚麻酸的 AI 为总能量的 0.67%;1~3 岁推荐亚油酸的 AI 约为总能量的 4.0%,亚麻酸约为总能量的 0.6%。

（四）碳水化合物

碳水化合物是婴幼儿重要的供能物质,具有协助脂肪氧化和节约蛋白质的作用,同时也是给大脑提供能量的主要物质。婴儿乳糖酶活性高于成人,可以很好地消化和分解母乳中的乳糖,6 月龄内乳糖是婴儿碳水化合物的主要来源。4 个月以内的婴儿缺乏淀粉酶,淀粉酶活性自 4 月龄后逐渐增强,故淀粉类食物应在 4 个月后添加。适时添加适量淀粉类食物可刺激淀粉酶分泌,过早添加可能会引起婴儿消化不良。2~3 岁以上儿童乳糖酶活性开始下降,对乳糖的消化能力开始减弱,不喝牛奶的儿童,乳糖酶活性下降尤为明显。此外,在幼儿膳食中应注意适时添加适量富含膳食纤维的食物,有利于食物消化和预防便秘。中国营养学会建议 0~6 月龄婴儿碳水化合物 AI 为 60g,6~12 月龄为 80g,1 岁以上为 120g,1 岁以上幼儿碳水化合物提供的能量占总能量的 50%~65%。

（五）矿物质

1. 钙　新生儿体内的钙含量约占体重的 0.8%,到成年时增加为体重的 1.5%~2.0%,说明生长发育过程中体内需要储存大量的钙。营养状况良好的乳母所分泌的乳汁中含钙约为 242mg/L,虽然人乳中的钙含量比牛乳低,但其钙磷比例（2.3:1）较牛乳中的（1.4:1）合理,加之乳糖的作用,吸收率高,基本能满足婴儿的钙需要,故纯母乳喂养的 0~6 月龄婴儿不易缺钙。幼儿所需要的钙主要来源于奶及奶制品。中国营养学会建议 0~6 月龄婴儿钙的 AI 为 200mg/d,6~12 月龄为 350mg/d,1~3 岁幼儿钙的 RNI 为 500mg/d。

2.铁　正常新生儿体内有300mg左右的铁储备,可以满足4个月内婴儿对铁的需要。母乳含铁低,约0.45mg/L,但吸收率高;婴儿在4～5个月后,贮存铁逐渐消耗,且随着年龄的增长对铁的需要量增加,母乳中的铁完全不能满足婴幼儿对铁的需求,6月龄以后的婴幼儿急需从膳食中补充铁,如辅食添加不合理,很容易出现缺铁性贫血。中国营养学会建议0～6月龄婴儿铁的AI为0.3mg/d,6～12月龄RNI为10mg/d,1～3岁幼儿RNI为10mg/d。

3.锌　对机体免疫功能、激素调节、细胞分化以及味觉形成等过程有重要影响。婴幼儿缺锌会出现生长发育迟缓、食欲不振、味觉异常或异食癖、认知行为改变等。正常新生儿体内有一定量的锌储备,但母乳中锌含量相对不足。母乳喂养的婴儿在4～5个月后体内储存的锌逐渐消耗,需要注意从辅食中补充,如肝泥、肉末、蛋黄等,或者通过婴幼儿配方食品补充。中国营养学会建议0～6月龄婴儿锌的AI为1.5mg/d,6～12月龄婴儿AI为3.2mg/d,1～3岁幼儿RNI为4mg/d。

4.碘　人体中的碘主要储存在甲状腺,碘是甲状腺激素的主要成分,在调节新陈代谢、促进体格和智力发育过程中发挥着重要的作用。婴幼儿期缺碘可引起生长发育迟缓、智力低下,严重者发生呆小症(克汀病)。中国营养学会建议婴儿出生后前6个月碘的AI为85μg/d,6～12月龄为115μg/d,1～3岁幼儿RNI为90μg/d。我国内陆地区天然食品及水中含碘量低,在碘缺乏地区的乳母如果很少摄入海产品,又不食用碘强化食品,则婴幼儿较易出现碘缺乏病。为预防婴幼儿碘缺乏,乳母膳食及婴幼儿辅食中注意添加富含碘的海产品,如海鱼、海虾、贝类等。

(六)维生素

几乎所有的维生素缺乏都会影响婴幼儿的生长发育,但对于纯母乳喂养的婴儿,只要乳母膳食均衡,其乳汁中的维生素尤其是水溶性维生素一般都能满足婴儿的需要。但维生素D和维生素K几乎不能通过乳腺,需注意额外补充。

1.维生素A　摄入不足会影响体重增长,出现上皮组织角化、眼干燥症和夜盲症等缺乏症状。母乳中含有较丰富的维生素A,母乳喂养儿一般不需额外补充。缺乏主要原因是断奶后缺乏动物性食品或以新鲜蔬菜和水果为主。0～6月龄婴儿维生素A的AI为300μg RAE/d,6～12月龄为350μg RAE/d,1～3岁幼儿的RNI男童为340μg RAE/d,女童为330μg RAE/d。常用的维生素A补充剂为鱼肝油,补充时注意要适量,过量会导致中毒。

2.维生素D　对婴幼儿的生长发育十分重要,对维持血中钙磷稳定,促进骨骼和牙齿的形成发挥着重要作用,缺乏可导致佝偻病。由于维生素D几乎不能通过乳腺,所以母乳中维生素D水平较低,出生2周后应适当补充富含维生素A、维生素D的鱼肝油或维生素D制剂,并且让婴儿适当晒太阳。但注意如果长期过量摄入维生素D会引起中毒。0～1岁婴儿维生素D的AI为10μg/d,1～3岁维生素D的RNI为10μg/d。

3.维生素E　经胎盘转运给胎儿的效率低,新生儿体内维生素E的储备少,尤其是早产儿和低出生体重儿容易发生维生素E缺乏,维生素E缺乏可导致细胞膜脆性增加,容易引起溶血性贫血症。0～6月龄婴儿维生素E的AI为3mg α－TE/d,6～12月龄为4mg α－TE/d,1～3岁幼儿为6mg α－TE/d。母乳中维生素E含量为3.3～4.5mgα－TE/L,因而婴儿可由母乳获得维生素E。牛乳中维生素E含量约0.6mg/L,远低于人乳,因此牛乳喂养的婴幼儿需注意补充维生素E。

4.维生素K　参与形成凝血酶原等凝血相关蛋白质,其缺乏易引起出血性疾病。新生儿体内几乎无维生素K储备,肠道内以双歧杆菌占优势,合成维生素K菌群尚未建立,人乳中维生素K的含量较低,含维生素K 2～10μg/L,新生儿尤其是纯母乳喂养儿易出现维生素K缺乏引起的出血性疾病。中国营养学会建议0～6月龄婴儿维生素K的AI为2μg/d,6～12月龄为10μg/d,1～3岁幼儿为30μg/d。婴儿4～6个月后应注意添加富含维生素K的辅食,如绿色蔬菜、动物肝脏、鱼虾等食品。

5.维生素C　有抗氧化、促进铁吸收、提高机体免疫力等作用。0～1岁婴儿维生素C的AI为

40mg/d,1~3岁幼儿RNI为40mg/d。若乳母平衡膳食,母乳喂养的婴儿不易缺乏维生素C。人工喂养的婴儿易缺乏维生素C,应及时补充,注意补充富含维生素C的新鲜蔬菜水果,如菜汁、菜泥、果汁等。

6. 维生素B₁ 是酶的重要组成部分,参与体内能量代谢,每4.2MJ(1000kcal)能量需要维生素B₁为0.5mg。当乳母膳食维生素B₁供应充足时,母乳中维生素B₁完全能满足婴儿的需要;当乳母膳食以精制米面为主而未补充其他食物来源的维生素B₁或补充剂时,婴幼儿维生素B₁摄入不足,易引起婴儿脚气病,早期表现为食欲缺乏、呕吐、兴奋、呼吸急促等症状,晚期出现发绀、水肿、心力衰竭、昏迷等症状,症状出现1~2天内死亡。中国营养学会建议0~6月龄婴儿维生素B₁的AI约0.1mg/d,6~12月龄的AI约为0.3mg/d,1~3岁RNI为0.6mg/d。维生素B₁是水溶性的,在体内不易储存,建议乳母每日注意补充粗粮、豆类、干果等维生素B₁含量丰富的食物。

7. 维生素B₂ 参与人体内生物氧化与能量生成,并参与烟酸和维生素B₆代谢。母乳中维生素B₂约为50μg/100g,可以满足婴儿对维生素B₂的需要。婴幼儿维生素B₂缺乏的症状与成人相似,也会出现眼、口腔和皮肤的炎症反应,中国营养学会建议0~6月龄婴儿维生素B₂的AI约0.4mg/d,6~12月龄的AI约为0.6mg/d,1~3岁男童RNI为0.7mg/d,女童RNI为0.6mg/d。

8. 维生素B₁₂ 缺乏可诱发巨幼红细胞贫血、同型半胱氨酸血症和神经损害等。母乳中维生素B₁₂的浓度约为0.04μg/100g,婴儿可以通过母乳获得充足的维生素B₁₂。膳食中维生素B₁₂来源于动物性食物,而植物性食物中基本上不含维生素B₁₂,若乳母为素食主义者,应注意给婴儿补充维生素B₁₂,以预防维生素B₁₂缺乏。中国营养学会建议0~6月龄婴儿维生素B₁₂的AI为0.3μg/d,6~12月龄的AI为0.6μg/d,1~3岁RNI为1.0μg/d。

9. 叶酸 与核酸合成、氨基酸代谢和DNA甲基化有关,缺乏时诱发婴幼儿巨幼红细胞贫血、高同型半胱氨酸血症。中国营养学会建议0~6月龄婴儿叶酸AI约65μg DFE/d,6~12月龄AI约为100μg DFE/d,1~3岁RNI为160μg DFE/d。

（七）水

在所有的营养素中最重要的也最容易被忽视的是水。婴幼儿体表面积大,身体中含水多、代谢率高,肾溶质负荷能力有限,容易发生严重失水,故对水的需要量比成人高。中国营养学会建议,在温和气候条件下,0~6月龄婴儿的水适宜摄入量约0.7L/d,6~12月龄为0.9L/d,1~3岁幼儿为1.3L/d。

三、婴幼儿喂养

（一）婴儿喂养方式

婴儿喂养方式可分为母乳喂养、人工喂养、混合喂养3种。

1. 母乳喂养 母乳是婴儿最理想的天然食物。母乳营养成分丰富,能满足婴儿出生后前6个月内所需的能量和全部营养素,不需要添加水及其他食物。母乳还能通过抗体、全蛋白及其他成分将周围环境的信息传递给婴儿。

（1）母乳喂养的优越性:具体如下。

1）母乳喂养对婴儿的好处:①母乳中营养素齐全,能全面满足婴儿生长发育的需要:母乳蛋白质总量虽较少(1.3g/100g),但质优良,以乳清蛋白为主,乳清蛋白与酪蛋白的比例约为7:3,乳清蛋白在胃酸作用下形成的乳凝块细小而柔软,易消化吸收。母乳蛋白质的氨基酸比值适宜,且含较多的牛磺酸,能满足婴儿脑组织和视网膜发育的需要;母乳中含有的脂肪颗粒小,并含有乳脂酶,更易被消化吸收。母乳含丰富的长链多不饱和脂肪酸和必需脂肪酸,有利于婴幼儿脑发育;母乳中富含乳糖,乳糖是母乳中的主要碳水化合物,可分解为半乳糖和葡萄糖,半乳糖与脂类结合形成半乳糖脂,是形成脑苷脂、促进神经系统发育所必需的;乳糖可促进钙、铁、锌的吸收,并有利于婴儿肠道微生态健康,可以促进有益菌的生长,抑制有害菌的繁殖,可促进乳酸杆菌生长,抑制大肠埃希氏菌等的生长;母乳的钙磷比例适宜(2:1),利于钙吸收,其他矿物质和微量元素齐全,含量既可满足婴儿生长发育的需要,又不会增加婴儿肾脏的负担;乳母膳食营养充足时,婴儿在前6个月内所需要的维生素基本上可从母乳中得到满足。②母乳喂养激活并增强婴儿免疫防御功能。短期被动保护:母乳喂养为婴儿提供源自母体的免疫物质,母乳中的免疫物质有各种免疫球蛋白(包括IgA、IgG、IgM、IgD)、乳铁蛋白、溶菌酶、双歧杆菌因子等,可增强婴儿抗感染能力;长期主动保护作用:纯母乳喂养的婴儿具有较低的腹泻、呼吸道和皮肤感染的危险,且能预防过敏。③吸吮时的肌肉运动有助于婴儿面部正常发育,特别是颌骨和牙齿的发育。④母乳喂养有助于建立母婴间的感情联系,母乳喂养的行为使母亲与婴儿之间有数次甚至十几次的接触、拥抱、抚摸,带给婴儿深刻、微妙的心理暗示和情感交流,使其彼此互爱。尽早使婴儿从感情上亲近母亲,会提高以后对孩子的教育成效。使婴儿获得最大的满足感和安全感,这对培养儿童良好的情绪,促进其心理发育十分重要。有研究提示,母乳喂养还有助于孩子的智力发育,特别是情商的发育。⑤母乳自然产生,无须购买,温度及泌乳速度适宜,新鲜几乎无菌,无须消毒,直接喂哺,简便、省时、省力,十分经济,且喂食的量可随婴儿需要而增减。⑥对婴儿具有持续的有益健康效应,不致喂哺过多,不致引起婴儿及儿童期肥胖,降低成年后糖尿病、肥胖等慢性疾病的风险。

2)母乳喂养对母亲的益处:①伴随婴儿吸吮乳头而产生的缩宫素,能促进子宫收缩,减少产后出血,促使子宫复原;②哺乳可推迟月经复潮,母体内的蛋白质、铁等通过产后闭经得以贮存,有利于产后的康复;③哺乳增加的能量消耗,可加速孕期积累的脂肪减少,促进体型恢复;④哺乳期闭经亦有利于延长生育间隔;⑤哺乳可以降低母亲以后发生肥胖、骨质疏松症、乳腺癌、卵巢癌的危险;⑥哺乳的行为也可使母亲心情愉悦。

3)母乳喂养对医院、家庭和社会的益处:特别在经济方面,医院可以节约消毒、配制人工喂养时所需的奶瓶、奶粉及人力。从家庭和社会的角度看,用于增加乳母营养的消费比用于婴儿人工喂养的消费要便宜得多,而且由于婴儿健康少病,可以减少医疗费用。

因此,从婴儿的生长发育、母亲的健康及社会三方面考虑,母乳喂养是人类哺育下一代最佳的方式。

(2)母乳喂养的方法:母乳喂养的方法十分重要,方法不当,将影响母乳喂养的质量,或导致母乳喂养不能进行下去。婴儿在出生后1h内接触并吸吮乳房称为早开奶,婴儿开奶的时间越早越好,早开奶对母亲和婴儿都有多方面的健康益处:①刺激乳母尽早分泌乳汁,提高泌乳量,延长哺乳时间;②可让婴儿吸到更多的初乳,获得初乳中大量的免疫物质和丰富的营养成分,有利于婴儿的健康;③清理初生儿的肠道和胎便,减轻婴儿生理性黄疸;④有益于子宫收缩和产妇恢复,稳定产妇情绪。

母婴同室,按需哺乳,以婴儿吃饱为度,不严格规定哺乳次数和时间间隔。这样的哺乳方式符合人类饥饿时要补充食物的规律,有利于婴儿的生长发育。婴儿吸乳量是否充足需要依赖母亲的经验来判断,如果哺乳前乳房膨胀,哺乳时听到婴儿连续吞咽声,哺乳后婴儿安然入睡,且睡眠时间较长,体重增长正常,表示母乳已经满足婴儿需要。如果每次哺乳15~20分钟后,婴儿感觉不满足,吸住乳头不放,或吸奶后感到不安宁,食后不能立即入睡,或入睡后常惊醒,每周体重增加不足,表示婴儿未能获得足够乳汁,应考虑增加其他乳品。此外,哺乳时,乳母的哺乳姿势应正确,每次喂奶时应先吸空一侧乳房,再吸另一侧,下次喂奶则从未吸空的一侧开始。哺乳后将婴儿直立抱起,使头靠在母亲肩上,轻拍其背以排出空气,防止溢乳。

2.人工喂养　因各种原因不能对婴儿母乳喂养,全部用其他食品代替的,称为人工喂养。常用的母乳代替食品有婴儿配方粉或婴儿配方奶,牛乳、羊乳、马乳等动物乳及其制品,豆基代乳粉以及其他食品等。对婴儿来讲,人工喂养远不如母乳喂养,除母乳之外的其他乳汁都有不可避免的缺陷,但是如果能选择优质的乳品,调配合适、注意卫生,也能满足婴儿生长发育的需要。

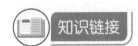 知识链接

婴儿配方奶

婴儿配方奶,也被称为婴儿配方食品,是参考婴幼儿营养需要和母乳成分研究资料,以乳及乳制品、大豆及大豆蛋白制品为主要蛋白来源,经过一定配方设计和工艺处理而生产的用于喂养不同生长发育阶段和健康状况婴儿的食品。由于婴儿配方食品多为乳粉(再冲调为乳液喂养婴儿)或可直接喂养婴儿的液态乳,所以又常称为婴儿配方乳、婴儿配方粉或婴儿配方奶。

由于经过了一定的配方设计(食物成分调整、营养素强化和功能成分的添加),在婴儿喂养中,婴儿配方食品比普通牛、羊乳或其他一般普通食品更符合婴儿的营养和代谢需求,可以在某些特定方面,在一定程度上模拟母乳的功能。因此,婴儿配方奶可以作为母乳喂养不成功时的首选替代。但必须强调的是,无论经过怎样的配方设计和先进研发,任何婴儿配方奶均无法与母乳相媲美。

3.混合喂养 由于母乳分泌量不足或母亲因工作或其他原因不能按时哺乳时,采用牛乳或其他代乳品替代部分母乳称为混合喂养。需要注意的是,尽管母乳不足,也应坚持按时给婴儿喂奶,让婴儿吸空乳汁后再用其他乳品补足,这样一方面尽量给婴儿提供母乳,另一方面由于不减少吸吮次数,对刺激母乳分泌有利,防止母乳分泌的逐渐减少。

(二)婴儿辅食添加

随着婴儿年龄的增长,单纯的母乳已经不能完全满足6月龄后婴儿对能量和营养素的需要,且婴儿的消化系统逐渐发育,肠道淀粉酶逐渐活跃,牙齿开始萌出,能够接受和消化吸收母乳之外的食物,此时是补充其他食物的最佳时机,一方面补充婴儿的营养需要,另一方面可满足其心理需求,并促进其感知觉、心理及认知和行为能力的发展。婴儿6月龄后,在坚持母乳喂养的同时,逐渐给婴儿添加一些非乳类的固体、半固体或液体食物,称为辅食添加,所添加的任何含营养素的固体、半固体或液体食物称为辅食。辅食添加一般从6月龄开始到1岁左右逐渐完成,期间母乳喂养照常。过早添加辅食,尤其是在满4月龄前,婴儿消化系统不成熟而容易引发胃肠道不适,进而导致喂养困难或增加感染、过敏等风险,且影响母乳摄入量,不利于婴儿生长发育;过晚添加辅食会增加婴幼儿各种营养缺乏性疾病的风险,并且造成长期不可逆的不良影响。

辅食添加顺序:每次只添加一种新的食物,由少到多、由稀到稠、由细到粗,循序渐进。首先添加强化铁的婴儿米粉、肉泥等富铁的泥糊状食物,随着婴儿长大,逐渐过渡到半固体或固体食物,如烂面、肉末、碎菜、水果粒等。在添加辅食的过程中,每引入一种新的食物适应2~3天,观察是否出现呕吐、腹泻、皮疹等消化不良反应或过敏反应症状,若有不良反应可暂缓添加,待症状消失后,再从小量开始试着添加,如果仍不能适应,需暂停食用并咨询医生;如果没有不良反应,再添加另一种新的食物,并由此逐步达到食物多样化。婴儿生病时,最好不要添加新的辅食。

(三)婴幼儿喂养指南

中国营养学会《中国居民膳食指南(2022)》中,对于婴幼儿的喂养建议如下。

1.0~6月龄婴儿喂养指南

(1)母乳是婴儿最理想的食物,坚持6月龄内纯母乳喂养:母乳是婴儿最佳的天然食品,母乳喂养是最理想的喂养方式,任何婴儿配方食品的营养价值和健康效益都不及 0~6月龄婴儿喂养指南 母乳。母乳的营养成分最适合婴儿的营养需要,能满足婴儿前6个月生长发育所需要的全部能量、营养素和水。此外,母乳有利于肠道健康微生态环境建立和肠道功能成熟,降低感染性疾病和过敏发生的风险。母乳喂养营造母子情感交流的环境,给婴儿最大的安全感,有利于婴儿心理行为和情感发展,母乳喂养的婴儿最聪明。母乳喂养经济、安全又方便,同时有利于避免母体产后体重滞留,并降低

119

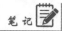

母体患乳腺癌、卵巢癌和2型糖尿病的风险,应坚持6月龄内纯母乳喂养。母乳喂养需要全社会的努力,专业人员的技术指导,家庭、社区和工作单位的积极支持,充分利用政策和法律保护母乳喂养。

(2)生后1小时内开奶,重视尽早吮吸:母亲分娩后,应尽早开奶,婴儿出生后1h内接触并吮吸乳房,刺激乳头和乳晕神经感受,向垂体传递信号刺激产生催乳素,促进乳母尽早分泌乳汁,这是确保母乳喂养成功的关键,同时可提高泌乳量,延长哺乳时间。婴儿出生后第一口食物应是母乳,初乳中富含营养和免疫活性物质,有助于婴儿肠道成熟和免疫功能的发展,预防婴儿过敏,并减轻新生儿黄疸,体重下降和低血糖的发生。婴儿出生时,体内具有一定的能量储备,可满足至少3天的代谢需求,开奶过程中不用担心新生儿饥饿,可密切关注婴儿体重,生后体重下降只要不超过出生体重的7%就应坚持纯母乳喂养。此外,温馨环境、愉悦心情、精神鼓励、乳腺按摩等辅助因素,有助于顺利成功开奶。

(3)回应式喂养,建立良好的生活规律:母乳喂养应顺应婴儿胃肠道成熟和生长发育过程,从按需喂养模式向规律喂养模式转变。婴儿饥饿是按需喂养的基础,在喂养过程中,应及时识别婴儿饥饿及饱腹信号,及时做出喂养回应。当婴儿出现咂嘴、寻觅、哭闹等饥饿表现时,应及时喂哺,一般每天可喂奶6~8次或更多,两侧乳房交替喂养,不要强求喂奶次数和时间,特别是3月龄以前的婴儿。婴儿出生后2~4周就基本建立了自己的进食规律,家长应明确感知其进食规律的时间信息。随着月龄增加,婴儿胃容量逐渐增加,单次摄乳量也随之增加,哺喂间隔则会相应延长,夜间喂奶次数减少,逐渐建立起喂哺和睡眠的规律。如果婴儿哭闹明显不符平日进食规律,应该首先排除非饥饿原因,如胃肠不适等。非饥饿原因哭闹时哺喂只能缓解婴儿的焦躁心理,并不能解决根本问题,应及时就医。

(4)适当补充维生素D,母乳喂养无须补钙:人乳中维生素D含量低,母乳喂养儿不能通过母乳获得足量的维生素D。虽然适宜的阳光照射会促进皮肤中维生素D的合成,但鉴于养育方式的限制,阳光照射可能不是6月龄内婴儿获得维生素D的最佳方式。婴儿出生后数日就应开始每日补充维生素D 10mg。纯母乳喂养能满足婴儿骨骼生长对钙的需求,不需要额外补充钙。

(5)任何动摇母乳喂养的想法和举动,都必须咨询医生或其他专业人员,并由他们帮助作出决定:任何婴儿配方奶都不能与母乳相媲美,只能作为纯母乳喂养失败后无奈的选择。由于婴儿患有某些代谢性疾病、乳母患有某些传染性或精神性疾病、乳汁分泌不足或无乳汁分泌等原因,不能用纯母乳喂养婴儿时,此时应咨询医生或其他专业人员,选择合适的喂哺方式。建议首选适合于0~6月龄婴儿的配方奶喂养,不宜直接用普通液态奶、成人奶粉、蛋白粉、豆奶粉等喂养婴儿。6月龄前放弃母乳喂养而选择婴儿配方奶,对婴儿的健康是不利的。

(6)定期监测婴儿体格指标,保持健康生长:身长和体重是反映婴儿喂养和营养状况的直观指标。疾病或喂养不当、营养不足会使婴儿生长缓慢或停滞。6月龄内婴儿应每月测一次身长、体重、头围,选用国家卫生标准《5岁以下儿童生长状况判定》(WS/T 423—2013)判断婴儿是否得到正确、合理喂养。婴儿生长有自身规律,过快、过慢生长都不利于儿童远期健康。婴儿生长存在个体差异,也有阶段性波动,不必相互攀比生长指标,不宜追求参考值的上限。母乳喂养儿体重增长可能低于配方奶喂养儿,只要处于正常的生长曲线轨迹,即是健康的生长状态(图5-4)。

2. 7~24月龄婴幼儿喂养指南

(1)继续母乳喂养,满6月龄起必须添加辅食,从富含铁的泥糊状食物开始:母乳仍然可以为满6月龄(出生180天)后婴幼儿提供部分能量,优质蛋白质、钙等重要营养素,以及各种免疫保护因子等。继续母乳喂养可减少感染性疾病的发生,持续增进母子感情,促进婴幼儿生长发育。婴儿满6月龄后继续母乳喂养到两岁或以上,不能母乳喂养或母乳不足时,以配方奶作为母乳的补充。婴儿满6月龄时,胃肠道等消化器官已相对发育完善,可消化母乳以外的多样化食物;同时,婴儿的口腔运动功能,味觉、嗅觉、触觉等感知觉,以及心理、认知和行为能力也已准备好接受新的食物;此时开始添加辅食,不仅能满足婴儿的营养需求,也能满足其心理需求,并促进其感知觉、心理及认知和行为能力的发展。铁缺乏和缺铁性贫血可损害婴幼儿的认知发育和免疫功能。婴儿在6个月后铁储备逐渐消耗,

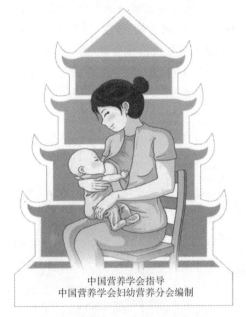

🕐 尽早开奶

🤱 第一口吃母乳，纯母乳喂养

🍼 不需要补钙

💉 每日补充维生素D 400IU

🍼 回应式喂养

⚖ 定期测量体重和身长

中国营养学会指导
中国营养学会妇幼营养分会编制

图5-4　中国0~6月龄婴儿母乳喂养关键推荐

且随着年龄的生长对铁的需要量增加，母乳中的铁含量低，不能满足婴幼儿对铁的需求，6月龄以后的婴幼儿急需从膳食中补充铁。辅食中首先添加肉泥、肝泥、强化铁的婴儿米粉等富含铁的泥糊状食物，这是保证婴幼儿铁需要的主要措施。

（2）及时引入多样化食物，重视动物性食物的添加：从6月龄开始逐渐引入其他不同种类的食物以提供不同的营养素。辅食添加由少到多、由稀到稠、由细到粗，循序渐进。每次只添加一种新的食物，从一种富铁泥糊状食物开始，逐渐过渡到半固体或固体食物，逐步达到食物多样化。动物性食物富含优质蛋白质、脂类、B族维生素和矿物质，能很好地促进婴幼儿的生长发育。蛋黄、动物肝脏中含有丰富的磷脂、维生素A和维生素D。鱼类富含n-3系列多不饱和脂肪酸。畜肉、动物血、动物肝脏中含丰富的血红素铁，易于人体吸收。添加辅食过程中应重视动物性食物的添加。

（3）尽量少加糖盐、油脂适当，保持食物原味：婴幼儿辅食需要单独制作，辅食要保持食物的天然味道，尽量不加盐、糖及各种调味品，保持淡口味。淡口味食物有利于提高婴幼儿对不同天然食物口味的接受度，减少偏食挑食的风险，同时也可减少婴幼儿盐和糖的摄入量，降低儿童期及成人期肥胖、糖尿病、高血压、心血管疾病的发生风险，糖的摄入还会增加儿童患龋齿的风险。但辅食应添加适量的油脂，有助于婴幼儿获得必需脂肪酸，促进大脑和视觉的发育。

（4）提倡回应式喂养，鼓励但不强迫进食：随着婴幼儿生长发育，父母及喂养者应根据其营养需求的变化，以及感知觉、认知、行为和运动能力的发展，给予与其发育水平相适应的食物，在喂养过程中应及时感知婴幼儿所发出的饥饿或饱足的信号，并作出恰当的回应，顺应婴幼儿的需要进行喂养。父母及喂养者有责任为婴幼儿提供多样化食物，尊重婴幼儿对食物的选择，耐心鼓励和协助婴幼儿进食，但绝不强迫进食，不以食物作为奖励或惩罚。帮助婴幼儿逐步达到与家人一致的规律进餐模式，并学会自主进食，遵守必要的进餐礼仪。同时，父母及喂养者还有责任为婴幼儿营造良好的进餐环境，保持进餐环境安静、愉悦，避免电视、玩具等对婴幼儿注意力的干扰，每次进餐时间不超过20分钟，父母及喂养者也应保持良好的饮食习惯，为婴幼儿树立榜样。

（5）注重饮食卫生和进食安全：选择新鲜、优质、无污染的食物和清洁水制作辅食。制作辅食前须先洗手，制作辅食的餐具、场所应保持清洁，生熟分开。辅食应煮熟、煮透，制作的辅食应及时食用或妥善保存。婴幼儿进餐前洗手，保持餐具和进餐环境清洁、安全。婴幼儿进食时一定要有成人看护，以防进食意外,整粒花生、坚果、果冻等食物不适合婴幼儿食用。

(6)定期监测体格指标,追求健康生长:适度、平稳生长是最佳的生长模式。每3个月一次定期监测并评估7~24月龄婴幼儿的体格生长指标有助于判断其营养状况,并可根据体格生长指标的变化,及时调整营养和喂养。对于生长不良、超重肥胖,以及处于急慢性疾病期间的婴幼儿应增加监测次数(图5-5)。

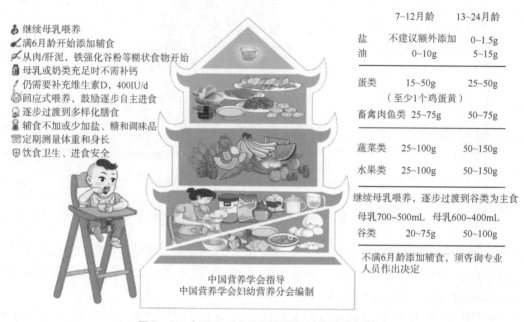

图5-5 中国7~24月龄婴幼儿平衡膳食宝塔

第三节 学龄前儿童的营养与膳食

学龄前儿童指的是3周岁以后至未满6周岁的儿童,与婴幼儿期相比,此期生长发育速度略有放缓,而与成人相比,此期儿童仍然处于快速生长发育之中,对各种营养素的需要量也较高,该阶段的生长发育状况直接关系到青少年和成人期的健康。

一、学龄前儿童的生理特点

(一)体格发育特点

学龄前儿童体格生长发育速度比婴幼儿期相对减慢,但仍保持稳步增长,这一时期每年体重增长约2kg,身高增长5~7cm。头围生长速度自2岁后增长缓慢,3~18岁中只增长5~6cm。

(二)消化吸收特点

尽管3岁时20颗乳牙已出齐,6岁左右萌出第一恒磨牙,咀嚼与消化能力逐渐增强,但这一时期的咀嚼仅达到成人的40%,消化能力也仍有限,远低于成人,尤其是对固体食物需要较长时间适应。因此,这一时期还不能给予成人膳食,以免导致消化吸收紊乱。4~5岁儿童已具有与成人相似的对食物的好恶倾向,包括拒绝不愉快的味道或有害的、非食物性的东西,并且能够根据自身饱足感或饥饿感调节食物摄入量以适应体格生长的需要。

(三)神经系统发育特点

3岁时神经细胞的分化已基本完成,神经冲动的传导速度明显快于婴幼儿期。但脑细胞体积的增大、神经元间突触形成和修剪、神经纤维的髓鞘化仍在继续,大脑仍在快速生长,来自周围环境的刺激可以促使大脑不断建立新突触,提示大脑在学龄前期仍具有可塑性。

（四）心理发育特点

学龄前儿童注意力容易分散,不专心进食;好奇心强,表现出对食物有广泛的兴趣,在食物选择上喜欢自我做主,可能出现挑食、偏食等不良饮食行为;且模仿能力极强,家庭成员尤其是父母的行为常是模仿的主要对象,因此这一时期应特别注意培养儿童良好的饮食习惯。

二、学龄前儿童的营养需求

（一）能量

学龄前儿童能量消耗包括基础代谢、体力活动、食物特殊动力作用和生长发育四个方面。中国营养学会推荐学龄前儿童膳食能量需要量为 1000~1400kcal/d,男孩稍高于女孩。

（二）蛋白质

学龄前儿童摄入蛋白质的最主要目的是满足细胞、组织的生长,因此,对蛋白质的质量,尤其是必需氨基酸的种类和数量有一定要求。中国营养学会建议学龄前儿童蛋白质推荐摄入量为 30g/d,其中来源于动物性食物的蛋白质应占 50%。

（三）脂肪

儿童生长发育所需的能量、免疫功能的维持、脑的发育和神经髓鞘的形成都需要脂肪,尤其是必需脂肪酸。建议使用富含 a-亚麻酸的大豆油、低芥酸菜籽油或脂肪酸比例适宜的调和油作为烹调用油。在动物性食物选择方面,可多选用鱼类等富含长链多不饱和脂肪酸的水产品。脂肪供能比随年龄增加而降低,3 岁儿童脂肪供能比为 35%,4~6 岁儿童脂肪供能比为 20%~30%。

（四）碳水化合物

碳水化合物是学龄前儿童能量的主要来源,其供能比为 50%~65%,且应以含有复合碳水化合物的谷类为主,如大米,面粉、红豆、绿豆等各种豆类,避免过多糖和甜食的摄入。

（五）矿物质

1. 钙　学龄前儿童的骨骼生长需要充足的钙。中国营养学会建议 3 岁儿童钙的 RNI 为 500mg/d,4~6 岁儿童为 600mg/d,奶及奶制品含钙丰富,且吸收率高,是儿童最理想的钙来源。为保证学龄前儿童钙的适宜水平,建议每日奶的摄入量在 300~500mL。

2. 铁　缺铁性贫血是儿童期最常见的疾病。铁缺乏会对儿童免疫力、行为和智力发育产生不可逆性影响。中国营养学会建议学龄前儿童铁的 RNI 为 10mg/d,动物肝脏、动物血、瘦肉是铁的良好来源。膳食中丰富的维生素 C 可促进铁的吸收。

3. 锌　锌缺乏,儿童常出现味觉下降、厌食甚至异食癖,抵抗力差而易患各种感染性疾病,严重者生长迟缓。中国营养学会建议 3 岁儿童锌的 RNI 为 4mg/d,4~6 岁儿童锌的 RNI 为 5.5mg/d,除贝壳类海产品外,鱼、禽、蛋、肉等高蛋白质食物含锌丰富,利用率也较高。

4. 碘　为减少因碘缺乏导致的儿童生长发育障碍,中国营养学会建议学龄前儿童碘的 RNI 为 90mg/d。为保证这一摄入水平,除使用含碘食盐烹调食物外,还建议每周膳食至少安排 1 次海产品,如海鱼、虾、海带、紫菜等。

（六）维生素

中国营养学会建议 3~6 岁儿童维生素 A 的 RNI 为 330~390μg RAE/d,男童稍高于女童。建议学龄前儿童每周摄入 1 次富含维生素 A 的动物肝脏,每天摄入一定量的蛋黄、牛奶,也可每日摄入一定量的深绿色或黄红色蔬菜以补充类胡萝卜素。维生素 D 主要参与骨骼生长、促进钙吸收,学龄前儿童维生素 D 的 RNI 为 10μg/d。3 岁儿童维生素 B_1 的 RNI 为 0.6mg/d,维生素 B_2 男童为 0.7mg/d,女童为 0.6mg/d;烟酸男童为 6mg NE/d,女童为 5mg NE/d;维生素 C 为 40mg/d;4 ~ 6 岁儿童维生素 B_1 的 RNI 为 0.9mg/d,维生素 B_2 男童为 0.9mg/d,女童为 0.8mg/d,烟酸男童为 7mg NE/d,女童为 6mg NE/d,维生素 C 为 50mg/d。

三、学龄前儿童的合理膳食原则

经过 7 ~ 24 月龄期间膳食模式的过渡和转变,学龄前儿童摄入的食物种类和膳食结构已开始接近成人,是培育良好饮食习惯和健康生活方式的关键时期。与成人相比,学龄前儿童对各种营养素需要量较高,消化系统尚未完全成熟,咀嚼能力仍较差,因此其食物的加工烹调应与成人有一定的差异。与此同时,学龄前儿童生活自理能力有所提高,自主性、好奇心、学习能力和模仿能力增强,但注意力易分散,进食不够专注,该时期也是避免出现不良生活方式的重要阶段。基于学龄前儿童生理特点、营养需要及饮食习惯培养规律,结合其膳食营养和饮食行为现状,中国营养学会建议,学龄前儿童膳食指南应在一般人群膳食指南基础上增加 5 条核心推荐。

(一)食物多样,规律就餐,自主进食,培养健康饮食行为

学龄前儿童的合理营养应由多种食物构成的平衡膳食来提供,足量食物、平衡膳食、规律就餐是其获得全面、足量的食物摄入、良好消化吸收和建立健康饮食行为的保障。家庭和托幼机构应遵循食物丰富、规律就餐原则安排学龄前儿童的膳食和餐次,鼓励儿童反复尝试新食物的味道、质地,提高对食物的接受度。此时期儿童神经心理发育迅速,自我意识和模仿力、好奇心增强,进食不够专注,因此要注意引导儿童自主、专心进餐,正确使用餐具,纠正挑食、偏食等不良饮食行为,保证每天三次正餐和两次加餐,营造温馨进餐环境,不随意改变进餐时间、环境和进食量,培养儿童摄入多样化食物的良好饮食习惯。

(二)每天饮奶,足量饮水,合理选择零食

儿童摄入充足的钙对增加骨量积累、促进骨骼生长发育,预防成年后骨质疏松有重要意义。奶类是优质蛋白质和钙的最佳食物来源,目前,我国儿童钙摄入量普遍偏低,对于快速生长发育的儿童,应鼓励每天饮奶,建议每天饮奶 300 ~ 500mL 或相当量的奶制品。学龄前儿童新陈代谢旺盛、活动量大、出汗多,需要及时补充水分,建议每天总水量(含饮水和汤、奶等)为 1300 ~ 1600mL,其中饮水量为 600 ~ 800mL,以白开水为主,少量多次饮用,避免含糖饮料。零食对学龄前儿童是必要的,对补充所需营养有帮助。零食应尽可能与加餐相结合,以不影响正餐为前提,多选用营养素密度高的食物如乳制品、水果、蛋类及坚果类等作零食,不宜选用高盐、高脂、高糖食品如腌制食品、油炸食品、糖果等。

(三)合理烹调,少调料少油炸

从小培养儿童清淡口味,有助于形成终身的健康饮食习惯。在为学龄前儿童烹调加工食物时,应尽可能保持食物的原汁原味,让儿童首先品尝和接纳各种食物的自然味道。在烹调方式上,宜采用蒸、煮、炖、煨等烹调方式,尽量少用油炸、烤、煎等方式。口味以清淡为好,不应过咸、过油腻和辛辣,尽可能少用或不用味精、鸡精、色素及辛辣料等调味品。为儿童烹调食物时,应控制食盐用量,少选含盐高的腌制食品或调味品。可选天然、新鲜香料(如葱、蒜、洋葱、柠檬、醋、香草等)和新鲜果蔬汁(如番茄汁、南瓜汁、菠菜汁等)进行调味。

(四)参与食物选择与制作,增进对食物的认知和喜爱

学龄前儿童生活能力逐渐提高,对食物选择有一定的自主性,开始表现出对食物的喜好。鼓励儿童体验和认识各种食物的天然味道和质地,了解食物特性,增进对食物的喜爱。家庭和托幼机构应有

计划地开展食育活动,为儿童提供更多接触、观察和认识食物的机会。家长或幼儿园老师可带儿童去市场选购食物,辨识应季蔬果,尝试自主选购蔬菜。在节假日,带儿童去农田认识农作物,实践简单的农业生产过程,参与植物的种植,观察植物的生长过程,介绍蔬菜的生长方式、营养成分及对身体的好处,并亲自动手采摘蔬菜,激发儿童对食物的兴趣,享受劳动成果。在保证安全的情况下,应鼓励儿童参与家庭膳食制备过程,参与一些力所能及的加工活动,如择菜,帮助儿童了解食物的特性和对健康的重要意义,增加对食物的认知,对食物产生心理认同和喜爱,减少对某些食物的偏见,享受制作食物过程中的乐趣和成就,培养尊重和爱惜食物的意识。

(五)经常户外活动,定期体格测量,保障健康成长

鼓励儿童经常参加户外游戏与活动,减少久坐及视屏时间,维持能量平衡,促进皮肤中维生素 D 的合成和钙的吸收利用,有利于学龄前儿童的生长发育和预防超重、肥胖及慢性病,实现对其体能、智能的锻炼培养。此外,增加户外活动时间,可有效减少儿童近视眼的发生。学龄前儿童每天应进行至少 120 分钟的户外活动,每次久坐时间不超过 1 小时,每天累计视屏时间不超过 1 小时,且越少越好。保证儿童充足睡眠,推荐每天总睡眠时间 10~13 小时,其中包括 1~2 小时午睡时间。学龄前儿童生长发育速度较快,身高、体重可反映儿童膳食营养摄入状况,家长可通过定期监测儿童的身高、体重,及时发现儿童营养健康问题,调整其膳食和身体活动,避免消瘦和超重、肥胖,以保证正常的生长发育(图 5-6)。

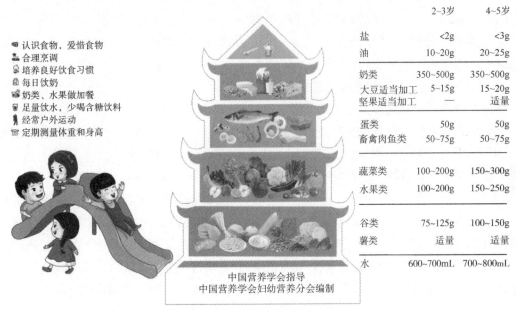

	2~3岁	4~5岁
盐	<2g	<3g
油	10~20g	20~25g
奶类	350~500g	350~500g
大豆适当加工	5~15g	15~20g
坚果适当加工	—	适量
蛋类	50g	50g
畜禽肉鱼类	50~75g	50~75g
蔬菜类	100~200g	150~300g
水果类	100~200g	150~250g
谷类	75~125g	100~150g
薯类	适量	适量
水	600~700mL	700~800mL

认识食物,爱惜食物
合理烹调
培养良好饮食习惯
每日饮奶
奶类、水果做加餐
足量饮水,少喝含糖饮料
经常户外运动
定期测量体重和身高

中国营养学会指导
中国营养学会妇幼营养分会编制

图 5-6　中国学龄前儿童平衡膳食宝塔

第四节　学龄儿童的营养与膳食

一、学龄儿童的生理特点

学龄儿童是指从 6 岁到不满 18 岁的未成年人。可以分为 6~12 岁的小学学龄期和 12~18 岁的中学学龄期。小学学龄期儿童常称为学龄儿童,中学学龄期儿童常称为青少年。

(一)小学学龄期儿童生理特点

1. 身高和体重发育特点　此期是人一生中生长发育较平稳的阶段。体重每年增加 2~3kg,身高每年可增高 4~7cm,身高在该阶段的后期增长较快。

2.骨骼和肌肉发育特点　儿童颅骨骨化完全,管状骨变得粗壮。骨骼有机质多、无机盐少,骨的弹性大、韧性好,但硬度小,随着年龄增大,骨的硬度逐渐增加。学龄儿童肌肉发育还不完全,肌纤维较细、肌腱短而宽,肌肉弹性比成人好,但力量差,容易疲劳,但恢复比成人快。

3.神经系统　6岁时脑的重量达到成人的90%,脑细胞体积增大,脑细胞分化基本完成。12岁时大脑的重量接近成人,神经传导逐渐达到迅速而准确的水平。其大脑的可塑性很强、是培养孩子良好习惯的重要阶段。

4.消化系统　儿童6岁左右萌出第一颗恒牙,6~12岁乳牙逐个被同位恒牙替换。与成人相比,儿童食道短而窄,管壁较薄,黏膜细嫩。胃壁较薄,血管丰富,胃黏膜柔软,胃容量小,蠕动能力较弱,消化液分泌较少且酸度低,消化酶含量比成人少,因此消化能力比成人差。随着年龄增长,消化系统发育加快,消化能力增强。

5.心理发育特点　学习和生活上的要求促使学龄期儿童的心理发展突飞猛进,具体表现在智力明显增长,思维能力、口头语言表达能力有很大的发展,情感活动也丰富起来,并逐渐具备言语和情感表达能力。

(二)中学学龄期儿童生理特点

1.身高和体重发育特点　青春期生长发育以体格第二次突增开始,青春早期,身高增长速度加快,体重也迅速增加。通常女生的突增期开始于10~12岁,男生略晚,开始于12~15岁,一般持续2~3年。体重每年增加2~5kg,个别可达8~10kg,所增加的体重占其成人时体重的一半;身高每年可增高2~8cm,个别可达10~12cm,所增加的身高可占其成人时身高的15%~20%。男生增幅大于女生。青春后期,突增后身高的生长速度再次减慢。

2.体成分特点　青春期男女生体成分增长迅速,性别差异更加明显。在青春期以前男生和女生的脂肪和肌肉占体重的比例是相似的,分别为15%和19%;进入青春期以后,女生脂肪增加到22%,男生仍为15%,而此时男生增加的瘦体重(即去脂体重)约为女生的2倍。

3.性发育特点　青春期性腺发育逐渐成熟,性激素促使生殖器官发育、出现第二性征。进入青春期中期(15岁)后,男女生基本具备一定的生育能力,其营养与健康状况和下一代健康密切相关。

4.心理发育特点　青少年虽然基本具备成人的体态和生殖能力,但他们心理还不够成熟,常常表现为半幼稚、半成熟状态。智力和认知能力方面,认知能力明显提高,抽象思维能力加强,思维活跃,记忆力强;个性特点方面,具有不稳定的特点,自我意识增强,追求独立愿望强烈,对父母的依赖减少,易受周围同学的影响,对体型缺乏正确认识,对体型满意度随着年龄增长而下降,容易出现过度节食等。

二、学龄儿童的营养需求

(一)能量

儿童青少年对能量的需求与生长速度成正比。学龄期儿童生长发育快,基础代谢率高,活泼好动,体力、脑力活动量大,故需要的能量较多,按每公斤体重计,小学学龄期儿童需要的能量接近或超过成人。青少年时期体格发育迅速,出现第二次生长突增,加上脑力活动和体力活动的增加,能量的需求达到高峰,在相同身体活动水平情况下,青少年的能量需要超过成人。生长发育中儿童青少年的能量处于正平衡状态,能量的来源分别为,碳水化合物占50%~65%,脂肪占20%~30%,蛋白质占10%~20%。

(二)蛋白质

由于学龄儿童生长发育迅速,学习任务繁重,思维活跃、认识新事物多,且该阶段对蛋白质缺乏较为敏感,常表现为生长迟缓、低体重、免疫功能下降等,必须保证供给充足的蛋白质。蛋白质提供的能量应占总能量的 10%~20%,且优质蛋白质应占膳食总蛋白的 50%。

(三)脂肪

脂肪对于维持儿童青少年时期的发育与健康必不可少。膳食中脂肪摄入过多会增加肥胖、高血压、血脂异常等心血管疾病等的风险。目前,学龄儿童超重肥胖率上升趋势明显,心血管疾病、糖尿病等慢性病逐渐呈现低龄化;而脂肪摄入过低,会导致必需脂肪酸的缺乏,影响学龄儿童正常的生长发育,尤其青春期是生长发育的高峰期,能量需求也达到高峰,因此一般不过度限制其膳食脂肪摄入量,但也要注意饮食不能太油腻。儿童青少年脂肪的摄入量占总能量的 20%~30% 为宜,同时建议学龄儿童增加摄入富含 DHA 的海鱼、海虾等,促进大脑和认知发育,应适当减少饱和脂肪酸摄入,严格控制反式脂肪酸,保证必需脂肪酸的摄入。

(四)碳水化合物

儿童青少年膳食中碳水化合物摄入量以占总能量的 50%~65% 为宜,应以谷类和薯类作为主要来源,应限制纯能量食物的摄入,尽量减少含糖饮料、甜点等的摄入,预防肥胖、龋齿的发生,增加富含膳食纤维的全谷类、薯类、豆类、蔬菜、水果的摄入。

(五)矿物质

1. 钙　学龄儿童骨骼生长发育快,尤其是青少年时期处于生长突增阶段,这一时期骨量的增加量占到成年期的 45% 左右,这一时期钙摄入充足有助于青壮年时期(30~40 岁)骨密度峰值达到较高水平,从而降低中老年时期骨质疏松风险。中国营养学会建议 6~7 岁儿童钙的 RNI 为 600mg/d,7~9 岁儿童为 800mg/d,9~18 岁儿童青少年钙的 RNI 为 1000mg/d。

2. 铁　学龄儿童生长发育迅速,尤其是青春期,青春期男生比女生在体内增加更多的肌肉,肌蛋白和血红蛋白需要铁来合成,而青春期女生还要从月经中丢失大量铁,因此,膳食中需要增加铁的摄入量。膳食中铁摄入不足易引起贫血,造成学习能力下降、免疫和抗感染能力降低。青春期贫血是女童常见的疾病,值得特别关注。中国营养学会建议 6~7 岁儿童铁的 RNI 为 10mg/d,7~9 岁为 12mg/d,9~12 岁为 16mg/d,12~18 岁男、女青少年铁的 RNI 分别为 16mg/d、18mg/d。

3. 锌　儿童青少年生长发育迅速,特别是肌肉组织的迅速增加以及性发育成熟,膳食中需要摄入足量的锌。锌缺乏可导致生长发育迟缓、性发育延迟及免疫功能受损。中国营养学会建议 6~7 岁儿童锌的 RNI 为 5.5mg/d,7~12 岁儿童锌的 RNI 为 7mg/d,12~15 岁男、女青少年锌的 RNI 分别为 8.5mg/d、7.5mg/d,15~18 岁分别为 11.5mg/d、8mg/d。

4. 碘　青春期生长发育对碘和甲状腺激素需要增加,是碘缺乏的高危人群,此时期缺碘会导致青春期甲状腺功能减退,故这一时期应注意保证碘的摄入。中国营养学会建议 6~12 岁儿童碘的 RNI 为 90μg/d,12~15 岁为 110μg/d,15~18 岁为 120μg/d。

(六)维生素

学龄儿童由于体内三大产能营养素代谢活跃,学习任务重、用眼机会多,与能量代谢有关的维生素,能维持正常视力、智力的维生素,必须保证供给充足,尤其要重视维生素 A 和 B 族维生素的供给。

三、学龄儿童的合理膳食原则

学龄儿童正处于生长发育阶段,对能量和营养素的需要量相对高于成年人。全面、充足的营养是其生长发育乃至一生健康的物质保障。因此,更需要强调合理膳食。中国营养学会建议学龄儿童膳食指南在一般人群膳食指南的基础上增加 5 条核心推荐。

（一）主动参与食物选择和制作，提高营养素养

学龄期是建立健康信念和形成健康饮食行为的关键时期。营养素养与膳食营养摄入及健康状况密切相关。学龄儿童不仅要认识食物、参与食物的选择和烹调，养成健康的饮食行为，更要积极主动学习营养健康知识，提高营养健康素养，传承我国优秀饮食文化和礼仪，建立对自己健康和行为负责的信念。可安排学龄儿童到农田、菜园、市场、超市和厨房，提供机会让他们主动参与食物的选择与制作，掌握相关技能，做力所能及的家务。家长应学习并将营养健康知识应用到日常生活中，同时发挥言传身教的作用；学校应制订和实施营养健康相关政策，开设符合儿童少年特点的营养健康教育相关课程，家庭、学校和社会共同努力，构建健康的饮食环境，帮助学龄儿童养成健康的饮食行为和生活方式。

（二）吃好早餐，合理选择零食，培养健康饮食行为

一日三餐、定时定量、饮食规律是保证学龄儿童健康成长的基本要求。要每天吃早餐，并吃好早餐，早餐食物品种要多样，应包括谷薯类、蔬菜水果、动物性食物、豆、坚果等食物中的三类及以上。学龄儿童可以在正餐基础上，选择干净卫生、营养价值高、正餐不容易包含的一些健康食物作为零食，但零食不能代替正餐，也不能影响正餐。在外就餐时要合理搭配，少吃含高盐、高糖和高脂菜肴，并应尽量减少在外就餐，鼓励在家在校就餐。做到清淡饮食、不挑食偏食、不暴饮暴食，养成健康饮食行为。

（三）天天喝奶，足量饮水，不喝含糖饮料，禁止饮酒

奶制品营养全面、丰富，是钙和优质蛋白质的良好食物来源，学龄儿童应每天摄入 300mL 及以上液态奶或相当量的奶制品。足量饮水是机体健康的基本保障，有助于维持身体活动和认知能力，学龄儿童要足量饮用清洁卫生的白开水，少量多次饮用，每天 800～1400mL，首选白开水。常喝含糖饮料会增加患龋齿、肥胖的风险，应不喝含糖饮料，更不能用含糖饮料代替白开水。学龄儿童应充分认识饮酒对生长发育和健康的危害，禁止尝试饮酒和喝含酒精饮料。

（四）多户外活动，少视屏时间，每天 60 分钟以上的中高强度身体活动

积极规律的身体活动、充足的睡眠有利于学龄儿童的正常生长发育和健康。学龄儿童每天应累计进行至少 60 分钟中等到高强度的身体活动，以全身有氧活动为主，其中每周至少进行 3 天高强度的身体活动，每周 3 天增强肌肉力量和或骨健康的运动。久坐行为对身心健康有一定危害，应减少视屏等久坐行为的时间，多在户外活动，每天使用手机、电脑和看电视等视屏时间应限制在 2 小时内，越少越好，此外，还应避免由于课业任务多而导致的久坐时间增加。家庭、学校和社会应共同为学龄儿童创建积极的身体活动环境。

（五）定期监测体格发育，保持体重适宜增长

适宜的身高和体重增长是学龄儿童营养均衡的体现，营养不足和超重肥胖都会影响儿童生长发育和健康。学龄儿童应树立科学的健康观，正确认识自己的体型，定期测量身高和体重，通过合理膳食和充足的身体活动保证适宜的体重增长，预防营养不足和超重肥胖。对于营养不良的儿童，要在保证能量摄入充足的基础上，增加富含优质蛋白质食物的摄入，纠正不健康饮食行为，并保持适宜的身体活动；对于已经超重肥胖的儿童，应在保证正常生长发育的基础上，控制总能量摄入，逐步增加身体活动时间、频率和强度。家庭、学校和社会应共同参与儿童肥胖防控（图 5-7～图 5-9）。

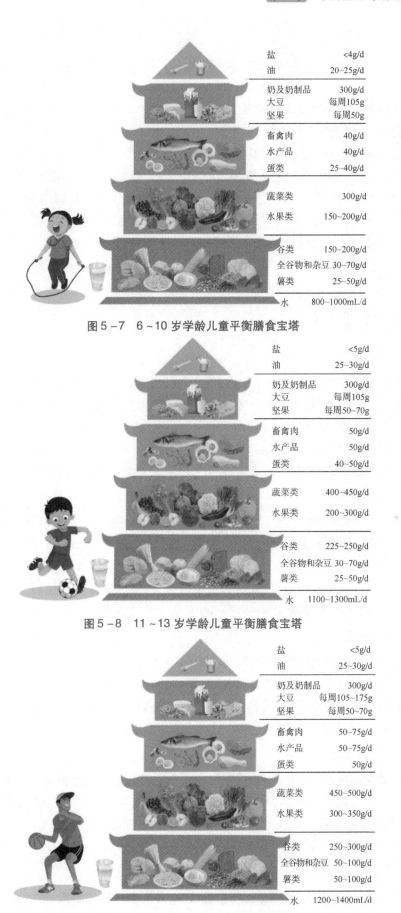

盐	<4g/d
油	20~25g/d
奶及奶制品	300g/d
大豆	每周105g
坚果	每周50g
畜禽肉	40g/d
水产品	40g/d
蛋类	25~40g/d
蔬菜类	300g/d
水果类	150~200g/d
谷类	150~200g/d
全谷物和杂豆	30~70g/d
薯类	25~50g/d
水	800~1000mL/d

图5-7 6~10岁学龄儿童平衡膳食宝塔

盐	<5g/d
油	25~30g/d
奶及奶制品	300g/d
大豆	每周105g
坚果	每周50~70g
畜禽肉	50g/d
水产品	50g/d
蛋类	40~50g/d
蔬菜类	400~450g/d
水果类	200~300g/d
谷类	225~250g/d
全谷物和杂豆	30~70g/d
薯类	25~50g/d
水	1100~1300mL/d

图5-8 11~13岁学龄儿童平衡膳食宝塔

盐	<5g/d
油	25~30g/d
奶及奶制品	300g/d
大豆	每周105~175g
坚果	每周50~70g
畜禽肉	50~75g/d
水产品	50~75g/d
蛋类	50g/d
蔬菜类	450~500g/d
水果类	300~350g/d
谷类	250~300g/d
全谷物和杂豆	50~100g/d
薯类	50~100g/d
水	1200~1400mL/d

图5-9 14~17岁学龄儿童平衡膳食宝塔

第五节　老年人的营养与膳食

随着社会经济和医学保健事业的发展,人类寿命将逐渐延长,老年人口比例不断增大。WHO 对老年人的定义为 60 周岁及以上的人群,其中 60 ~ 74 岁为年轻老年人;75 ~ 89 岁为一般老年人;90 岁及以上为长寿老年人。我国《老年人权益保障法》第 2 条规定老年人的年龄起点标准是 60 周岁,80 岁及以上一般为高龄老人;长寿老人定为 90 岁及以上。2022 版《中国居民膳食指南》中将 65 岁以上的成年人定义为老年人,分为 65 ~ 79 岁的一般老年人和 80 岁及以上的高龄老年人两部分。一个国家或地区 60 岁以上老年人口占总人口 10% ,或 65 岁以上人口占总人口 7% ,即进入了老龄化社会,我国已经步入了老龄化社会。如何健康老龄化是近年来关注的热点,营养在老年人的健康促进和疾病预防中有着重要作用,老年人合理营养有助于延缓衰老进程、促进健康和预防慢性退行性疾病,提高生命质量。

一、老年人的生理特点

(一)代谢功能降低

老年人代谢功能随着年龄的增长而降低,而且合成代谢降低,分解代谢增高,合成与分解代谢失去平衡,尤其是蛋白质的分解代谢大于合成代谢,引起细胞功能下降。基础代谢率随年龄的增长而降低,从 20 ~ 90 岁每增加 10 岁,BMR 下降 2% ~ 3% 。脂质代谢能力降低,易出现血甘油三酯、总胆固醇和低密度脂蛋白胆固醇(LDL - C)升高,高度脂蛋白胆固醇(HDL - C)下降的现象。此外,随着年龄增高胰岛素分泌能力减弱,组织对胰岛素的敏感性下降,可导致葡萄糖耐量下降。

(二)体成分改变

随着年龄的增长,体内脂肪比例逐渐增加,而瘦体重逐渐减少;此外,脂肪在体内储存部位的分布也有所改变,有一种向心性分布的趋势,即由肢体逐渐转向躯干,皮下脂肪减少,腹部脂肪增加。肌肉细胞数量减少,肌肉组织的重量减少,出现肌力下降、肌肉萎缩。机体水分减少,主要为细胞内液减少。此外,进入老年期,骨吸收大于骨形成,骨量不断丢失,易出现骨质疏松,尤其是女性老年人更加明显,40 ~ 50 岁骨质疏松发生率为 15% ~ 30% ,60 岁以上可达 60% 。

(三)消化功能减退

随着年龄增加,牙齿逐渐松动、脱落,对食物的咀嚼能力下降;由于味蕾、舌乳头和神经末梢的改变而使味觉和嗅觉功能减退,吃食物的口味加重;胃酸和胃蛋白酶分泌减少,对食物的消化吸收能力下降;胃肠蠕动减慢,胃排空时间延长,容易出现嗳气、腹胀和便秘等症状。胆汁分泌减少,对脂肪的消化能力下降。此外,肝脏功能下降也会影响消化和吸收功能。

(四)体内氧化损伤加重

人体组织的氧化反应可产生自由基,损害细胞膜。由于细胞器膜上所含多不饱和脂肪酸量多,对自由基更为敏感。自由基作用于多不饱和脂肪酸形成脂质过氧化产物丙二醛和脂褐素,在衰老的过程中脂褐素大量堆积,可沉积于皮肤组织中,产生老年斑,也可沉积于内脏,老年人心肌和脑组织中脂褐素沉着可引起神经功能障碍。此外,自由基还可使一些酶蛋白质变性,引起酶的活性降低或丧失。

(五)免疫功能下降

老年人胸腺萎缩、重量减轻,骨髓造血干细胞减少,外周血免疫细胞数减少,免疫细胞分化增殖及发挥免疫反应的能力降低,T 淋巴细胞数目明显减少,免疫功能出现衰退,容易患各种疾病。

二、老年人的营养需求

(一)能量

进入老年期后,各组织器官功能逐渐减弱,基础代谢降低,且活动相对减少,使其能量消耗降低,对能量的需要也随之降低,40岁以后的能量供给每增加10岁下降5%。膳食能量的摄入主要以体重来衡量,以能维持能量平衡、达到并维持理想体重为宜,不应过度苛求减重,体重过高或过低都会影响健康。

(二)蛋白质

老年人机体分解代谢逐渐大于合成代谢,容易出现负氮平衡;而且老年人对蛋白质的利用率下降,摄入的蛋白质的质与量较难达到要求,进一步加重了人体器官的衰老。因此,老年期应有足量的蛋白质供应。但老年人肝、肾功能降低,摄入蛋白质的量也不宜过多。中国营养学会建议老年人膳食蛋白质的RNI男性为72g/d,女性为62g/d,优质蛋白质应占总蛋白质摄入量的50%。

(三)脂肪

由于老年人胆汁分泌减少和酯酶活性降低而对脂肪的消化功能下降;且老年期脂质代谢功能降低,易出现血脂增加、机体脂肪组织增加;因此,脂肪的摄入不宜过多,应以富含不饱和脂肪酸的植物油为主。脂肪供能占膳食总能量的20%~30%为宜。其中要求亚油酸达到总能量的4%,a-亚麻酸达到总能量的0.6%。

(四)碳水化合物

老年人的糖耐量降低,血糖的调节作用减弱,容易发生血糖增高。过多的糖在体内还可转变为脂肪,引起肥胖、高脂血症等疾病。膳食中不宜选用含精制糖如单糖、双糖高的食物,建议选择含复合碳水化合物的食物,中国营养学会建议老年人碳水化合物提供的能量占总能量50%~65%为宜。此外,为促进老年人胃肠道功能,防治老年性便秘,还应增加膳食中膳食纤维的摄入,建议老年人膳食纤维适宜摄入量为25~30g/d。

(五)矿物质

除了钠的需求量有减少以外,其余均与18岁以上的成人相同或相近。

1.钙 老年人钙吸收、利用和储存能力降低,容易发生钙摄入不足或缺乏而导致骨质疏松症。尤其是女性,经历绝经期后骨量丢失高于男性,更易患骨质疏松,膳食中需要摄入足量的钙,中国营养学会推荐老年人膳食钙的RNI为800mg/d。

2.铁 老年人通常食物过于精细,食量减少,尤其是富含铁的动物内脏同时富含胆固醇,摄入量较少;富含维生素C、促进铁吸收的新鲜蔬菜摄入也少,导致铁的摄入减少。再加上老年人对铁的吸收利用率下降且造血功能减退,血红蛋白含量减少,易出现缺铁性贫血,膳食中要注意补充铁,中国营养学会建议老年人铁的RNI男性为12mg/d,女性为10mg/d。

3.钠 老年人味觉减退,容易导致食盐摄入过量,钠摄入过多与老年人高血压、冠心病等心血管疾病、脑卒中等疾病有关,应尽量减少含钠高的食品的摄入。中国营养学会推荐65岁后每天钠的AI值为1400mg。

(六)维生素

老年人由于体内代谢和免疫功能降低,需要充足的各种维生素以促进代谢、延缓衰老及增强抵抗力。

1.脂溶性维生素

(1)维生素A:在维持老年人正常视觉功能、保持皮肤黏膜的完整性及增强免疫功能方面具有重要作用。此外,类胡萝卜素具有捕捉自由基,提高机体抗氧化能力的作用,防止自由基对机体损伤,延缓衰老。同时类胡萝卜素中叶黄素、玉米黄质存在于视网膜黄斑部位,有避免"光损伤"的作用,可预防老年性黄斑变性和白内障的发生。老年人由于进食量减少,导致动物性食物摄入减少,并且随着年龄增加,牙齿咀嚼能力下降,摄入蔬果的数量也减少,因此老年人容易出现维生素 A 缺乏。中国营养学会建议 65~75 岁老年人维生素 A 的 RNI 男性老年人为 730μg RAE/d,女性为 640μg RAE/d,75 岁以上男性老年人为 710μg RAE/d,女性为 600μg RAE/d。

(2)维生素 D:参与维持血液钙磷水平的调节,对促进老年人的骨健康具有重要作用。但考虑到老年人肝肾功能下降,维生素 D 的活化能力下降,老年人维生素 D 受体的敏感性也降低,易出现维生素 D 缺乏,中国营养学会建议 65 岁以上老年人维生素 D 的 RNI 为 15μg/d。

(3)维生素 E:是机体重要的脂溶性抗氧化营养素,其在清除自由基和抗氧化方面的作用有利于老年人抗衰老。老年人多选择食用植物油、深海鱼油等含多不饱和脂肪酸高的食品,多不饱和脂肪酸在机体容易产生脂质过氧化物,因此老年人维生素 E 的摄入要充足,以防止多不饱和脂肪酸氧化。中国营养学会建议老年人维生素 E 的 AI 为 14mg α-TE/d。

2. 水溶性维生素 维生素 B_1 可促进肠蠕动,老年人维生素 B_1 缺乏,将进一步导致肠蠕动功能减弱,影响胃肠功能。维生素 B_1、维生素 B_2 的摄取与能量有关,老年人虽然能量摄取降低了,但其吸收利用率下降,中国营养学会建议老年人维生素 B_1、维生素 B_2 的 RNI 仍与成年人一致,均为男性 1.4mg/d,女性 1.2mg/d。维生素 B_{12} 和叶酸不足时可引起高同型半胱氨酸血症,已被公认是导致动脉粥样硬化的危险因素之一,从而增加心血管疾病以及其他慢性病的风险。老年人维生素 B_{12} 和叶酸的推荐量与成年人一致,维生素 B_{12} 的 RNI 为 2.4μg/d,叶酸为 400μg DFE/d。维生素 C 可促进胶原蛋白的合成,保持毛细血管的弹性,减少脆性,防止老年人血管硬化,并可降低血胆固醇、抗氧化和增强免疫力,因此老年人应保持充足的维生素 C 的摄入,中国营养学会建议老年人维生素 C 的 RNI 为 100mg/d。

三、老年人的合理膳食原则

进入老龄阶段,人的社会生活环境出现了较大的变化,身心功能出现不同程度的衰退,如代谢能力下降,心脑功能衰退,咀嚼和消化能力下降,视觉、嗅觉、味觉反应迟缓等。这些变化会影响老年人摄取、消化食物和吸收营养物质的能力,增加老年人患营养不良的风险,减弱抵抗疾病的能力。平衡膳食、合理营养有助于维护老年人身体功能,保持身心健康状态。因此,根据老年人的生理变化和营养需求,有必要为老年人提出有针对性的膳食营养指导和建议。

(一)一般老年人膳食指南

一般老年人指 65 岁及以上的老年人,中国营养学会提出一般老年人膳食指南在一般人群膳食指南的基础上,增加 4 条核心推荐。

1. 食物品种丰富,动物性食物充足,常吃大豆制品 老年人对能量需求随着年龄的增长而减少,但对大多数营养素的需求并没有减少,对某些重要营养素(如蛋白质、维生素 D)的需求反而是增加的。然而老年人的味觉、嗅觉、视觉功能下降往往会导致食欲缺乏,其口味和食物选择随年龄增加逐渐固化,造成食物品种单一的问题。因此,应保证老年人食物品种的多样性,不断丰富老年人的餐食。动物性食物富含优质蛋白质,微量营养素吸收利用率高,有利于减少老年人贫血、延缓肌肉衰减、免疫力降低等问题的发生。推荐肉类 120~150g/d,牛奶 300~400ml/d,但老年人往往担心动物性食物中含有较多的饱和脂肪酸和胆固醇会增加慢性病的发生风险,很少甚至拒绝食用动物性食物。建议老年人群合理选择并摄入充足的动物性食物,每餐都应有一定量的动物性食物,食用畜肉时,尽量选择瘦肉,少吃肥肉。此外,大豆及其制品富含优质蛋白质、钙及其他有益成分,有助于预防骨质疏松,且口感细软、品种多样,建议老年人保持食用大豆制品的饮食习惯,大豆制品的摄入量达到平均每天相当于15g大豆的推荐水平。

2. 鼓励共同进餐,保持良好食欲,享受食物美味 老年人离开工作岗位,不再是经济社会活动的主体,很容易发展到离群寡居的状态。目前我国空巢、独居的老年人数量不断增加,社会交往渠道受限,社交空间被压缩。制备食物、共同进餐是改善、调整心理状态的重要途径,有利于帮助保持积极、乐观的情绪,保持良好食欲;建议老年人积极主动参与家庭、社会活动,参与食物采购和制作活动,与家人、亲朋好友一起进餐;在食物制作上采取不同烹调方式,丰富食物的色彩和风味,以增进食欲,愉悦地享受晚年生活。对于生活自理有困难的老年人,家人应多陪伴,采用辅助用餐、送餐上门等方法,保障食物摄入和营养状况。

3. 积极参加户外活动,延缓肌肉衰减,保持适宜体重 肌肉是身体的重要组成部分,延缓肌肉衰减对维持老年人自理能力、活动能力和健康状况极为重要。老年人应认识到"动则有益"的重要性,在日常生活中应积极、主动地锻炼身体。阳光下进行户外活动,有利于促进体内维生素D合成,延缓骨质疏松和肌肉衰减的发生与发展。老年人应根据其生理特点、健康状况和兴趣爱好来选择锻炼方法和安排运动负荷,并根据自己的体能和健康状况及时调整,量力而行,循序渐进。老年人体重应维持在正常稳定水平,老年人体重过高或过低都会影响健康,不应过度苛求减重,不应采取极端措施让体重快速变化,应该分析可能的原因,逐步解决,在饮食和身体活动方面进行适度调整,让体重逐步达到正常范围。

4. 定期健康体检,测评营养状况,预防营养缺乏 体检是做好健康管理的首要途径,有利于及时发现健康问题。老年人应根据自身状况,定期到有资质的医疗机构参加健康体检。通过体检,一方面,调整生活方式,降低影响身体健康的危害因素;另一方面,发现较为严重的问题,去专业医疗机构做进一步的检查,诊断后开展规范治疗。此外,老年人应关注自己的饮食,经常测评营养状况,通过测评结果调整饮食,预防饮食不均衡导致的营养缺乏。

(二)高龄老年人膳食指南

高龄老年人通常指80岁及以上的老年人,中国营养学会提出高龄老年人膳食指南在一般人群膳食指南的基础上,增加6条核心推荐:①食物多样,鼓励多种方式进食;②选择质地细软,能量和营养素密度高的食物;③多吃鱼禽肉蛋奶和豆,适量蔬菜配水果;④关注体重丢失,定期营养筛查评估,预防营养不良;⑤适时合理补充营养,提高生活质量;⑥坚持健身与益智活动,促进身心健康。

高龄老年人味觉、嗅觉、消化吸收能力降低,往往存在进食受限,营养摄入不足,容易疲劳,继而增加患病、虚弱和失能的风险。因此需要能量和营养密度高的食物,选择鱼、畜禽肉、蛋类、奶制品及大豆类等营养价值和生物利用率高的食物,同时配以适量的蔬菜和水果,做到合理膳食,食物多样。食物采用合理的烹调方法,口感丰富美味,使食物细软易于消化,适应老年人的咀嚼、吞咽能力。根据具体情况,采取多种措施鼓励进食,减少不必要的食物限制。鼓励老年人和家人一起进餐,力所能及地参与食物制作;为空巢和独居老年人营造良好的社会交往氛围,集体进餐改善心理状态,保持乐观情绪;对于不能自己进食的老年人,陪护人员应辅助老年人进餐,注意其进食状况和用餐安全。

体重丢失是营养不良和老年人健康状况恶化的征兆信号,增加患病、衰弱和失能的风险。老年人要经常监测体重,对于体重过轻(BMI<20kg/m²)或近期体重明显下降的老年人,应进行医学营养评估,及早查明原因,从膳食上采取措施进行干预。如膳食摄入不足目标量的80%,应在医生和临床营养师指导下,适时合理补充营养,如特医食品、强化食品和营养素补充剂,以改善营养状况,提高生活质量。此外,高龄老年人应减少静坐躺卧,坚持身体和益智活动,动则有益,维护身心健康,延缓身体功能的衰退。

本章小结

本章主要介绍了不同生理时期(孕妇、乳母、婴幼儿、学龄前儿童、学龄儿童、老年人)人群的生理特点,重点介绍了不同生理时期的营养需要和合理膳食原则。其中生理特点是制订不同生理时期人群合理膳食原则的理论基础和依据。通过本章学习,掌握特殊生理人群的营养需要,能够运用理论知识指导特殊人群合理膳食。

(卓怡云)

目标检测

参考答案

1. 下列属于小儿所特有的能量需要的是( )。

　　A. 基础代谢　　　　　　　　B. 食物特殊动力作用　　　　　C. 体力活动

　　D. 生长发育　　　　　　　　E. 特殊生理需要

2. 婴儿期是指( )。

　　A. 前 28 天　　　　　　　　B. 前 6 个月　　　　　　　　　C. 1 岁以内

　　D. 一岁半　　　　　　　　　E. 1 ~ 3 岁

3. 婴儿辅食添加的最佳时间是在出生后( )。

　　A. 1 ~ 2 个月　　　　　　　B. 3 ~ 4 个月　　　　　　　　C. 4 ~ 6 个月

　　D. 7 ~ 9 个月　　　　　　　E. 10 ~ 12 个月

4. ( )的生长发育处于机体各个系统最领先的地位。

　　A. 脑　　　　　　　　　　　B. 口腔　　　　　　　　　　　C. 食管和胃

　　D. 肝和胰　　　　　　　　　E. 生殖系统

5. 学龄前儿童应强调( )饮奶。

　　A. 有时　　　　　　　　　　B. 经常　　　　　　　　　　　C. 每天

　　D. 每周　　　　　　　　　　E. 每月

6. ( )是儿童首选的饮料。

　　A. 白开水　　　　　　　　　B. 牛奶　　　　　　　　　　　C. 软饮料

　　D. 果蔬汁　　　　　　　　　E. 碳酸饮料

7. 与成年人相比,老年人对( )的需求量降低。

　　A. 钙　　　　　　　　　　　B. 碘　　　　　　　　　　　　C. 锌

　　D. 硒　　　　　　　　　　　E. 钠

8. 以下食物建议老年人少吃的是( )。

　　A. 蛋黄和动物内脏　　　　　B. 蔬菜　　　　　　　　　　　C. 水果

　　D. 脱脂奶　　　　　　　　　E. 粗粮

9. WHO 根据现代人的状况将( )划为年轻老年人。

　　A. 35 ~ 44 岁　　　　　　　B. 45 ~ 59 岁　　　　　　　　C. 60 ~ 74 岁

　　D. 75 ~ 89 岁　　　　　　　E. 90 岁以上

10. 孕妇首选的钙的来源是( )。

　　A. 营养补充剂　　　　　　　B. 钙片　　　　　　　　　　　C. 鸡蛋

　　D. 奶类及其制品　　　　　　E. 骨头汤

11. 孕期母体体重平均增加( )。

　　A. 5kg　　　　　　　　　　B. 10. 5kg　　　　　　　　　　C. 12. 5kg

　　D. 16. 5kg　　　　　　　　　E. 25kg

12. 孕妇在孕早期缺乏会导致胎儿神经管畸形的维生素是(　　)。

    A. 烟酸　　　　　　　　B. 叶酸　　　　　　　　C. 维生素 A

    D. 抗坏血酸　　　　　　E. 泛酸

13. 以下维生素几乎不能通过乳腺的是(　　)。

    A. 维生素 A　　　　　　B. 维生素 D　　　　　　C. 维生素 B_1

    D. 维生素 B_2　　　　　E. 维生素 C

14. 下列关于人乳和牛乳中蛋白质的比较,正确的是(　　)。

    A. 人乳中蛋白质含量比牛乳中蛋白质含量高

    B. 人乳中蛋白质以乳清蛋白为主

    C. 牛乳中蛋白质以乳清蛋白为主

    D. 人乳和牛乳中酪蛋白和乳清蛋白的比例接近

    E. 酪蛋白比乳清蛋白更容易消化吸收

15. 产褥期一般需(　　)。

    A. 2 ~ 3 周　　　　　　B. 4 ~ 6 周　　　　　　C. 6 ~ 8 周

    D. 8 ~ 10 周　　　　　 E. 10 ~ 12 周

第六章　住院患者的营养风险筛查与评价

课件

案例导学

患者,女,75 岁,因"左腹疼痛 1 个月"入院。入院诊断:腹膜炎、慢性阻塞性肺疾病急性发作。患者既往腹泻与便秘交替出现。膳食调查显示:近 1 个月进食差,仅进食少量稀饭等半流质。查体:身高 158cm,体重 42kg,近 1 个月体重下降约 5kg。患者肌肉、脂肪中度消耗,无水肿,长期卧床,生活不能自理。实验室检查:清蛋白 29g/L,血红蛋白 100g/L。

请问:

1.该患者是否存在营养风险?

2.能否用营养风险筛查 2002(NRS 2002)营养筛查表初步筛查对患者进行营养风险筛查?

3.对该患者使用 NRS 2002 营养筛查表最终筛查的评分结果和判定是什么?

案例解析

第一节　营养风险筛查

一、营养风险筛查的概念

营养风险的概念,是基于机体本身的营养状态,结合因临床疾病的代谢性、应激等因素所造成营养功能障碍的风险所共同定义的。应强调的是,营养风险是指现存的或潜在的与营养因素相关的导致患者出现不利于临床结局的风险。

营养风险筛查是指由临床医护人员、营养师等实施的快速、简便方法,以决定是否需要制订和实施营养支持计划。

二、营养风险筛查的方法

目前常用的营养筛查方法包括(按照发表时间顺序):主观综合评估(SGA)(实为筛查性,1987 年发表)、微型营养评估(MNA)(适用于老年患者/社区人群,1999 年发表)、营养不良通用筛查工具(MUST)(适用于社区,2000 年发表)及 NRS 2002(适用于住院患者,2003 发表)。

中华医学会肠外肠内营养学分会推荐使用 NRS 2002 作为患者营养风险筛查的首选方法。NRS

2002,欧洲学者2002年提出能够动态地评估患者有无营养风险并易用、实用。该方法基于128个临床随机对照研究,从四方面问题来评定住院患者是否处于营养风险及程度如何,是否需要进行营养支持以及预后如何。这四个问题是:①原发疾病对营养状态影响的严重程度。②近期内(1~3个月)体重的变化。③近1周饮食摄入量的变化。④体质指数(身高、体重)。通过床旁问诊和简便人体测量即可评定。同时,将年龄作为营养风险因素之一,70岁以上判定营养风险程度为1分。NRS 2002的目的是筛查住院患者是否存在营养不良及监测营养不良发展的风险。

《临床营养风险筛查》(WS/T 427—2013)规定NRS 2002的适用对象:年龄18~90岁,住院1d以上,次日8:00前未行手术,神志清醒,愿意接受筛查的成年住院患者。适用对象在其入院24h内进行临床营养风险筛查。首次筛查不存在营养风险的患者,可在入院1周后再次进行营养风险筛查。其内容包括初步筛查和最终筛查两部分。

(一)初步筛查

首次营养监测方法包括体质指数(BMI)、过去3个月体重变化情况、过去1周内摄食变化情况及是否有严重疾病四方面,具体内容如下(表6-1)。

表6-1 首次营养监测方法

内容	是	否
1. BMI < 20.5		
2. 患者在过去3个月有体重下降吗?		
3. 患者在过去的1周内有摄食减少吗?		
4. 患者有严重疾病吗(如ICU治疗)?		

注:如果以上任一问题回答"是",则直接进入第二步营养监测。如果所有的问题回答"否",应每周重复调查1次。如患者计划接受腹部大手术治疗,可以制订预防性营养支持计划,能够降低发生营养风险的概率。

(二)最终筛查

NRS 2002总评分计算方法为三项评分相加,即疾病严重程度评分 + 营养状态受损评分 + 年龄评分(表6-2)。

表6-2 NRS 2002总评分计算方法

项目	程度	评分	评分标准
营养状态受损评分	没有	0分	正常营养状态
	轻度	1分	3个月内体重丢失 >5% 或食物摄入比正常需要量低25%~50%
	中度	2分	一般情况差或2个月内体重丢失 >5%,或食物摄入比正常需要量低50%~75%
	重度	3分	BMI < 18.5 且一般情况差,或1个月内体重丢失 >5% 或3个月体重下降15%,或者前1周食物摄入比正常需要量低75%~100%
疾病的严重程度评分	没有	0分	正常营养需要量
	轻度	1分	需要量轻度提高:髋关节骨折,慢性疾病有急性并发症者(肝硬化,COPD,血液透析,糖尿病,一般肿瘤患者)
	中度	2分	需要量中度增加:腹部大手术,脑卒中,重度肺炎,血液恶性肿瘤
	重度	3分	需要量明显增加:颅脑损伤,骨髓移植,APACHE评分 >10 的ICU患者

注:年龄超过70岁者总分加1,即年龄调整后总分值。NRS 2002总评分≥3分:表明患者处于营养风险,应该进行营养支持。NRS 2002总评分 <3分:每周复查营养风险筛查。应用:对于下列所有NRS评分≥3分的患者应设定营养支持计划。包括:①严重营养状态受损(≥3分);②严重疾病(≥3分);③中度营养状态受损 + 轻度疾病(2分 +1分);④轻度营养状态受损 + 中度疾病(1分 +2分)。

NRS 对于疾病严重程度的定义如下。

1 分：慢性疾病患者因出现并发症而住院治疗。患者虚弱但不需卧床。蛋白质需要量略有增加，但可以通过口服和补充来弥补。

2 分：患者需要卧床，如腹部大手术后，蛋白质需要量相应增加，但大多数人仍可以通过人工营养得到恢复。

3 分：患者在加强病房中靠机械通气支持，蛋白质需要量增加而且不能被人工营养支持所弥补，但是通过人工营养可以使蛋白质分解和氮丢失明显减少。

第二节　营养评价

营养评价是通过膳食调查、人体测量、临床检查、实验室检查及多项综合营养评价方法等手段，判定人体营养状况，确定营养不良的类型及程度，估计营养不良后果的危险性，并监测营养治疗的疗效。

营养状况评价的意义在于通过对患者进行营养调查，初步判断患者的营养状况，从而为确定营养治疗方案提供依据。由于住院患者的营养状况与其临床治疗和营养治疗密切相关，因此动态监测、评价其营养状况也是及时调整整体治疗方案的基础。

一、膳食调查

膳食调查是通过了解被调查对象在一定时间内通过膳食摄取的能量、各种营养素的数量和质量，据此来评价被调查对象能量和营养素需求获得满足的程度。住院患者中某些病种或疾病营养治疗的某些阶段，需要膳食调查。此调查所得到的数据信息可用于个体化分析，对患者进行营养素需要量的确立和整体营养的评估。

（一）调查内容

饮食习惯（包括地域特点、餐饮、食物禁忌、软烂、口味、烹制方法）、饮食结构、食物频率、膳食摄入量（包括每日三餐及加餐的食物品种和摄入量）及计算出每日能量和所需要各种营养素的摄入量，以及各种营养素之间的比例关系等。

（二）膳食调查方法

通常采用记录法、回顾法和化学分析法（昏迷和智力障碍者除外）。

1. 记录法　认真及时记录每日每次吃的各种食物内容及摄入量，可采用称重法和记账法。

（1）称重法：又称称量法，主要是对调查期间各种食物的消耗量进行称重或估计，包括生重、烹调后熟重和每餐剩余食物的量作准确记录，计算出每人每天各种营养素的平均摄入量的调查方法。

（2）记账法：又称查账法，由调查对象通过记录过去一定时间内各种食物的库存、购进和剩余数量，计算各种食物消耗的数量，并根据同一时期的就餐人日数，粗略计算出平均每人每日各种食物的消耗量，再按食物成分表推算出每人每日所摄取的能量和各种营养素的量。

2. 回顾法　通过询问并记录调查对象在 1 天内各种主副食的摄入情况，包括所有食物的种类和数量，一般对被调查对象进行连续 3 天的调查。回顾法可根据调查对象设计相应的表格，用于被调查者的年龄、劳动强度等相似的群体调查。回顾法是目前较常用的一种膳食调查方法。既适用于一般门诊患者，又可用于群体调查。一般认为 24 小时膳食的回顾调查最易取得可靠资料，因此又简称 24 小时回顾法。回顾法简便易行，可采用调查表进行面对面的询问。一般在无法用称重法和记账法的情况下才使用，该方法也能了解患者有无挑食、偏食和不良的饮食习惯等，以便加以膳食营养指导。

3. 化学分析法　是收集调查对象一日膳食中要摄入的所有主副食品，通过实验室的化学检测来分析其能量和营养素的数量和质量。样品的收集常采用双份饭菜法，一份供食用，另一份作为分析样品。要求收集的样品在数量和质量上要与实际食用的食物完全一致。此法能非常准确地得出食物中各种营养素的实际摄入量,但是分析过程成本高、复杂烦琐。

二、人体测量

人体测量数据可以较好地反映营养状况,通过人体测量可以对患者的营养状况进行一定程度的评价。常用的测量指标包括身高(长)、体重、体质指数、皮褶厚度、围度(上臂围、胸围、腰围和臀围)和握力等。

(一)身高(长)

身高(长)测量通常应用于正常人群的营养状况评价,临床住院患者可通过身高的测量,间接计算体表面积,从而可以估算基础代谢率。身高比较适合儿童营养状况监测,是反映儿童骨骼发育,尤其是钙和蛋白质在体内储备情况的指标。

1.身高测量方法　儿童身高的测量方法与成人相同。被测儿童应赤脚,在身高计或软尺前站好,背靠立柱或软尺,两臂自然下垂,足跟并拢,足跟、骶部、两肩胛间与立柱或软尺相接触,躯干自然挺直,头部正直,两眼平视前方,耳屏上缘与眼眶下缘的连线应与立柱垂直。测量者立于被测儿童右侧,将活动压板轻压被测儿童头顶。测量者两眼与活动压板呈水平位时进行读数,以"cm"为单位,记录到小数点后 1 位,测量 2 次,误差不得超过 0.5cm。

2.身长的测定(3 岁以下的婴幼儿)　婴幼儿脱去帽、鞋、袜,穿单衣仰卧于标准量床底板中线上。由助手将婴幼儿头扶正,头顶接触头板。测量者位于婴幼儿右侧,左手握住其双膝,使腿伸直,右手移动滑板使其接触婴幼儿双侧足跟。读取围板上的刻度读数即为婴幼儿的身长,以"cm"为记录单位,保留小数点后一位。在身长测量过程中应确保婴幼儿头顶至足跟呈一条直线,同时要防止婴幼儿出现身体扭动等现象。

评价标准:一般以实测身高与同年龄组的标准身高相比较,实测身高为标准身高的 80% 以下者为矮小,80%~93% 者为正常,超过 105% 者为高大。

(二)体重

体重是营养评价最简单、直接和常用的指标,是反映机体营养状况的直接参数。为减少误差,测量体重时,应注意时间、衣着、姿势等方面的一致性。对住院患者选择晨起空腹,排空大小便,着固定衣裤测定。体重的评定标准有以下几项。

1.标准体重　标准体重也称理想体重,我国常用的标准体重公式如下。

$$标准体重(kg) = [身高(cm) - 100] \times 0.9(平田公式)$$

$$标准体重(kg) = 身高(cm) - 105(Broca 改良公式)$$

2.体重比

(1)实际体重与标准体重比:主要反映肌蛋白消耗的情况。

$$实际体重与标准体重比(\%) = (实际体重 - 标准体重) \div 同身高标准体重 \times 100\%$$

评价标准:测量值介于 ±10% 为营养正常;大于 10%~20% 为过重;大于 20% 为肥胖;小于 10%~20% 为消瘦;小于 20% 为严重消瘦。

(2)实际体重与平时体重比:可提示能量营养状况的改变。

$$实际体重与平时体重比(\%) = 实际体重 \div 平时体重 \times 100\%$$

评价标准:测量值介于 85%~95% 为轻度能量营养不良,75%~85% 为中度能量营养不良,小于 75% 为严重能量营养不良。

(三)体质指数

体质指数(BMI)是目前评定肥胖和消瘦最常用的指标,也是反映蛋白质 - 能量营养不良及肥胖症的可靠指标。

计算公式：

$$BMI = 体重(kg)/[身高(m)]^2$$

临床上体质指数的改变常提示疾病的预后，男性 BMI < 10、女性 BMI < 12 者很少能够存活，BMI < 20 可能高度提示临床转归不佳和死亡（表6-3）。

表6-3　我国成人 BMI 判定标准

等级	BMI 值	等级	BMI 值
正常	18.5~23.9	轻度蛋白质 - 能量营养不良	17.0~18.4
超重	≥24.0	中度蛋白质 - 能量营养不良	16.0~16.9
肥胖	≥28	重度蛋白质 - 能量营养不良	<16.0

评价标准：18 岁以下青少年 BMI 的参考值如下。

11~13 岁：BMI < 15.0 时存在蛋白质 - 能量营养不良，< 13.0 为重度营养不良

14~17 岁：BMI < 16.5 时存在蛋白质 - 能量营养不良，< 14.5 为重度营养不良

（四）皮褶厚度

皮褶厚度可以反映人体皮下脂肪的含量。通过测量不同部位皮褶厚度来推算全身的脂肪含量，也反映人体皮下脂肪的分布情况，是衡量个体营养状况和肥胖程度的较好指标。临床常用皮褶厚度估计脂肪消耗情况，并作为评价能量缺乏与肥胖程度的指标。常用测量部位有肱三头肌部、肱二头肌部、肩胛下角、髂前上棘、髋部和腹部皮褶厚度。WHO 推荐肱三头肌、肩胛下角和腹部 3 个测量点，分别代表肢体、躯干和腰腹部位的皮下脂肪分布情况。皮褶厚度测量值与肌肉量和年龄相关。由于使用的皮褶厚度计不同，测量误差较大，一般要求在同一部位测定三次，取平均值。

1. 肱三头肌皮褶厚度（TSF）测量

（1）被测者自然站立，被测部位充分裸露。

（2）测试人员站在被测人员的背面，找到肩峰、尺骨鹰嘴（肘部骨性突起）部位，并用油笔标记出右臂后面从肩峰到尺骨鹰嘴连线中点处（经验丰富者，可省略此步）。

（3）在标记点上方约 2cm 处，垂直方向用左手拇指和示指、中指将皮肤和皮下组织夹提起来。

（4）右手握皮褶厚度计，在该皮褶提起点的下方 1cm 处用皮褶厚度计测量其厚度，测量时皮褶厚度计应与上臂垂直，把右手拇指松开皮褶厚度计卡钳钳柄，使钳尖部充分夹住皮褶。

（5）在皮褶厚度计指针快速回落后立即读数。记录以毫米为单位，精确到小数点后一位。

（6）要连续测量三次，求平均值。

2. 肩胛下角皮褶厚度（SSF）测量

（1）被测者自然站立，被测部位充分裸露。测试人员站在被测者的背面。

（2）测试人员用油笔标出右肩胛下角位置。

（3）在右肩胛下角下方 1cm 处，顺自然皮褶方向（即皮褶走向与脊柱成 45°），用左手拇指和示指、中指将被测部位皮肤和皮下组织夹提起来。

其余操作同肱三头肌皮褶厚度测量方法。

3. 腹部皮褶厚度测量　取脐右侧 2cm 处，将皮肤连同皮下组织同正中线平行捏起，不要用力加压，用皮褶计测量距拇指 1cm 处的皮褶厚度，测定方法同 TSF 测定。

4. WHO 皮褶厚度的评价标准　肱三头肌、肩胛下角和腹部皮褶厚度之和（表6-4）。

表6-4 WHO皮褶厚度的评价标准

性别	消瘦(mm)	中等(mm)	肥胖(mm)
男	<20	10~40	>40
女	<10	20~50	>50

(五)围度

1.上臂围 本身可反映营养状况,它与体重密切相关。

上臂围的测量方法:被测者自然站立,肌肉不要紧张,体重平均落在两腿上。被测者充分裸露左上肢,手臂自然下垂,两眼平视前方。测试人员站在被测者身后,找到肩峰、尺骨鹰嘴(肘部骨性突起)部位,用软尺测量并用油笔标记出左臂后面从肩峰到尺骨鹰嘴连线中点处。当然,操作熟练后可直接定位肩峰到尺骨鹰嘴连线中点。用软尺起始端下缘压在标记的肩峰与尺骨鹰嘴连线中点,水平围绕一周,测量并读取周长。被测者手臂肌肉不要紧张,肌肉紧张结果会偏大。

评价标准:5岁以前儿童上臂围变化不大,我国1~5岁儿童上臂围13.5cm以上为营养良好,12.5~13.5cm为营养中等,12.5cm以下为营养不良。我国男性上臂围平均为27.5cm,女性为25.8cm。测量值>正常值90%为营养正常,80%~90%为轻度营养不良,60%~80%为中度营养不良,<60%为重度营养不良。

2.上臂肌围 用上臂围和肱三头肌皮褶厚度可计算上臂肌围和上臂肌面积,反映机体肌肉的发育状况。

计算公式:

$$上臂肌围(cm) = 上臂围(cm) - \pi \times 肱三头肌皮褶厚度(cm)$$

评价标准:我国男性上臂肌围平均为24.8cm,女性为23.2cm。测量值>正常值90%为营养正常,80%~90%为轻度肌蛋白消耗,60%~80%为中度肌蛋白消耗,<60%为严重肌蛋白消耗。

3.胸围 是胸廓的最大围度,表示胸腔容积、胸肌、背肌的发育和皮下脂肪蓄积状况的重要指标之一,在一定程度上反映身体形态和呼吸器官的发育情况,也是评价幼儿生长发育水平的重要指标。

胸围测量的方法:让被测儿童处于平静状态,让其自然站立,双手下垂,两眼平视。测量者立于被测儿童前方或右方,用左手拇指将软尺零点固定于被测儿童胸前乳头下缘,右手拉软尺使其绕经右侧后背以两肩胛骨下角下缘为准,经左侧回至零点;读取软尺与零点重合处的读数,以厘米为单位,保留小数点后1位。

胸围测量的方法根据年龄稍有区别,3岁以下儿童取卧位,3岁以上儿童取立位。在平静呼吸状态下,采用软尺进行测量。男孩及乳腺尚未凸起的女孩以胸前乳头下缘为固定点,乳腺已凸起的女孩以胸骨中线第四肋间高度为固定点。

4.腰围 在一定程度上反映腹部皮下脂肪厚度和营养状态,间接反映人体脂肪分布状态的指标。

腰围的测量方法:被测者自然站立,平视前方。测量者甲选肋下缘最底部和髂前上棘最高点连线中点,以此中点将卷尺水平围绕腰一周,在被测者呼气末、吸气未开始时读数。测量者乙要充分协助,观察卷尺围绕腰的水平面是否与身体垂直,并记录读数,精确至0.1cm。

5.臀围 臀围的大小反映人的体型特点。

臀围的测量方法:被测者自然站立,臀部放松,平视前方。将卷尺置于臀部向后最突出部位,以水平围绕臀一周测量,读数,精确至0.1cm。

6.腰臀比 是反映身体脂肪分布的一个简单指标,世界卫生组织通常用它来衡量人体是肥胖还是健康,保持臀围和腰围的适当比例关系,对成年人体质和健康及其寿命有着重要意义。该比值与心血管发病率有密切关系。

计算公式:

$$腰臀比 = 腰围(cm) \div 臀围(cm)$$

评价标准:标准的腰臀比为男性 <0.8,女性 <0.7。

我国建议男性 >0.9、女性 >0.8 称为中央型(或内脏型、腹内型)肥胖。

三、临床检查

临床检查是通过病史采集及体格检查来发现是否存在营养不良的。

(一)病史采集

(1)膳食史:包括有无厌食、食物禁忌、吸收不良、消化障碍及能量与营养素摄入量等。

(2)已存在的病理与营养素影响因子:包括传染病、内分泌疾病、慢性疾病(如肝硬化、肺病及肾衰竭等)。

(3)用药史及治疗手段:包括代谢药物、类固醇、免疫抑制剂、放疗与化疗、利尿剂、泻药等。

(4)对食物的过敏及不耐受性等。

(二)体格检查

体格检查的重点在于发现下述情况,判定其程度并与其他疾病鉴别:①肌肉萎缩;②肝大;③水肿或腹水;④皮肤改变;⑤毛发脱落;⑥维生素缺乏体征;⑦必需脂肪酸缺乏体征;⑧常量和微量元素缺乏体征;⑨恶病质等。WHO 专家委员会建议特别注意头发、面色、眼、唇、舌、牙齿、牙龈、皮肤、指甲、心血管系统、消化系统、神经系统等方面的检查。

(三)人体营养相关疾病的临床检查

人体营养相关疾病的临床检查是根据临床症状和体征判断是否存在营养缺乏或过剩所导致的营养相关疾病。营养相关疾病在不同的疾病发展阶段常会呈现相应的特征性症状和体征。但是,实际生活中,个体可能同时存在多种营养素摄入不足或过剩,并不一定出现典型的症状和体征。因此,必须结合膳食调查和临床营养生化检验结果,进行综合分析,才能判断所发现的症状和体征是否由于缺乏某种或某些营养素所致。常见营养缺乏症的临床表现见表 6-5。

表 6-5 常见临床体征与可能缺乏的营养素关系

部位	症状与体征	可能缺乏的营养素
全身	消瘦、发育不良、贫血	能量、蛋白质、维生素、锌、铁
皮肤、毛发	毛发稀少、无光泽、毛囊角化、皮肤干燥	蛋白质、维生素 A、维生素 B_2
	暴露部位皮炎、阴囊炎、脂溢性皮炎	维生素 C、维生素 K
指甲	匙形指甲	铁
眼	夜盲、毕脱氏斑、角膜干燥	维生素 A
	结膜充血、畏光、睑缘炎	维生素 B_2
口腔	口角炎、口角裂、舌水肿、地图舌	B 族维生素
	牙龈肿胀、出血	维生素 C
颈部	甲状腺肿大	碘
骨骼	鸡胸、串珠肋、X 形腿、O 形腿、方颅	维生素 D
神经系统	肌肉无力、四肢末端蚁行感、下肢肌肉疼痛	维生素 B_1
	中枢性神经系统失调	维生素 B_6、维生素 B_{12}
循环系统	水肿	蛋白质、维生素 B_1

四、人体营养水平的生化检验(实验室检查)

人体营养水平的生化检验是借助实验室检测发现人体营养不足或过剩的状况,为观察或判断某些因素对人体营养状况的影响提供科学依据,预防营养相关疾病的发生。通过临床生化检测结果,可以全面了解体内营养状况,争取早期发现、早期诊断、及时治疗和预防营养缺乏病(表6-6)。

表6-6 人体营养状况的生化检测常用指标

营养素	检测指标
蛋白质	血清总蛋白、血清白蛋白(A)、血清球蛋白(G)、白/球(A/G)、空腹血中氨基酸总量/必需氨基酸、尿羟脯氨酸系数,游离氨基酸、必要的氮损失等
血脂	血脂、甘油三酯、α脂蛋白、β脂蛋白、胆固醇(包括胆固醇酯)、游离脂肪酸、血酮等
钙、磷维生素D	血清钙(包括游离钙)、血清无机磷、血清钙磷沉积、血清碱性磷酸酶、血浆$25-OH-D_3$、血浆$1,25-(OH)_2-D_3$等
锌	发锌、血浆锌、红细胞锌、血清碱性磷酸酶活性
铁	全血血红蛋白浓度、血清运铁蛋白饱和度、血清铁、血清铁蛋白、血液红细胞压积(HCT或PCV)、红细胞游离原卟啉、平均红细胞体积(MCV)、平均红细胞血红蛋白量(MCH)、平均红细胞血红蛋白浓度(MCHC)等
维生素类	维生素A:血清视黄醇、血清胡萝卜素。维生素B_1:RBC转酮醇酶活力系数、5mg负荷试验。维生素B_2:RBC谷胱甘肽还原酶活性系数、5mg负荷试验。烟酸:50mg负荷试验。维生素C:血浆维生素C含量、500mg负荷尿试验。叶酸:血浆叶酸、红细胞叶酸等
其他	尿糖、尿蛋白、尿肌酐、尿肌酐系数、全血丙酮酸等

实验室检查可提供客观的营养评价结果,确定某种营养素的缺乏或过量,下面重点介绍几种临床常用的指标。

(一)血浆蛋白

血浆蛋白水平可反映机体蛋白质营养状况。常用的指标包括白蛋白、前白蛋白、转铁蛋白和视黄醇结合蛋白等。

1. 白蛋白(ALB) 在应激状态下,血清白蛋白水平降低,如维持一周以上,可表示有急性营养缺乏。血清白蛋白低于3.0g/100mL,临床上常出现蛋白质营养不良。白蛋白能有效预测手术风险程度,但只能反映疾病的严重程度,而不是营养不良的程度,在术后或感染中,维持内脏蛋白的水平对患者的存活是非常重要的。

评价标准:35~50g/L为正常,28~34g/L为轻度不足,21~27g/L为中度不足,<21g/L为重度不足。

2. 前白蛋白(PA) 主要由肝脏合成的一种糖蛋白,参与机体维生素A和甲状腺素的转运及调节,具有免疫增强活性和潜在的抗肿瘤效应。前白蛋白迅速的转化速率使得它能更加及时地反映营养状况和能量状况。在临床上常作为评价蛋白-能量营养不良和反映近期膳食摄入状况的敏感指标。在临床上常作为评价蛋白质-能量营养不良和反映近期膳食摄入状况的敏感指标。

评价标准:0.2~0.4g/L为正常,0.16~0.20g/L为轻度不足,0.10~0.15g/L为中度不足,<0.10g/L为重度不足。

3. 转铁蛋白(TFN) 为血清中结合并转运铁的β-球蛋白。在高蛋白摄入后,TFN的血浆浓度上升较快。能反映营养治疗后营养状态与免疫功能的恢复率。血清转铁蛋白可反映缺铁性贫血等多种疾病。增多见于缺铁性贫血、急性肝炎、急性炎症、口服避孕药、妊娠后期。减少见于肾病综合征、肝硬化、恶性肿瘤、溶血性贫血、营养不良。

评价标准:2.0~4.0g/L 为正常,1.5~2.0g/L 为轻度不足,1.0~1.5g/L 为中度不足,<1.0g/L 为重度不足。

4.视黄醇结合蛋白(RBP)　在肝脏合成,其主要功能是从肝脏运载维生素 A 至上皮组织,并能特异性地与视网膜上皮细胞结合,为视网膜提供维生素 A。RBP 能及时反映内脏蛋白的急剧变化,其反应极为灵敏,即使在很小的应激反应下,其血清浓度也会有所变化。RBP 可特异地反映机体的营养状态,是诊断早期营养不良的敏感指标。在肝脏、肾脏疾病的早期诊断和疗效观察中有重要临床意义。正常值为 40~70mg/L。

(二)氮平衡

氮平衡(NB)是指氮的摄入量与排出量之间的平衡状态,可反映摄入氮能否满足体内需要及体内蛋白质合成与分解代谢情况,有助于营养治疗效果判断,是评价蛋白质营养状况的常用指标。每日摄入氮量经体内利用后的剩余部分及体内代谢产生的氮,90% 从尿中排出,其中主要排出形式是尿素,其余尿酸、肌酸酐、氨基酸及氨等称为非尿素氮,每天丢失量约 2g,每天粪便氮丢失量为 12mg/kg,汗及毛发等氮丢失量为 5mg/kg。

计算公式:

$$B = I - (U + F + S)$$

其中,B:氮平衡;I:摄入氮;U:尿氮;F:粪氮;S:皮肤等氮损失。

一般情况下,成人每日经肾脏排出非尿素氮 2g,粪氮丢失约 1g,皮肤丢失氮约 0.5g,故氮平衡可写作:

$$氮平衡(g/d) = 蛋白质摄入量(g/d) \div 6.25 - 尿尿素氮[(g/d) + 3.5(g/d)]$$

创伤和某些严重疾病发生时,尿中尿素氮和非尿素氮的排出量明显改变,此时应测尿总氮排出量,再计算氮平衡。

$$氮平衡(g/d) = 蛋白质摄入量(g/d) \div 6.25 - [尿总氮(g/d) + 1.5(g/d)]$$

当患者出现消化吸收功能紊乱时应分别检测尿总氮和粪氮,再计算氮平衡。

$$氮平衡(g/d) = 蛋白质摄入量(g/d) \div 6.25 - 尿总氮(g/d) - 粪肥氮(g/d)$$

评价标准:氮平衡为摄入氮和排出氮相等,提示人体代谢平衡;正氮平衡为摄入氮多于排出氮,适于生长期儿童;负氮平衡为摄入氮小于排出氮,提示饥饿状态或消耗性疾病。

(三)肌酐身高指数

肌酐是肌肉组织中肌酸的代谢产物,因此肌酐的排出水平与肌肉组织密切相关。常用指标是肌酐/身高指数(CHI),即尿肌酐(Ucr)含量与其身高标准体重的比值。

肌酐系肌肉中的磷酸肌酸经不可逆的非酶促反应,脱去磷酸转变而来。肌酐在肌肉中形成后进入血循环,最终由尿液排出。CHI 是表示瘦体组织空虚程度的灵敏指标,其优点在于:①成人体内肌酸和磷酸肌酸的总含量较为恒定,每日经尿排出的肌酐量基本一致。②运动和膳食的变化对尿中肌酐含量的影响甚微。故在评定 24 小时尿肌酐时不必限制膳食蛋白质。③经 K40 计数测定,成年人 24 小时尿肌酐排出量与瘦体重(LBM)量一致。④在肝病等引起水肿情况而严重影响体重测定时,因为 CHI 不受影响,价值更大。

计算公式:

$$CHI = \frac{Ucr 排出量(mmol/24h)}{相同性别身高标准体重 Ucr 排出量(mmol/24h)} \times 100$$

评价标准:连续保留 3 天 24h 尿液,取肌酐平均值并与相同性别及身高的标准肌酐值比较,所得的百分比即为 CHI。正常值男性为 1000～1800mg/d,女性为 700～1000mg/d。若 CHI＞90% 为正常;80%～90% 表示瘦体组织轻度缺乏;60%～80% 表示中度缺乏;＜60% 表示重度缺乏。

（四）维生素、微量元素

维生素和微量元素是维持人体正常代谢和生理功能不可缺少的营养素。三大营养素的正常代谢及某些生化反应和生理功能的进行均需要维生素和微量元素的参与。多种地方性疾病及疑难疾病的发生发展也与维生素和微量元素的失衡有关。处于手术、烧伤、败血症等应激状态下的危重患者,维生素和微量元素的需要量也显著增加。因此维生素和微量元素在临床治疗及营养评价中备受关注。

（五）免疫功能

细胞免疫功能在人体抗感染中起重要作用。蛋白质能量营养不良常伴有细胞免疫功能损害,会增加患者术后感染率和死亡率。通常采用总淋巴细胞计数和皮肤迟发性超敏反应来评定细胞免疫功能。

1. 总淋巴细胞数目（TCL） 是评定细胞免疫功能的简易方法。但一些原发性疾病,如心力衰竭,尿毒症,霍奇金病,及使用免疫抑制剂肾上腺皮质激素等,均可使 TLC 降低,且 TLC 与预后相关性较差,因此 TLC 并非作为营养评定指数的可靠指标。临床上应结合其他指标作为参考评价。

计算公式

$$淋巴细胞数/L = 白细胞总数/L ÷ 淋巴结细胞\%$$

评价标准:$(2.5～3.0)×10^9/L$ 为正常,$(1.5～1.8)×10^9/L$ 为轻度营养不良,$(0.9～1.5)×10^9/L$ 为中度营养不良,低于 $0.9×10^9/L$ 为重度营养不良。

2. 皮肤迟发性超敏反应（SDH） 自从发现营养不良的患者有 SDH 反应异常,并可于接受营养治疗后恢复,SDH 即作为营养状况,特别是细胞免疫功能判定的重要指标。常用抗原包括链激酶/链道酶（SK－SD）、流行性腮腺炎病毒素、白念珠菌提取液、植物血凝素（PHA）和结核菌素试验。将抗原于前臂表面皮内注射,待 24～48 小时后测量接种处硬结直径。

评价标准:直径大于 5mm 为正常。直径小于 5mm 时,表示细胞免疫功能不良,至少有重度蛋白质营养不良。

五、综合评价

目前临床多采用综合性营养评定方法,以提高营养评价的灵敏性和特异性。

（一）预后营养指数（PNI）

该指数是对 4 种营养状态评定参数与外科患者预后的相关性分析。可以预期术后并发症的发生率与死亡率。

计算公式:

$$PNI(\%) = 158 - 16.6×ALB(g\%) - 0.78×TSF(mm) - 0.20×TFN(mg\%) - 5.80×DCH$$

ALB:血清白蛋白（g%）;TSF:肱三头肌皮褶厚度（mm）;TFN:血清转铁蛋白（mg%）;DCH:迟发性超敏皮肤反应试验（硬结直径＞5mm 者,DCH＝2;＜5mm 者,DCH＝1;无反应者,SDH＝0）。

评定标准:若 PNI＜30%,表示发生术后并发症及死亡的可能性均很小;30%～40%,表示存在轻度手术危险性;若 40%～50%,表示存在中度手术危险性;若 PNI≥50%,表示发生术后并发症及死亡的可能性均较大。

（二）营养危险指数（NRI）

该指数是对外科患者术前 3 种营养评定参数的结果计算术后营养危险指数。

计算公式:

$$NRI = 10.7 \times ALB + 0.0039 \times TLC + 0.11 \times Zn - 0.044 \times Age$$

ALB:血清白蛋白;TLC:淋巴细胞计数;Zn:血清锌水平;Age:年龄。

评定标准:若 NRI > 60,表示危险性低;若 NRI ≤ 55,表示存在高危险性。

（三）营养评定指数（NAI）

该指数是对食管癌患者进行营养状况评定的综合指数。

计算公式:

$$NAI = 2.64 \times AMC + 0.60 \times PA + 3.76 \times RBP + 0.017 \times PPD - 53.80$$

AMC:上臂肌围(cm);PA:血清前白蛋白(mg%);PPD:用纯化蛋白质衍生物进行延迟超敏皮肤试验(硬结直径 > 5mm 者,PPD = 2; < 5mm 者,PPD = 1;无反应者,PPD = 0)。

评定标准:NAI ≥ 60,表示营养状况良好;40 ≤ NAI < 60,表示营养状况中等;NAI < 40,表示营养不良。

（四）住院患者预后指数（HPI）

计算公式:

$$HPI = 0.92 \times ALB - 1.00 \times DCH - 1.44 \times SEP + 0.98 \times DX - 1.09$$

ALB:血清白蛋白(g/L);DCH:迟发性超敏皮肤反应试验(有 1 种或多种阳性反应,DCH = 1;所有均呈阳性,DCH = 2);SEP:败血症(有败血症,SEP = 1;无败血症,SEP = 2);DX:表示诊断患有癌症(有癌,DX = 1;无癌,DX = 2)。

评定标准:若 HPI = 1,表示有 75% 的生存概率;若 HPI = 0,表示有 50% 的生存概率;若 HPI = -2,表示仅有 10% 的生存概率。

（五）主观全面评定（SCA）

SCA 又称全面临床评定（GCA）,其特点是以详细的病史与临床检查为基础,省略人体测量和生化检查。其理论基础是,身体组成改变与进食改变,消化吸收功能的改变,肌肉的消耗,身体功能及活动能力的改变等相关联。在重度营养不良时,SCA 与人体组成评定方法有较好的相关性。SCA 的主要内容及评定标准见表 6-7。

表 6-7　SGA 的主要内容及评定标准

指标	A 级	B 级	C 级
1.近期(2 周)体重改变	无/升高	减少 < 5%	减少 > 5%
2.饮食改变	无	减少	不进食/低热量流食
3.胃肠道症状(持续 2 周)	无/食欲不减	轻微恶心、呕吐	严重恶心、呕吐
4.活动能力改变	无/减退	能下床走动	卧床
5.应激反应	无/低度	中度	高度
6.肌肉消耗	无	轻度	重度
7.三头肌皮褶厚度	正常	轻度减少	重度减少
8.踝部水肿	无	轻度	重度

注:上述 8 项中,至少 5 项属于 C 级或 B 级者,可分别被定为重或中度营养不良。

知识链接

营养不良诊断

1. 第一级诊断　营养筛查：一般包含 3 方面，即营养风险、营养不良风险和营养不良。

2. 第二级诊断　营养评定：包含营养评定量表、膳食调查、人体测量、能量需求估算。其中全球营养不良领导倡议（GLIM）是国际上推出的新的营养评定方法，指出对不同人群实施营养评定时应该选择不同的量表。

3. 第三级诊断　综合评定：在第二级诊断的基础上，利用患者的现病史、体格检查、实验室检查和仪器检查等，对患者的营养不良进行四大维度的分型，即能耗水平、应激程度、炎症反应、代谢状况，从而得出患者五大层次的营养不良后果，即人体组成、体能、器官功能、心理状况、生活质量。

本章小结

　　本章主要介绍了住院患者的营养风险筛查与评估，营养评价的主要内容和主要方法。通过本章学习，掌握称重法、记账法、回顾法、化学分析法等膳食调查方法；身高、体重、体质指数、围度和皮褶厚度等人体常用测量指标的测量方法、临床意义及评价标准；临床检查和实验室检查的各项指标的临床意义、评价标准及多项综合评价方法。通过营养评价，能判定人体营养状况，估计营养不良后果的危险性，为临床营养治疗提供依据并监测治疗效果。

（刘雅婧）

目标检测

参考答案

1. 目前评定肥胖和消瘦最常用的指标是（　　　）。
    A. 理想体重　　　　　　　　B. BMI　　　　　　　　C. 皮褶厚度
    D. 体脂含量　　　　　　　　E. 瘦体重

2. 中国成人正常体重的 BMI（kg/m^2）范围是（　　　）。
    A. 18.5~24.9　　　　　　　B. 18.5~23.9　　　　　　C. 18.5~22.9
    D. 23.0~24.9　　　　　　　E. 18.0~23.9

3. 一位中年男性，身高 172cm，体重 64kg，其体型为（　　　）。
    A. 蛋白质 – 能量营养不良　　B. 超重　　　　　　　　C. 正常
    D. 重度营养不良　　　　　　E. 肥胖

4. 下列不属于人体测量指标的是（　　　）。
    A. 腰臀比　　　　　　　　　B. BMI　　　　　　　　C. 称量法
    D. 皮褶厚度　　　　　　　　E. 小腿围度

5. 我国超重的 BMI 诊断标准为（　　　）。
    A. >23.9　　　　　　　　　B. >25.9　　　　　　　　C. >27.9
    D. >29.9　　　　　　　　　E. >24.9

6. 我国女性正常腰臀比为小于（　　　）。
    A. 0.6　　　　　　　　　　B. 0.7　　　　　　　　　C. 0.8
    D. 0.9　　　　　　　　　　E. 0.85

第七章 医院膳食

课件

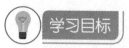

素质目标:培养学生良好的职业道德,尊重患者、关爱患者的职业精神。

知识目标:掌握基本膳食和治疗膳食的配膳原则。熟悉基本膳食和治疗膳食的食物选择原则。了解基本膳食和治疗膳食的适用范围。

能力目标:能将理论知识运用于临床实践,具备根据患者具体情况,为患者选择合适膳食的能力。

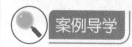

患者,男,45岁,因"双下肢疼痛伴水肿7天"入院。诊断为:慢性肾脏疾病、高血压2级、尿路感染。实验室检查:血红蛋白110g/L,清蛋白35.2g/L,尿素15.8mmol/L,肌酐411.0μmol/L,估算肾小球滤过率43.24mL/(min·1.73m^2),钠139.2mmol/L,钾3.1mmol/L。体格检查:患者身高165cm,体重80kg,双下肢轻度凹陷性水肿。自发病以来,患者食欲可,正常活动受限。膳食调查:全天主食摄入量约150g,鸡蛋50g,牛奶250mL,瘦肉类约150g,肥肉约30g,少量蔬菜,每日饮40度白酒2两。

请问:

1.目前应给予该患者何种医院膳食?

2.该患者的饮食治疗原则是什么?

案例解析

医院膳食是根据人体的基本营养需要和各种疾病的治疗需要而制订的医院患者膳食。医院膳食包括医院常规膳食和治疗膳食。

第一节 医院基本膳食

医院基本膳食又称常规膳食,按其质地可分为普通膳食、软食、半流质膳食和流质膳食4种。

一、普通膳食

普通膳食又称普食,是与正常人基本相同的膳食,膳食结构应符合平衡膳食的原则。在医院里,一般食用普食的人数最多,是应用范围最广的一类膳食。

(一)适用范围

普食主要适用于体温正常或接近正常,无咀嚼功能障碍,消化吸收功能正常,在治疗上无特殊膳食要求,不需要限制任何膳食的患者。

(二)配膳原则

普食是一种平衡膳食,要求食物品种多样化,供给营养素的种类齐全,数量充足,各营养素之间比例恰当,将全天膳食适当分配于三餐中,一般能量分配比例为:早餐25%~30%,午餐40%,晚餐30%~35%。烹调方法要合理,做到色、香、味、形俱全。

1.能量 住院患者活动较少,一般每日供给能量7.53~10.88MJ(1800~2600kcal),可根据个体差异(年龄、身高等)适当调整。

2.蛋白质 蛋白质的供给量每日70~90g,占总能量的12%~14%,其中优质蛋白质占蛋白质总量的40%以上。

3.脂肪 每日脂肪供给量占总能量的20%~30%,不超过30%为宜。全天膳食脂肪总量应控制在60~70g(包括主、副食及烹调用油)。

4.碳水化合物 每日供给量为350~450g,占总能量的55%~65%。

5.维生素 供给量参考DRIs。

6.矿物质 全天膳食中钙的摄入量为800mg,磷为钙的1.0~1.5倍,供给量可参考DRIs。

7.膳食纤维 如无消化系统疾病,膳食纤维供给量可同健康人。

8.水 每日水的供给量应根据患者个体情况及病情而定,每天需水2100~4000mL,以保证水分出入量平衡为原则。

(三)食物选择

1.宜用食物 各类食物均可食用,与正常人基本相同。

2.忌(少)用食物

(1)辛辣刺激性食物及调味品,如辣椒、大蒜、芥末、胡椒、咖喱等。

(2)不易消化、过分坚硬以及易产气的食物,如油炸食物、动物油脂、干豆类等应尽量少用。

二、软食

软食是介于普食与半流质膳食之间的一种膳食,质地软、少渣、易咀嚼,比普食更容易消化。

(一)适用范围

软食适用于轻度发热、消化道有疾病、牙齿咀嚼不便而不能进食大块食物的患者,以及老人及3~4岁小儿。也可用于痢疾、急性肠炎等恢复期患者以及肛门、结肠及直肠术后恢复期患者等。

(二)配膳原则

1.膳食结构 软食也应符合平衡膳食的原则,各类营养素应满足患者的需求。每日提供的总能量为7.53~10.04MJ(1800~2400kcal),蛋白质为70~80g/d。主食不限量,其他营养素按正常需要量供给。

2.食物要求 软食应细软、易咀嚼、易消化,选择膳食纤维和动物肌纤维少的食物。蔬菜及肉类均须切碎、煮烂,易导致维生素和矿物质的丢失,应适当增加菜汁、果汁等,以保证维生素、矿物质的摄入量。

3.餐次要求 根据病情一天可安排4或5餐,可于3餐主食外,增加1或2次牛奶、果汁等。

(三)食物选择

1.宜用食物

(1)主食:米饭、面条应比普食更加软烂。也可选择馒头、包子、饺子、馄饨等,但做馅用的蔬菜应选择粗纤维少的。

(2)副食:肉类选择细嫩的瘦肉,如瘦猪肉、羊肉等,多选用鸡肉、鱼肉、虾肉,也可以切成小块后焖烂或制成肉丸、肉饼。蛋类不宜用油煎、炸。蔬菜类应选用嫩菜叶,切成小段后烹调,可煮烂或制成菜泥。可多用含粗纤维少的蔬菜和水果,如南瓜、冬瓜、花菜、土豆、胡萝卜及香蕉、苹果、梨和桃等。水

笔记

果则应去皮生食或制成水果羹食用。豆制品如豆腐、豆浆、粉皮和粉丝等可以食用。

2.忌(少)用食物

(1)不宜食用:油炸及过于油腻的食物,如煎鸡蛋;凉拌菜、含粗纤维多的蔬菜,如芹菜、韭菜、豆芽菜、竹笋、榨菜、生萝卜、葱头、辣椒等;硬果类食物如花生仁、核桃、杏仁、榛子等,但制成花生酱、杏仁酪、核桃酪后可食用;整粒的豆类、糙米、硬米饭。

(2)忌用刺激性调味品,如辣椒粉、芥末、胡椒粉、咖喱等。

三、半流质膳食

半流质膳食是介于软食与流质膳食之间的一种膳食,外观呈半流体状态,比软食更易于咀嚼和消化,可采用限量、多餐次的进餐形式。

(一)适用范围

半流质膳食主要适用于发热较高、有腹泻或消化不良等消化道疾病患者、口腔疾病的患者、耳鼻喉术后的患者,以及身体虚弱者。

(二)配餐原则

1.能量要求　全天供给的总能量一般为6.28~7.53MJ(1500~1800kcal)。术后早期或虚弱、高烧的患者不宜给予过高的能量。主食定量,一般全天不超过300g。

2.食物性状　呈半流体状态,含膳食纤维很少,易咀嚼吞咽,易消化吸收。

3.餐次要求　含水量较多,因此应增加餐次,以保证在减轻消化道负担的同时,满足患者能量及营养素的需求。通常每隔2~3小时一餐,每日5或6餐。

另外,对伤寒、痢疾等不能给予含纤维多及胀气食物的患者,应配制少渣半流质膳食,此时需严格限制含膳食纤维多的蔬菜、水果。

(三)食物选择

1.宜用食物

(1)主食:可选择米粥、面条、面片、馄饨、蛋糕、面包、小笼包子和藕粉等。

(2)副食:肉类可选择嫩的瘦肉,也可制成肉丸、肉泥等;还可选用虾仁、软烧鱼块、余鱼丸、碎肝片等。蛋类除油煎炸之外,各种烹调方法均可以选用,如蒸鸡蛋、煮鸡蛋、炒鸡蛋等。乳类及其制品,如牛奶、奶酪等。豆类宜选用豆浆、豆腐、豆腐脑和豆干等。水果和蔬菜则宜制成果汁、菜汁、菜泥等。

2.忌(少)用食物

(1)不宜食用:硬而不易消化的食物,如蒸饺、煎饼和蒸米饭等;豆类、大块肉类,大块蔬菜及油炸食品,如熏鱼、炸丸子等;

(2)忌用浓烈、有刺激性的调味品。

四、流质膳食

流质膳食是指极易消化、含渣很少、呈液体状态或在口腔中可以溶化成为液体的膳食。医院常用流质膳食可分为普通流质、浓流质、清流质、冷流质和不胀气流质5种形式。流质膳食是一种不平衡膳食,只能短期使用,长期使用会导致营养不良。

(一)适用范围

流质膳食主要适用于高热、急性传染病患者、极度虚弱、无力咀嚼者,消化道急性炎症患者,肠道手术前准备及手术后患者等。清流质和不胀气流质可用于由肠外营养向全流质或半流质膳食过渡。清流质也可用于急性腹泻和严重衰弱的患者恢复肠内营养的最初阶段。浓流质常用于消化吸收功能良好的头面部手术患者,如口腔、面部、颈部术后;冷流质可用于咽喉部手术后最初 1~2 天。

(二)配膳原则

1.膳食结构 流质膳食属于不平衡膳食,其所含有的营养素不均衡,能量供给不足,每天总能量仅为 3.5MJ(800kcal)左右,最多可达到 6.69MJ(1600kcal)。其中清流质能量最低,浓流质能量最高,常作为过渡期膳食短期应用。

2.食物性状 流质膳食所选用的食物均为流体状态或入口后即溶化成液体,易吞咽、易消化,甜、咸应适宜,以增进食欲。

3.餐次要求 少食多餐,每餐液体量 200~250mL 为宜,每日 6 或 7 餐。

(三)食物选择

1.宜用食物

(1)普通流食:可选用各种肉汤、蛋花汤、蒸豆羹、牛奶、麦乳精、米汤、奶酪、豆腐、豆腐脑、酸奶、藕粉、果汁、蔬菜汁、豆浆和绿豆汤等。如果患者需要高能量,可选择浓缩食品,如鸡蓉汤、奶粉等等。

(2)清流质:是一种不含产气食物及残渣最少,较流质膳食更为清淡的液体食物,可选用过箩猪肉汤、过箩牛肉汤、过箩米汤、排骨汤、过箩蔬菜汤、过滤果汁、稀藕粉和淡茶等。

(3)浓流质:宜选用无渣较浓稠食物,多以吸管吮吸,如鸡蛋薄面糊、较稠的藕粉、牛奶等。

(4)冷流质:可选用冷牛奶、冷米汤、冷豆浆、冷蛋羹、冰淇淋和甜果汁等。

(5)不胀气流质饮食:忌蔗糖、牛奶、豆浆等产气食品,其他同流质膳食。

2.忌(少)用食物 一切非流质的固体食物、含膳食纤维多的食物及过于油腻、厚味的食物均不宜选用。

第二节 治疗膳食

治疗膳食也称为成分调整膳食,是根据患者不同病理生理情况,调整膳食的成分和质地,从而达到治疗疾病,促进健康的目的。治疗膳食的基本原则是以平衡膳食为基础,除必须限制的营养素外,其他均应供给齐全、配比合理。在调整某种营养素摄入量时,还要考虑各营养素间的关系,切忌平衡失调。另外,膳食的制备应符合患者的消化、吸收和耐受能力,并同时考虑患者的饮食习惯,注意食物的色、香、味、形和品种的多样化。

一、高能量膳食

高能量膳食是指能量供给量高于正常人的膳食,能迅速补充机体对能量的需求,满足其疾病状态下的高代谢需要,从而改善患者的营养不良状态。

(一)适用对象

高能量膳食适用于消瘦或体重不足者、营养不良、吸收障碍综合征者、甲状腺功能亢进症、结核病、高热、严重烧伤和创伤、恶性肿瘤;体力消耗增加者,如运动员、重体力劳动者等。

(二)配膳原则

1.增加主食量 高能量膳食主要是通过增加主食量、调整膳食内容来增加能量供给。摄入量应循序渐进,少量多餐,避免造成胃肠功能紊乱。除三顿正餐外,可在上、下午或晚上加 2 或 3 餐点心,视病情和患者的喜好选择点心的品种。

2.根据病情调整能量供给量 病情不同对能量的需要量也不同。一般患者以每日增加 1250MJ(300kcal)左右为宜。

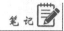

3. 平衡膳食　膳食应有足量的碳水化合物、蛋白质、适量的脂肪,保证能量充足。同时也需要相应增加矿物质和维生素的供给,尤其是与能量代谢密切相关的 B 族维生素。由于膳食中蛋白质的供给量增加,尿钙排泄量增加,易出现负钙平衡,故应及时补钙。为防止血清脂质升高,应尽可能减少饱和脂肪酸、胆固醇和精制糖的摄入量。

（三）注意事项

糖尿病、尿毒症、肥胖症患者不宜使用。应注意监测患者血脂和体重的变化。

（四）食物的宜忌

1. 宜用食物　各类食物均可食用,加餐以面包、馒头、牛奶、蛋糕、藕粉等含能量高的碳水化合物类食物为佳。

2. 忌（少）用食物　无特殊禁忌,只需注意选择高能量食物代替一部分低能量食物。

二、低能量膳食

低能量膳食是指饮食中所提供的能量低于正常人的需要量,目的是减少体脂贮存,降低体重,或者减轻机体能量代谢负担,以控制病情。

（一）适用对象

低能量膳食适用于需减轻体重的患者,如单纯性肥胖;需减少机体代谢负担而控制病情的患者,如高血压、高脂血症、冠心病、糖尿病等。

（二）配膳原则

低能量膳食主要是限制能量供给,其他营养素应满足机体的需要。能量供给量要逐步减少,以利于机体动用脂肪、消耗储存的体脂,并减少不良反应。

1. 减少膳食总能量　能量减少量视患者病情而定,成年患者每日能量摄入量比平时减少 2090～4180kJ（500～1000kcal）,但每日总能量不能低于 4180kJ（1000kcal）,以免体脂消耗过快,引起酮症酸中毒。

2. 蛋白质供应充足　由于限制总能量,蛋白质的供能比例则相应提高,至少占总能量的 15%～20%,保证蛋白质供给不少于 1g/（kg·d）,且优质蛋白质应占 50% 以上。

3. 碳水化合物和脂肪供给量相应减少　减少总能量的同时,又要保证蛋白质的摄入量,就必须相应减少膳食中碳水化合物和脂肪的供给量。碳水化合物占总能量的 50%～60%,应尽量减少精制糖的供给。膳食脂肪一般应占总能量的 20%～30%,胆固醇的摄入量应控制在 300mg/d 以下。

4. 食盐适当减少　患者体重减轻后可能会出现水钠潴留,应适当减少食盐的摄入量,一般不超过 5g/d。

5. 矿物质和维生素充足　由于进食量减少,易出现矿物质和维生素的摄入不足,必要时可用制剂进行补充。

6. 膳食纤维适当增加　可多采用富含膳食纤维的蔬菜和低糖的水果,以增加患者的饱腹感。

（三）注意事项

采用低能量膳食的患者,活动量不宜减少,否则难以达到预期效果。减肥的患者应同时增加运动量,并注意饮食与心理平衡,防止出现神经性厌食症。由于主食量的减少易引起膳食其他营养素的不足,故应注意及时补充,必要时可服用维生素和矿物质制剂。低能量膳食不适用于妊娠肥胖者。

（四）食物的宜忌

1. 宜用食物　谷类、水产品、瘦肉、蛋、脱脂乳、豆类及豆制品、蔬菜、水果,可适当选择低脂肪富含蛋白质的食物等,但应限量。宜多选用粗粮、豆制品、蔬菜和低糖的水果等,尤其是叶菜类。宜用蒸、煮、拌、炖等无油的烹调方法,各种菜肴应清淡可口。

2.忌(少)用食物　肥腻的食物和甜食,如肥肉、动物油脂(奶油、猪油、牛油等)、花生、糖果、甜点心、白糖、红糖、蜂蜜等。忌用油炸、煎等烹调方法。

三、高蛋白质膳食

高蛋白质膳食是指蛋白质供给量高于正常人的膳食。因疾病(感染、创伤或其他原因)引起机体蛋白质消耗增加,或机体处于康复期时由于组织的再生、修复,需要更多的蛋白质,因此需要在原有膳食的基础上增加蛋白质的供给量。为了使蛋白质更好地被机体利用,通常需要同时适当增加能量的摄入量,以防止蛋白质的分解供能。

(一)适用对象

高蛋白质膳食适用于明显消瘦、营养不良、烧伤、创伤患者、手术前后、肾病综合征、慢性消耗性疾病患者,如结核病、恶性肿瘤、贫血、溃疡性结肠炎等疾病,或其他消化系统炎症的恢复期。此外,孕妇、乳母和生长发育期的儿童也需要高蛋白膳食。

(二)配膳原则

高蛋白膳食一般不需要单独制作,只需在原来膳食的基础上添加富含蛋白质的食物即可。

1.能量　每日供给能量达 12.54MJ(3000kcal)左右。

2.蛋白质　每日供给量可达 1.5~2.0g/kg,成人每日摄入量以 100~200g 为宜,其中优质蛋白要占 50% 以上。

3.碳水化合物和脂肪　碳水化合物宜适当增加,以保证蛋白质的充分利用,以 400~500g/d 为宜。脂肪适量,为防血脂升高,一般为 60~80g/d。

4.矿物质　长期高蛋白膳食会增加尿钙排出,易导致负钙平衡。故膳食中应增加钙的供给量,可选用富含钙的乳类和豆类食品。

5.维生素　长期高蛋白质膳食,维生素 A 的需要量也随之增加,且营养不良者一般肝脏中维生素 A 贮存量也下降,故应及时补充。与能量代谢密切相关的 B 族维生素供给量应充足。

(三)注意事项

肝性脑病或肝性脑病昏迷前期、急性肾炎、急/慢性肾功能不全、尿毒症患者不宜采用。

(四)食物的宜忌

可多选用富含蛋白质的食物,如瘦肉、动物内脏、鱼类、蛋类、乳类、豆类,以及富含碳水化合物的食物,如谷类、薯类、山药、荸荠、藕等,并选择新鲜蔬菜和水果。

四、低蛋白质膳食

低蛋白膳食是指蛋白质含量较正常膳食低的膳食,可减少体内氮代谢废物,减轻肝、肾负担。

(一)适用对象

低蛋白质膳食适用于急性肾炎、急/慢性肾功能不全、慢性肾衰竭、尿毒症、肝性脑病或肝性脑病前期的患者。

(二)配膳原则

蛋白质的摄入量依据维持机体接近正常生理功能的需要为原则供给,减少含氮化合物在体内积聚,其他营养素的供给应尽量满足机体需要。

1.蛋白质　一般摄入量应低于 40g/d,应尽量选择富含优质蛋白质的食物,如蛋、乳、瘦肉类等。蛋白质的供给量应根据病情随时调整,病情好转后逐渐增加摄入量,否则不利于疾病康复,对生长发

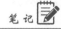
笔记

育期的患儿尤为重要。

2.能量 供给量应根据病情而定,充足的能量可以保证蛋白质不被供能所消耗,减少机体组织的分解。可采用低蛋白质食物作为主食,如麦淀粉、芋头、马铃薯、甘薯等,代替部分主食以减少非优质蛋白质的摄入。

3.矿物质和维生素 供给充足的蔬菜和水果,以满足机体对矿物质和维生素的需要。矿物质的供给量应根据病情进行调整,除膳食要限制蛋白质外,还应限制钠的供给。

4.合适的烹调方法 低蛋白质膳食往往不易引起食欲,加之患者由于疾病原因食欲普遍较差,故应注意食物的色、香、味、形和多样化,以促进食欲。

(三)注意事项

正在进行血液或腹膜透析的患者不需要严格限制蛋白质摄入量。

(四)食物的宜忌

1.宜用食物 宜选用蔬菜类、水果类、食糖、植物油及马铃薯、藕粉、芋头等低蛋白质的淀粉类食物。

2.忌(少)用食物 含蛋白质丰富的食物,如肉类、蛋、乳、豆类和干果类等。

五、低脂肪膳食

低脂肪膳食又称限脂膳食或少油膳食,此类膳食需限制膳食中脂肪的供给量。

(一)适用对象

低脂肪膳食适用于急、慢性胰腺炎,急、慢性肝炎,胆囊炎,胆石症等;脂肪消化吸收不良患者,如肠黏膜疾患、胃切除和短肠综合征等所致的脂肪腹泻者;高血压、冠心病、血脂异常及肥胖症患者。

(二)配膳原则

1.限制脂肪量 根据不同的病情,将脂肪限量程度可分为3种。

(1)轻度限制:膳食脂肪供能不超过总能量的25%,脂肪总量(包括食物所含脂肪和烹调油)不超过50g/d。

(2)中度限制:膳食脂肪供能不超过总能量的20%,脂肪总量不超过40g/d。

(3)严格限制:膳食脂肪供能不超过总能量的10%,脂肪总量不超过20g/d,必要时可采用完全不含脂肪的纯碳水化合物膳食。

2.其他营养素供给应均衡 可适当增加豆类及其制品、新鲜蔬菜和水果的摄入量。由于限制脂肪易导致必需脂肪酸、脂溶性维生素,以及易与脂肪酸共价结合随粪便排出的矿物质,如钙、铁、铜、锌、镁等,因此,应注意在膳食中及时补充这些营养素。

3.选择适宜的烹调方法 为了达到限制脂肪的膳食要求,除选择含脂肪少的食物外,还应减少烹调用油。禁用油煎、油炸或爆炒食物,可选择蒸、煮、炖、煲、熬、烩、烘等方法。

(三)注意事项

严格限制膳食脂肪可造成脂溶性维生素缺乏,因此,必要时可补充能溶于水的脂溶性维生素制剂。

(四)食物的宜忌

1.宜用食物 根据病情、脂肪限制程度选择食物。如谷类、不用油煎炸的瘦肉类、鱼类、脱脂乳制品、蛋类、豆类、薯类、各种蔬菜和水果。

2.忌(少)用食物 含脂肪高的食物,如肥肉、全脂乳及乳制品、坚果(花生、芝麻、松子、核桃)、蛋黄、油酥点心及各种油煎炸食品等。脂肪含量大于20g/100g的食物忌用,15~20g/100g的食物少用。

六、低饱和脂肪低胆固醇膳食

将膳食中的脂肪(饱和脂肪酸)和胆固醇均限制在较低水平的膳食称为低饱和脂肪低胆固醇膳食。目的是降低血清胆固醇、甘油三酯和低密度脂蛋白的水平。

（一）适用对象

低饱和脂肪低胆固醇膳食适用于高胆固醇血症、高甘油三酯血症、高脂蛋白血症、高血压、动脉粥样硬化、冠心病、肥胖症、胆结石等。

（二）配膳原则

1.控制总能量 膳食应控制总能量,以达到或维持理想体重。成年人每日能量供给量最低不应少于4180kJ(1000kcal),这是较长时间能坚持的最低水平,否则不利于健康。碳水化合物占总能量的60%～70%,并以复合碳水化合物为主,少用精制糖,因为精制糖会升高血脂(尤其是甘油三酯)。

2.限制脂肪摄入量并调整脂肪酸的构成 限制脂肪总量,脂肪供能应占总能量的20%～25%,一般不超过50g/d。减少膳食中饱和脂肪酸的含量,使其不超过膳食总能量的10%。少选用富含饱和脂肪酸的动物性食品,尤其忌用猪油、牛油、肥肉和奶油等。单不饱和脂肪酸应占总能量的10%,多不饱和脂肪酸占总能量的10%左右。

3.限制膳食中胆固醇的含量 胆固醇摄入量不宜超过300mg/d。食物中的胆固醇全部来源于动物性食物,在限制胆固醇时应注意保证优质蛋白质的供给,可选择高生物价的植物性蛋白质(如大豆及其制品)代替部分动物性蛋白质。

4.充足的维生素、矿物质和膳食纤维 适当选用粗粮、杂粮、新鲜蔬菜和水果满足维生素、矿物质和膳食纤维的供给量。同时可给予适量的脱脂乳和豆制品以供给足量的钙。因膳食中多不饱和脂肪酸增加,故应相应增加维生素E、维生素C、胡萝卜素和硒等抗氧化营养素的供给。

（三）注意事项

在确定高脂血症患者选用此种膳食之前,最好对患者进行葡萄糖耐量检查,以排除由膳食中碳水化合物引起的可能。此类膳食不适用于正在生长发育期的儿童、孕妇和创伤恢复期患者。

（四）食物的宜忌

1.宜用食物 谷类、薯类、脱脂奶制品,蛋类(蛋白不限,蛋黄每周限3个)、瘦畜肉类、鸡、兔肉、鱼、豆类、各种蔬菜和水果,植物油(在限量之内使用)、硬果(在限量之内使用)、鱼油。

2.忌(少)用食物 油脂类制作的主食、全脂乳及其制品、蛋黄、烤鸭、烧鹅、鱼子、咸猪肉、肥肉、脑、动物的内脏和脑组织、动物性油脂(海洋生物油脂除外)、香肠等。

七、限钠(盐)的膳食

限钠膳示指限制膳食中钠的含量的一种膳食,以减轻由于水、电解质代谢紊乱而出现的水、钠潴留。限钠摄入是纠正水、钠潴留的一项重要治疗措施。食盐是钠的主要来源,每克食盐含钠400mg,故限钠实际上是以限制食盐为主。

临床上限钠膳食一般分为3种:①低盐膳食,全日供钠2000mg左右。每日烹调用盐限制在2～4g或酱油10～20mL。忌用一切咸食,如咸蛋、咸肉、咸鱼、酱菜、面酱、腊肠等。②无盐膳食,全日供钠1000mg左右。烹调时不加食盐或酱油,可用糖醋等调味。忌用一切咸食(同低盐膳食)。③低钠膳食,全日供钠不超过500mg。除无盐膳食的要求外,忌用含钠高的食物,如油菜、蕹菜、芹菜等含钠100mg/100g以上的蔬菜及松花蛋、豆腐干等。

（一）适用对象

限钠膳食适用于心功能不全、肝硬化腹水、急慢性肾炎、高血压、水肿、先兆子痫等患者。

（二）配膳原则

1. 根据病情变化及时调整钠盐限量　对有高血压或水肿的肾小球肾炎、肾病综合征、妊娠子痫的患者，使用利尿剂时用低盐膳食，不使用利尿剂而水肿严重者，用无盐或低钠膳食。无高血压或水肿及排尿钠增多者不宜限制钠的摄入量。应根据 24 小时尿钠排出量、血钠和血压等指标确定是否需要限钠及其限制程度。肝硬化腹水患者，开始时可用无盐或低钠膳食，然后逐渐改为低盐膳食，待腹水消失后，可恢复正常饮食。

2. 根据食量合理选择食物　为了增加患者食欲或改善营养状况，对食量少者可适当放宽食物选择范围。

3. 改变烹调方法以减少膳食含钠量并增进食欲　限钠（盐）膳食没有食盐作调味剂，比较乏味，应合理烹调以提高患者食欲。一些含钠高的食物，如芹菜、菜心、豆腐干等，可用水煮或浸泡去汤方法减少其钠含量，用酵母代替食碱或发酵粉制作馒头也可减少其含钠量，这样节省下来的钠量可用食盐或酱油补充调味。此外，也可采用番茄汁、芝麻酱、糖醋等调味。必要时也可适当选用市售的低钠盐或无盐酱油，这类调味剂是以氯化钾代替氯化钠，因此高血钾患者不宜使用。烹调时注意色、香、味、形，尽量引起食欲。

（三）注意事项

对某些年纪大、贮钠能力迟缓的患者、心肌梗死的患者、回肠切除术后、黏液性水肿和重型甲状腺功能减退合并腹泻的患者，限钠应慎重，最好是根据血钠、血压和尿钠排出量等临床指标来确定是否限钠以及限制程度。

（四）食物的宜忌

1. 宜用食物　不加盐或酱油制作的谷类、畜肉、禽类、鱼类和豆类食品，及乳类（低钠膳食不宜过多）。蔬菜和水果（低钠膳食不宜用含钠量大于 100mg/100g 的蔬果）。

2. 忌（少）用食物　各种盐或酱油制作或腌制的食品、盐制调味品等。

八、低纤维膳食

低纤维膳食又称少渣膳食，是一种膳食纤维（植物性食物）和结缔组织（动物性食物）含量极少，易于消化的膳食。目的是尽量减少膳食纤维对胃肠道的刺激和梗阻，减慢肠蠕动，减少粪便量。

（一）适用对象

低纤维膳食适用于消化道狭窄并有梗阻危险的患者，如食管或肠管狭窄、食管静脉曲张、结肠憩室病、各种急慢性肠炎、痢疾、伤寒、肠道肿瘤、肠道手术前后、痔疮患者等；全流质膳食后，软食或普食之间的过渡膳食。

（二）配膳原则

长期缺乏膳食纤维，易导致便秘、痔疮及结肠肿瘤，也容易导致维生素 C 和部分矿物质的缺乏，故此膳食不宜长期使用。

1. 限制膳食纤维　尽量少用富含膳食纤维的食物，如蔬菜、水果、粗粮、整粒豆、硬果，以及含结缔组织多的动物跟腱、老的畜肉。选用的食物应细软、渣少、便于咀嚼和吞咽，如肉类应选用嫩的瘦肉部分，蔬菜选用嫩叶、花果部分，瓜类应去皮，水果类用果汁。

2. 脂肪含量不宜过多　腹泻患者对脂肪的消化吸收能力减弱，易致脂肪泻，故应控制膳食脂肪量。

3. 烹调方法　将食物切碎煮烂，做成泥状，忌用油炸、油煎的烹调方法，多采用蒸、煮、烩、炖、卤等烹调方法。禁用烈性刺激性调味品。

4. 少量多餐,注意营养素的平衡　由于限制蔬菜和水果,易引起维生素 C 和矿物质的缺乏,必要时可补充维生素和矿物质制剂。采取少量多餐的方式,既可以补充营养素,也可以减轻消化道刺激。

(三)注意事项

长期缺乏膳食纤维,易导致便秘、痔疮、结肠憩室及结肠肿瘤病等的发生,也易导致高脂血症、动脉粥样硬化和糖尿病等,故少渣膳食不宜长期使用,待病情好转应及时调整。

(四)食物的宜忌

1. 宜用食物　精细米面制作的粥、软面条、烂饭、面包、饼干;切碎制作软烂的嫩肉、动物内脏、鸡、鱼等;豆浆、豆腐脑;乳类、蛋类;菜汁、胡萝卜、马铃薯、瓜类、番茄等。

2. 忌(少)用食物　各种粗粮、老的玉米、整粒豆、坚果、富含膳食纤维的蔬菜和水果,油炸、油腻的食物,胡椒、辣椒、咖喱等浓烈刺激性调味品。

九、低嘌呤膳食

低嘌呤膳食是限制膳食中嘌呤含量的一种膳食。嘌呤在体内参与遗传物质核酸的重要代谢,有重要的生理功能。嘌呤在体内代谢的最终产物是尿酸,如果嘌呤代谢紊乱,血清中尿酸水平升高,或尿酸经肾脏排出量减少,可引起高尿酸血症,严重时出现痛风症状,此类患者必须限制膳食中嘌呤的含量。

(一)适用对象

低嘌呤膳食适用于痛风及无症状高尿酸血症患者。

(二)配膳原则

限制外源性嘌呤的摄入,降低血尿酸水平,增加尿酸的排泄。

1. 限制嘌呤摄入量　应选用嘌呤含量低于 150mg/100g 的食物。

2. 限制总能量摄入　每日摄入的总能量应较正常人减少 10%~20%,肥胖症患者应逐渐递减,以免出现酮血症,促进尿酸的生成,减少尿酸的排泄。

3. 适当限制蛋白质摄入量　蛋白质每日的摄入量为 50~70g,以含嘌呤少的谷类、蔬菜类为主要来源,可用植物蛋白代替含嘌呤高的动物蛋白,或选用含核蛋白很少的乳类、干酪、动物血、鸡蛋、海参等动物蛋白。

4. 适量限制脂肪摄入量　痛风患者多伴有高脂血症和肥胖症,且体内脂肪堆积可减少尿酸排泄,故应适量限制。每日脂肪摄入量应占总能量的 20%~25%,为 40g~50g,同时减少烹调用油。

5. 合理供给碳水化合物　碳水化合物具有抗生酮作用,并可增加尿酸的排出量,每日摄入量可占总能量的 60%~65%。但果糖可促进核酸的分解,增加尿酸生成,应减少果糖类食物的摄入,如蜂蜜等。

6. 保证蔬菜和水果的摄入量　尿酸及尿酸盐在碱性环境中易被中和、溶解。B 族维生素和维生素 C 也可以促进尿酸盐的溶解,因此应多食用富含维生素的碱性食物,如蔬菜和水果。

(三)注意事项

嘌呤广泛存在于各类食物中,但含量高低不等,需结合病情确定限制程度,以免出现蛋白质营养不良。

(四)食物的宜忌

1. 宜用食物　严格限制嘌呤者宜用嘌呤含量低于 25mg/100g 的食物,中等限制的可用嘌呤含量为 25~150mg/100g 的食物。常用食物的嘌呤含量见表 7-1。

2. 忌(少)用食物　不论病情如何,痛风和高尿酸症者都忌(少)用高嘌呤食物。

表7-1 常见食物的嘌呤含量

嘌呤含量	常见食物
低嘌呤食物 （<50mg/100g）	主食类：精细米面及其制品；乳类及其制品、各种蛋类、动物血等；根茎类：马铃薯、芋头等；叶菜类：青菜、卷心菜、芹菜；茄果瓜菜：胡萝卜、黄瓜、茄子、西葫芦、萝卜；各种水果
中嘌呤食物 （50~1500mg/100g）	菌菇类：蘑菇、香菇等；部分蔬菜：花菜、芦笋、菠菜；鲜豆类：毛豆、豌豆；粗粮：麦片、玉米等；禽畜类：鸡肉、鸭肉、猪肉等；鱼类：青鱼、鲫鱼、鲈鱼、带鱼等；大豆类：绿豆、黄豆、白扁豆、蚕豆；坚果类：花生、核桃、腰果等
高嘌呤食物 （>150mg/100g）	动物内脏：动物肝、肾、心等；鱼类及其制品：沙丁鱼、凤尾鱼、鲨鱼等海鱼；鱼子、鱼皮等；籽虾、蟹黄；各种浓荤汤汁，如火锅汤、肉汤、鸡汤、鱼汤等；贝壳类：蛤蜊、干贝等

 本章小结

　　本章节主要介绍了医院膳食，内容包括基本膳食和治疗膳食。通过本章的学习，掌握医院膳食的分类、基本膳食和治疗膳食的适用范围、配膳原则及食物的宜忌，能够对住院患者进行正确的膳示指导和饮食护理。

（刘雅婧　金佰明　高深甚）

 目标检测

参考答案

1.下列不属于医院基本膳食的是（　　）。
　　A.试验膳食　　　　　　　　B.普通膳食　　　　　　　　C.软食
　　D.半流质膳食　　　　　　　E.流质膳食

2.根据患者情况调整其膳食的成分和质地，从而治疗疾病、促进健康的是（　　）。
　　A.基本膳食　　　　　　　　B.试验膳食　　　　　　　　C.治疗膳食
　　D.医院膳食　　　　　　　　E.营养膳食

3.高热患者宜选用的是（　　）。
　　A.高能量膳食　　　　　　　B.限钠（盐）膳食　　　　　C.高纤维膳食
　　D.低能量膳食　　　　　　　E.流质膳食

4.肝性脑病患者宜选用是（　　）。
　　A.高蛋白膳食　　　　　　　B.低蛋白膳食　　　　　　　C.低纤维膳食
　　D.低嘌呤膳食　　　　　　　E.高脂肪膳食

5.高尿酸患者不适合选择的食物是（　　）。
　　A.鸡蛋　　　　　　　　　　B.牛奶　　　　　　　　　　C.蟹黄
　　D.萝卜　　　　　　　　　　E.大米

6.高血压患者宜选用的是（　　）。
　　A.高能量膳食　　　　　　　B.高蛋白膳食　　　　　　　C.低盐膳食
　　D.低纤维膳食　　　　　　　E.高脂肪膳食

7.低能量膳食中每日总能量不低于（　　）。
　　A.2000kcal　　　　　　　　B.1500kcal　　　　　　　　C.1700kcal
　　D.2500kcal　　　　　　　　E.1000kcal

8.严格限制膳食脂肪，每日脂肪总量不超过（　　）。
　　A.10%　　　　　　　　　　B.15%　　　　　　　　　　C.20%
　　D.30%　　　　　　　　　　E.40%

第八章　肠内营养与肠外营养

课件

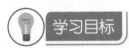

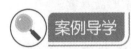

王某,男,22岁。于2019年7月17日发生车祸致肝损伤、十二指肠断裂,当日入院治疗。查有胆漏、胆汁性腹膜炎,手术行肝门处引流并放置空肠营养管。术后7天胆漏消失,但出现十二指肠残端瘘,大量十二指肠液漏出,量为1800~5000mL/d。入院后治疗方案:肠外营养,乐凡命+力能+力肽+维生素+微量元素+葡萄糖+电解质(术后3天逐日减量,1周后每隔2~4天补充一次肠外营养,半个月后完全肠内营养);肠内营养,术后第2天行肠内营养,有瑞高、瑞素等,从100~2000mL(瑞素+瑞高),另外补充水和电解质。

请问:

1.肠外营养如何与肠内营养更好地结合?

2.肠外营养如何搭配才能更好地过渡到肠内营养?

案例解析

　　临床营养是研究人体处于各种病理状态下的营养需求和营养输注途径的科学,即在正常生理需要量的基础上,根据疾病的种类、病情、患者的营养状况等,合理安排饮食,以增强机体抵抗力,改善代谢,修补组织,以促使疾病转归,从而使患者早日康复。按营养物质供给人体的途径,分为肠内营养和肠外营养两大类。

第一节　肠内营养

　　肠内营养(EN)是指对于消化功能障碍而不能耐受正常饮食的患者,经胃肠道供给只需要化学性消化或不需要消化、由中小分子营养素组成的流质营养制剂的治疗方法。

　　肠内营养适应范围广,具有节省医疗费用、使用方便、容易监护、并发症少等优点,临床上一般应遵循"只要胃肠道功能存在(完好或部分功能)且能安全使用时,就首先采用肠内营养支持"的原则。营养供给的最佳途径就是胃肠道,肠内营养有助于促进胃肠道运动及消化道激素和酶的分泌,有利于改善维持消化道黏膜细胞的结构和功能的完整性,维护肠黏膜屏障功能;并且营养物质经胃肠道、门静脉入肝,有利于蛋白合成与代谢调节,符合生理代谢状态。

一、肠内营养的分类

(一)根据肠内营养的供给方式分类

1. 口服营养　是指在非自然饮食条件下,经口摄入由中小分子营养素配制的极易吸收的流质营养液,适用于意识清醒,无口腔、咽喉疾病,但存在一定程度消化吸收障碍,或因疾病造成营养素缺乏,需进行肠内营养支持者。对有胃排空严重障碍、频繁呕吐者禁用。

2. 管饲营养　是指对上消化道通过障碍者,经鼻-胃、鼻-十二指肠、鼻-空肠置管,或经颈食管、胃、空肠造瘘置管,输注肠内营养制剂的营养支持方法。

管饲营养输注系统一般包括喂养管、连接器、输注设备和储液器。其中喂养管有鼻-胃管、鼻-肠管、瘘管等。常用的输注设备包括注射器和输液泵。输液泵的优点是可以准确计量输注速度和输液量,且有安全报警装置。

(二)根据供给次数和动力方式分类

根据供给次数和动力方式分类,管饲营养可分为一次性推注、间歇重力滴注、连续性经泵输入。采取的方法取决于肠内营养液的性质、喂养管的类型与大小、管端的位置及营养素的需要量。

1. 一次性推注　将配制的肠内营养液置于注射器(根据营养液的性质选择,一般为≥50mL注射器)中,经喂养管缓慢推注入鼻饲管(推注速度一般为≤30mL/min),输注剂量不宜过多,每次250~400mL,每日4~6次。部分患者初期可能出现不适表现,如恶心、呕吐、腹胀、腹痛及腹泻等。应用一段时间后,一般都能逐渐适应。该操作简单易行,但营养液温度不易控制,操作时易污染,易发生误吸、反流等并发症。一次性推注方式仅适用于经鼻-胃管或胃造瘘的患者,空肠造瘘置管的患者不宜采用,以免造成肠管扩张。

2. 间歇重力滴注　将肠内营养液置于塑料袋或其他容器中,营养液在重力作用下经鼻饲管缓慢注入胃内。每次250~400mL,每日4~6次,滴速一般为20~30mL/min。大多数患者可耐受这种喂养。间歇重力滴注的优点是简便,患者有较多的下床活动时间,与正常经口摄食的餐次类似,缺点是可能发生胃排空延缓。

3. 连续性泵输入　将肠内营养液置于密封袋或瓶中,经硅胶管嵌入输注泵内,在泵的动力作用下连续输入。输注速度可根据病情控制,开始时20mL/h,逐渐增加,一般不超过120mL/h,一般每天可持续输注16~24小时。适用于危重患者及十二指肠或空肠近端的喂养者。该方法初期宜缓慢,以使患者适应,一般需要3~4天适应期。连续性泵输入的优点是输注速度慢,最大限度地减轻胃肠道负担,有利于营养物质的充分吸收;缺点是持续时间长,患者不易离床活动,可能加重患者焦虑、烦躁的情绪。

二、肠内营养制剂的分类

根据氮的来源,肠内营养制剂可分为要素制剂、非要素制剂和组件制剂三大类。

(一)要素制剂

要素制剂又称单体膳、化学组成明确制剂,是一种营养素齐全、不需消化或稍加消化即可吸收的少渣营养剂。一般以氨基酸(或游离氨基酸与短肽)为氮源,以葡萄糖、蔗糖或糊精为碳水化合物来源,以植物油、中链甘油三酯(MCT)为脂肪来源,并含有多种维生素、矿物质,能为人体提供必需的能量和营养素。要素制剂特点如下。

1. 营养全面　要素制剂含有机体所必需的各种营养素,体积小,质量高,容易吸收。在不能正常进食的情况下,每日可供给能量8.37~12.56MJ(2000~3000kcal),高氮及各种营养素可保证机体需要。

2.成分明确　明确成分便于使用时对其进行选择,并可根据需要,增减某种或某些营养成分,以达到治疗目的。

3.不含残渣或残渣极少　要素制剂为低渣流质膳食,在肠内残渣少,服用吸收后仅有内源性残渣进入大肠,粪便稀薄、量少;还可使肠内细菌数有所减低。

4.不含乳糖　适用于乳糖不耐受者。

5.无须消化即可直接或接近直接吸收　要素制剂均以要素或接近要素形式组成,主要成分为氨基酸、单糖和脂肪酸,无须胃、胰、胆等消化液的作用,可直接或简单化学消化即可在小肠上部吸收利用。

6.刺激性小　要素制剂为小分子物质,不含纤维素,进入胃肠后可减轻对肝、胆、胰腺及消化道黏膜的刺激性。胆管及胰腺疾病患者尤为适用,胰瘘者经要素制剂治疗后可自行闭合。要素制剂注入胃内可刺激胰腺分泌,因此对发作期的胰腺炎患者进行营养支持时多直接输注至小肠,以减少刺激作用、促进胰腺恢复。

7.适合特殊用途　要素制剂不含蛋白质及乳糖等大分子物质,适用于食物过敏和乳糖不耐患者。

8.应用途径多　要素制剂多为粉剂,加水稀释后呈液体状态。既可口服,又可管饲或重力滴注,或输液泵输注。稀释液 pH 值为 4~7,多为 5~6,呈弱酸性。也可作为正常饮食外的附加营养补充。

要素制剂中因含有氨基酸和(或)多肽,口感多差,口服时可掺入饮料、冰激凌或改变溶液温度以调节口感,一般冷饮比热饮的适口性好。

(二)非要素制剂

非要素制剂又称多聚体膳,以未加工蛋白质或水解蛋白为氮源。其中以未加工蛋白为氮源的包括混合奶和匀浆制剂。以水解蛋白为氮源的非要素制剂又称半要素膳。非要素制剂的渗透压接近等渗(300~450mOsm/L),口感较好,适合口服,亦可管饲。具有使用方便,耐受性强等优点,适用于胃肠道功能较好的患者。

临床上常用的非要素制剂有以下几种。

1.混合奶　常用混合奶包括普通混合奶和高能量高蛋白混合奶 2 种,以全脂乳(粉)、脱脂乳(粉)及鸡蛋作为主要氮源。

2.匀浆制剂　又称匀浆膳,包括商品匀浆制剂和自制匀浆制剂,以全脂乳(粉)、脱脂乳(粉)、鸡蛋、各种肉类为主要氮源,是根据病情随时修改营养素的糊状浓流体饮食。匀浆制剂采用天然食物经高速捣碎并搅拌后制成,其成分需经胃肠道消化后才能被人体吸收和利用,残渣量较大。

3.以水解蛋白质为氮源的非要素制剂　包括含乳糖类和不含乳糖类。

(1)乳糖类:含有乳糖,以酪蛋白为主要氮源。

(2)不含乳糖类:以可溶性酪蛋白盐、大豆分离蛋白或鸡蛋清固体为主要氮源,适用于乳糖不耐受患者。

(三)组件制剂

组件制剂又称不完全营养制剂,是以某种或某类营养素为主的肠内营养制剂。它可对完全制剂进行补充或强化,以弥补完全制剂在适应个体差异方面欠缺灵活的不足;也可采用 2 种或 2 种以上制剂构成组件配方,以适应患者的特殊需要。组件制剂包括蛋白质组件、肽类组件、脂肪酸组件、糖组件、多糖组件、膳食纤维组件、维生素组件和矿物质组件,各种组件的来源与要素制剂类似(蛋白质组件还可选用蛋白质水解物)。组件制剂与要素制剂的本质区别在于组件制剂不属于均衡膳食。

三、肠内营养的适应证

肠内营养的可行性主要取决于小肠是否具有一定的吸收功能。肠内营养的主要适应证如下。

（一）不能经口进食、摄食不足或有摄食禁忌者

1.经口进食困难者　因口腔、咽峡炎症或食管肿瘤术后、烧伤、化学性损伤等造成咀嚼困难或吞咽困难者。

2.经口摄食不足　因疾病导致营养素需要量增加而摄食不足,如大面积烧伤、创伤、脓毒血症、甲亢、获得性免疫缺陷综合征(AIDS)及癌症化疗、放疗患者。

3.无法经口摄食　由于脑血管意外以及咽反射丧失而不能吞咽,脑部外伤导致中枢神经系统紊乱、知觉丧失而不能吞咽者。

（二）胃肠道疾病

多数原发性胃肠道疾病患者应用肠内营养制剂可以改善营养状况。肠内营养制剂中各类营养素搭配合理,易消化吸收,此外还有改变肠道菌群、无渣、无乳糖,以及对肠道和胰腺外分泌刺激较轻等优点。

1.短肠综合征　由于肠扭转、肠系膜血管栓塞、克罗恩病等需要小肠部分或广泛切除的患者,术后应及时给予肠外营养,但在术后适当阶段采用或兼用肠内营养,将更有利于肠道的代偿性增生与适应。由肠外营养过渡到肠内营养需根据胃肠道功能恢复的程度,采用逐渐增加肠内营养剂量的方式,能够完全满足机体营养素需要量时,方可停止肠外营养。

2.胃肠道瘘　适用于所提供营养素不致从瘘孔中流出的患者。肠内营养少渣、营养素齐全,易于吸收且对胃肠道刺激小,能有效减少瘘孔的排出液,同时氮平衡得到改善,半数以上的瘘孔得以自动闭合。

3.炎性肠道疾病　溃疡性结肠炎在病情严重时应采用肠外营养支持,待病情缓解,小肠功能适当恢复且可以耐受要素制剂时,可通过缓慢等渗的连续滴注要素制剂,提供所需能量与蛋白质。肠内营养有利于防止肠道黏膜萎缩,改善肠黏膜屏障功能,防止菌群移位。

4.患有吸收不良综合征、小肠憩室炎及各种疾病导致的顽固性腹泻　如 AIDS 等,应用适当的肠内营养有助于疾病的恢复和营养状况的改善。

5.胰腺疾病　急性胰腺炎患者应首选肠外营养支持,在处理胰腺炎并发症而需开腹时,或病情不严重的胰腺炎患者在麻痹性肠梗阻消退后,以及急性胰腺炎恢复期,采用适当的空肠喂养可以有效减少胰腺外分泌并补充营养素。

6.神经性厌食或胃瘫痪　肠内营养制剂有利于短期内营养不良状况的改善和胃轻瘫的恢复。

7.结肠手术与诊断准备　在进行结肠术前肠道准备或进行结肠镜检查与放射性照相时,应用无渣肠内营养制剂可降低菌群失调和感染,从而使手术危险性降低,检查结果更准确,术后护理更方便。

（三）胃肠道外疾病

1.术前、术后营养支持　择期手术的患者在术前 2 周进行肠内营养支持,其代谢状况可得以改善,并恢复适当的体重,增加血清白蛋白含量及补充体内的能量储备,以降低术后的并发症与死亡率。术后肠蠕动恢复后,只要胃肠道允许,应尽早采用肠内营养,有利于患者早日恢复。

2.肿瘤化疗、放疗的辅助治疗　肿瘤的化疗和放疗均可产生多种不良反应(包括厌食、黏膜溃疡、恶心、呕吐、腹泻、味觉改变或肝脏毒害等),导致营养摄入和利用不足而发生营养不良,加重毒性反应,迫使部分患者中断治疗。适当的肠内营养有助于改善症状,提高患者的耐受力。

3.肝、肾衰竭　采用特殊的肝衰竭制剂,能纠正血浆氨基酸谱的紊乱以及补充蛋白质营养。采用特殊的肾衰竭制剂,氮源为 8 种必需氨基酸和组氨酸,可减轻氮质血症又有助于合成体蛋白。

4.心血管疾病　当心脏病患者经口摄入能量不足 4.18MJ(1000kcal)/d 时,应给予肠内营养来维持代谢需要。

5.先天性氨基酸代谢缺陷病　由于缺乏某种氨基酸代谢中的某一种酶而引起的遗传性疾病,可给予缺乏这种氨基酸的肠内营养制剂,从而减少疾病对机体的损害,如苯丙酮尿症。

6.烧伤、创伤　在烧伤、创伤的急性期内,体内激素环境发生改变,分解代谢激素如儿茶酚胺、糖皮质激素及胰高血糖素升高,抑制合成代谢激素的作用。在组织未修复或烧伤皮肤未完全覆盖以前,持续的高分解代谢将导致体细胞群的消耗,并通过糖异生以提供能量基质。采取适当的营养支持可以弥补高分解代谢引起的体细胞群损失,提供足够的能量与蛋白质以满足代谢需要,预防其他并发症的发生。

7.肠外营养的补充或过渡　周围静脉营养时,由于营养液体积与浓度的限制,营养素的供给常不足,应采用肠内营养作为补充。长期应用完全肠外营养支持,可导致胃肠道结构变化与功能衰竭,应采用逐渐增量的肠内营养过渡到经口进食。

四、肠内营养的禁忌证

只要肠道有功能,就可以实施肠内营养支持。肠内营养的绝对禁忌证是肠道梗阻。

(一)下列情况不宜应用肠内营养

(1)重症胰腺炎急性期。
(2)严重应激状态、麻痹性肠梗阻、上消化道出血、顽固性呕吐、严重腹泻或腹膜炎。
(3)小肠广泛切除4~6周以内。
(4)年龄小于3个月的婴儿。
(5)完全性肠梗阻及胃肠蠕动严重减慢的患者。
(6)胃大部切除后易产生倾倒综合征的患者。

(二)下列情况应慎用肠内营养支持

(1)严重吸收不良综合征及长期少食极度衰弱的患者。
(2)症状明显的糖尿病、糖耐量异常的患者、接受高剂量类固醇药物治疗的患者。
(3)休克、昏迷的患者。
(4)小肠缺乏足够吸收面积的空肠瘘患者。

五、肠内营养并发症的预防及处理

肠内营养的并发症主要包括胃肠道并发症、代谢并发症、感染并发症和置管并发症等。

(一)胃肠道并发症

胃肠道并发症是肠内营养最常见的并发症,主要表现为腹泻、恶心、呕吐。

1.腹泻　引起腹泻的原因有营养制剂选择不当、营养液高渗且滴速过快、营养液温度过低、严重营养不良、低蛋白血症、乳糖酶缺乏等。危重患者长期应用抗生素也可引起肠炎腹泻,此时如应用肠内营养会加重腹泻程度。胰腺疾病、胃部手术、肠道梗阻、回肠切除及广泛性肠炎的患者,肠道内可能缺乏足够的脂肪酶,易发生脂肪吸收不良,饲入的肠内营养液如脂肪过高亦可发生腹泻。

2.恶心、呕吐　要素制剂中的氨基酸和短肽多有异味,即使增加调味剂仍有10%~20%患者会出现恶心或呕吐。预防方法有:①若滴速过快、胃内有潴留,则应减慢速度,降低渗透压;②对症处理,如给予止吐剂等。

总之,当肠内营养引起腹泻、恶心、呕吐、腹痛等消化道反应时,应考虑多种可能因素,并采取措施使患者顺利适应肠内营养。

(二)代谢并发症

由于营养液配方很难适应所有个体,危重、年老、意识障碍的患者有可能发生代谢并发症。最常见的症状是脱水和高血糖,但发生率明显低于肠外营养,而且只要肠道有部分功能,症状的处理亦较容易。预防及治疗代谢并发症的关键是认真监测,及时纠正。

1. 水和电解质平衡紊乱　可出现脱水、高血钾、低血钾、低血钠,铜、镁及锌等矿物质缺乏。监测水、电解质及酸碱平衡状况,发现异常及时调整。

2. 高血糖　营养液渗透压高可引起高血糖,发生率可达 10%～30%。可减慢营养液输注速度或降低浓度,可应用胰岛素使血糖接近正常。并给予鼻饲或静脉输注降糖药物,监测血糖水平,根据患者血糖水平调整胰岛素用量,控制血糖在 6～10mmol/L。

3. 维生素缺乏　营养液中加入富含维生素的食物,必要时静脉补充,防止维生素尤其是 B 族维生素的缺乏。但应注意营养液中不能加入维生素 C,防止营养液凝固、变质。营养制剂配方中维生素 K 一般含量较低或缺乏,肠内营养时间长则易发生维生素 K 缺乏,导致凝血酶原时间延长。

4. 必需脂肪酸缺乏　长期应用脂肪含量少的营养液易发生必需脂肪酸缺乏。

5. 肝酶谱异常　要素制剂可能导致某些患者转氨酶升高,引起肝脏酶谱异常改变。

(三)感染并发症

1. 营养液被污染　营养液配制过程中未严格执行无菌操作造成污染,或配制后保存不当(如在室温下放置时间过长、长时间阳光照射、储液器封口不严等),可引起细菌繁殖,导致细菌随输注途径进入体内。一般情况下,营养液应现用现配,如未用完可在室温下密封、避光保存 12 小时。未开封的营养液如需长期保存,应放入 4℃冰箱中,在保质期内使用。

2. 滴注容器或管道污染　要求配液用容器严格进行灭菌处理,输液管道应是无菌管道系统,每日更换一次,并定期进行细菌培养监测。

3. 吸入性肺炎　主要是幼儿和老人、呼吸困难者、吞咽反应迟钝以及昏迷患者易出现吸入性肺炎。肠内营养支持患者发生吸入性肺炎主要原因是胃排空不良,胃潴留物过多导致胃液连同胃内营养液呃逆反流,引起误吸。因此防止胃内容物潴留及反流是预防吸入性肺炎的基础,可采取以下措施预防。

(1)在病情允许的情况下,滴注营养液时可将床头抬高 30°～45°。

(2)高渗营养液易在胃内潴留,开始时应稀释营养液,逐渐加量到全量,或输注速度从 40mL/h 逐渐增加到足量(80～100mL/h)以满足机体需要。不要同时增加滴速和浓度,应逐步调整。

(3)及时检查和调整鼻饲管末端的位置。

(4)经常检查胃潴留情况:在肠内营养支持过程中应每 2～4 小时检查一次胃潴留情况。对于消化道功能稳定的患者,如发现胃潴留物多于 200mL(鼻胃管喂饲)或 100mL(胃造口管喂饲),应密切观察,必要时可暂停喂养,对症处理。

(四)置管并发症

1. 经鼻置管　经鼻置管长期放置后可引起鼻翼部糜烂、咽喉部溃疡、声音嘶哑、鼻窦炎及中耳炎等并发症,必须注意护理,对需长期置管者,应改做胃或空肠造口。

2. 胃造口　主要为胃与腹前壁固定不严密致胃内容物漏出,造成腹腔内感染,造口处出血。应查明原因并使用药物止血,若无效则需再次手术止血。

3. 空肠造口　主要为造口管周围渗漏、梗阻,前者主要是由技术疏漏使造口周围固定不严密所致,后者则因肠道异常蠕动所致。

第二节　肠外营养

肠外营养(PN)是指无法经胃肠道摄取营养或摄取营养物不能满足自身代谢需要的患者,通过肠道外通路(静脉途径)输注包括氨基酸、脂肪、碳水化合物、维生素及矿物质在内的营养素,提供能量,以纠正或预防营养不良,改善营养状态,并使胃肠道得到充分休息的营养治疗方法。目前,肠外营养支持已成为危重患者抢救工作中不可缺少的重要组成部分。

一、肠外营养的分类

根据患者营养需要的满足程度,可将肠外营养分为完全肠外营养(TPN)和部分肠外营养(PPN)。患者需要的所有营养物质都由静脉途径输入者为完全肠外营养;若只是部分输入,其余部分营养物质可能通过经肠途径(口服或鼻饲)补充者,为部分肠外营养。

根据置管方式不同,肠外营养还可分为中心静脉营养(CPN)和周围静脉营养(PPN)2 种。中心静脉营养,多由上腔静脉穿刺置管。接受 TPN 的胎儿和婴儿应该能够生长发育,成人可以生存并恢复正常的营养状态。周围静脉营养多由外周静脉穿刺置管,是在患者肠内营养摄入不足情况下应用,患者可以经肠道摄取一定量的营养物质,不足部分由静脉途径补充,其优点是对机体全身代谢的影响较小,并发症也较少。

二、肠外营养制剂的组成

(一)肠外营养制剂的要求

肠外营养制剂没有统一的配方,但必须含有人体所需的全部营养物质。应根据患者的年龄、性别、体重或体表面积及病情需要等制备。

(二)营养液的成分

肠外营养制剂的组成成分包括糖类、脂肪、蛋白质(氨基酸)、维生素、矿物质、电解质和水等均为中小分子营养素,提供足够的水分[4.18kJ(1kcal)/1mL],能量为 126 ~ 146kJ(30 ~ 35kcal)/(kg·d),以维持患者的营养需要。

1. 葡萄糖溶液 葡萄糖是肠外营养液中添加的唯一糖类,葡萄糖在体内利用率高,是人体主要供能物质。其浓度有 5%、10% 和 50% 3 种,成人每日用量 200 ~ 250g,最多不超过 300g,占总能量的 60% ~ 70%。肠外营养液配方中常需要高浓度(25% ~ 50%)葡萄糖溶液作为肠外营养的能量来源。该溶液渗透压很高,如果经周围静脉输入易导致血栓性静脉炎,因此只能经中心静脉输入。由于机体利用葡萄糖的能力有限,当葡萄糖输注速度过快超过 4mg/(kg·min)时,易发生高血糖、糖尿及高渗性脱水。故应控制输注速度或同时应用胰岛素。

2. 脂肪乳剂 肠外营养中所应用的脂肪是以大豆油或红花油为原料,经卵磷脂乳化制成的脂肪乳剂(以 LCT 为主),临床常用的有 10%、20%、30% 的脂肪乳剂,一般提供总能量的 30% ~ 50%,成人每日用量为 1 ~ 2g/kg。输注时,通常 10% 的溶液在最初的 15 ~ 30 分钟内速度不超过 1mL/min,半小时后可逐渐加快。脂肪乳剂的优点:①与高渗葡萄糖、电解质溶液同时输入,可降低营养液浓度,减少对血管壁的损伤。②脂肪释放的能量是碳水化合物的 2 倍,在不增加液体总量的前提下可提供更多的能量。③作为非蛋白质的能量来源,既可减少葡萄糖用量,降低与高糖输入有关的危险因素,又保证了亚油酸、亚麻酸等必需脂肪酸的摄入,避免必需脂肪酸的缺乏。④脂肪乳剂的呼吸商比碳水化合物的低,比等能量的糖溶液产生的二氧化碳少,有利于呼吸道受损的患者。缺点是输注过快易出现发热、畏寒、胸闷、心悸及呕吐等急性反应,而对于脂肪代谢紊乱、动脉粥样硬化、肝硬化、血小板减少等患者应慎用脂肪乳剂。

3. 氨基酸溶液 复方氨基酸溶液是肠外营养的基本供氮物质,包括必需氨基酸与某些非必需氨基酸,除了提供能量外,还可作为氮源,维持正氮平衡,促进体内蛋白质合成、组织愈合及合成酶和激素。补充氨基酸必须注意氨基酸的成分与总含氮量,其需要量一般为 0.15 ~ 0.2g/(kg·d)。其具有纯度高,含氮量低,不良反应小,利用率高等特点。

4. 水与电解质　在正常情况下,成人每天需水 30mL/kg,儿童 30~120mL/kg,婴儿 100~150mL/kg。水的需要量与能量的摄取有关,成人每提供 4.184kJ 能量需 1.0mL 的水,婴儿为 1.5mL/kJ,有额外丢失时,需水量增加。肠外营养的液体需要量基本上是 1mL/kcal,成人每天摄入水量以 2500~3000mL 为宜。计算体液平衡时,还应考虑代谢营养成分所产生的水量,每代谢 1g 蛋白质、碳水化合物和脂肪分别产生代谢水量为 0.41mL、0.60mL 和 1.0mL 的水。

电解质主要用于维持血液的酸碱平衡和水盐平衡,以保持机体内环境的恒定。电解质的补给量不是固定不变的,因患者的病情、病程不同而有相应的变化,需根据血清及 24 小时尿中的电解质检查结果予以调整用量。常用的肠外营养电解质溶液有 10% 氯化钠、10% 氯化钾、10% 葡萄糖酸钙、25% 硫酸镁及有机磷制剂等。电解质在无额外丢失的情况下,钠、镁、钙等按生理需要量补给即可。

5. 维生素与微量元素　维生素参与糖、脂肪、蛋白质代谢及人体生长发育、创伤修复等。肠外营养一般只提供生理需要量的维生素,有特殊营养需求的患者(如烧伤、肠瘘等)需要额外补充,避免出现神经系统和心血管系统的损害以及维生素缺乏症。维生素制剂不能直接静脉注射,使用前须进行稀释后做静脉滴注。脂溶性维生素只能加入脂肪乳剂中稀释,不能加入水溶性液体中稀释。微量元素参与酶、核酸、多种维生素和激素的作用。微量元素虽在体内含量很少,但却是机体不可缺少的。每一种微量元素都有它的特殊功能,有些是酶的辅酶,有些与激素分泌有关等。肠外营养时,由于制剂制备精纯,长期使用可导致微量元素的缺乏,必须引起重视,注意补充。

(三)营养液配方

肠外营养在临床使用中最主要的是掌握好营养液的用量。用量不足则效果不明显,用量过大则致副作用发生。根据病情,可按下列程序制订当天营养液用量:①确定当天拟补充的总能量、总氮量及总入水量。②根据总能量和入水量,确定葡萄糖液的浓度及量。若加用脂肪乳剂,通常占能量的 30% 左右。③选用合适的氨基酸液,根据总氮需要量,确定其用量。④加入适量电解质溶液、复合维生素及微量元素,前者需按病情而定,后二者则常规给予每天正常需要量。

一般而言,肠外营养液中不主张加入其他药物,如抗生素、止血剂、强心剂等,这些药物应由另外的静脉途径输入。但有时病情需要限制入水量,或其余静脉途径很难维持,不得不将各种药物加入肠外营养制剂中一并输入。

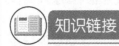

氨基酸单瓶输注的危害

单瓶输注氨基酸注射液,目的是补充氨基酸,合成蛋白质,从而纠正低蛋白血症。

(1)如果在没有葡萄糖、脂肪乳同时提供足量能量的情况下,这部分输注到血液中的氨基酸在还没有达到肝脏之前就已经糖异生提供能量了。

(2)氨基酸在分解产能的过程中会释放出氨,能穿过血脑屏障,引起中毒;氨基酸在肝脏代谢,会加重肝脏的负担;废物要通过肾脏排泄,又会加重肾的负担。

(3)氨基酸的渗透压很高,从外周血管输注容易引起血栓性静脉炎,所以有的患者一输氨基酸就会引起胳膊疼痛。

三、肠外营养的适应证

肠外营养的基本适应证是胃肠道功能严重障碍或衰竭的患者。凡存在营养不良,或估计 1 周以上无法正常饮食者,都有肠外营养治疗的指征。凡是需要营养支持,但又不能或不宜接受肠内营养支持的患者均为肠外营养的适应证。如营养不良者的围手术期、瘫痪、大面积烧伤,炎性肠道疾病、溃疡性结肠炎或克罗恩病的急性期,重症急性胰腺炎等疾病的病程可长达 1 个月以上,过早恢复肠内营养可能使病情加重,故应采用肠外营养,以维持机体营养需要。

（一）消化系统疾病

胃肠需要充分休息或消化吸收障碍时,需肠外营养支持。

（1）炎症性肠病:肠外营养可减少胃肠蠕动,减少消化液分泌,使肠道充分休息,减轻腹部不适与腹泻等症状,有利于肠道炎性疾病急性期患者控制炎症和缓解症状。对于肠道炎性疾病引起生长发育停滞的儿童,在给予充分的肠外营养支持后,能够恢复正常的生长发育。

（2）短肠综合征:小肠广泛切除的患者很难在手术后短期内经胃肠道吸收充足的营养物质,可致严重的营养不良,需要及时供给肠外营养。肠外营养可显著改善患者的营养状况,并给予肠道适应术后状况及恢复功能的时间。

（3）消化道瘘:高位小肠瘘因所进食物会从瘘口排出,造成营养物质吸收障碍,而且大量消化液的丢失使患者发生脱水及电解质紊乱,加上肠瘘患者常同时伴有腹腔感染及脓肿等并发症,使机体进一步耗竭,一般早期就宜采用肠外营养支持。肠外营养不仅可以供给充足的营养,还可使消化系统得到休息,大大减少消化液的分泌与丧失,促进组织愈合。

（4）中、重症急性胰腺炎:禁食可使慢性复发性胰腺炎患者减少呕吐与腹部疼痛等症状,还能使肠道充分休息,减少胰液、胰酶分泌。肠外营养可满足患者禁食时机体的营养需要。

（5）胃肠道梗阻:临床常见的有幽门梗阻、贲门癌、高位肠梗阻、炎性粘连性肠梗阻、新生儿胃肠道闭锁等。肠外营养可满足患者梗阻解除前机体的营养需要。

（6）严重营养不良伴长期胃肠运动与吸收功能障碍者。

（7）其他疾病:一些疾病可影响小肠的运动与吸收功能。如严重腹泻、小肠黏膜萎缩、放射性肠炎、长期顽固性呕吐、胃肠活动减弱、食管贲门失弛缓症及多发性肠瘘等,这些患者依靠肠外营养能维持良好的营养状态,保持较好的生活质量。

（二）大面积烧伤

严重复合伤、大面积烧伤、破伤风、大范围的手术等患者处于强烈的应激状态,代谢旺盛,同时消化功能受到抑制,不能经胃肠道补充足够的营养素。与分解代谢有关的氮、钾、磷等从渗出液中大量流失。在应激状况下,儿茶酚胺、胰高糖素、生长激素与糖皮质激素等分泌增加,糖异生活跃、蛋白质及脂肪分解,水钠潴留。及时给予肠外营养可减少继发感染、低蛋白血症及多脏器损害等并发症。

（三）严重感染与败血症

感染导致的持续高热使能量需求与代谢率明显增加,患者食欲减退使营养的摄入明显不足。患者可出现负氮平衡和低蛋白血症,导致免疫功能降低,抗感染能力下降。此类患者应注意尽早给予肠外营养支持治疗。

（四）术前准备

术后的死亡率与营养不良状况密切相关。对于营养不良、大的胸腹手术、骨科和颅内手术、存在感染并发症倾向的患者,术前应给予肠外营养支持 7~10 天,可有效改善患者的营养状况,提高手术耐受力,减少并发症,防止病情进一步恶化,促进术后恢复,降低手术的死亡率。

（五）急性肾衰竭

尿毒症时,蛋白质分解增加且易合并感染,透析时营养物质在体外丢失过多,诸多因素均可促使患者迅速出现明显的营养障碍,从而导致已损伤的肾功能更不易恢复。在严格控制体液总量、钠盐与钾盐含量等条件下给予肠外营养可有效改善患者的营养状况,有助于缩短病程,减少并发症。

（六）妊娠剧吐与神经性厌食

早孕反应所致的严重恶心、妊娠呕吐超过5~7天，应采用肠外营养支持，以保护孕妇及胎儿的正常发育。神经性厌食采用肠外营养，可避免因消化道分泌受抑制所引起的严重营养不良。

（七）其他

神志不清、肺内吸入高度危险倾向、腹膜炎、肿瘤化疗或放疗引起的胃肠道反应等短期内不能由肠内获得营养的患者，均可进行肠外营养支持。

四、肠外营养的禁忌证

肠外营养的禁忌证有严重循环、呼吸衰竭，严重水、电解质平衡紊乱，肝、肾衰竭等。以下情况应慎用肠外营养。

（1）无明确治疗目的或已确定为不可治愈而盲目延长治疗者，如广泛转移的恶性肿瘤晚期伴恶病质者，此时肠外营养也无明显益处，只会增加患者生理和经济的负担。

（2）心血管功能紊乱或严重代谢紊乱尚未控制或纠正期间。

（3）胃肠道功能正常或有肠内营养适应证者，对接受肠外营养治疗的患者，应注意观察胃肠道功能的恢复情况，及时由肠外营养过渡到肠内营养。

（4）患者一般情况良好，只需短期肠外营养，预计需要的时间少于5天者。

（5）原发病需立即进行急诊手术者，不宜强求于术前行肠外营养，以免延误对基础病的治疗。

（6）预计发生肠外营养并发症的危险性大于其可能带来的益处者。

（7）脑死亡、临终或不可逆昏迷。

五、肠外营养并发症

肠外营养并发症根据其性质和发生原因可归纳为四大类。

（一）置管并发症

常见的置管并发症有气胸、血胸、血肿，损伤胸导管、动脉、神经，以及空气栓塞等。这类并发症均与中心静脉导管的置入技术及护理有关。此外，护理不当也可造成导管脱出、折断等并发症，借助X线检查可确定深静脉导管放置部位，若能严格按照操作规程和熟练掌握操作技术，这些并发症是可以预防的。

（二）感染并发症

在导管置入、营养液配制及输入过程中极易发生感染。营养液是良好的培养基，可使细菌迅速繁殖，导致脓毒血症。细菌可沿静脉导管与组织间的窦道或被污染的营养液管道进入血液，或患者本身已有严重的感染而产生败血症、脓毒血症。导管性败血症是肠外营养常见的严重并发症。临床表现为突发的寒战、高热，重者可产生感染性休克。当患者发热不能用其他原因解释时应首先拔除导管并做血及导管头细菌培养，拔除导管后应重新建立静脉管道，同时辅以周围静脉营养。必要时给予抗生素及对症治疗。

（三）代谢并发症

代谢性并发症多与对病情监测不够、治疗方案选择不当或未及时纠正有关，加强监测并及时调整治疗方案可以预防代谢并发症的发生。

1.液体量超负荷　液体量过多可致心、肺衰竭，对老年人、心肺功能与肾功能不全者，应特别注意控制液体输入量与输液速度。

2.糖代谢紊乱　常表现为低血糖反应、高血糖反应及高渗性非酮性昏迷。对于应用肠外营养的患者,应每日测定尿糖2~4次,每周测定血糖2或3次,以便及时发现血糖异常,及早处理。

(1)低血糖反应:是由于持续输入高渗葡萄糖,刺激胰岛细胞增加胰岛素分泌,使血中有较高的胰岛素水平。若突然停用含糖溶液,有可能导致血糖急性下降,发生低血糖反应,甚至发生低血糖性昏迷,严重者危及生命。为了安全起见,给予肠外营养时切忌突然换用无糖溶液。在高糖液体输入完后,应以等渗溶液维持数小时过渡,再改用无糖溶液,以避免诱发低血糖。

(2)高血糖反应:主要是由于葡萄糖溶液输注速度太快或输入的葡萄糖总量过多,单位时间内摄入的糖量过多,超出机体耐受的限度。特别是有糖尿病、隐性糖尿病或感染等情况者,易导致高血糖的发生。因此,应控制糖的输入速度,开始阶段应控制在 $0.5g/(kg \cdot h)$ 以内,并监测血糖和尿糖,以后逐步增加到 $1 \sim 1.2g/(kg \cdot h)$。对需要葡萄糖量较大、隐性或明显糖尿病患者,适当补充外源性胰岛素,可减少高血糖的发生。

(3)高渗性非酮性昏迷:严重的高血糖(血糖浓度超过 $40mmol/L$)未及时发现并控制,导致大量利尿、脱水可导致昏迷。一旦发生,应立即停用含糖溶液,用大量低渗盐水以纠正高渗环境,降低血渗透压。同时输入适量胰岛素以降低血糖水平。治疗既要积极及时,又要防止过量输入低渗盐水而引发脑水肿。

3.肝功能损害 长期肠外营养可导致肝功能损害,其原因多数与营养液中的某些成分有关。其中最主要的原因是葡萄糖的过量输入、高剂量脂肪的应用、长期大量地应用氨基酸制剂等。营养液用量越大,尤其是葡萄糖的用量,肝功能异常的发生机会就越大。目前尚无有效的预防措施。

4.酸碱平衡失调 高糖溶液的 pH 值为 $3.5 \sim 5.5$,大量输入时可影响血液 pH,氨基酸中的精氨酸、组氨酸、赖氨酸及胱氨酸的碱基代谢后可产生氢离子,导致高氯性酸中毒。特别是伴有腹泻的患者,更易产生代谢性酸中毒。与成人相比,婴幼儿在快速输入大量糖溶液与水解蛋白质时,因不能耐受高渗性溶液而更容易出现代谢性酸中毒。一旦发生此并发症应及时消除病因、对症治疗。

5.电解质紊乱 最常见的是低钾、低镁及低磷。长期肠外营养治疗的患者,大量钾、镁、磷从细胞外进入细胞内,导致低钾、低镁、低磷血症。尤其是肠外瘘的患者,更应注意补充。由于各种电解质的补充量没有固定的标准,唯一的办法是定期监测电解质的血液浓度,因病、因人及时调整补充。

6.代谢性骨病 长期肠外营养病例中可出现骨质软化症、骨质疏松症、纤维性骨炎、佝偻病等。研究发现,应用肠外营养补充维生素 D 的患者可出现骨质软化症伴高钙血症,停止补充维生素 D 后可使症状缓解,提示长期地使用含维生素 D 的肠外营养制剂可使代谢性骨病加重。家庭肠外营养者不必补充维生素 D,鼓励患者多晒太阳,产生内源性维生素 D。

(四)肠道并发症

肠道并发症主要是肠道黏膜萎缩。较长时期的肠外营养,特别是不能经口摄食者,容易产生胆囊结石及肠道黏膜萎缩,后者又容易导致肠道内细菌移位,发生内源性感染性并发症。为预防此并发症,应尽早恢复肠道营养,促使萎缩的黏膜增生,保持肠道正常功能。

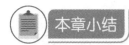 本章小结

　　本章介绍了肠内营养的分类、肠内营养制剂的种类;重点介绍了肠内、肠外营养的适应证、禁忌证及相关并发症处理。通过本章学习,掌握临床营养治疗中能精准判断肠内、肠外营养干预的时机,灵活使用肠内、肠外营养制剂,从肠外营养过渡到肠内营养。

(张永超 解 萍)

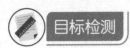

参考答案

笔记

1.下列对肠外营养的描述,不正确的是(　　)。

A.直接由静脉输入各种营养素

B.可通过周围静脉和中心静脉输入

C.营养素安全,不引起并发症

D.常用于无法吞咽、肠道梗阻的患者

E.糖类是静脉营养中主要的能量来源

2.肝衰竭患者采用肠内营养,选择膳食时应注意(　　)。

A.苯丙氨酸含量较高　　　　B.支链氨基酸含量较高　　　　C.蛋氨酸含量较高

D.高蛋白饮食　　　　　　　E.低蛋白饮食

3.急性重症胰腺炎患者营养支持的首选途径是(　　)。

A.肠外营养　　　　　　　　B.肠内营养　　　　　　　　C.经口进食

D.鼻饲　　　　　　　　　　E.静脉滴注

第九章　常见疾病的营养治疗

课件

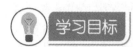 学习目标

素质目标:具备认真、科学、严谨、求实的工作作风;具有高尚的职业道德;尊重患者、关爱生命。
知识目标:掌握各类疾病的营养治疗原则。熟悉各类疾病的营养代谢特点和推荐食谱。了解各类疾病的适宜食物和食物禁忌。
能力目标:能熟练制订各类疾病的膳食食谱;能熟练制订各类疾病的肠内、肠外营养治疗方案。

 案例导学

　　患者,男,45 岁,身高 170cm,体重 62kg,公司职员,多尿、口渴、多食 1 年有余,伴消瘦 3 个月入院。1 年前体检发现空腹血糖达 8.9mmol/L,予以增加运动和饮食控制后,空腹血糖一直波动在 8~11mmol/L,未予重视。3 个月前出现明显消瘦、多食、烦渴,查血糖 13.9mmol/L,尿糖(+ + + +)。入院后诊断为糖尿病。
　　请问:
　　1.该患者的代谢与哪些营养因素有关?
　　2.该患者的营养治疗原则是什么? 请为该患者制订一份食谱。

案例解析

　　膳食是患者获取营养的主要途径,营养是人类维持健康的物质基础,许多疾病的发生和发展与营养关系非常密切。平衡膳食、合理营养可以预防某些疾病的发生、促进疾病的转归、提高药物的治疗效果。营养治疗可以改善患者的营养状况、减少并发症、降低死亡率、缩短康复期。本章将介绍临床常见疾病的营养治疗,通过合理的膳示指导、食品调配对患者进行营养治疗,调节机体代谢,增强免疫力和抗病能力,改善全身状况,促进机体早日康复。

第一节　代谢性疾病的营养治疗

一、肥胖症

(一)概述

　　肥胖症是指体内脂肪堆积过多或分布异常,表现为脂肪细胞体积增大和(或)脂肪细胞数目增多。按病因和发病机制,肥胖症可分为单纯性肥胖和继发性肥胖两大类。前者是遗传因素和环境因素共同作用的结果,是一种慢性代谢异常疾病,常与高血压、高脂血症、冠心病、2 型糖尿病等合并出现或是引起这些疾病的重要危险因素。随着生活水平的提高和体力劳动的减少,肥胖症的发病人数有逐年增加的趋势,已成为世界性的健康问题之一。继发性肥胖症是某些疾病(如性功能减退症、下丘脑 - 垂体炎症、肿瘤、库欣综合征、甲状腺功能减退症等)的临床表现之一。本节主要讨论单纯性肥胖。
　　轻度肥胖症者大多无症状,中、重度肥胖症者因体重负荷增大,可出现气急、关节痛、肌肉酸痛及

体力活动减少等。通常男性肥胖症患者脂肪主要分布在腰部以上,集中在腹部,称为苹果形肥胖;女性肥胖症患者脂肪主要分布在腰部以下,如下腹部、臀、大腿,称为梨形肥胖。苹果形肥胖比梨形肥胖患者更易发生代谢综合征。肥胖症患者常伴发高血压、高脂血症、糖尿病、胆石症及胆囊炎等。肥胖症患者在保证各种营养素供给需求的前提下,通过长期摄入低能量的平衡膳食,结合适当运动,可以逐步消耗体脂、减轻体重,接近理想体重状态。

(二)营养代谢特点

1. 能量　机体能量摄入过多,多余的能量均以脂肪形式储存于体内,过量的脂肪堆积即可引起肥胖。体力活动不足,能量消耗下降也是导致肥胖的一个原因,也可能是肥胖的后果。肥胖症患者大多不愿活动,因而耗能减少,形成恶性循环。另外,肥胖症者与非肥胖者相比,在活动(坐、立或步行)及摄食时能量消耗也相对较少。因此,对肥胖症患者应控制能量摄入并增加能量消耗,纠正能量代谢失衡。成年肥胖者多为脂肪细胞体积增大,而幼年肥胖者多为脂肪细胞数量增多和体积增大,更不易控制。

2. 蛋白质　肥胖患者由于限制膳食能量的供给,不仅会增加体内脂肪消耗,同时还会造成机体组织蛋白质的分解,易发生蛋白质营养不良,故应提高低能量膳食中蛋白质的含量,尤其是优质蛋白质的比例。但蛋白质摄入过量,含氮代谢产物增加,会加重肝肾负担。

3. 脂肪　膳食脂肪的能量密度高,过多摄入易使能量超标,且易发生酮症。肥胖症患者过剩的能量会以甘油三酯的形式储存于脂肪细胞,导致脂肪细胞体积增大,数量增多,脂肪组织的脂蛋白酶活性升高,促进甘油三酯进入细胞的能力提高,导致脂肪合成加强。

4. 碳水化合物　肥胖症与长期摄入高碳水化合物食物有关,过多的碳水化合物除少量以糖原形式储存外,大多数以脂肪形式在体内堆积。肥胖症患者的血浆胰岛素浓度处于较高水平,摄入过量的碳水化合物后,血浆胰岛素继续升高,在血糖恢复正常后,血浆胰岛素浓度恢复到较高基础水平。长期高碳水化合物摄入最终导致胰岛功能衰竭,导致糖代谢异常。单、双糖消化吸收快,易使机体遭受多糖的冲击性负荷,而反馈性胰岛素过度分泌,后者促进葡萄糖进入细胞合成体脂。

(三)营养治疗原则

1. 限制总能量摄入　能量供给量应略低于能量消耗量。成年轻度肥胖症,以比平日减少能量摄入125~250kcal(0.523~1.046MJ)/d 来配制一日三餐的膳食;中重度肥胖症,减少500~1000kal(2.092~4.184MJ)/d,但每人能量摄入量不应少于1000kcal(4.184MJ)/d,这是较长时间能坚持的最低水平。减少能量摄入量应循序渐进,切忌骤然降至最低水平以下。体重也不宜骤减,一般以每月减重0.5~1.0kg为宜。体重降至理想范围后,再调整膳食,给予维持体重的能量。

2. 蛋白质供给要充足　低能量膳食主要是控制脂肪和碳水化合物摄入量,而蛋白质供给量应充足,摄入量应在1g/(kg·d)以上,以占总能量的20%~30%为宜,比正常比例略高,其中至少有50%为优质蛋白质。

3. 限制脂肪摄入　脂肪应占总能量的20%~25%,不宜超过30%;膳食胆固醇供给量以少于300mg/d为宜。饮食宜控制肉、蛋、全脂乳等动物性脂肪,烹调用油宜选用植物油,控制在10~20g/d。烹调方法以蒸、煮、炖、拌、卤等少油烹调为主。

4. 适当减少碳水化合物摄入　膳食碳水化合物以占总能量的45%~60%为宜,主食一般控制在150~250g/d。过低易产生酮症,过高会影响蛋白质的摄入量。应以复合碳水化合物作为主要来源,如谷类等,尽量少用或不用富含精制糖的食品,如糕点等。

5. 供给充足的维生素、矿物质和膳食纤维　肥胖症膳食主要通过调整三大宏量营养素来限制能量摄入量,各种矿物质和维生素等其他营养素应供给充足,且比例要均衡。新鲜蔬菜和水果是矿物质和维生素的重要来源,且富含膳食纤维和水分,属低能量食物,应多选用。注意含糖高的水果要少吃。

因肥胖常伴有高血压等,为了减少水在体内潴留,应限制食盐的摄入量,不宜超过5g/d。

6. **养成良好的饮食习惯和运动习惯** 一日三餐应定时定量,晚餐不应吃得过多过饱;少吃零食、甜食和含糖饮料;吃饭应细嚼慢咽,可延长用餐时间,以增强饱腹感,控制食量;用餐时可先吃些低能量的蔬菜类食物,然后再吃主食,减少进食总量。酒不利于脂肪和糖代谢,应尽量少饮。积极并坚持运动,既可增加能量消耗,减少体脂,又可保持肌肉组织强健。因此,减少膳食能量摄入量和配合运动增加能量消耗,是减肥的最佳方法。

7. **儿童肥胖者的营养治疗** 对于儿童肥胖者来说,因大多属于单纯性肥胖,机体又处于生长发育的关键时期,则应以运动处方为基础,行为矫正为关键技术,不可过分限制饮食,注意调整膳食结构,适当限制能量摄入,控制体重。

(四)食物宜忌

1. **宜用食物** ①谷类、各种瘦肉、鱼、豆、奶、蛋类均可选择,但应限量;②新鲜蔬菜、水果、豆类和豆制品等富含膳食纤维素的食物,吸水膨胀后,可增大体积,增加饱腹感,有助于减少摄食量,减轻体重;③富含B族维生素(维生素 B_1、维生素 B_2、维生素 B_6、烟酸等)的食物能促进体内脂肪释放能量,增强减肥效果。

2. **忌(少)用食物** ①富含饱和脂肪酸的各类食物,如肥肉、猪牛羊油、椰子油、可可油等;②各类油炸、煎的食品;③富含精制糖的各种糕点、饮料、零食和酒类;④含盐量高的食物,如榨菜、酱菜、咸菜、腌菜等。

(五)推荐食谱与食疗方

1. **推荐食谱** 见表9-1。

表9-1 肥胖症患者食谱举例

餐别	食谱举例
早餐	豆浆(250g),花卷(标准粉50g),煮鸡蛋(鸡蛋40g)
午餐	米饭(大米80g),牛肉丝炒豆腐干(牛肉50g、豆腐干75g),炒小白菜(小白菜150g)
晚餐	米饭(粳米80g),肉片香干炒芹菜(瘦肉50g、芹菜100g、豆腐干50g)

注:总能量6122kJ(1463.2kcal),蛋白质74.5g,脂肪30g,碳水化合物197.9g,全天烹调用油12g。

2. **食疗方**

(1)绿豆海带粥:取绿豆、海带各10g,粳米60g,煮粥服食,每日2剂,长期食用。

(2)降脂饮:枸杞子10g,首乌15g,决明子15g,山楂15g,丹参20g,放砂锅中,加水适量以文火煎煮,取汁约1500mL,每日1剂。

二、糖尿病

(一)概述

糖尿病是遗传和环境等多种因素长期共同作用而导致的一种慢性、全身性代谢疾病,主要特点是慢性高血糖,伴随因胰岛素分泌绝对或相对不足和(或)作用缺陷引起的碳水化合物、脂肪、蛋白质、水和电解质代谢紊乱。出现糖耐量减低、高血糖、糖尿,以及多尿、多饮、多食、消瘦乏力(即"三多一少")等症状。久病可引起多系统损害,导致眼、肾、神经、心脏、血管等组织的慢性进行性病变,引起功能缺陷及衰竭。病情严重或应激时可发生急性代谢紊乱,如酮症酸中毒、高渗性昏迷等,甚至威胁生命。

糖尿病可分为1型糖尿病和2型糖尿病。1型糖尿病患者有胰岛β细胞破坏,导致胰岛素分泌绝对不足或缺乏,血浆胰岛素水平低于正常值低限,多发于小儿及青少年,在我国糖尿病患者中约占5%。起病较急,多饮、多尿、多食、消瘦等三多一少症状明显。2 型糖尿病以前称为非胰岛素依赖型糖尿病、2 型或成年型糖尿病,包括有胰岛素抵抗和胰岛素分泌缺陷的患者。此型糖尿病的危险性随年龄、肥胖和缺乏体力活动而增加,遗传易感性较 1 型强,且更为复杂,是最常见的糖尿病类型。这类患者占糖尿病总数的 80%~90%。

饮食治疗是糖尿病综合治疗中最基本的措施,无论是轻型还是重型,无论是经注射胰岛素还是口服药治疗,都必须通过合理饮食,减轻胰岛 β 细胞负荷,纠正已发生的代谢紊乱,使体重及营养达到理想状态,从而改善机体健康水平,防治并发症。

(二)营养代谢特点

胰岛素的主要生理功能是促进合成代谢、抑制分解代谢,是体内唯一促进能源贮备和降低血糖的激素。一旦胰岛素不足或缺乏,或组织对胰岛素的生物反应性减低,可引起碳水化合物、脂肪、蛋白质、水与电解质等物质代谢紊乱。

1. 蛋白质代谢　糖尿病患者碳水化合物代谢异常,能量供应不足,动员蛋白质分解供能,易发生负氮平衡。胰岛素不足,糖异生作用增强,肝脏摄取血中生糖氨基酸(包括丙氨酸、甘氨酸、苏氨酸、丝氨酸和谷氨酸)转化成糖,使血糖进一步升高;生酮氨基酸(如亮氨酸、异亮氨酸、缬氨酸)脱氨生酮,使血酮升高。由于蛋白质代谢呈负氮平衡,使患者消瘦,抵抗力减弱,易感染,伤口愈合不良。严重者血中含氮代谢废物增多,尿中尿素氮和有机酸浓度增高,干扰水和酸碱平衡,加重脱水和酸中毒。

2. 脂类代谢　由于糖代谢异常,大量葡萄糖从尿中丢失,引起能量供应不足,动员体脂分解,经 β 氧化而产生大量的乙酰辅酶 A,同时又因糖酵解异常,草酰乙酸生成不足,乙酰辅酶未能充分氧化而转化为大量酮体,再加上因胰岛素不足所致酮体氧化利用减慢,过多的酮体积聚而产生酮血症和酮尿。乙酰乙酸和 β - 羟丁酸经肾脏流失,大量碱基亦随之流失,造成代谢性酸中毒。同时大量的酮尿、糖尿加重多尿和脱水,严重者表现为酮症酸中毒、高渗性昏迷。

乙酰辅酶 A 的增多促进肝脏胆固醇合成,形成高胆固醇血症,且常伴有高甘油三酯血症,游离脂肪酸、低密度脂蛋白、极低密度脂蛋白增高,形成高脂血症和高脂蛋白血症,成为引起糖尿病血管并发症的重要因素。

为防止酮血症和酮症酸中毒,需要适量地供给碳水化合物,减少体脂的过多动员氧化。为防止和延缓心脑血管并发症,必须限制饱和脂肪酸的摄入量。

3. 碳水化合物代谢　碳水化合物是主要能源物质和构成机体组织的重要成分。中枢神经系统几乎只能依靠碳水化合物(葡萄糖)供能。糖尿病患者胰岛素分泌不足或胰岛素抵抗,导致葡萄糖在肝、肌肉和脂肪组织的利用减少及肝糖原输出增多,这些糖代谢紊乱的结果是血糖增高、尿糖排出增多,引起多尿、多饮和多食。糖尿病患者过高摄入碳水化合物时,因调节血糖的机制失控,极易出现高血糖;但碳水化合物摄入不足时,体内需动员脂肪和蛋白质分解供能,易引起酮血症。

4. 维生素代谢　维生素是调节机体生理功能和物质代谢的重要酶类的辅酶,B 族维生素(维生素 B_1、维生素 B_2、烟酸)参与糖类代谢。糖尿病患者糖异生作用旺盛,B 族维生素消耗增多,如果供给不足,会加重糖代谢紊乱。糖尿病患者葡萄糖和糖基化蛋白易氧化而产生大量自由基,引发生物膜上磷脂成分中的多不饱和脂肪酸氧化形成过氧化脂质,膜的流动性减弱,脆性增加,细胞功能受损。而体内具有抗氧化作用的维生素 E、维生素 C、β - 胡萝卜素和微量元素硒能帮助消除体内积聚的自由基,防止生物膜的脂质过氧化。维生素 C 是谷胱甘肽过氧化物酶的辅酶,还有清除过氧化脂质的作用。因此,充足的维生素对调节机体的物质代谢有着重要作用。

5. 矿物质代谢　糖尿病患者的多尿引起锌、镁、钠、钾等从尿中丢失增加,可出现低血锌和低血镁。缺锌会引起胰岛素分泌减少,组织对胰岛素作用的抵抗性增强,但锌过多也会损害胰岛素分泌,导致葡萄糖耐量降低,并可加速老年糖尿病患者的下肢溃疡。低镁血症会引起 2 型糖尿病患者组织对胰岛素不敏感,与并发视网膜病变和缺血性心脏病有关。三价铬是葡萄糖耐量因子的组成成分,是胰岛素的辅助因子,有增强葡萄糖利用和促进葡萄糖转变为脂肪的作用。

(三)营养治疗原则

营养治疗是糖尿病治疗的基础,是糖尿病自然病程中任何阶段预防和控制所必不可少的措施。营养治疗的目标是在保证患者正常生活和儿童青少年患者正常生长发育的前提下,纠正已发生的代谢紊乱,减轻胰岛 β 细胞负荷,从而延缓并减轻糖尿病并发症的发生和发展,进一步提高其生活质量。对糖尿病患者的营养治疗应个体化,膳食模式也应因人而异。

1. 合理控制能量摄入量 合理控制能量摄入量是糖尿病营养治疗的首要原则。能量摄入量以维持或略低于理想体重为宜。肥胖者体内脂肪细胞增多、增大,导致胰岛素的敏感性下降,故应酌情减少能量摄入,使体重逐渐下降至正常标准值的 ±5% 范围内。儿童、孕妇、乳母、营养不良及消瘦者,能量摄入量可适当增加 10%~20%,以适应患者的生理需要和适当增加体重。成人糖尿病患者每日能量供给量见表 9-2。

表 9-2 成年糖尿病患者每日能量供给量[kcal/(kg·d)]

体型	卧床	轻体力劳动	中体力劳动	重体力劳动
正常	15~20	30	35	40
消瘦	20~25	35	40	45~50
肥胖	15	20~25	30	35

2. 适量的蛋白质 蛋白质供给与正常人接近,为 0.8~1.2g/(kg·d),占总能量的 10%~20%。因糖尿病患者糖异生作用增强,蛋白质消耗增加,易出现负氮平衡,此时应适当增加蛋白质供给量,成人 1.2~1.5g/(kg·d),儿童、孕妇、乳母和营养不良的患者,可供给 1.5~2.0g/(kg·d),蛋白质可达到或高于总能量的 20%。膳食中应有 1/3 以上的蛋白质为优质蛋白质。

3. 限制脂肪和胆固醇 糖尿病患者因胰岛素分泌不足,体内脂肪分解加速,合成减弱,脂质代谢紊乱。为此,糖尿病患者膳食脂肪摄入量应适当限制,尤其是饱和脂肪酸不宜摄入过多。一般膳食脂肪占总能量 20%~30%,其中饱和脂肪酸应少于总能量的 10%;多不饱和脂肪酸虽有降血脂和预防动脉粥样硬化的作用,也不宜过多,不宜超过总能量的 10%,单不饱和脂肪酸可占总能量的 10%~20%。胆固醇摄入量应少于 300mg/d,合并高脂血症者,应低于 200mg/d。

4. 保证碳水化合物的摄入 碳水化合物供给充足,可减少体内脂肪和蛋白质的分解,预防酮血症。在合理控制总能量的基础上,适当提高碳水化合物摄入量,有助于提高胰岛素的敏感性、刺激葡萄糖的利用、减少肝脏葡萄糖的产生和改善葡萄糖耐量。但碳水化合物摄入过多会使血糖升高,从而增加胰腺负担。碳水化合物供给量占总能量的 50%~60% 为宜,一般成年患者每日碳水化合物摄入量为 200~350g,相当于主食 250~400g。营养治疗开始时,应严格控制碳水化合物的摄入量,每日 200g(相当于主食 250g)。经一段时间治疗后,如血糖下降、尿糖消失,可逐渐增加至 250~300g(相当于主食 300~400g),并根据血糖、尿糖和用药情况随时加以调整,单纯膳食治疗病情控制不满意者应适当减量,对使用口服降糖药或用胰岛素者可适当放宽。

5. 充足的维生素 糖尿病患者因主食和水果摄入量受限制,且体内物质代谢相对旺盛,高血糖的渗透性利尿作用易引起水溶性维生素随尿流失,易发生维生素缺乏。糖尿病易并发神经系统疾病,可能与维生素 B_1、维生素 B_{12} 不足有关;并发视网膜病变的原因之一可能是患者体内不能将胡萝卜素转变为维生素 A。因此,供给足够的维生素也是糖尿病营养治疗的原则之一。

6. 充足的矿物质 血镁低的糖尿病患者容易并发视网膜病变;钙不足者易并发骨质疏松症;锌与

胰岛素的分泌和活性有关,并帮助人体利用维生素 A;三价铬是葡萄糖耐量因子的成分;锂能促进胰岛素的合成和分泌。因此,应保证矿物质的供给量满足机体的需要,适当增加钾、镁、钙、铬、锌等元素的供给。

7.丰富的膳食纤维 膳食纤维能有效改善糖代谢,降血压、降血脂和防止便秘等。水溶性膳食纤维能吸水膨胀,吸附并延缓碳水化合物在消化道的吸收,减弱餐后血糖的急剧升高,有助于患者的血糖控制;同时还具有降血脂作用。非水溶性膳食纤维能促进肠蠕动,减少吸收,具有间接地缓解餐后血糖和减肥作用。

8.合理的餐次与营养分型治疗 可根据血糖、尿糖升高时间、用药时间和病情是否稳定等情况,并结合患者的饮食习惯合理分配餐次,至少一日三餐,定时、定量,可按早、午、晚各占 1/3,或 1/5、2/5、2/5 的能量比例分配。口服降糖药或注射胰岛素后易出现低血糖的患者,可在三顿正餐之间加餐 2～3 次。

糖尿病膳食应因人而异,强调个体化,根据病情特点,血糖、尿糖的变化,结合血脂水平和并发症等因素确定和调整能源物质的比例,即进行膳食分型(表 9-3)。在不违背营养原则的条件下,选择的食物与烹调方法应尽量满足患者的饮食习惯。

表 9-3 糖尿病膳食分型及营养素比例

分型	碳水化合物	蛋白质	脂肪
轻型糖尿病	60%	16%	24%
血糖尿糖均高	55%	18%	27%
合并高胆固醇	60%	18%	22%
合并高甘油三酯	50%	20%	30%
合并肾功能不全	66%	8%	26%
合并高血压	56%	26%	18%
合并多种并发症	58%	24%	18%

 素质拓展

胰岛素之父——班廷

"胰岛素"的诞生过程对于糖尿病的治疗具有划时代的意义。"胰岛素之父"班廷也因此获得了诺贝尔医学奖。班廷寻找胰岛素的道路上,历经了无数曲折,但他仍坚持不懈,不在乎别人的不屑与冷眼,克服重重压力,排除万难,终获成功。班廷,一个普普通通的医生,本着一颗治病救人的心,凭着一股勇于探索的信念,作出了如此伟大的成就。他向我们医学生展现了对工作全身心忘我投入的精神境界并向我们深刻阐释了科学研究需要这种认真踏实、精益求精的工作态度和坚持不懈、不断进取的奉献精神。

(四)食物宜忌

1.宜用食物 ①五谷杂粮,如莜麦面、荞麦面、燕麦片、玉米、山药等富含维生素、矿物质及膳食纤维,有助于改善葡萄糖耐量;②豆类及豆制品,富含蛋白质和多不饱和脂肪酸,有降血脂作用;③蔬菜,苦瓜、桑叶、洋葱、香菇、柚子等新鲜蔬菜富含维生素、膳食纤维及矿物质,可降低血糖,是糖尿病患者的理想食物,可以长期食用。

2.忌(少)用食物 ①高碳水化合物低蛋白质的食物,如马铃薯、芋头、藕、山药等,食用时应减少主食摄入量;②动物油脂,如猪油、牛油、奶油等,鱼油除外;③甜水果,限量食用含果糖和葡萄糖高的水果,如食用应相应减少主食摄入量;④酒类,酒是纯能量食物,长期饮酒会损害肝脏,易引起高甘油三酯血症,故少饮为宜;⑤精制糖,如白糖、红糖、甜点、蜜饯、雪糕、甜饮料等。必要时,为了改善食品风味,可选用甜叶菊、木糖醇等甜味剂代替蔗糖。

(五)推荐食谱与食疗方

1.推荐食谱 见表9-4。

表9-4 糖尿病患者食谱举例

餐别	食谱举例
早餐	米饭(粳米100g),豆腐干拌芹菜(豆腐干25g、芹菜100g),鸡蛋(50g)
午餐	馒头(全麦粉75g),西红柿炒橄榄(橄榄50g、西红柿100g),肉片焖冬瓜(瘦猪肉70g、冬瓜200g)
晚餐	花卷(标准粉70g),香菇油菜(香菇5g、油菜200g),鱼肉(鲅鱼100g)
加餐	牛奶(鲜牛奶250g)

注:总能量7531kJ(1800kcal),蛋白质60g,脂肪52g,碳水化合物270g,全天用烹调油25g。

2.食疗方

(1)绿豆南瓜羹:绿豆250g,南瓜500g,切块,加水适量,煮熟食用。

(2)玉米须煲瘦肉:取玉米须30g,瘦猪肉100g,加水共煮汤。待熟后去玉米须,饮汤食肉。

三、血脂异常和脂蛋白异常血症

(一)概述

血脂是血浆中的胆固醇、胆固醇酯、甘油三酯(TG)、磷脂和游离脂肪酸的总称,与临床密切相关的血脂主要是胆固醇和TG,血液中的胆固醇和TG必须与特殊的蛋白质即载脂蛋白结合形成脂蛋白,才能被运输至组织进行代谢。胆固醇和甘油三酯在血浆中都是以脂蛋白的形式存在,严格地说,高脂血症应称为高脂蛋白血症。另外,血浆中高密度脂蛋白水平降低也是一种血脂代谢紊乱,并多与胆固醇和甘油三酯水平升高同时存在,故称为血脂异常能更准确、全面反映血脂代谢紊乱状态。

由于血脂异常与饮食和生活方式密切相关,所以饮食治疗和改善生活方式是血脂异常治疗的基础措施。无论血脂异常的患者是否进行药物调脂治疗都必须坚持控制饮食和改善生活方式。对血脂异常者需以平衡膳食为基础,维持正常的体重,控制总能量摄入,限制膳食脂肪尤其是饱和脂肪酸和胆固醇的摄入量,以缓解血脂异常,预防并发症。

血脂异常是脂质代谢障碍的表现,属于代谢性疾病。由于血脂异常时血浆中脂蛋白水平升高,血液黏稠度增加,血流速度缓慢,血氧饱和度降低,患者易出现倦怠、易困、肢体末端麻木、感觉障碍、记忆力减退和反应迟钝等表现。

(二)营养代谢特点

1.蛋白质 蛋白质的构型和氨基酸组成均可影响血脂代谢。L-精氨酸是体内合成NO的原料,补充足量的L-精氨酸,能对抗因高胆固醇血症引起的内皮NO活性降低的作用。

2.脂类

(1)饱和脂肪酸:饱和脂肪酸能抑制低密度脂蛋白受体活性,摄入过高可使血浆胆固醇升高。

(2)单不饱和脂肪酸:单不饱和脂肪酸能降低血总胆固醇和低密度脂蛋白,而且不降低高密度脂蛋白。此外,单不饱和脂肪酸由于不饱和双键较少,对氧化作用的敏感性低于多不饱和脂肪酸,不易引起LDL氧化。

（3）多不饱和脂肪酸：n－6 系列的多不饱和脂肪酸能降低血液总胆固醇、LDL 和 HDL 水平。n－3 系列的多不饱和脂肪酸可降低血总胆固醇、甘油三酯和 LDL，增加 HDL。

（4）胆固醇：膳食胆固醇可影响血中胆固醇水平，升高 LDL。但个体内对膳食胆固醇摄入量的反应差异大，可能与年龄、遗传、膳食史及膳食中各种营养素间的比例有关。

（5）磷脂：磷脂具有乳化作用，使血液中的胆固醇颗粒保持悬浮状态，从而降低胆固醇在血管壁的沉积，并具有降血胆固醇作用。

3.碳水化合物　尤其是单糖和双糖类摄入过多，除了引起肥胖外，还会促进肝脏利用多余的碳水化合物合成甘油三酯，引起血浆极低密度脂蛋白和甘油三酯含量增高，且降低高密度脂蛋白。

4.维生素　维生素 C 参与胆固醇代谢，促进肝脏胆固醇转化为胆汁酸排出，从而降低血胆固醇水平。维生素 E 能降低血浆低密度脂蛋白和阻止低密度脂蛋白氧化，提高高密度脂蛋白水平。

5.矿物质　镁能改善脂质代谢。缺钙会引起血胆固醇和甘油三酯升高。碘可减少胆固醇在动脉壁的沉积，钒有利于脂质代谢。铬是葡萄糖耐量因子的组成成分，缺铬可引起糖代谢和脂类代谢紊乱，补铬可降低血甘油三酯、胆固醇和低密度脂蛋白，并提高高密度脂蛋白的含量。

（三）营养治疗原则

1.控制总能量摄入　总能量摄入应以体重为基础，适当增加运动量，控制体重在理想体重范围。

2.适量的蛋白质和碳水化合物　蛋白质摄入量占总能量的 13%～15% 为宜，多选择植物蛋白尤其是大豆蛋白，后者有较好的降血脂作用。碳水化合物占总能量的 55%～65% 为宜。由于蔗糖、果糖等比淀粉更容易转化为甘油三酯，故应少摄取甜食和含糖的饮料。甘油三酯血症患者，碳水化合物应减少至占总能量的 50%～55%。

3.限制脂肪和胆固醇的摄入　减少脂肪尤其是饱和脂肪酸和胆固醇的摄入，对降低低密度脂蛋白胆固醇效果最明显。陆地动物脂肪含饱和脂肪酸较多，对血胆固醇影响大，一般宜少吃猪肉，可适当进食鸡、兔、牛、羊等瘦肉；深海鱼油含丰富的不饱和脂肪酸，应适当多吃；植物油含不饱和脂肪酸较多（椰子油、棕榈油例外），烹调应选择植物油，如豆油、花生油及玉米油；动物内脏、脑和蛋黄的胆固醇含量高，尽量不吃。而大豆含磷脂和不饱和脂肪酸多，故豆制品是较好的保健食品。

一般膳食以饱和脂肪酸、单不饱和脂肪酸和多不饱和脂肪酸比例约为 1∶1∶1 为宜。多不饱和脂肪酸虽有降血脂的作用，但其不饱和键易氧化而产生过氧化物，对健康不利，故也不宜过量摄入。高胆固醇血症患者，胆固醇摄入量 <200mg/d，膳食脂肪摄入量也应降低，少于总能量的 20%，饱和脂肪酸低于总能量的 7%。

4.充足的维生素、矿物质和膳食纤维　提倡多吃新鲜蔬菜和水果，适当摄取粗粮、杂粮，以保证充足的维生素、矿物质和膳食纤维的摄入量。可适当摄取脱脂奶或豆类，以供给足量的钙。植物性食物中的谷固醇和膳食纤维可以影响机体对胆固醇的吸收，从而降低胆固醇水平。研究表明，可溶性纤维能降低胆固醇，高脂血症患者宜适当增加摄入量。

（四）食物宜忌

1.宜用食物　①粗粮、富含膳食纤维的蔬菜（如芹菜、韭菜、油菜）等；②富含多不饱和脂肪酸的深海鱼类；③乳及乳制品、豆类及豆制品；④可常食用绿茶，具有明显的降血脂作用。

2.忌（少）用食物　①动物性油脂（鱼油除外）；②胆固醇含量高的动物内脏和脑、蛋黄、鱼子、蟹子、蛤贝类等；③含盐量高的食物尤其是伴有高血压者，饮食宜清淡、少盐。

（五）推荐食谱与食疗方

1.推荐食谱　见表 9－5。

表9-5　血脂异常和脂蛋白异常血症患者食谱举例

餐别	食谱举例
早餐	粥(粳米50g),馒头(面粉50g),苹果(150g)
加餐	牛奶(脱脂牛奶200mL)
午餐	米饭(粳米100g),炒三丝(鸡脯肉50g、香干50g、芹菜150g),西红柿豆腐汤(西红柿100g、豆腐100g)
晚餐	米饭(粳米100g),清蒸鲫鱼(鲫鱼100g),炒小白菜(小白菜200g)

注:总能量7531kJ(1741kcal),蛋白质78g,脂肪32.8g,碳水化合物283g,胆固醇175mg,膳食纤维25.8g,全天用植物油15g。

2. 食疗方

(1)降脂茶:山楂、金银花、菊花各25g,开水冲泡代茶饮,每天3次。

(2)木耳荸荠丝:取木耳和荸荠各适量,将木耳用水煮软,切丝;荸荠去皮,切丝,加糖醋凉拌即可食用,宜经常服食。

四、痛风

(一)概述

痛风是嘌呤合成代谢紊乱和(或)尿酸排泄减少、血尿酸增高所致的一组疾病。临床特点为高尿酸血症及尿酸盐结晶、沉淀所引起的特征性急性关节炎、痛风石、间质性肾炎和尿酸肾结石形成,严重者可致关节活动功能障碍和畸形。根据导致血尿酸升高的原因,痛风可分为原发性和继发性两大类。原发性痛风除少数由于嘌呤代谢的一些酶的缺陷引起外,大多病因尚未明确,属遗传性疾病,患者常伴有高脂血症、肥胖、原发性高血压、糖尿病和动脉粥样硬化等。继发性痛风可由肾脏病、血液病、药物、高嘌呤食物等多种因素引起。

随着经济的发展和人们生活方式的改变,痛风的发病率逐渐上升。饮食因素是痛风的危险因素之一,通过饮食控制和药物治疗,可以控制痛风的急性发作,阻止病情加重和发展,逐步改善体内嘌呤代谢,降低血中尿酸的浓度,减少其沉积,防止并发症。

(二)营养代谢特点

1. 蛋白质　高尿酸血症和痛风患者在富有者中多见,常伴有肥胖和高脂血症。食物中的嘌呤多与蛋白质共存,高蛋白质饮食不但嘌呤摄入增多,而且可促进内源性嘌呤的合成和核酸的分解。慢性痛风可并发痛风性肾病,当患者出现间歇性蛋白尿时,应根据蛋白的丢失量及血浆蛋白量给以适量补充。在已发生痛风性肾病肾功能不全时应限制蛋白质摄入,以减轻肾脏负担,避免导致急性肾衰竭。

2. 脂肪　脂肪摄入过多,血酮浓度增加,会与尿酸竞争并抑制尿酸在肾排泄。痛风合并高脂血症者约占痛风患者的70%。高脂肪摄入不仅不利于高脂血症的治疗,还会增加体重,导致脂肪代谢紊乱。对于超重或肥胖症患者的减重不应过快,避免因体内脂肪分解后酮体生成过多与尿酸排泄相争,引起急性痛风发作。

3. 碳水化合物　碳水化合物丰富,可使5′-磷酸核糖增加,继而转化为磷酸核糖焦磷酸(此为嘌呤合成的底物)。不过糖类也有增加尿酸排泄的倾向,并可减少体内脂肪氧化而产生的过多的酮体,故应是能量的主要来源。但果糖促进核酸分解,增加尿酸生成,应减少摄入。约半数痛风患者伴有超重或肥胖症,每日的总能量摄入应低于正常的10%~15%,使体重达到理想体重或达到理想体重的90%~95%。

4. 维生素　B族维生素和维生素C能促使组织内淤积的尿酸盐溶解,从而减少体内尿酸的形成与滞留,有利于缓解痛风。

5. 嘌呤代谢 从食物摄取或体内合成的嘌呤最终代谢产物是尿酸。高尿酸血症主要是内源性嘌呤代谢紊乱、尿酸排出减少与生成增多所致。在原发性痛风中,80%~90%的发病直接机制是肾小管对尿酸的清除率下降。因尿酸易溶于碱性液中,多食用成碱性食物,可使尿液偏碱性,促进尿酸的排泄。虽然高嘌呤饮食并不是痛风的致病原因,但可使细胞外液尿酸值迅速增高,诱发痛风发作。

（三）营养治疗原则

1. 限制嘌呤摄入 患者应长期控制嘌呤的摄入。急性发病期患者嘌呤摄入量应控制在 150mg/d 以内。可选择嘌呤含量低的食物(<25mg/100g)。在缓解期,视病情可限量选用嘌呤含量中等的食物(25~150mg/100g)。其中肉、鱼、禽肉用量 60~90g/d,用煮过去汤的熟肉代替生肉。另外可自由选用含嘌呤低的食物,禁用含嘌呤高的食物(>150mg/100g)。

常用食物嘌呤含量见表 9-6。

表 9-6 常见食物嘌呤含量

低含量(<25mg/100g)	中等量(25~150mg/100g)	高含量(>150mg/100g)
谷薯类:米、面、通心粉、挂面、面条、面包、馒头、麦片、玉米、白薯、马铃薯、芋头等 蔬菜类:白菜、芥菜、芹菜、空心菜、芥蓝、韭菜、黄瓜、苦瓜、冬瓜、南瓜、西葫芦、菜花、茄子、豆芽菜、青椒、萝卜、胡萝卜、洋葱、番茄、泡菜、葱、姜、蒜等 水果类:橙、橘、苹果、梨、桃、西瓜、哈密瓜、香蕉、果冻、果酱等 蛋乳类:鸡蛋、鸭蛋、皮蛋、牛奶、奶粉、酸奶、炼乳等 坚果:红枣、葡萄干、瓜子、杏仁、栗子、莲子、花生、核桃仁、巧克力、可可等 其他:枸杞、茶、咖啡、木耳、蜂蜜、猪血、猪皮、海参、海蜇、油脂(限量食用)等	豆类及杂粮类:绿豆、红豆、豌豆、豆腐干、豆腐、豆浆、黑豆、麦麸、麦胚、粗粮等 蔬菜类:鲜蘑、芦笋、四季豆、鲜豌豆、菠菜等 动物性食物:猪肉、猪肚、牛肉、牛舌、羊肉、鸭肠、鸡心、兔肉、火腿、鳝鱼、鳗鱼、鲤鱼、草鱼、鳕鱼、黑鲳鱼、梭鱼、乌贼、虾、螃蟹等 其他:黑芝麻	豆类:黄豆 动物性食物:肝、脑、肠、浓肉汁、白鲳鱼、白带鱼、沙丁鱼、凤尾鱼、鲢鱼、小鱼干、牡蛎、蛤蜊等 其他:酵母粉、火锅汤等

2. 低能量 痛风患者多伴有超重或肥胖,能量的摄入应以维持或稍低于标准体重,最好能低于理想体重的10%~15%为佳,能量的摄入应根据病情而定,一般为6.28~8.37MJ(1500~2000kcal)。减少能量应循序渐进,切忌猛减,否则会引起体脂分解过快,导致酮体增加,抑制尿酸的排泄,诱发痛风急性发作。

3. 低蛋白质 适量限制蛋白质供给可控制嘌呤的摄取。其供给量可限量为 0.8~1.0g/(kg·d) 或 50~70g/d。优质蛋白质可选用不含或少含核蛋白的乳类、干酪、鸡蛋等。尽量不选用肉、鱼、禽类等,如果一定要用,可经煮沸弃汤后食少量。

4. 低脂肪 脂肪可减少尿酸排泄,应适当限制摄入量,占总能量的20%~25%。采用低量或中等量,每天 40~50g。并选用油少的烹调方法,如蒸、煮、炖、卤、煲、焯等。

5. 合理供给碳水化合物 碳水化合物有抗生酮作用和增加尿酸排泄的倾向,故应是痛风患者能量的主要来源,占总能量的55%~65%。但果糖可增加尿酸的生成,应减少其摄入量。

6. 充足的维生素和矿物质 各种维生素,尤其是 B 族维生素和维生素 C 可使组织内的尿酸盐分解,应足量供给。痛风患者易患高血压、高脂血症和肾病,应限制钠盐,通常每天 2~5g。建议多食用富含矿物质的蔬菜和水果等成碱性食物,有利于尿酸的溶解与排出。

7. 多喝水 多喝水可以保证尿量,促进尿酸排出,防止结石生成。液体量可维持在 2000~3000mL/d,可在睡前或半夜饮水,以防止夜尿浓缩。可多选用富含水分的水果和食品,设法使尿液呈碱性。

8. 限制刺激性食物　酒精可使体内乳酸增多,抑制尿酸排出,并促进嘌呤分解使尿酸增高,诱发痛风发作,故不宜饮酒。此外,强烈的香料和辛辣的调味品也不宜食用。茶、可可和咖啡可适量食用。

(四)食物宜忌

1. 宜用食物　痛风患者宜选用嘌呤含量低于 25mg/100g 的食物。

2. 忌(少)用食物　在缓解期可按个人情况限量选用嘌呤含量中等(25~150mg/100g)的食物;禁用嘌呤含量高于 150mg/100g 的食物。一般食物嘌呤含量为:内脏、鱼 > 干豆、坚果、肉 > 叶菜 > 谷类 > 淀粉类、水果。

(五)推荐食谱与食疗方

1. 推荐食谱　见表 9-7。

表9-7　缓解期痛风患者食谱举例

餐别	食谱举例
早餐	牛奶(250mL),面包(面粉 60g),煮鸡蛋(鸡蛋 60g)
加餐	西瓜(150g)
午餐	米饭(粳米 140g),炒三丝(牛肉 75g、芹菜 100g、胡萝卜 100g),凉拌黄瓜(黄瓜 100g)
加餐	柑橘(150g)
晚餐	米饭(粳米 100g),柿子椒炒鸡蛋(柿子椒 100g、发木耳 50g、鸡蛋 50g),酸奶 250mL

注:总能量 8200kJ(1960kcal),蛋白质 74g,脂肪 46g,碳水化合物 313g,全天用植物油 15g。

2. 食疗方

(1)菊苣茶:菊苣 10g、栀子 10g、葛根 5g、桑叶 5g、百合干 8g,药材要尽量捣碎,有利于药性释放,泡茶喝降低尿酸的效果比较明显,每天 3 小包,坚持饮用。

(2)萝卜粳米粥:白萝卜 50g,粳米 50g,白萝卜洗净,削皮后切块,粳米洗净加水煮沸约 10 分钟后加萝卜块,待粥煮黏稠即成。每次 1 碗,每天 2 次。

五、骨质疏松症

(一)概述

骨质疏松症是由各种原因引起的以骨量减少和骨组织微观结构破坏为特征,导致骨的脆性和骨折危险性增高的全身性疾病。本病发病率及其引起的骨折发生率随着年龄的增长明显增加,是老年人的一种常见病,尤其常见于绝经期妇女。合理平衡的膳食营养,对增加骨形成、降低骨质丢失和缓解骨质疏松症的发展极为重要,是重要的治疗手段之一,而且饮食预防比治疗更为奏效,有效预防骨质疏松症需从幼年开始,采用平衡膳食和积极运动。骨质疏松症的主要症状是骨痛,尤以腰背痛最常见,其余依次为膝关节、肩背部、手指、前臂及上臂,主要并发症是骨折,以椎体骨折最常见,髋部骨折危害最大。

(二)营养代谢特点

1. 钙　是骨的主要成分,机体总钙量的 99% 存在于骨骼和牙齿中。对钙需求较高的时期分别为儿童期、青少年期、妊娠和哺乳期、绝经后和老年期。在儿童期给予足够的钙摄入和规律的运动,有助于获得理想的骨峰值。机体长期保持足量钙的摄入,可保证女性在绝经期后以及老年期具有较高的骨密度,从而延缓骨质疏松的速度和降低骨折的风险性。随年龄增长而出现的骨矿物质丢失可能是长期钙摄入不足、吸收不良和排泄增多综合作用的结果。调节体内钙代谢的因素主要包括维生素 D、甲状旁腺素、降钙素和雌激素等。雌激素分泌能力下降,以致肾脏保留钙以减少排出的能力降低,加上缺乏运动,可能是绝经后妇女骨质疏松的重要原因。研究表明,绝经期妇女骨质疏松症虽与雌激素水平降低有关,但适宜的钙摄入在预防绝经后妇女骨质疏松症上仍有不可替代的作用,补钙能在很大程度上延缓绝经期妇女的骨量丢失。

2.磷　磷的膳食来源丰富,日常膳食中缺磷较少见,普遍存在高磷问题。相关研究显示,老年人由于对钙的吸收和存留功能减退,摄入高磷膳食可能引起低钙血症和继发性甲状旁腺功能亢进而促进骨吸收,加速骨丢失,使骨量减少,在某种程度上成为骨质疏松的诱因。

3.维生素 D　从食物中摄入或从皮肤合成的维生素 D 在肝脏和肾脏进行羟化后转变成活性形式 $1,25-(OH)_2D_3$,可促进小肠钙吸收,减少肾钙磷排泄,有利于骨质钙化。$1,25-(OH)_2D_3$ 还能与甲状旁腺激素和降钙素一起参与骨代谢。$1,25-(OH)_2D_3$ 缺乏会影响钙、磷代谢,不利于骨的矿化和转化,造成成骨障碍而引发骨骼病变。

4.维生素 C　骨胶原是骨骼的基本成分,维生素 C 可促进结缔组织中胶原蛋白及酸性黏多糖的合成。因此,当机体缺乏维生素 C 时,骨胶原的合成和分泌速度减慢,胶原纤维形成障碍,骨基质的多聚化解体,骨基质的质量下降,骨质脆弱易折。

5.蛋白质　是组成骨基质的原料,膳食中长期缺乏蛋白质可使骨基质蛋白合成不足,如果同时伴有钙缺乏时,将导致骨质疏松症的发生。有学者认为,过多的动物性蛋白质摄入,将造成含硫氨基酸摄入过多,加速骨骼中钙的丢失,导致骨质疏松症的发生。

6.其他膳食因素　许多研究表明,大豆及大豆制品中的异黄酮对骨质疏松症的发生有一定预防作用。异黄酮能促进骨中蛋白质的合成和成骨细胞增殖,抑制破骨细胞增殖,促进骨生成、抑制骨吸收,从而提高骨组织钙、磷含量,增加骨密度。此外,大量的膳食纤维、植酸和草酸可影响钙的吸收,从而对骨量产生影响。

(三)营养治疗原则

1.充足的钙　奶和奶制品含钙量高且吸收率也高,是优先选用的食物。必要时可适量补充钙剂,但总钙摄入量不超过 2000mg/d,过量摄入会增加肾结石等的危险性。膳食钙的供给量在接受雌激素治疗的绝经期妇女为 800mg/d,没有使用雌激素的妇女和老人应达到 1000~1200mg/d。

2.适量磷的摄入　合适的钙磷比例有利于钙的利用和减慢骨钙丢失,磷摄入过多可能会加重骨质疏松的风险。

3.充足的维生素　维生素 D 可促进钙的吸收和利用,适量晒太阳,可增加体内维生素 D 的合成。多吃富含维生素 D 的食物,如鱼肝油、沙丁鱼、肝脏及蛋黄等动物性食品。维生素 C 促进骨基质中胶原蛋白的合成,故应供给充足。

4.适量的蛋白质　蛋白质可促进钙的吸收和储存,但过量也促进钙的排泄,故应适量供给。可选用奶中的乳白蛋白、蛋类的白蛋白、骨中的骨白蛋白、核桃的核白蛋白,都含胶原蛋白和弹性蛋白,是合成骨基质的重要原料。

5.科学的烹调加工　谷类含有植酸,某些蔬菜富含草酸,它们能与钙结合成不溶性钙盐而降低钙的吸收,故在烹调上应采取适当措施去除干扰钙吸收的因素。对含草酸高的蔬菜,可以先在沸水中焯一下,使部分草酸溶于水后再烹调。

(四)食物宜忌

1.宜用食物　富含钙和维生素 D 的食物,如奶、奶制品、小虾皮、海带、豆类及其制品、沙丁鱼、鲑鱼、青鱼、鸡蛋等;各种主食,特别是发酵的谷类;各种畜禽鱼肉类;各种水果和蔬菜(草酸含量高的除外)。

2.忌(少)用食物　①含磷高的肝脏和高磷酸盐添加剂的食品;②含草酸高的菠菜、冬笋、茭白、洋葱等,应先焯再烹调。

（五）推荐食谱与食疗方

1. 推荐食谱 见表9-8。

表9-8 骨质疏松症患者食谱举例

餐别	食谱举例
早餐	高钙牛奶(牛奶250g)，稀饭(粳米50g)，煮鸡蛋(鸡蛋50g)，花卷(标准粉50g)
午餐	米饭(粳米100g)，清蒸鱼(小黄鱼100g)
晚餐	米饭(粳米100g)，番茄鸡蛋(番茄100g、鸡蛋250g)，虾皮豆腐干(虾皮10g、豆腐干50g)

注：总能量7428.8kJ(1775kcal)，蛋白质74.3g，脂肪74.5g，碳水化合物295.8g，全天用烹调油20g。

2. 食疗方

（1）猪骨汤：鲜猪骨250g、黄豆100g。黄豆提前用水泡6～8小时；将鲜猪骨洗净、切断，置于水中烧沸，去除血污；然后将猪骨放入砂锅内，加生姜20g、黄酒200g、食盐适量，加水1000mL，经煮沸后，用文火煮至骨烂，放入黄豆继续煮至豆烂，即可食用。每日1次，每次200mL，每周1剂。

（2）虾皮豆腐汤：虾皮50g，嫩豆腐200g，调料适量。将虾皮洗净后泡发。嫩豆腐切成小方块，加葱花、姜末及料酒各适量。所有原料放入油锅内煸香，加水适量煮汤喝。

第二节　消化道疾病的营养治疗

一、慢性胃炎

（一）概述

胃炎是指由于各种原因引起的胃黏膜疾病，常伴有上皮损伤和细胞再生，临床上分为急性胃炎和慢性胃炎。慢性胃炎是一种由多种原因引起的胃黏膜非特异性慢性炎症，按病理改变分为慢性浅表性胃炎和慢性萎缩性胃炎。慢性浅表性胃炎大多数平时无特殊症状，可表现为餐后上腹部不适或腹胀、食欲减退等，伴轻度恶心、反酸、嗳气，无规律的上腹部隐痛。慢性萎缩性胃炎可导致厌食、食欲差、腹泻、慢性进行性消瘦、贫血、蛋白质-能量营养不良等。

（二）营养代谢特点

长期食用对胃黏膜有损伤的食物如粗粮、烫食、咸食、浓茶及酗酒，服用非甾体类消炎药，进食时间无规律性，咀嚼不充分均能破坏胃黏膜屏障，易导致慢性胃炎。食物中含有过多硝酸盐、微量元素比例失调、吸烟、饮酒过度，缺乏新鲜蔬菜与水果及所含的必要营养素，经常食用霉变、腌制、熏烤和油炸食物，过多摄入食盐，均可增加慢性胃炎甚至胃癌发生的危险性。部分具有生物活性功能的抗氧化维生素和硒可降低慢性胃炎甚至胃癌发生的危险性；叶酸具有预防胃癌作用，可能与改善慢性萎缩性胃炎有关；茶多酚、大蒜素亦具有一定的预防慢性胃炎甚至胃癌作用。

慢性胃炎时，因病程较长，往往会影响患者的营养状况。一方面消化不良症状影响进食，另一方面胃黏膜损伤，胃液分泌受到影响，从而影响蛋白质的消化及维生素 B_{12} 的吸收。

（三）营养治疗原则

1. 能量 能量以维持适宜体重为目标，104.6～146.4kJ(25～35kcal)/(kg·d)。

2. 蛋白质 蛋白质能增加胃酸的分泌，要避免摄入过多。

3. 适量的脂肪 脂肪能刺激胆囊收缩素分泌，导致胃排空延缓和胆汁反流，故患者脂肪摄入量应适量，占总能量的20%～25%。

4.碳水化合物　碳水化合物供给可与正常人相同,占总能量的55%~60%。注意选用膳食纤维含量低的精制米面,以减少对胃黏膜的刺激。少选用含单糖、双糖高的食物,因为单糖和双糖可刺激胃酸分泌。

5.适量的维生素和矿物质　维生素和矿物质的需要量与健康人基本一致。患者宜摄入足量来源于天然食物的维生素和矿物质。

6.水　水的需要量与健康人基本一致,每日饮水保证1200mL,减少含咖啡因的食物;禁酒。

7.膳食纤维　膳食纤维的需要量与健康人基本一致,每日20~35g。但是慢性胃炎急性发作期应减少膳食纤维的摄入量。

(四)食物宜忌

1.发作期膳食以流食和少渣半流为主

(1)流食:新鲜果汁、鸡蛋汤、米汤、藕粉,以及肠内营养制剂。

(2)半流食:挂面、面片、米粥类、水蒸蛋、馄饨等。

2.进入缓解期后,可采用软食,并逐步过渡到普食

(1)软米饭、馒头、花卷、面片、馄饨、包子、面包、鱼肉、虾肉、瘦肉类以及纤维细软的蔬菜,如白菜、菠菜、黄瓜、番茄、茄子、冬瓜、西葫芦等。

(2)对胃酸分泌过少或缺乏的患者,可给予浓鱼汤、肉汁以刺激胃酸分泌。对胃酸分泌过多者,应避免食用含氮浸出物高的原汁浓汤。

3.忌(少)用食物

(1)发作期病情未稳定时应禁用牛乳、豆浆,并减少蔗糖的摄入。

(2)禁食含膳食纤维多的蔬菜、水果;避免食用生冷、粗糙、酸辣的食物;忌食油煎、油炸食物与腌、熏、腊、酱的食物;非发酵食品和难消化食品,如糯米饭、年糕等;禁用各种酒类、含酒精的饮料、碳酸饮料及刺激性调味品,如辣椒、胡椒、葱蒜和芥末等。

(五)推荐食谱与食疗方

1.推荐食谱　见表9-9。

表9-9　慢性胃炎患者食谱举例

餐别	食谱举例
早餐	粥(粳米50g),花卷(富强粉50g),煮鸡蛋(鸡蛋48g),酱豆腐(10g)
加餐	甜豆浆(豆浆300g、糖10g)
午餐	米饭(粳米100g),烩青鱼黄瓜(青鱼100g、黄瓜120g),西红柿汤(西红柿75g)
晚餐	肉末挂面汤(瘦猪肉85g、细挂面100g、青菜100g)
加餐	甜牛奶(牛奶250g、糖10g)

注:总能量7912.2kJ(1891kcal),蛋白质86.4g,脂肪55g,碳水化合物292.6g,全天用烹调油10g。

2.食疗方

(1)小茴香粳米粥:炒小茴香30g,粳米200g。将小茴香装于纱布袋内扎口,入锅加水先煮30~40分钟弃药包,再加入洗净的粳米及适量水同煮至熟。酌加精盐、味精调味即可,早晚服用。

(2)人参莲子汤:人参10g,冰糖30g,莲子10枚。将人参、莲子(去心)放碗内加水适量泡发,加入冰糖。将碗置于蒸锅内,隔水蒸1小时即成,饮汤,吃莲子肉。人参可连续使用3次,次日再加莲子、冰糖和水,如上法蒸服,第3次可连人参一并服用。

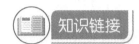

儿童慢性胃炎的饮食调理

（1）白萝卜500g，蜂蜜150g。将萝卜切丁，放于沸水中煮熟捞出，晾晒半日，再放锅内加蜂蜜用文火煮沸，调匀，冷却后装瓶，每日服3汤匙。适合于胃部胀痛、嗳气、反酸的患儿食用。

（2）饴糖20g，冲入豆浆250mL内，煮沸后空腹饮用。适合于胃部隐痛、手足不温、怕冷的患儿。

（3）取莲子、糯米、薏米各50g，红糖15g。莲子用沸水泡胀，剥皮去心，放入锅后加水煮30分钟后加粳米及薏米煮沸，文火炖至烂，放红糖后食用。适合于中上腹疼痛、消瘦、食欲不振及舌苔腻的患儿。

二、消化性溃疡

（一）概述

消化性溃疡是发生在胃和十二指肠球部的慢性溃疡病变，可分为胃溃疡和十二指肠球部溃疡。各年龄段均可发病，以20～50岁多见，男性多于女性。主要发病因素有细菌或病毒感染、药物、饮食因素、精神因素及遗传因素等。常见临床表现为上腹部慢性反复发作性疼痛，典型患者有规律性、周期性、季节性等特点。胃溃疡疼痛的特点是在餐后0.5～1小时发作，下次进餐前缓解，患者常有进食疼痛，因惧怕疼痛而不敢进食。十二指肠球部溃疡疼痛的特点是餐后2～4小时发作，疼痛有节律性，常在夜间发作，患者有饥饿疼痛，嗳气、反酸、上腹部胀等症状，发病与季节和精神情绪有关。

（二）营养代谢特点

1. 蛋白质　患者因进食过少、消化能力较弱，容易发生营养不良。而摄入适量的蛋白质可以满足机体的营养需求，改善营养状态。

2. 脂肪　患者由于消化能力较弱，容易发生必需脂肪酸和脂溶性维生素缺乏，应予以适当补充。过多的脂肪可抑制胃肠蠕动，抑制胃排空，使食物不易进入十二指肠，导致胃酸分泌增加并加剧胆汁反流，可诱发或加重胃溃疡。

3. 维生素　患者因病情选用的膳食种类和烹调方法，使得维生素尤其是水溶性维生素的摄入不足，如不注意及时补充，容易导致多种维生素缺乏症。

4. 能量　因慢性病程给患者带来的思想压力，使其摄入的蛋白质、脂肪、碳水化合物受到限制，加之消化能力较弱，能量代谢经常处于负平衡状态，从而影响患者的营养状态和免疫功能。

（三）营养治疗原则

1. 能量　能量供给按104.6～146.4kJ(25～35kcal)/(kg·d)，以维持适宜体重为目标。

2. 蛋白质　蛋白质可促进溃疡愈合，但蛋白质的消化产物具有增加胃酸分泌的作用，应避免摄入过多，以占总能量的10%～15%为宜。可选择易消化的蛋白质食品，如豆腐、鸡蛋、鸡肉、鱼肉和牛奶等。

3. 脂肪　具有抑制胃酸的作用，可强烈刺激胆囊收缩素分泌，延长胃排空时间，增加胆囊收缩，造成胆汁反流，加重对胃黏膜的腐蚀作用，不利于黏膜修复。脂肪摄入量应适量。

4. 碳水化合物　对胃酸的分泌没有明显作用，但单糖和双糖可刺激胃酸分泌。因此，应少选用富含单糖、双糖的食物。

5. 维生素　富含维生素A、B族维生素和维生素C的食物有助于修复受损的胃黏膜和促进溃疡愈合。患者宜摄入足量来源于天然食物的维生素。

6. 矿物质　矿物质的摄入量与健康人基本一致。患者宜摄入足量来源于天然食物的矿物质。过

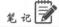

多的钠会增加胃酸的分泌,患者每天食盐摄入量应控制在 3~5g。

7. 水 水的需要量与健康人基本一致,每日饮水保证 1200mL,减少含咖啡因的食物;禁酒,酒类可刺激胃酸分泌增加,对胃黏膜有直接损伤作用,消耗体内大量的能量,削弱胃黏膜的屏障作用。

8. 膳食纤维 在口腔中被充分咀嚼后可刺激唾液的分泌,可对胃黏膜起保护作用,有助于溃疡愈合。因而,膳食纤维的需要量与健康人基本一致,每日 20~35g。但在消化性溃疡病发作期应减少膳食纤维的摄入量。

（四）食物宜忌

1. 宜用食物 根据具体情况制订膳食方案,急性期不进食含粗纤维的膳食,可选用易消化而无刺激性的食品,如豆浆、蛋羹、鲜果汁等;缓解期采用少渣半流食,如蒸鱼、虾或烩肉丸子、粳米粥、细挂面等;恢复期以软而易消化的食物为主,主食不限量,增加含纤维少的水果和蔬菜,如冬瓜、茄子、苹果、桃等,主食选用馒头、花卷、发糕、面条等。

2. 忌（少）用食物

（1）不宜食用含粗纤维多的食品,如粗粮、干黄豆、茭白、竹笋、雪菜、芹菜、韭菜、藕、黄豆芽、金针菜,以及坚硬食物如火腿、香肠、蚌肉等。

（2）不宜食用产气多的食物,如生葱、生蒜、生萝卜、洋葱、蒜苗等。

（3）忌用强刺激胃酸分泌的食品和调味品,如浓肉汤、肉汁、味精、香料、辣椒、咖喱、浓茶、浓咖啡和酒等,食品不宜过分味鲜（加调味品）、过冷、过热、过硬、过酸、过甜和过咸。

（五）推荐食谱与食疗方

1. 推荐食谱 见表 9-10。

表 9-10 消化性溃疡患者食谱举例

餐别	食谱举例
早餐	粥（粳米 25g）,馒头（富强粉 50g）,煮鸡蛋（鸡蛋 48g）,酱豆腐（15g）
午餐	米饭（粳米 100g）,烩草鱼黄瓜（草鱼 100g、黄瓜 40g）,紫菜蛋汤（干紫菜 5g、鸡蛋 48g）
加餐	苏打饼干（25g）,苹果羹（苹果 100g）
晚餐	花卷（富强粉 60g）,馄饨（富强粉 65g、瘦猪肉 75g、白菜叶 50g）,西红柿虾仁汤（西红柿 50g、虾仁 25g）
加餐	甜牛奶（牛奶 250g、糖 10g）

注:总能量 9048kJ（2098kcal）,蛋白质 89g,脂肪 59g,碳水化合物 302.9g,全天用烹调油 30g

2. 食疗方

（1）鲫鱼汤:将鲫鱼去掉鳞、鳃及内脏,洗净,放入锅中,加水适量,先用武火烧沸,后改用文火煨至烂熟,取鱼汤备用,鱼另食用。再把干姜、橘皮和胡椒同碾成细末,生姜和葱白切成碎末,同放入鱼汤中煮沸 5 分钟,最后加入生粉、细盐稍煮即成。建议每天 1 或 2 次,每次 1 小碗,温热食用,连食 7 天。

（2）柚皮粥:新鲜柚子皮 1 个,粳米 60g,将柚皮刮干净,清水浸泡 1 日,切成块放在砂锅内,加水煮沸,下粳米,用文火煮粥,加入葱、盐、味精调味即可。每日 1 剂,早餐食用。

第三节 肝胆胰疾病的营养治疗

一、慢性肝炎

（一）概述

慢性肝炎是指由不同病因引起的,病程持续时间超过 6 个月以上的肝脏坏死和炎症反应,包括感染肝炎病毒(乙肝病毒、丙肝病毒)、长期饮酒、服用肝毒性药物等。临床上,可有相应的症状、体征和肝生化检查异常,也可以无明显临床症状,仅有肝组织的坏死和炎症反应。病程呈波动性或持续进行性,如不进行适当的治疗,部分患者可进展为肝硬化。

慢性肝炎是一类疾病的统称,病因不同,其临床特点、治疗方法以及预后结局可能有所不同,但也有共同的特征:①肝功能反复波动,迁延不愈;②肝组织有不同程度的坏死和纤维结缔组织增生,呈现慢性纤维化;③病情发展的最终阶段均为肝硬化;④均需要保肝和抗纤维化治疗。

慢性肝炎的病因与病情的轻重不同,其临床表现的差异较大。轻者无明显症状或仅有轻微不适,严重者可出现肝衰竭的一系列表现。常见症状有全身不适、乏力、食欲减退、右上腹隐痛、腹胀等。体格检查可见不同程度的肝大、黄疸、脾大、肝掌及蜘蛛痣等。

(二)营养代谢特点

1. 蛋白质 肝脏是人体蛋白质合成与降解的主要场所,也是体内蛋白质合成率最高的器官。慢性肝炎时,由于肝细胞功能下降或肝细胞数目减少、膳食中蛋白质摄入不足,使肝脏合成蛋白质的功能发生障碍、蛋白质构成的凝血因子减少,临床上可能出现低蛋白性水肿、腹水和出血等。

2. 脂肪 肝脏是甘油三酯、磷脂、胆固醇的代谢场所。慢性肝炎患者肝功能受损,影响胆汁分泌,使小肠对脂肪的消化吸收发生障碍,进而影响脂溶性维生素 A、维生素 D、维生素 E 及维生素 K 的吸收。肝功能受损会影响脂蛋白形成,使脂肪不易运出肝脏,引起过量脂肪在肝内沉积,导致脂肪肝。肝脏能氧化脂肪酸生成酮体,酮体可被运至肌肉氧化产能。正常代谢时产生少量酮体,可完全氧化,但当碳水化合物代谢发生障碍时,机体主要利用脂肪供能,使体内产生酮体过多而超过肝脏的处理能力,出现酮尿。

3. 碳水化合物 肝脏是体内碳水化合物代谢的重要器官,主要通过糖原贮存、分解、糖异生以及将碳水化合物转化为脂肪等来维持体内碳水化合物的代谢平衡。成人肝脏贮备的肝糖原约有 100g,饥饿 1 天可消耗殆尽。当肝脏发生病变,如发生急、慢性肝炎,肝衰竭时会导致体内糖代谢障碍,由于肝糖原合成能力降低,使肝糖原储存减少,当肝病患者摄食减少或饥饿时,易导致血糖浓度下降而出现低血糖。

4. 维生素 肝脏不但可储存多种维生素,而且还参与维生素的代谢。慢性肝炎患者由于对脂肪的消化和吸收障碍,影响了脂溶性维生素的消化和吸收,同时肝脏的储备能力降低,易导致脂溶性维生素缺乏。

5. 矿物质 因食欲下降、进食量不足和肝功能障碍,导致微量元素摄入或利用不足。

(三)营养治疗原则

慢性肝炎种类多,病情轻重不一,应根据病情与食欲调整膳食种类,如摄入不足,可通过静脉输注予以补充。在病情允许的情况下,应给予足够的能量、蛋白质与维生素,适量的碳水化合物、脂肪与矿物质。

1. 充足的能量 能量的摄入应根据体重、病情和活动情况而定,以适量、能够维持理想体重为宜。要充足,但不宜过高,高能量饮食可引起肥胖、脂肪肝、糖尿病等,增加肝脏负担,影响肝脏功能恢复甚至延长病程;能量过低也不利于肝细胞的修复和再生,还会增加蛋白质的消耗。在无发热等并发症的情况下,轻体力劳动者可按 126 ~ 147kJ(30 ~ 35kcal)/(kg·d)供给。

2. 充足的蛋白质 适当提高蛋白质摄入量有助于补充体内蛋白质损耗,改善机体蛋白质营养状态,促进肝细胞再生与修复。慢性肝炎患者蛋白质的供给量相对高于健康人,具体量应视患者营养不良程度、对蛋白质的耐受程度、体重及病情而定。一般蛋白质供给量为每日供给 1.0 ~ 1.2g/kg(占总能量的 15% ~ 18%),乳类和蛋类食物产氨量少,是肝病患者摄入动物性蛋白质的主要来源。对于病程长,肝功明显异常,出现肝性脑病倾向者,宜增加富含支链氨基酸的豆类蛋白,适当减少芳香族氨基酸的摄入。

3.适量的脂肪 慢性肝炎患者胆汁合成和分泌减少,脂肪的消化吸收功能发生障碍,患者可出现脂肪泻。血液中的脂肪不能彻底氧化分解,导致游离脂肪酸水平升高,易出现肝性脑病。过多的游离脂肪酸进入肝脏使肝内脂肪的合成增加,同时载脂蛋白的合成减少,使得肝内脂肪不能以脂蛋白的形式输出,从而蓄积在肝脏,形成脂肪肝。适当限制脂肪的摄入有助于纠正患者的脂肪消化不良、高脂血症和脂肪肝等脂代谢紊乱。供给标准宜占全日总能量的20%～25%,为每日40～50g。

4.充足的碳水化合物 碳水化合物对蛋白质有保护作用,并可促进肝脏对氨基酸的利用,促进肝细胞修复和再生。碳水化合物的合理摄取可以增加肝糖原储备,增强肝脏的解毒能力,并有利于蛋白质在体内的充分利用。其来源应以复合碳水化合物为主,以减轻胰岛素拮抗、改善糖代谢。碳水化合物的摄入,也不宜过多,一旦超过机体需要量,多余的碳水化合物可转化成脂肪储存在体内,并使血液黏稠度增加,不利于疾病恢复。

5.适宜的矿物质 绝大多数微量元素在转运过程中需要与蛋白质相结合,肝脏发生病变时,微量元素的代谢也会受到影响。最容易出现的是血清锌、铁及硒水平的降低,继发肝性糖尿病者还易出现低血钾,应适当补充各种矿物质。应根据食欲、消化状况和化验指标确定摄入标准,以避免缺乏或过量。

6.充足的维生素 多种维生素储存于肝脏中,并参与肝脏的生理、生化代谢。慢性肝炎患者肝内胆汁淤积、脂肪泻及慢性肝细胞病变等因素可导致脂溶性维生素的吸收、转化,以及利用障碍,从而出现脂溶性维生素缺乏。应根据病情适当增加相应维生素的摄入量。机体的能量代谢和物质代谢需要多种B族维生素的参与和调节,肝脏发生病变时,机体对B族维生素的需要量明显增加,应及时补充。

7.膳食纤维 适当补充膳食纤维对于调节血糖、血脂具有良好的作用。

8.水 如无肝衰竭出现,饮水量无特殊要求。发生肝硬化腹水时摄水量同肝硬化失代偿期。

(四)食物宜忌

1.宜用食物 ①各种米面类,如馒头、花卷、米饭、挂面等;②优质蛋白食品类,包括奶类及其制品、瘦的畜禽肉类、鱼虾类、豆类及其制品,其中全脂奶不宜超过250mL;③菌藻类,如香菇、蘑菇、平菇、木耳、银耳、螺旋藻、裙带菜等;④新鲜蔬菜和水果类;⑤糖果类,宜适量,以不超过总能量的10%为宜。

2.忌(少)用食物 ①忌用各种不易消化的主食,如炸糕、油条、粽子、油酥点心等;②忌用富含脂肪与胆固醇的食品,包括动物油脂、人造奶油、畜禽的肥肉、蟹黄、蛋黄以及炸薯条、炸茄盒等油煎、油炸的高脂肪食品;③坚硬不易消化的肉类,包括火腿、香肠、腌肉、腊肠等;④辣椒、胡椒、芥末、咖喱粉等辛辣刺激性食品和调味品;⑤肝豆状核变性或慢性胆汁淤积患者宜少用巧克力、贝壳类海产品与动物肝脏。

(五)推荐食谱及食疗方

1.推荐食谱 见表9-11。

表9-11 慢性肝炎患者食谱举例

餐别	食谱举例
早餐	粥(粳米50g),花卷(标准粉50g),蒸蛋羹(鸡蛋70g),拌胡萝卜丝(胡萝卜100g)
加餐	橘子(100g)
午餐	米饭(粳米150g),肉丝炒白菜豆腐丝(瘦猪肉50g、白菜150g、豆腐丝25g),冬瓜汤(冬瓜50g)
加餐	香蕉(100g)
晚餐	粥(小米50g),花卷(标准粉100g),肝尖炒笋丝(猪肝100g、莴笋100g)

注:总能量9308.8kJ(2268kcal),蛋白质85.3g,脂肪57.7g,碳水化合物351.9g,全天用烹调油20g。

2.食疗方

（1）玫瑰花粳米粥：玫瑰花 10g，粳米 60g。粳米加水煮粥，粥将熟时，撒入玫瑰花瓣，煮沸即可，可作早餐服食。

（2）酸枣汤：酸枣 50g，白糖适量。将酸枣加水 500mL，文火煮 1 小时，加白糖适量。每日服 1 次，随量饮。

二、肝硬化

（一）概述

肝硬化是一种临床常见的由多种病因引起的慢性、进行性肝脏损害，是各种慢性肝脏疾病的最后阶段。肝硬化是一种以肝组织弥漫性纤维化、假小叶和再生结节形成为特征的慢性肝病。临床早期可无症状，后期可出现肝功能损害和门静脉高压以及多系统受累的多种表现，如消化道出血、肝性脑病、继发感染等。常见病因为病毒性肝炎、乙醇和药物中毒、营养不良、代谢障碍、肝脏循环阻滞及胆道阻塞、充血性心力衰竭及多种感染。肝硬化患者的临床表现以肝功能减退和门静脉高压为主，如低蛋白血症、腹水、皮肤黏膜出血倾向、腹壁静脉曲张、上消化道出血及脾大等，晚期患者可出现肝性脑病。本病的流行病学特点为男性多于女性，以 35~50 岁为多见。

（二）营养代谢特点

1.蛋白质　肝硬化时，机体蛋白质代谢最重要的改变是白蛋白合成减少、氨基酸的异常代谢和尿素的合成变化，其中氨基酸的代谢异常最为突出。肝脏是人体蛋白质合成的重要器官，除了免疫球蛋白以外，几乎所有的血浆蛋白都是由肝脏生成的。肝硬化时，由于有效肝细胞总数减少和肝细胞代谢障碍，导致血清白蛋白合成下降，出现低蛋白血症，血浆胶体渗透压下降，导致水肿与腹水，同时也直接影响到肝细胞的修复与再生。由于肝脏清除苯丙氨酸、酪氨酸、色氨酸等芳香族氨基酸（AAA）的能力下降，外周组织消耗亮氨酸、异亮氨酸和缬氨酸等支链氨基酸（BCAA）增加，肝硬化时可呈现特有的氨基酸代谢改变，即 BCAA 下降、AAA 升高。肝硬化时，肝脏合成尿素的能力大大下降，直接影响机体对氨的解毒与 pH 的调节。

2.脂肪　肝硬化引起肝功能不全时，肝脏对脂肪的利用降低，脂肪动员与分解增加，从而导致血浆游离脂肪酸和甘油增高。此外，由于卵磷脂胆固醇转酰酶和脂蛋白酰酶活性明显下降，导致脂蛋白代谢异常，胆固醇酯及低密度脂蛋白胆固醇显著下降，且与肝功能受损程度有关。

3.碳水化合物　糖原的合成与分解受胰高血糖素与胰岛素的双重调节，以维持血糖的稳定。正常情况下肝细胞对胰岛素极为敏感，肝硬化时由于肝细胞大量坏死，肝功能异常，患者常出现高胰岛素血症或胰岛素拮抗等，可表现为葡萄糖耐量异常，部分患者可出现 2 型糖尿病的表现，被称为肝源性糖尿病。肝硬化时肝糖原的储备能力下降，但肝脏的糖异生作用仍存在，以此维持正常的血糖浓度。如合并急性肝功不全，将会丧失糖异生作用，进而导致低血糖症。

4.矿物质　肝硬化患者常有电解质紊乱，出现腹水或其他并发症后，这种改变更为显著。

（1）钠：肝硬化腹水患者，由于长期钠摄入不足、长期利尿或大量放腹水导致钠丢失，加之抗利尿激素增多致水潴留大于钠潴留，出现稀释性低钠、低氯血症；而有效血容量不足可激活交感神经系统、肾素－血管紧张素－醛固酮系统等，导致肾小球滤过率下降及水钠重吸收增加，发生水钠潴留。

（2）钾：肝硬化患者体内钾储备不足，严重肝功能损害钾储备进一步降低。患者进食少、呕吐、腹泻、继发性醛固酮增多及长期应用排钾利尿剂，都可使钾丢失；由于能量摄入不足，使肝糖原消耗及组织蛋白分解增加，尿钾排出增加；长期注射高渗葡萄糖或使用激素，亦可加重血钾降低。低钾血症发生后常导致代谢性碱中毒，因而加重病情或诱发肝性脑病。

（3）铁：肝硬化患者由于蛋白质摄入不足、合成减少以及饮酒等因素的影响，使血清铁蛋白降低，

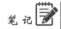

铁的运输与代谢受到影响,导致血清铁下降。

(4)锌:肝硬化患者由于锌摄入不足与吸收减少可导致锌缺乏,而缺锌可引起食欲减退、味觉异常,促进肝纤维化并诱发肝性脑病。

(5)硒:肝硬化患者由于硒摄入减少、吸收障碍与丢失过多,常出现血清硒降低。而缺硒可导致谷胱甘肽过氧化物酶活性下降,使机体易受过氧化物和自由基的侵害,进而加速肝细胞的损伤、坏死,肝功能恶化。

5.维生素　肝硬化患者常伴有维生素 B_{12}、叶酸等的摄入不足,使细胞生成受抑制和铁的利用障碍,铁在肝内大量沉积,可引起贫血。

(三)营养治疗原则

由于病情的轻重不同,所处的病程阶段不同,其病理生理改变和临床表现亦不同,在营养治疗过程中应根据患者肝功能受损的程度制订合理的营养供给标准,以减轻患者机体的代谢负担,有利于病情恢复。

1.肝功能损害较轻、无并发症者　应给予"三高三适量"的膳食,即高能量、高蛋白及高维生素,适量的脂肪、碳水化合物与矿物质。

(1)充足的能量:具体用量根据患者的身体状况、病情及营养状态而定,每日供给量以 126～146kJ(30～35kcal)/kg 为宜。

(2)充足的蛋白质:具体用量根据患者的营养状态以及机体对膳食蛋白质的耐受性而定。尤其血浆蛋白过低伴有水肿和腹水的患者,蛋白质的供给量应以患者能耐受、保持正氮平衡、不引起肝性脑病并促进肝细胞再生为宜,可按 1.2～1.5g/(kg·d) 来供给,每日供给量不低于 60g,其中优质蛋白质宜占总蛋白质的 40% 以上。如果饮食中含高生物价蛋白质较多,供给量可适当减少,但每日不低于 1g/kg。患者出现肝衰竭、肝性脑病倾向,血氨偏高时,蛋白质的供给量应减少甚至暂时禁用蛋白质。

(3)适量的脂肪:肝硬化患者肝功能衰退,胆汁合成及分泌减少,有明显的脂肪吸收和代谢异常。脂肪供给过多,超过肝脏的代谢能力,容易在肝内沉积,阻止肝糖原的合成,加重肝功能损伤,供给量不宜过多,以 0.7～0.8g/(kg·d) 为宜,其来源以富含长链脂肪酸的植物油为主。供给过少可影响食欲,故脂肪不宜限制过严,以每日 40～50g 为宜。

(4)适量的碳水化合物:足够的碳水化合物可使肝脏储备充足的糖原,防止毒素对肝细胞的损害,有利于肝功能的恢复,起到保肝解毒的功效。同时能纠正由于肝功能受损引起的低血糖反应,并且具有节约蛋白质的作用。每日摄入量以 350～500g 为宜。对主食摄入量少者可适量补充一些甜食和蜂蜜,或辅以静脉、口服葡萄糖。

(5)充足的维生素:维生素直接参与肝脏的生化代谢过程,能起到保护肝细胞、增强机体抵抗力及促进肝细胞再生的作用。肝硬化患者常伴有维生素的缺乏,其中以维生素 A、维生素 D、维生素 K、维生素 B_1、维生素 B_6、维生素 B_{12}、叶酸等较为明显,在实施营养治疗过程中应多选用富含多种维生素的食物。维生素 B_{12}、叶酸有利于治疗肝硬化造成的贫血,应注意补充。对患有眼干燥症、夜盲症的患者要补充维生素 A;对凝血时间延长及出血者应及时补充维生素 K。

(6)适量的矿物质:肝硬化患者往往伴有不同程度的电解质代谢紊乱,应根据患者的具体情况,注意钾、锌、铁、镁等矿物质的补充。

(7)钠盐与水:对肝硬化伴有腹水者,应当限制钠盐和水的摄入。轻度腹水者应采用低盐饮食,每日食盐供给不超过 3g;有严重水肿时,应采用无盐饮食或低钠饮食,钠限制在每日 500mg 内,液体量限制在每日 1000mL 左右。

(8)少量多餐:除正常的一日三餐外,可增加 2 或 3 次加餐。应选择易消化、少刺激、产气少、无公害的食品。在烹调加工时应注意食物的感官性状,并采用氽、烩、炖等易于消化的烹调方法。

2.肝功能严重受损者

(1)充足的能量:摄入足够的能量有助于改善患者的营养状态、起到节约蛋白质的作用并能减少体内氨的产生。

(2)适当限制蛋白质的摄入:肝衰竭时,肝脏不能及时清除体内蛋白质分解产生的氨,导致血氨升高,引发肝性脑病。为减轻患者的中毒症状,应限制蛋白质的摄入,每日蛋白质的摄入量应限制在 50~55g。同时应注意蛋白质的食物来源,避免食用含芳香族氨基酸丰富的食物(如带皮的鸡肉、猪肉、牛肉、羊肉等),增加支链氨基酸的摄入(如牛奶、黄豆、红枣等)。

(3)限制脂肪的摄入:每日脂肪的适宜摄入量为 40~50g,以占总能量的 20%~25% 为宜。胆汁淤积性肝硬化,应采用低脂、低胆固醇膳食。

(4)充足的碳水化合物:肝功能严重受损者,机体能量的主要来源为碳水化合物,约占总能量的70%。如食欲差,主食的摄取不足,可适当补充一些甜食,必要时选用一些肝病专用型肠内营养制剂。

(5)充足的维生素:如膳食摄入不足可通过复合维生素制剂予以补充。

(四)食物宜忌

1.宜用食物　①富含优质蛋白质的食物,如牛奶及其制品、豆腐、鱼虾类、嫩的畜禽瘦肉类等;②发酵食品,如包子、馒头、花卷、面包等,以满足机体对于 B 族维生素的需求;③高维生素、少膳食纤维的食物,如冬瓜、菜瓜、角瓜、丝瓜等瓜菜类以及嫩的生菜、白菜、茄子、菜花等;④易消化的单、双糖,如葡萄糖、蔗糖和蜂蜜等;⑤富含不饱和脂肪酸的植物油。

2.忌(少)用食物　①禁用各种酒类及含酒精的饮料;②禁用辛辣刺激性的食品和调味品,如辣椒、芥末、胡椒和咖喱粉等;③禁用肥肉及高脂肪食品,如油煎、油炸、滑、溜等食品;④少用韭菜、芹菜、豆芽、燕麦,以及各种粗加工粮食等含粗纤维多的食品;⑤少用豆类、薯类、萝卜、碳酸性饮料等产气多的食物。

(五)推荐食谱与食疗方

1.推荐食谱　见表 9-12。

表 9-12　肝硬化患者低脂肪高蛋白软饭食谱举例

餐别	食谱举例
早餐	粥(粳米 50g),花卷(标准粉 50g),蒸蛋羹(鸡蛋 70g),拌黄瓜(黄瓜 100g)
加餐	甜牛奶(牛奶 250g、糖 10g)
午餐	米饭(粳米 150g),牛肉炖土豆(牛肉 100g、土豆 150g),西红柿鸡蛋汤(西红柿 100g、鸡蛋 35g)
加餐	香蕉(100g)
晚餐	粥(小米 50g),千层饼(标准粉 100g)、肝尖溜黄瓜(猪肝 50g、黄瓜 100g),冬瓜汤(冬瓜 50g)

注:总能量 9999.7kJ(2390kcal),蛋白质 103.8g,脂肪 52g,碳水化合物 376.9g。

2.食疗方

(1)冬笋香菇汤:冬笋 250g,香菇 50g。冬笋去皮,洗净切丝,香菇切片,两者同放入锅内翻炒20分钟左右,再加入汤、调料煮沸即可。

(2)桃仁粥:将桃仁 9g,陈皮 6g,生山楂 12g,用水煎煮,滤汁去渣,加粳米和适量水熬煮成粥,每日2次,每次 1 份。

三、胆囊炎与胆石症

(一)概述

胆囊炎与胆石症是胆道系统的常见病与多发病,二者常同时存在,且互为因果,胆囊炎常由于胆囊内结石或继发于胆管结石和胆道蛔虫等疾病,胆管阻塞和细菌感染是常见病因。胆囊炎临床上有急性、慢性2种类型。急性胆囊炎是由于胆囊管梗阻、化学性刺激和细菌感染所引起的急性胆囊炎症性病变,属常见病,多见于中年肥胖女性,女性发病率比男性多1.5~2倍。急性胆囊炎起病急,主要表现为发热、恶心、呕吐,绝大多数患者有上腹部胆囊区阵发性剧痛,若胆管阻塞,可出现胆绞痛。腹痛常因饱餐、食用油腻食物而发病。此外,也可见黄疸、食欲减退、腹胀等。慢性胆囊炎发生化脓并与肠管发生粘连时可出现消化紊乱,严重者可见胆囊穿孔,发生腹膜炎。

胆石症是指胆道系统包括胆管和胆囊在内的任何一个部位发生结石的疾病。根据其化学成分分为胆固醇结石与胆红素结石。胆石症的临床表现与结石梗阻的程度、部位和是否伴发感染有关。腹痛、高热、寒战、黄疸是结石阻塞胆总管后继发胆管炎的典型表现。胆囊结石一般不产生绞痛,由于胆囊排空延迟,可见上腹闷胀感,有时也可见胃部灼热、嗳气、反酸等。上述症状在进食油腻食物后更加明显。

（二）营养代谢特点

胆囊是贮存和浓缩胆汁的器官。肝脏每天分泌600~1000mL的胆汁,胆囊将其浓缩至50%左右。饮食营养因素在本病的发生、发展与防治上有着密切的关系。

1.蛋白质　适宜的蛋白质摄入对于维持氮平衡、修复受损的胆道组织、恢复其正常生理功能具有重要作用。有研究表明,低蛋白饮食易形成胆红素结石;而高蛋白饮食易发生胆固醇结石。因此,应摄取适量的蛋白质,推荐大豆制品,因其富含大豆磷脂,且具有消石作用。

2.脂肪　高脂肪饮食刺激胆囊收缩素的分泌,使胆囊收缩,腹痛加剧,易形成胆固醇结石。低脂肪膳食可使胆汁中葡萄糖二酸-1,4-内酯减少,从而产生大量的不溶于水的非结合胆红素,促进胆红素结石的形成。

3.碳水化合物　适量摄取碳水化合物能增加糖原储备,具有节约蛋白质和保护肝脏功能的作用。但高碳水化合物尤其是单糖、双糖类碳水化合物摄取过多将引起超重或肥胖,导致葡萄糖转化为胆固醇及脂肪酸的过程增强,易形成胆红素结石。

4.其他　流行病学调查和临床资料表明,草酸和肉类蛋白是导致胆结石的重要潜伏因子,而膳食纤维可与胆汁酸结合,使胆汁中胆固醇溶解度增加,减少胆石形成。

（三）营养治疗原则

1.急性期　急性胆囊炎或慢性胆囊炎急性发作期患者呕吐频繁、疼痛严重者应禁食,以缓解疼痛,使胆囊得到充分休息。但宜多饮水及饮料,并可在饮料中适当添加钠盐和钾盐,以确保体内水与电解质平衡。病情缓解、疼痛减轻后,根据病情逐渐给予肠内营养,可给予清流食或低脂流食。

2.慢性期　慢性胆囊炎多伴有胆石症,宜经常采用低脂肪、低胆固醇饮食。

（1）适宜的能量:供给标准根据患者的病情及一般状况而定,可略低于正常量,以每日7.56~8.40MJ（1800~2000kcal）为宜。肥胖者可低于此标准,以减轻体重,而消瘦患者则应酌情增加能量供应。

（2）适宜的蛋白质:过多的蛋白质摄入会增加胆汁分泌,影响病变组织的修复;但蛋白质摄入过少又会影响患者的营养状态,同样不利于受损胆管组织的修复。蛋白质的供给以每日1~1.2g/kg为宜,但应注意避免摄入蛋白质的同时摄入过量的胆固醇。

（3）限制脂肪和胆固醇的摄入:过多的脂肪摄入可促进胆囊收缩,诱发胆囊疼痛,故应严格限制脂肪的摄入,尤其是动物脂肪。每日脂肪的适宜摄入量为20~40g。植物油既能供给必需脂肪酸,又有助于胆汁排泄,可作为脂肪的主要来源。但应逐渐增量并均匀分布于三餐饮食中,避免在一餐中食用过多的脂肪。同时注意限制胆固醇的摄入量,每日在300mg内,以减轻胆固醇代谢障碍,防止形成胆固醇结石。

（4）适量的碳水化合物:碳水化合物易于消化、吸收,且对胆囊的刺激较小,适量的碳水化合物可增加糖原的储备、节约蛋白质和维护肝脏功能,每日300~500g为宜。来源以复合碳水化合物为主,适当限制单糖、双糖的摄入。

(5)充足的维生素:供给充足的维生素,特别应注意补充B族维生素、维生素C、维生素K、维生素E,有利于胆道疾患的恢复。维生素A能防止胆结石的形成,有助于胆管上皮细胞的生长和病变胆道的恢复。维生素K对内脏平滑肌具有解痉镇痛作用,对于缓解胆道痉挛和胆绞痛具有良好的效果。B族维生素和维生素C、维生素E也与胆道疾患的恢复密切相关,应予以充分补给。

(6)高膳食纤维和水:膳食纤维既能利胆,又能刺激肠道蠕动,有利于通便,促使肠内有害物质尽快排出,防止胆囊炎发作。但高膳食纤维不适用于胆囊炎发作期。多饮水及饮料可以起到稀释胆汁、加速胆汁排泄、防止胆汁淤积的作用,有利于胆道疾患的恢复。每日饮水量以1000~1500mL为宜。

(7)少量多餐、定时定量:少量进食可减少消化道负担,多餐能促进胆汁分泌,保持胆道通畅,防止胆汁淤积,有利于胆道疾患的恢复。根据病情每日可进餐5~7次。宜采用蒸、煮、汆、烩、炖等烹调方法,禁用油煎、油炸、爆炒、滑溜等烹调方式。

(四)食物宜忌

1. 宜用食物　急性期过后可先予以清流食,如米汤、米粉、藕粉、杏仁茶、果汁等;病情好转后可逐渐调整饮食,多选用粮食类(尤其是粗粮)、大豆制品、新鲜的水果和蔬菜、鱼虾类、畜禽瘦肉等。可多选用洋葱、大蒜、香菇、木耳等具有调脂作用的食物。

2. 忌(少)用食物　①禁用高脂肪食物,如肥肉、动物油、油煎和油炸食品,并限制烹调用油量。②禁用高胆固醇食物,如动物内脏、动物脑、蛋黄、鱼子、蟹黄等;③少用刺激性食品和调味品,如辣椒、胡椒、咖喱、芥末、烈性酒、浓茶和咖啡等;④产气食物,如葱、生蒜、生萝卜、炒黄豆和牛奶等;⑤禁用过酸食品,以免诱发胆绞痛,如山楂、杨梅、酸枣等。

(五)推荐食谱与食疗方

1. 推荐食谱　见表9-13。

表9-13　胆囊炎与胆石症患者低脂肪软饭食谱举例

餐别	食谱举例
早餐	粥(粳米50g),花卷(富强粉50g),酱豆腐(15g)
加餐	西红柿汁(西红柿100g),饼干(25g)
午餐	软米饭(粳米100g),溜鱼片黄瓜(鲈鱼100g、黄瓜150g),冬瓜粉丝汤(冬瓜150g、干粉丝25g)
晚餐	粥(粳米50g),糕点(富强粉50g、糖10g),肉末豆腐(瘦猪肉50g、豆腐100g)
加餐	冲藕粉(藕粉25g、糖10g)

注:总能量7941.2kJ(1898kcal),蛋白质64.7g,脂肪39.2g,碳水化合物321.6g,全天用烹调油10g。

2. 食疗方

(1)玉米须饮:玉米须、蒲公英各30g,茵陈40g,加水1000mL,煮后去渣,加白糖适量,温服。每日3次,每次250mL。

(2)冬瓜皮汤:冬瓜皮洗净切碎,然后加水煎煮至烂熟成汤,每日分2或3次服。

第四节　心脑血管疾病的营养治疗

一、原发性高血压

(一)概述

高血压定义为:未服抗高血压药的情况下,收缩压≥140mmHg和(或)舒张压≥90mmHg。广义的高血压可分为原发和继发两类。绝大多数高血压病因不明,称为原发性高血压,占高血压总数的95%以上。病因明确,即血压升高是某些疾病的一种症状,称为继发性高血压,占高血压总数的5%以下。原发性高血压是最常见的心血管疾病,以体循环动脉血压持续性增高为主要表现的临床综合征,不仅患病率高、死亡率高,而且可引起心、脑、肾并发症,是冠心病、脑卒中和早死的主要危险因素。我国居民高血压患病率总体呈上升趋势,目前成人高血压患者估计为2.45亿,是我国当前面临的重要公共卫生问题。血压水平与心血管疾病危险呈正相关。

(二)营养代谢特点

1.钠 在日常膳食中,钠一般是以食盐的形式摄入的。食盐的摄入量与高血压的发生率密切相关。测定24小时尿钠排出量与血压关系的研究中发现,尿钠排出量和血压呈正相关。相反,适量减钠可降低高血压和心血管疾病的发生率,尤其是超重者。钠盐摄入过多引起高血压的机制,可能与细胞外液扩张、心排血量增加、组织过分灌注以致造成周围血管阻力增加和血压增高有关。另外,个体对盐的敏感性不同,即盐对血压的作用存在个体差异。

2.钾 钾能通过直接的扩血管作用、改变血管紧张肽原酶 – 血管紧张肽 – 醛固酮轴线和肾钠调控,以及尿钠排出作用而降低血压。

3.钙 钙的摄入与血压呈负相关,当钙摄入不足,在细胞外液中的钙含量相对较低,致使血管壁平滑肌细胞膜的通透性增加,细胞外的钙向细胞内流,促使平滑肌细胞收缩,阻力增加使血压上升。钙还与血管的收缩和舒张有关,当钙摄入增加时,促进钠的排泄可以降低血压。

4.镁 高镁膳食与降低血压相关。血镁升高可降低血管弹性和收缩力,刺激了扩张血管剂前列腺素 I_2 的产生,反之镁缺乏可增强血管收缩力。

5.肥胖 成年人体重增加是导致高血压的一个重要危险因素。肥胖之所以与高血压相关,可能与以下因素有关:①血容量过多;②心排血量增加而周围抗力没有相应降低;③交感神经系统兴奋性增强;④胰岛素抵抗。另外,体脂分布同样重要,向心性肥胖者更易患高血压。

6.酒精 酒精与血压相关的确切机制尚不清楚,其可能性包括:①刺激了交感神经系统;②抑制了血管松弛物质;③钙和镁耗竭;④血管平滑肌细胞内钙增加。据推测,低剂量酒精是血管扩张剂,而较高剂量酒精则为血管收缩剂。中度和中度以上饮酒是高血压的致病因素之一,长期喝酒上瘾的人比刚饮酒的人对血压的影响更大。

7.脂类 大多数研究未发现总脂肪摄入量和血压之间有固有的关联,即使大多数干预试验证明降低脂肪摄入量可以降低血压,但此作用可能并非是脂肪单独所致。

8.蛋白质 许多流行病学研究显示膳食蛋白质与血压呈负相关,但如增加膳食蛋白质往往同样增加其他营养素而影响对血压的评价,所以膳食蛋白质影响血压的根本机制尚不清楚。

9.碳水化合物 有研究证明膳食纤维与血压呈负相关,尤其是可溶性膳食纤维可能由于影响了胃肠道功能而间接地影响胰岛素代谢,从而起到降低血压的作用。

(三)营养治疗原则

高血压的非药物治疗包括改善生活方式,消除不利于心理和身体健康的行为和习惯等。以下的生活方式改变可以作为高血压的辅助或常规的治疗:①减钠增钾,饮食清淡;②合理膳食,科学食养;③吃动平衡,健康体重;④戒烟限酒,心理平衡;⑤监测血压,自我管理。

1.减钠增钾,饮食清淡 每人每日食盐摄入量逐步降至5g以下;增加富钾食物摄入;清淡饮食,少吃含高脂肪、高胆固醇的食物。高血压患者可根据病情给予不同程度的限钠膳食。轻度高血压患者或有高血压家族史者每日3~5g食盐(或折合酱油15~25mL);中度高血压患者每日1~2g食盐(或折合酱油5~10mL);重度高血压患者应采用无盐膳食。钾能对抗钠的不利作用,因此应多吃蔬菜和水果来避免钾的不足。

2. 合理膳食,科学食养　饮食以水果、蔬菜、低脂奶制品、富含膳食纤维的全谷物、植物来源的蛋白质为主,减少饱和脂肪酸和胆固醇摄入。多食用富含维生素 C、膳食纤维的新鲜蔬菜和水果,可以改善心脏功能和血液循环,也有助于高血压病的防治。奶和奶制品是钙的主要来源,发酵的酸奶更有利于钙的吸收,其中钙、钾、镁 3 种元素都有降低血压和脑卒中危险性的作用。作为低饱和脂肪膳食的一部分,动物性和/或大豆蛋白质的摄入量应占总能量的 15% 或以上。

3. 吃动平衡,健康体重　推荐将体重维持在健康范围内(BMI 为 $18.5 \sim 23.9 \mathrm{kg/m^2}$,男性腰围 <85cm,女性腰围 <80cm)。建议所有超重和肥胖患者减重。超重和肥胖者应减少能量摄入,每天能量摄入比原来减少 $300 \sim 500 \mathrm{kcal}$,同时控制高能量食物(高脂肪食物、含糖饮料和酒类等)的摄入。提倡进行规律的中等强度有氧身体运动,减少静态行为时间。一般成年人应每周累计进行 $2.5 \sim 5$ 小时中等强度有氧活动,或 $1.25 \sim 2.5$ 小时高强度有氧活动。

4. 戒烟限酒,心理平衡　不吸烟,彻底戒烟,避免被动吸烟,戒烟可降低心血管疾病风险。不饮或限制饮酒,即使少量饮酒也会对健康造成不良影响,过量饮酒会增加高血压、脑卒中等病的危险,而且饮酒可增加对降压药物的抗性,故提倡高血压患者以不饮酒为宜。减轻精神压力,保持心理平衡。精神紧张可激活交感神经从而使血压升高,高血压患者应进行压力管理,可进行认知行为干预,如必要可到专业医疗机构就诊,避免由于精神压力导致的血压波动。

5. 监测血压,自我管理　定期监测血压,了解血压数值及达标状态,遵医嘱进行生活方式干预,坚持长期治疗,自我管理。根据自身健康状况选择适宜的膳食模式。

(四)食物宜忌

1. 宜用食物　①高钾、高钙的食物,如土豆、芋头、西红柿、茄子、莴笋、冬瓜、红枣、香蕉、葡萄、柑橘、西瓜;②多选含镁丰富的食物,如桂圆、干鲜豆类、绿叶菜、香菇等;③选用鱼类、奶类、瘦肉、鸡肉、豆类及其制品作为优质蛋白质的来源;④有降压作用的食物,如芹菜、萝卜、西红柿、黄瓜、荸荠、木耳、海带、香蕉等,以及降脂的山楂、大蒜、香菇、黑木耳、银耳等;⑤富含维生素的新鲜蔬菜、水果,如青菜、小白菜、芹菜叶、莴笋、柑橘、大枣、猕猴桃、苹果等。

2. 忌(少)用食物　①限制能量过高的食物,尤其是动物油脂或油炸食物。清淡饮食有利于高血压防治,油腻食物过量易导致消化不良,还可发生猝死;②高钠食物,包括咸菜、榨菜、咸鱼、咸肉、腌制食品、火腿、加碱或发酵粉(小苏打)制备的面食和糕点等;③高脂肪和高胆固醇食物,包括动物内脏、肥肉、鸡蛋黄、松花蛋等;④其他食物,辛辣有刺激性的调味品,以及浓的咖啡、茶和肉汤等;⑤高血压患者宜少量多餐,每天 4 或 5 餐为宜,避免过饱;⑥少用烟、酒、浓茶、咖啡以及辛辣刺激性食品。

(五)推荐食谱及食疗方

1. 推荐食谱　见表9-14。

表9-14　原发性高血压普食食谱举例

餐别	食谱举例
早餐	粥(粳米 50g),花卷(标准粉 50g),黄豆拌土豆丁(黄豆 20g、土豆 50g)
加餐	橘子 100g
午餐	米饭(粳米 125g),清蒸鱼(鲈鱼 100g),素炒莴笋丝(莴笋 200g)
晚餐	粥(小米 50g),花卷(标准粉 50g),瘦肉炒芹菜豆腐丝(瘦猪肉 50g、芹菜 150g、豆腐丝 25g)
加餐	牛奶 250g

注:总能量 1891kcal,蛋白质 69.8g,脂肪 52.2g,碳水化合物 285.6g,全天烹调油 20g,盐 4g。

2. 食疗方

(1)绿豆海带粥:绿豆、海带各 100g,粳米适量,将海带切碎与其他两味同煮成粥,可长期当晚餐

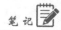

食用。

（2）海蜇拌香芹：海蜇皮100g，芹菜50g，陈皮3g，半夏6g，盐、糖、麻油、醋适量。将海蜇皮切丝，芹菜洗净，水焯后切丝，陈皮、半夏煎汁浓缩成30mL。将海蜇皮、芹菜放盘中，加入煎汁及麻油、醋、少量盐糖，拌匀即食。

二、冠心病

（一）概述

冠心病（CHD）全称为冠状动脉粥样硬化性心脏病，是由于冠状动脉粥样硬化使血管腔狭窄或阻塞导致心肌缺血、缺氧而引起的心脏病，和冠状动脉功能性改变（痉挛）一起统称为冠状动脉性心脏病，简称冠心病，亦称缺血性心脏病。临床表现有：①心绞痛型，胸骨后压榨性疼痛，常发散到左侧臂部，肩部及左手尺侧，有时也放射至下颌、咽喉部、背部；②心肌梗死型，临床表现为疼痛持久而剧烈，呈刀割样疼痛，常伴有濒死感；③心力衰竭和心律失常型，表现为呼吸困难、水肿乏力、心悸等，常伴各种心律失常；④猝死型，在急性症状出现以后6小时内发生心搏骤停；⑤无症状性心肌缺血型，患者有广泛的冠状动脉阻塞却无心绞痛症状，甚至有些患者在心肌梗死时症状也不明显。

（二）营养代谢特点

心血管疾病的危险因素包括：吸烟、总胆固醇和低密度胆固醇（LDL－C）水平升高、超重和肥胖、高血压、糖尿病、久坐少动的生活方式、高密度脂蛋白胆固醇（HDL－C）水平降低、甘油三酯水平升高、载脂蛋白水平增加等。其中许多因素可以通过膳食和生活方式调控，因此，膳食营养因素对冠心病的发病和防治都具有重要作用。

1. 脂肪

（1）总脂肪：目前尚未发现总脂肪摄入量与心血管疾病的关系，膳食中脂肪的种类比总脂肪摄入量的影响更大。一般认为总脂肪的摄入量不应超过30%。

（2）饱和脂肪酸（SFA）：脂肪酸与心血管疾病尤其是冠心病的危险性密切相关。不同长度碳链的饱和脂肪酸（SFA）对血脂的作用也不同。含12~16个碳原子的饱和脂肪酸，如月桂酸（C12:0）、肉豆蔻酸（C14:0）、软脂酸（即棕榈酸，C16:0）可明显升高血清总胆固醇、LDL－C水平。我国营养学会推荐SFA低于总能量的10%。

（3）单不饱和脂肪酸（MUFA）：用MUFA代替SFA可降低血浆LDL－C和甘油三酯水平，并且不会降低HDL－C水平。我国营养学会推荐MUFA占总能量的8%~10%。

（4）多不饱和脂肪酸（PUFA）：用PUFA替代膳食中的SFA可使血清中总胆固醇降低。流行病学研究表明，膳食中海洋鱼类的摄入量与心血管疾病的发病率和死亡率呈负相关。鱼对心血管的保护作用主要是由ω－3PUFA（EPA，DHA）介导的。PUFA因不饱和键多而易氧化，产生脂质过氧化物，故其摄入量应不超过总能量的10%。

（5）反式脂肪酸：研究表明，增加反式脂肪酸的摄入量，可使LDL－C水平升高、HDL－C降低，使胆固醇与HDL－C的比值增高，LDL－C/HDL－C比值增加，以及载脂蛋白（a）升高，明显增加心血管疾病的危险性。反式脂肪酸致动脉粥样硬化的作用比SFA更强。反式脂肪酸摄入量应低于总能量的1%。

（6）胆固醇：膳食胆固醇有升高血清胆固醇及LDL－C的作用，但作用力较弱。人们对膳食胆固醇的反应存在很大的个体差异。由于高胆固醇动物性食物的饱和脂肪酸含量也高，因此限制膳食胆固醇有利于防止高胆固醇血症。

2. 碳水化合物　我国膳食中碳水化合物的含量较高，人群中高甘油三酯血症较为常见。摄入大量碳水化合物，特别是能量密度高、缺乏纤维素的双糖或单糖类，可使糖代谢增强，细胞内ATP增加，脂肪合成增加。另外,膳食纤维有调节血脂的作用,可降低血清胆固醇、LDL－C 水平,摄入量与心血管疾病的危险性呈负相关。果胶、树胶、β－葡聚糖等可溶性膳食纤维比不溶性膳食纤维的作用强。

3. 蛋白质

(1)动物蛋白:试验证明,用低脂肪的动物蛋白,如瘦牛肉、鱼肉、禽肉、脱脂奶等,替代碳水化合物时,可降低血浆胆固醇、甘油三酯、LDL－C、VLDL,升高 HDL－C。但是推荐这种膳食需谨慎,因为非低脂肪动物性食物在增加蛋白质时,同时会增加脂肪和胆固醇的摄入,会减弱或抵消高蛋白膳食可能产生的健康效应。

(2)大豆蛋白:摄入大豆降低胆固醇的作用与基础胆固醇水平有关,血胆固醇水平越高其作用越明显。此外,大豆中含有许多生物活性物质(如异黄酮类),具有降低血清胆固醇、抗动脉粥样硬化和改善血管功能的作用。大豆还可作为植物雌激素与体内的雌激素受体结合,具有与雌激素相似的保护心血管的作用。

4. 维生素和矿物质　自由基介导的氧化反应及其产物在动脉粥样硬化形成、发展过程中起重要作用。试验表明,维生素 E、维生素 C、β－胡萝卜素有抗氧化和清除自由基的作用,因此应当鼓励人们从天然食物中摄取丰富的抗氧化营养素。硒也是一种重要的抗氧化物质,具有降低心血管疾病发病率、保护心血管和心肌健康的作用。硒是谷胱甘肽过氧化物酶(GPX)的重要组成成分,GPX 能使细胞膜中的脂类免受过氧化氢和其他过氧化物的作用,从而保护了细胞膜和细胞。富含硒的食品是海产品、动物内脏、其次是肉类、乳类、谷物和蔬菜。

实验研究证明,血浆同型半胱氨酸水平增高是冠心病的独立危险因素。同型半胱氨酸代谢过程中需要维生素 B_6、维生素 B_{12} 和叶酸作为重要辅助因子。当三者缺乏时,同型半胱氨酸不能进一步代谢,导致血中同型半胱氨酸水平增高。建议冠心病患者或高危人群每天补充含 $400\mu g$ 叶酸的多种维生素,这是可能有助于防止冠心病进展的安全剂量。

5. 蔬菜水果　蔬菜水果对冠心病、脑卒中有显著的保护作用。其作用机制与所含的膳食纤维、抗氧化作用的营养素,以及多种生物活性物质有关。

6. 坚果　坚果中的脂肪酸通过对膳食中总脂肪酸组成的调整而有降低血清胆固醇的作用。此外,坚果还含有丰富的膳食纤维。但是坚果的脂肪含量较高,在推荐食用量时要保持能量平衡。

7. 蛋类和奶制品　蛋中胆固醇含量高,对禽蛋的摄入量宜限制在每周 3 或 4 枚。奶及奶制品是膳食脂肪的重要来源,可以使饱和脂肪酸和胆固醇增加。但是奶及奶制品也是钾、镁、钙等矿物质的良好来源。应当推荐摄入低脂的奶制品以保护心血管。

8. 酒精　适度饮酒对心脏具有保护作用,可降低冠心病和缺血性脑卒中的危险,但是长期大量饮酒(＞60g/d 酒精)使总死亡率和各种类型脑卒中的危险性增加。需要注意的是,饮酒引起血浆 HDL－C 升高的同时,也使血浆甘油三酯水平升高,影响脂质代谢。因为酒精能刺激脂肪细胞释放脂肪酸,使肝脏合成甘油三酯的前体 VLDL－C 增加,并使 VLDL－C 与乳糜微粒的清除速度减慢,导致血清甘油三酯水平升高。

9. 茶和咖啡　茶有降低胆固醇在动脉壁沉积、抑制血小板凝集、促进纤溶、清除自由基等作用。咖啡豆中含有的萜烯酯(又称咖啡酯)具有强烈的升高血清胆固醇作用,因此应适量饮用。

(三)营养治疗原则

1. 食物多样、谷类为主　多选用复合碳水化合物,多吃粗粮、粗细搭配,少食单糖、蔗糖和甜食。限制含单糖、双糖高的食品,如甜点心、各种糖果、冰淇淋、巧克力、蜂蜜等。

2. 多吃蔬菜、水果　蔬菜水果中含多种维生素、矿物质、膳食纤维等,每日摄入 400～500g 新鲜蔬菜、水果有助于降低冠心病、高血压、脑卒中的危险。增加叶酸、维生素 B_6、维生素 B_{12} 的摄入量可降低血清同型半胱氨酸的水平,有利于降低冠心病的发病率和死亡率。绿叶蔬菜、水果、豆类等食品含丰

笔记

富的 B 族维生素。

蔬菜、水果和薯类富含膳食纤维。有些水溶性膳食纤维能与胆固醇结合,使胆固醇的排出量增加。纤维素还能与胆盐结合,一方面使脂肪和胆固醇的吸收减少,另一方面使胆盐的肠肝循环减弱,使体内由胆固醇合成胆汁的活动加强,血脂及血清胆固醇水平因而降低。

多吃蔬菜和水果可提高钾的摄入量,钾与血压升高呈负相关,而高血压是冠心病的重要危险因素。故冠心病患者应多吃蔬菜和水果,以提高膳食中钾及纤维素的摄入量。

3.常吃奶类、豆类及其制品 奶类含钙量较高,且利用率也高,是天然钙质的极好来源,缺钙可以加重高钠引起的血压升高。因此冠心病患者可常喝奶,但应以脱脂奶为宜。大豆蛋白含有丰富的异黄酮、精氨酸等,具有降低血清胆固醇和抗动脉粥样硬化的作用,每天摄入 25g 以上大豆蛋白可降低发生心血管疾病的危险性。

4.适量瘦肉,少吃肥肉、荤油与煎炸食品 控制膳食中总脂肪含量及饱和脂肪酸的比例,摄入充足的单不饱和脂肪酸。烹调菜肴时,尽量使用香油、花生油、豆油、菜籽油等含有不饱和脂肪酸的植物油。应尽量减少肥肉、动物内脏及蛋类的摄入,增加不饱和脂肪酸含量较多的海鱼、豆类的摄入,可适量进食瘦肉、鸡肉,少用煎炸食品。

5.吃清淡少盐的膳食 膳食中各种来源的钠都可影响人群的血压水平,因此宜限制钠的摄入量以降低冠心病和脑卒中的危险。冠心病患者的饮食宜清淡,改变嗜咸的饮食习惯,减少食盐、食品添加剂和味精等使用量有助于控制膳食钠的摄入量,盐的摄入量以每人每天不超过 4g 为宜。

6.控制体重 肥胖及超重人群患心血管病风险增加。大量研究发现通过限制能量摄入、增加身体活动等方式减轻并维持体重,有助于降低心血管病风险。推荐将每周 150min 以上中等强度有氧运动作为初始减重措施,每周 200~300 分钟高强度身体活动用于维持体重。能量摄入,男性宜控制在 1500~1800kcal/d,女性则为 1200~1500kcal/d。

(四)食物宜忌

1.宜用食物 ①富含膳食纤维的粗粮,如玉米、小米、高粱等;②富含优质蛋白质及不饱和脂肪酸的深海鱼类;③富含维生素、矿物质及膳食纤维的新鲜蔬菜、水果;④富含优质蛋白的豆类及其制品;⑤富含特殊成分,有降脂、降压作用的海带、香菇、木耳、洋葱、大蒜等。

2.忌(少)用食物 ①高脂肪和高胆固醇食物,如动物脂肪(猪油、牛油、鸡油、奶油等),动物内脏(脑、肝脏、肾脏);富含胆固醇的食物,如肥肉、鱼子、鸡蛋黄、松花蛋。②过甜的食品,如精制糖、奶油蛋糕、甜点、甜饮料等。③过咸的食品,如咸菜、面酱等。④油炸食品,如炸鸡腿等。⑤如饮酒,应适量。

(五)推荐食谱与食疗方

1.推荐食谱 见表 9-15。

表 9-15 冠心病普食食谱举例

餐别	食谱举例
早餐	牛奶(牛奶 250g),花卷(标准粉 50g),煮黄豆(黄豆 10g)
加餐	橘子 100g
午餐	米饭(粳米 125g),牛肉炖土豆胡萝卜(牛肉 50g、土豆 100g、胡萝卜 10g),小油菜汤(小油菜 50g)
晚餐	粥(小米 25g),两面蜂糕(标准粉 50g、黄玉米粉 50g、糖 10g),瘦肉炒扁豆(瘦肉 50g、扁豆 200g)

注:总能量 1896kcal,蛋白质 66.7g,脂肪 48.7g,碳水化合物 297.8g,全天烹调油 10g。

2.食疗方

(1)山楂饮:将生山楂洗净,去果柄、果核,放入锅中,加水适量,煎煮至七成熟烂、水将耗干时加入蜂蜜,再以小火煮熟收汁即可。待冷,放入瓶罐中贮存备用。每日 3 次,每次 15～30g。

（2）芹菜红枣汤:芹菜根 5 根、红枣 10 个、水煎服。食枣饮汤、每日 2 次。

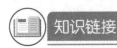

冠心病患者要经常补水

水有止渴、镇静、稀释血液、散热、润滑、利尿、运送营养等功效,据统计,心绞痛、心肌梗死多在睡眠时或早晨发作。老年人在夜间因呼吸和出汗会消耗部分水分,夜间缺水会使血液黏稠度升高,血流量减少,血小板凝聚,粥样硬化的血管更易产生栓塞,所以,老年人尤其患冠心病的老年人,重视饮水是预防心肌梗死发生的重要保健方法之一。

可根据自身情况,在临睡前半小时,适当喝些水。早晨起床后,首先饮一杯水(200mL 左右),可及时稀释过稠的血液,促进血液流动。当气候炎热或饮食过咸时,更应多喝水,既可补充流失的水分,又可将废物及时排出体外。

三、脑血管疾病

（一）概述

脑血管疾病是不同病因导致脑血管发生病变时引起的脑部疾病的总称。引发脑血管疾病的血管源性疾病包括血管壁病变、心脏及血流动力学改变、血液成分改变及血液流变学异常等。

脑血管疾病分为急性和慢性 2 种。

1. 急性脑血管疾病　又称脑血管意外、脑卒中或中风。分为:①缺血性脑卒中,包括脑血栓、脑栓塞和短暂性脑缺血发作。②出血性脑卒中,根据出血部位的不同分为脑出血和蛛网膜下腔出血。

2. 慢性脑出血　如脑动脉硬化症等。发病大多在 50 岁以后,病程较长。

（二）营养代谢特点

1. 与脑卒中相关的疾病危险因素

（1）高血压:高血压是一个最重要的、公认的、独立的危险因素。血压升高的程度与脑卒中危险性的增加呈正相关。防治高血压可以降低脑卒中的发病率和死亡率。

（2）心脏病:各种原因所致的心脏损害(如风湿性心脏病、冠状动脉硬化性心脏病、高血压性心脏病)及先天性心脏病,包括可能并发的各种心肌损害(如心房纤颤、房室传导阻滞、心功能不全、左心室肥厚、细菌性心内膜炎和各种心律失常等),均可增加脑卒中(特别是缺血性脑卒中)的危险。心脏病也可成为脑卒中的直接原因,如风湿性心脏病附壁血栓脱落造成的脑栓塞。

（3）糖尿病:糖尿病是脑卒中的肯定危险因素,女性糖尿病患者发生脑梗死的危险性大于男性,使用胰岛素的患者危险性大于未使用胰岛素者。脑卒中急性期控制高血糖能减轻脑损害的严重程度。WHO 专家组的报告结论是,糖尿病是大血管损害发生缺血性脑卒中的危险因素。

2. 营养素与脑卒中的关系

（1）碳水化合物:与动脉硬化及高脂血症有密切的关系。高碳水化合物易引起高脂血症,高脂血症又易引起动脉硬化。另外,糖代谢是脑能量的主要来源,脑组织所用的糖,绝大部分是葡萄糖。脑细胞中糖原储备量非常低,需要血液循环提供葡萄糖提供能量。因此,当脑血液循环发生障碍或血糖降低时,脑就会发生严重功能障碍,如乏力、出汗、神志不清甚至昏迷。脑血管疾病患者,每日应供给充足的单糖及双糖类食物,可迅速转化为葡萄糖,以维持脑循环和脑组织的能量供应。

（2）脂肪与胆固醇:研究发现血浆胆固醇水平与脑出血呈负相关。缺血性脑卒中与动脉粥样硬化有关,血浆胆固醇升高是危险因素。但要确立血浆胆固醇水平与出血性脑卒中的关系还必须控制一

笔记

些混杂因素,如饮酒、膳食蛋白质和脂肪摄入量,以及是否服用阿司匹林等降低血小板凝集的药物等。脂肪和胆固醇的供给应严格控制,胆固醇摄入量应限制在300mg/d以下。

(3)维生素:维生素B_1在机体糖代谢过程中很重要。维生素B_1供应不足时,会妨碍糖的氧化,引起神经组织能量供应不足,从而影响脑组织的功能;烟酸能使末梢血管扩张,防止血栓形成,并能降低甘油三酯,对动脉硬化防治和预防脑血管病有一定作用;维生素E有抗氧化功能,能阻止不饱和脂肪酸的氧化,改善心肌及脑血管缺氧,并具有修复血管壁瘢痕的能力;维生素C能恢复失衡了的神经系统功能,并能增强神经细胞的新陈代谢,以增强皮层张力。此外,维生素C还能提高胆固醇转变为胆酸的速度,加强血管壁韧性,防止动脉粥样硬化的发生和发展。

(4)矿物质:镁有利于脂质代谢,有抗凝血和抗血栓作用,防止血小板凝集,可减少脑动脉硬化。铬缺乏可引起血胆固醇和血糖升高,并有主动脉斑。脑血管疾病患者,其主动脉内含铬量低。

3.其他因素

(1)吸烟:吸烟是脑卒中的危险因素。长期大量的吸烟可使脑血管舒缩功能降低并加速动脉硬化而增加脑卒中的危险。

(2)饮酒:少量饮酒并不对脑卒中构成危险,甚至有不少研究认为是脑卒中的保护因素。过量饮酒或长期饮酒会增加出血性脑卒中的危险。

(3)茶:茶叶中含有茶碱、鞣酸等成分。茶碱能使头脑保持清醒状态,增加精神活动能力,使思想清楚敏捷,还能使脉搏加快,血压略微升高,心脏肌肉的刺激增强。茶碱及其化合物是一种利尿剂,能使尿比重略低于正常水平,减少尿内盐及尿素含量。所以喝茶对人体有一定的好处,脑血管病患者更应常饮淡茶。

(4)咖啡:脑动脉硬化及冠心病患者不宜喝咖啡,因咖啡可使人体游离脂肪酸增加,血液中葡萄糖和丙酮酸也比不喝咖啡者高,恢复也慢。

(三)营养治疗原则

1.控制能量 能量供给量不应超过需要量,肥胖者应根据患者具体情况确定能量供给量及控制体重。

2.限制脂肪及胆固醇 脂肪摄入量控制在总能量的20%以下,以植物油为主。胆固醇限制在300mg/d以下。若原有高脂血症,胆固醇应严格限制在200mg/d以下。

3.适当增加膳食纤维 碳水化合物仍是主要能源物质,占总能量的60%~65%,适当增加膳食纤维摄入量,减少蔗糖和果糖摄入量。

4.适量蛋白质摄入 蛋白质供能可占总能量的15%~20%,适当减少动物蛋白质摄入,增加植物蛋白质摄入,两者比例为1∶1。

5.控制钠盐摄入量 冠心病患者尤其是伴有高血压者,应控制在3~5g/d。

(四)食物宜忌

1.宜用食物 ①富含优质蛋白的食物,如乳类及其制品、豆类及其制品;②新鲜的蔬菜和水果,尤其是绿叶类蔬菜,如生菜、菠菜、空心菜等;③易缓解血管硬化及降压的食物,如黑木耳、银耳、果汁、米汤、菜汁等。

2.忌(少)用食物 ①高钠饮食,少吃盐,如咸菜、腌渍食物和熏酱食物等;②高脂肪、高胆固醇饮食,如肥肉、动物油、动物内脏、鱼子、油炸食物等;③高糖食物,如食用糖、糖果、甜点等;④其他,如烟、酒、咖啡和辛辣调味品等。

(五)推荐食谱与食疗方

1.推荐食谱 见表9-16。

表9-16 脑血管疾病患者食谱举例

餐别	食谱举例
早餐	豆腐脑(豆腐脑250g),花卷(面粉50g),五香鹌鹑蛋(鹌鹑蛋50g),木耳拌黄瓜(木耳10g、黄瓜100g)
加餐	西瓜150g
午餐	红豆米饭(红豆25g、籼米50g),西红柿牛腩(牛肉75g、西红柿100g),香菇油菜(油菜100g、香菇75g)
加餐	苹果100g
晚餐	薏米粥(薏米20g、粳米10g),面饼(面粉50g),清蒸鱼(鳜鱼100g),虾皮小白菜(小油菜150g、虾皮少许)
加餐	酸奶(牛奶125g)

注:总能量1535kcal,蛋白质60g,脂肪43g,碳水化合物227g。

2.食疗方

(1)桃仁粥:将桃仁、枣仁、柏子仁打碎,加水适量,置武火煮沸30~40分钟,滤渣取汁,将粳米淘净入锅,倒入药汁,武火烧沸,文火熬成粥。加白糖调味,早晚佐餐服用。

(2)山药玉米粥:玉米(黄,干)90g,山药60g,莲子50g,冰糖30g。将山药切成细丝;去除莲子的芯并磨成粉;将玉米、山药入锅并加入适量清水,同煮30分钟;再放入莲子粉、冰糖,煮成糊状稀粥。

第五节 呼吸系统疾病的营养治疗

一、肺炎

(一)概述

肺炎是一种呼吸系统常见病和多发病,指终末气道、肺泡和肺间质的炎症,可分为细菌性肺炎、病毒性肺炎、立克次体型肺炎及衣原体肺炎等多种形式。发病因素很多,如病原微生物、理化因素、免疫损伤、过敏及药物等,多为细菌感染所致。四季均可发病,以冬春季多见,男性多于女性。继发性肺炎多见于儿童及年老体弱者,诱发因素有突然受寒、饥饿、疲劳、醉酒等。

肺炎按解剖部位可分为大叶性肺炎、小叶性肺炎和间质性肺炎。按病程分为急性肺炎、迁延性肺炎、慢性肺炎。本病起病急骤,常有淋雨、受凉、劳累等诱因,约1/3的患者有上呼吸道感染史,自然病程7~10天,典型症状为突然寒战、高热,体温高达39~40℃,呈稽留热型,伴有头痛、全身肌肉酸软、纳差。使用抗生素后热型不典型,年老体弱者仅有低热或不发热。早期为刺激性干咳,继而咯出白色黏液痰或带血丝痰,1~2天后,可咯出黏液血性痰、铁锈色痰、脓性痰,消散期痰量增多,痰黄而稀薄。常有剧烈胸痛,呈针刺样,随咳嗽或深呼吸而加重,可向肩或腹部放射。

(二)营养代谢特点

肺炎患者由于感染、摄入不足或吸收不良等原因易造成机体代谢紊乱,出现营养不良,使呼吸肌和通气功能受损。

1.能量 肺炎的病理改变和临床特征均提示肺炎可导致机体处于高代谢状态,能量消耗增加。

2.蛋白质 蛋白质分解代谢增强,加之食物摄入不足,蛋白质合成代谢减弱,易出现负氮平衡,导致机体免疫功能低下,从而加重感染。

3.脂肪 体内脂肪动员和氧化分解增强,以供给高代谢所需能量,减少氮丢失,当脂肪贮备耗尽时,蛋白质的丢失明显加快。

4.维生素和矿物质 由于感染、摄入减少、吸收不良或腹泻均可导致多数矿物质和维生素的缺乏,尤其是锌、硒、钙、维生素A、维生素C及B族维生素等的缺乏。

笔记

（三）营养治疗原则

1. 能量　肺炎患者因长时间高热,体力消耗严重,每日能量供给能量应为2000～2400kcal。

2. 供给充足的蛋白质　蛋白质的供给量标准,每天以1.5g/kg为宜,其中优质蛋白质比例保证在1/3以上,可给予牛奶、豆制品、蛋类及瘦肉等,以提高机体抗病能力,防止呼吸系统感染转向恶化,维持机体消耗。

3. 适当限制脂肪　由于肺炎患者发热及咳嗽频繁,导致患者食欲减退,故应适当限制脂肪的量,给予清淡易消化的饮食。

4. 供给充足的碳水化合物　碳水化合物摄入量要充足,以占总能量50%～60%为宜。

5. 供给足量的矿物质　酸碱失衡是肺炎常见症状,应多吃新鲜蔬菜或水果,以补充矿物质,有助于纠正水电解质失调。给予富含铁的食物,如动物心脏、肝、肾等;给予高钙食物,如虾皮、奶制品等。

6. 补充维生素　注意各种维生素尤其是维生素A、维生素C及B族维生素的补充。维生素A最好的来源是动物肝脏、鱼肝油、鱼卵、全奶、奶油、禽蛋等;植物中部分类胡萝卜素在体内可以转化为维生素A,良好来源是深绿色或红黄色的蔬菜和水果。

7. 多饮水　保证充足的水分供给,保证每日饮水量约2000mL,以利湿化痰,及时排痰,可防止中毒症状加重。

8. 限制膳食纤维　肺炎患者可出现缺氧、呕吐、腹泻,甚至有肠麻痹的症状,严重时可能有消化道出血,故膳食纤维的摄入量不应过高,尤其应限制不溶性膳食纤维的摄入量。

（四）食物宜忌

1. 宜用食物　①含优质蛋白质丰富的食物,如牛奶、瘦肉、蛋类及豆制品等;②含维生素和矿物质丰富的新鲜果蔬,如西兰花、菠菜、空心菜、莴笋叶、芹菜叶、胡萝卜、豌豆苗、辣椒、胡萝卜、玉米、芒果、杏子、柿子薯等;③具有清热化痰作用的水果,如梨、橘子等。

2. 忌（少）用食物　①禁食大葱、洋葱等刺激性食物以免加重咳嗽、气喘等症状;②少食辛辣的食物,尽量不吃,如辣椒、胡椒、芥末、川椒等;③忌酒,属于辛热之品,会刺激到咽喉及气管,引起局部充血水肿;④忌油腻食物;⑤少食坚硬及高纤维的食物。

（五）推荐食谱与食疗方

1. 推荐食谱　见表9－17。

表9－17　成人肺炎急性期患者食谱举例

餐别	食谱举例
早餐	小笼包(猪肉30g、韭菜100g、富强粉75g),紫米红豆粥(紫米35g、红小豆15g)
加餐	橙汁250mL
午餐	虾仁面(面条100g、瓢儿菜50g、虾仁15g),拌木耳(木耳150g)
加餐	猕猴桃100g
晚餐	热汤面(细切面50g、鸡蛋30g、小白菜75g),馒头(标准粉75g),芝麻酱(10g)
加餐	酸奶(180g)

注:总能量1998kcal,蛋白质63.5g,脂肪47.6g,碳水化合物328.8g,全日烹调油25g。

2. 食疗方

(1)川贝母粥:先以粳米100g和砂糖适量煮粥,待粥熬好时,再放入川贝母粉末5～10g,再继续煮沸即可,上、下午温热分食。

(2)蜂蜜蛋花羹:蜂蜜适量,鸭蛋1个。鸭蛋打散,将适量水烧开,待沸后冲入鸭蛋,再放蜂蜜即成,每日早晚空腹各服1次。补虚润肺,在肺炎恢复期服用。

二、支气管哮喘

(一)概述

支气管哮喘是一种常见的变态反应性疾病,简称哮喘。该病是由多种细胞(如嗜酸性粒细胞、T细胞等)和细胞组分参与的气道慢性炎症及其相伴随的气道高反应性引起反复发作的喘息,呼吸困难,胸闷和咳嗽,常在夜间和(或)清晨发作、加重,多数患者可自行缓解或经治疗缓解。

哮喘的发病与遗传及环境两方面因素有关,二者相互影响。根据发病原因及发病年龄,可将哮喘分为外源性哮喘、内源性哮喘和混合性哮喘三型。外源性哮喘多有明确的季节性,幼年发病,这类患者大多属过敏体质,有家族或个人过敏史。内源性哮喘无明确季节性,诱因多为反复发作的上呼吸道或肺部感染,常在成年期发病。发病时多因病毒、细菌、真菌等感染引起支气管炎、咳嗽、咳痰,逐渐出现哮喘。混合性哮喘兼有两型特点,病史较长,反复发作,逐步成为终年哮喘而无缓解季节。另外,气候变化、运动、妊娠等都可能是哮喘的激发因素。

哮喘急性发作,表现为以呼气为主的呼吸困难,伴喘鸣音,呼吸常在28次/分以上,脉搏超过110次/分。严重者可被迫采取坐位,出现发绀,呼吸与脉搏加快,胸部呼吸音消失,血压下降,大汗淋漓,持续数分钟至数小时,继而咳出大量黏稠痰液,症状缓解。食物过敏引起的哮喘除过敏性鼻炎、咽喉水肿等呼吸道症状外,还可出现腹痛、腹泻、恶心、呕吐等消化道症状及皮肤瘙痒和皮疹等症状。本病多数可经治疗缓解或自行缓解,长期反复发作则发展为阻塞性肺气肿及肺心病等。

(二)营养代谢特点

1. 营养不良 当患者哮喘发作时,常常导致进食困难,影响营养素的吸收,严重者可发生营养不良。哮喘引起的二氧化碳潴留、组织缺氧、胃肠道淤血和低氧血症,长期服用皮质激素、抗生素或茶碱类药物等因素均可刺激胃肠道黏膜而导致消化功能紊乱,影响营养素的吸收、氧化和利用,也是发生营养不良的原因。

2. 消耗增加 哮喘患者往往会有不同程度的情绪变化,如焦虑、恐惧,使机体处于高度应激状态,机体内分泌紊乱,能量消耗和尿氮排出量增加,机体处于负氮平衡状态。哮喘患者由于气道阻力增加、呼吸道反复感染等也会引起患者能量消耗较正常人高,发作期更高。

3. 其他 n-3系列多不饱和脂肪酸可降低脂类介质的作用,抑制迟发反应。维生素C可降低哮喘患者气道对运动或乙酰胆碱吸入反应,减轻哮喘发作。镁有轻微的支气管扩张作用。

(三)营养治疗原则

如果是由于食物过敏引起的哮喘患者,应及时调整饮食结构,去除致敏原。轻型哮喘患者,发作期应给予流食或半流食,能量及各种营养素的摄入量可稍低于正常人。缓解期摄入普食即可,能量及各种营养素的摄入量应同正常人。对于重症哮喘患者,大多伴有营养不良,应给予足够的能量和各种营养素。

1. 能量 可按30~35kcal/(kg·d)供给能量。

2. 蛋白质 适量的蛋白质摄入量可改善患者营养状况,增强机体免疫功能。过量的蛋白质可使症状加重,反而不利于患者康复,主要是由于过量蛋白质会增加氧的消耗,增加瞬间通气量,增强呼吸中枢对高碳酸血症的反应。哮喘患者的蛋白质摄入量以占总能量14%~18%为宜,优质蛋白质应占2/3。

3. 脂肪 各种营养物质在细胞内氧化供能属于细胞呼吸过程,因而将各种营养物质氧化过程中所释放的CO_2和吸收的O_2的分子比(CO_2/O_2)称为某种物质的呼吸商。由于脂肪的呼吸商(0.7)较蛋白质(0.8)和碳水化合物(1.0)低,高脂饮食可以减少CO_2的生成,降低CO_2分压与每分通气量,避免摄食后发生的呼吸急促困难。哮喘患者每日脂肪的供给量应占总能量的32%~36%,以植物油为主,可适当食用深海鱼油。

4. **碳水化合物** 适量的碳水化合物可调节低氧性肺血管收缩反应。但高碳水化合物饮食可提高呼吸商,使呼吸系统负荷加重。另外,迅速、大量的碳水化合物摄入,还可引起高血糖症、机体代谢负荷增加,继而引起胰岛素分泌增多,导致因低磷血症发生(或加重)而出现(或加重)的呼吸肌无力。因此,哮喘患者每日碳水化合物的供能比例不宜超过50%,而且应避免过快、过多地进食纯碳水化合物类食物。

5. **矿物质** 研究证明,盐摄入过多与支气管哮喘有关,哮喘患者每日食盐摄入量不应超过5g。高钠饮食可增加气道反应性,被认为是气道高反应性的危险因素。镁可直接作用于支气管平滑肌,引起气道扩张,同时注意各种微量元素,尤其是具有抗氧化作用的微量元素硒的补充。

6. **维生素** 维生素A、维生素C、维生素E及胡萝卜素能够有效清除机体产生的氧自由基,减少多余的自由基对组织细胞和基因的损害,减少支气管平滑肌的痉挛,从而预防支气管哮喘的发作。哮喘患者应补充足够的上述各种维生素。

7. **水** 哮喘持续状态的患者,因大量出汗丢失很多水分,应当注意水分的补充,每日饮水应达2000mL,甚至更多。

(四)食物宜忌

1. **宜用食物** 牛奶、豆浆、果汁、菜汁、粥、面片、饼干、肉泥、肝泥、鱼丸等。

2. **忌(少)用食物** 能引起变态反应的食物,如鱼、虾、蟹等;刺激性食物,如辣椒、花椒、胡椒、咖啡、浓茶、酒等;产气食物,如萝卜、韭菜、豆类、薯类等;过甜、咸、油腻、生冷的食物及饮料。

(五)推荐食谱与食疗方

1. **推荐食谱** 见表9–18。

表9–18 支气管哮喘患者软食食谱举例

餐别	食谱举例
早餐	稀饭(粳米50g),鸡蛋羹(鸡蛋40g),面包(富强粉50g)
午餐	软饭(粳米150g),青菜粉丝(青菜150g、粉丝50g),鱼头豆腐汤(鱼头100g、豆腐100g)
加餐	哈密瓜200g
晚餐	软饭(黑米150g),花菜肉片(花菜100g、瘦猪肉100g),蒜泥苋菜(苋菜100g),西红柿蛋汤(西红柿100g、鸡蛋40g)

注:总能量2331.8kcal,蛋白质93.9g,脂肪45.4g,碳水化合物386.9g,全天烹调油10g,盐5g。

2. **食疗方**

(1)荞麦蜂蜜茶:茶叶末6g,荞麦面120g,蜂蜜60g,拌匀备用。每次取20g,沸水冲泡代茶饮,每日1剂,用于一般哮喘。

(2)姜汁芝麻:炒黑芝麻250g,用生姜汁125g,拌炒。蜂蜜125g与冰糖125g熔化后混匀,冷却后与姜汁、炒黑芝麻一起拌匀,放入瓶中封闭备用。每日早、晚各服1汤匙。

第六节 肾脏疾病的营养治疗

一、急性肾小球肾炎

(一)概述

急性肾小球肾炎简称急性肾炎,该病多见于链球菌感染产生免疫反应后,抗原抗体复合物沉积在肾小球引起炎症和损伤等病理性改变,其他细菌、病毒及寄生虫感染亦可引起发病。可发生在任何年龄,以儿童多见,男性多于女性。急性肾炎常在发病前伴有 1~3 周的上呼吸道感染史,起病较急,主要临床表现为水肿、蛋白尿、血尿、少尿及高血压等。急性肾小球肾炎早发现,早治疗,一般预后较好,4~6 周内可逐渐恢复,仅有少数可能转为慢性肾小球肾炎。

（二）营养代谢特点

1. 蛋白质　长期蛋白尿,尿中丢失大量蛋白质,导致血浆胶体渗透压下降,出现水肿和机体抵抗力下降,造成低蛋白血症、贫血和营养不良。若出现少尿,将导致蛋白质代谢产物在体内积聚。

2. 水和电解质　炎症反应使肾小球内皮细胞肿胀增殖,造成肾小球滤过膜的通透性降低和有效滤过面积减少,致使肾小球滤过率急剧下降,而肾小管的重吸收功能相对正常,造成水钠潴留,导致水肿、高血压和少尿。持续少尿又会影响钾的正常排泄,所以临床上常发生高钾血症。

（三）营养治疗原则

1. 控制液体的摄入量　患者无水肿时,可不控制液体摄入量。如有水肿时,应限制液体总入量,每日液体的总入量为前一日 24 小时排尿量加 500~800mL,总入量包括食物水量和静脉输液量。

2. 限制蛋白质的摄入量　蛋白质供给量不超过 0.5~0.8g/(kg·d)。血尿素氮、肌酐水平升高者,蛋白质供给控制在 0.5g/(kg·d),当患者血尿素氮、肌酐水平接近正常,尿量增多接近每日 1000mL 以上时,可逐渐增加饮食中蛋白质的量,但一般不超过 0.8g/(kg·d),以利于肾功能恢复。

3. 限制钠、钾的摄入　应根据尿量和水肿的情况,采用合理的限钠饮食,包括低盐饮食、无盐饮食、低钠饮食等。低盐饮食时,用盐 2~3g/d 或酱油 10~15mL/d;无盐饮食时,全日供钠 1000mg 左右;低钠饮食时,全日供钠不超过 500mg。少尿或无尿时,应严格控制钾的供给量,根据血钾水平调整钾的供给量。避免食用含钾高的蔬菜及水果等食物,如鲜菇、香菇、红枣、豆类、蔬菜、各种水果等。

4. 适量供给能量　每日给予能量不必过高,按(25~30)kcal/(kg·d)供给,全天 1500~2000kcal 为宜。能量的供应主要依靠碳水化合物,可给予蜂蜜、白糖、甜点、粉皮、凉皮等食物。不须严格限制脂肪,但要少吃动物脂肪和油煎炸食物。

5. 供给充足的维生素　食物中应足量供给利于肾功能恢复及贫血预防的 B 族维生素、维生素 C、维生素 A 以及微量元素铁等营养素。

（四）食物宜忌

1. 宜用食物　低蛋白饮食时,在蛋白质限量范围内,应选用优质蛋白质食物,如鸡蛋、牛乳、瘦肉和鱼等,以增加必需氨基酸的摄入量。此外,可多供给成碱性食物。成碱性食物是指在体内代谢后生成偏碱性物质的食物,主要是蔬菜、水果和乳类。成酸性食物是指在体内代谢后生成偏酸性物质的食物,如粮食、蛋类和富含蛋白质的肉类食物。急性肾炎时尿液偏酸,若供给成碱性食物,可使尿液接近中性,有利于治疗。但少尿期应限制含钾高的蔬菜和水果。

2. 忌(少)用食物　限制刺激性食物,茴香、胡椒等食品的代谢产物含有嘌呤,需经肾脏排出,可增加肾脏负担,不宜多吃。动物肝、肾等内脏含核蛋白较多,其代谢产物中含有较多的嘌呤和尿酸,也不宜多吃。少尿或无尿期应避免选用含钾量高的食物,如鲜蘑菇、香菇、红枣、贝类、豆类及一些含钾量高的蔬菜、水果。

（五）推荐食谱与食疗方

1. 推荐食谱　见表 9-19。

表9-19　急性肾炎患者食谱举例

餐别	食谱举例
早餐	甜牛奶(牛奶250mL、白糖10g),糖包(面粉50g、白糖10g)
加餐	鸭梨100g
午餐	麦淀粉炒面(麦淀粉150g、圆白菜150g、瘦猪肉25g),鸡蛋黄瓜汤(鸡蛋1个、黄瓜100g)
加餐	冲藕粉(藕粉25g、白糖15g),桃100g
晚餐	粳米饭(粳米100g),肉末冬瓜汤(肉末25g、冬瓜50g、粉丝15g)
加餐	苹果100g

注:总能量1653.2kcal,蛋白质32.5g,脂肪30g,碳水化合物317.9g,全天烹调油30g。

2. 食疗方

(1)白茯苓粥:白茯苓粉15g,粳米100g,胡椒粉、盐、味精少许。粳米淘洗干净。粳米、茯苓粉放入锅内加水适量,用武火烧沸后转用文火炖至米烂,再加味精、盐、胡椒粉,搅匀即可。每日2次,早、晚餐服用,可用于老年性水肿。

(2)西瓜皮饮:西瓜皮50g,赤小豆50g,鲜茅根50g,西瓜皮去绿衣,切成片,与赤小豆、茅根共同用水煎汤而成。每日1~2次,连服数天,适用于水肿不甚明显,但腰痛较厉害者。

二、慢性肾小球肾炎

(一)概述

慢性肾小球肾炎简称慢性肾炎,是多种因素引起的双侧肾小球弥漫性损害,是常见的泌尿系统疾病。本病以青、中年男性多见,多数起病隐匿,病情进展缓慢,病程较长,部分患者可反复急性发作,常有不同程度的肾功能减退,严重者会发展为慢性肾衰竭。临床典型症状为蛋白尿、血尿、管型尿、高血压和水肿等。

(二)营养代谢特点

慢性肾小球肾炎出现肾功能减退时,体内蛋白质代谢产生的含氮废物,如尿素、肌酸等排出障碍,在体内蓄积,出现氮质血症。长期蛋白质摄入不足,使肾血流量和肾功能下降。肾缺血时肾素、醛固酮分泌增多,肾小管对水、钠重吸收增多,引起水肿和高血压的发生。持久的蛋白尿使血浆蛋白浓度降低,导致低蛋白血症,血浆胶体渗透压下降,液体潴留在组织间隙引起水肿。长期食欲减退,营养素摄入不足,加之胃肠道消化、吸收功能不良,致使患者处于营养不良状态。

肾小球滤过率下降的同时伴有肾小管浓缩与稀释功能减退,出现低钠血症、低钾血症或高钾血症。肾缺血、氮质潴留,均可影响促红细胞生成素的分泌,影响铁的利用,容易引起贫血。

(三)营养治疗原则

慢性肾小球肾炎的营养治疗应根据患者肾功能水平,确定营养素供给量,并密切结合病情的变化,及时修订饮食方案,以利于病情稳定和恢复。

1. 限制蛋白质　根据肾功能损害程度确定膳食蛋白质摄入量。肾功能损害不严重者,不需要严格限制蛋白质摄入量,以免造成营养不良。供给量为0.8~1.0g/(kg·d),以不超过1.0g为宜,优质蛋白质应占50%以上。当病情恶化或急性发作时,蛋白质供给量为0.5~0.8g/(kg·d)。病情较重,出现氮质血症时,蛋白质供给量应小于0.5g/(kg·d),或小于40g/d,有利于保留残存肾功能。

2. 限制钠摄入量　钠摄入量取决于有无高血压和水肿的程度。有高血压和水肿者,应采用限钠饮食。高血压和轻度水肿者,给予低盐饮食,盐的摄入量2~3g/d,水肿和高血压严重时,给予无盐饮食,供钠1000mg/d左右,或低钠饮食,供钠不超过500mg/d。

3.保证能量供给　由于限制蛋白质,故应以碳水化合物和脂肪为能量的主要来源,供给量根据劳动强度来定,以满足劳动强度需要。通常可按30~35kcal/(kg·d)供给,总能量2000~2200kcal/d为宜。食欲较好,可以活动的患者,每天进3餐,应与家人共同进餐。食欲差,体质弱的患者,每天可进4或5餐。

4.充足矿物质和维生素　宜多摄取富含各种维生素的食物,如新鲜蔬菜和水果。贫血者,可多供给B族维生素、叶酸和富含铁的食物,如动物肝脏等。

5.密切关注病情变化,依据患者病情随时调整饮食治疗方案　由于慢性肾小球肾炎种类多,临床表现各异,所以饮食治疗原则应根据病情的变化而有所不同。当急性发作时,可按急性肾小球肾炎营养治疗原则处理;大量蛋白尿时则应遵循肾病综合征的饮食治疗原则。

(四)食物宜忌

1.宜用食物　在适合病情的蛋白质供给量范围内,各种食物均可选用,且优质蛋白应占蛋白质总量的50%以上。宜多选用淀粉类、藕粉、糊精、山药、蜂蜜、食用糖等。因为这些高碳水化合物的食物在体内代谢后产生二氧化碳和水,不会增加肾脏负担。同时,应多选用新鲜蔬菜和水果。

2.忌(少)用食物　食盐用量按病情决定。血钾高时,忌用含钾量高的蔬菜和水果。忌用酒精类饮料和刺激性食物。

(五)推荐食谱与食疗方

1.推荐食谱　见表9-20。

表9-20　慢性肾炎患者食谱举例

餐别	食谱举例
早餐	白米粥(粳米50g),糖包(面粉50g、白糖10g)
加餐	梨100g
午餐	菠菜鸡蛋汤(菠菜50g、鸡蛋50g),米饭100g
加餐	苹果100g
晚餐	红烧茄子(茄子250g),馒头100g,糖拌西红柿(西红柿200g、白糖25g)

注:总能量1615.2kcal,蛋白质41.5g,脂肪32g,碳水化合物289.9g,全天烹调油20g。

2.食疗方

(1)山药粥:取生山药30g,粳米适量,加水煮熟成粥,放入白糖适量服用。

(2)荠菜粥:新鲜荠菜250g(或干品90g),粳米60~90g,将荠菜洗净切碎,同粳米煮粥服食,可用于慢性肾炎血尿明显者。

三、肾病综合征

(一)概述

肾病综合征(NS)是由各种原因引起的一组临床综合征,主要表现为大量蛋白尿、低蛋白血症、水肿和高脂血症。肾病综合征分为原发性肾病综合征和继发性肾病综合征2种。肾病综合征诊断需具备下列四项:尿蛋白大于3.5g/24h;血浆白蛋白低于30g/L;明显水肿;血脂升高。上述四项中,其中前两项为必备条件。原发性肾病综合征最常见的病因是急、慢性肾小球肾炎,主要病理改变为肾小球毛细血管滤膜损害,孔径增大,上皮细胞负电荷减少或消失,基膜增厚,有免疫复合物沉积,系膜细胞增生。

(二)营养代谢特点

1.蛋白质　肾病综合征患者表现为低蛋白血症,尤其是血清白蛋白浓度明显下降,其原因为:

①肾小球通透性增加,使蛋白质滤出增加,随尿大量丢失,形成大量蛋白尿;②肾小管分解白蛋白的能力增加;③肝脏蛋白质合成代谢减弱;④胃肠道黏膜水肿导致饮食减退、蛋白质摄入不足,严重水肿时,蛋白质的消化吸收能力下降,患者常呈负氮平衡,出现营养不良,儿童患者可影响生长发育。

2. 脂肪　肾病综合征时,脂类代谢异常出现高脂血症,并可在疾病进入恢复期后持续存在。而且低脂饮食不能明显降低血脂水平。主要是由于低蛋白血症能促进肝脏合成蛋白质,同时也刺激肝脏增加胆固醇和脂蛋白的生成,而脂质清除障碍,使脂肪组织内贮存的未经酯化的脂肪酸转运入肝脏,诱发高脂血症的发生。

3. 维生素和矿物质　低蛋白血症可引起水钠潴留,出现水肿,低钾或高钾血症。低蛋白血症导致与钙结合蛋白减少,影响钙、磷的吸收和利用,出现低钙血症、骨质疏松等。铁、维生素等亦容易缺乏。

(三)营养治疗原则

1. 根据病情调节蛋白质摄入量　肾病综合征患者通常表现为负氮平衡。摄入高蛋白饮食,虽可纠正负氮平衡,但同时也导致尿蛋白增加,加重肾小球损害。限制蛋白质饮食有利于肾病综合征患者改善肾功能,尿蛋白会减少。一般患者肾功能尚好时可供给高蛋白质膳食,以弥补尿蛋白的丢失。适宜供给量为 $0.8 \sim 1.0g/(kg \cdot d)$,再加 24 小时尿蛋白丢失量,优质蛋白的供应应占总蛋白的 50% 以上。一旦患者肾功能不全,应立即限制膳食蛋白质的摄入量,但全天蛋白质摄入量不应低于 50g。对于儿童肾病综合征,膳食蛋白质供给量应在 $2g/(kg \cdot d)$ 的基础上再增加 50%,以满足生长发育的需要。

2. 供给足够能量　需卧床休息的患者,能量供给以 $30 \sim 35kcal/(kg \cdot d)$ 为宜,可提高蛋白质的利用率,总量为 2000 ~ 2500kcal。碳水化合物应占每日总能量的 65% ~ 70%。

3. 限制钠、水的摄入　限钠饮食是纠正水、钠潴留的一项有效治疗措施。根据患者水肿和高血压的不同程度,可给予低盐、无盐或低钠饮食。在使用大剂量激素治疗时,应严格限制食盐的摄入量。水摄入量一般为前一日尿量加 500 ~ 800mL。

4. 适量脂肪　一般情况下不必严格限制膳食脂肪摄入量,以免影响食欲。但应注意脂肪种类的选择,宜多选富含多不饱和脂肪酸的植物油作为脂肪来源。每日膳食脂肪供给量为 50% ~ 70g,占总能量的 20% 以下。严重高脂血症者应限制脂类的摄入量,采用低脂、低胆固醇饮食,胆固醇摄入量应低于 300mg/d。

5. 补充矿物质、维生素及膳食纤维　应选择富含铁、钙和维生素 A、D、C 和 B 族维生素的食物。增加膳食纤维的摄入量,有助于降低血氨,减轻酸中毒。

(四)食物宜忌

1. 宜用食物　各种谷类、蛋类、肉类、蔬菜类、水果类及植物油等均可食用。

2. 忌(少)用食物　如病情需要限制钾、钠摄入量时,饮食应限盐,忌用腌制食品、含盐挂面、含钾量高的蔬菜、水果。忌食辣椒、芥末、胡椒等刺激性食物。

(五)推荐食谱与食疗方

1. 食谱举例　见表 9 - 21。

表 9 - 21　肾病综合征患者食谱举例

餐别	食谱举例
早餐	牛奶 1 袋,加白糖 15g,馒头 1 个(富强粉 50g),鸡蛋 1 个
加餐	苹果 200g
午餐	包子(富强粉 150g、瘦猪肉 50g、圆白菜 200g),小白菜粉丝汤(小白菜 50g、粉丝 25g)

续表

餐别	食谱举例
加餐	鸭梨 200g
晚餐	米饭(粳米 100g),肉末冬瓜粉(瘦猪肉 75g、冬瓜 250g、粉丝 25g)
加餐	苹果 200g

注：总能量 2100.2kcal，蛋白质 60.5g，脂肪 50g，碳水化合物 382.9g，全天烹调油 40g。

2. 食疗方

（1）茯苓赤小豆粥：茯苓 25g，赤小豆 30g，大枣 10 枚，粳米 100g。先将赤小豆冷水浸泡半日后，同茯苓、大枣、粳米同煮成粥。早晚餐温热服食。

（2）玉米豆枣粥：玉米 50g，白扁豆 25g，大枣 50g。将上 3 味共煮成粥，每日食用 1 次。

第七节　血液系统疾病的营养治疗

一、缺铁性贫血

（一）概述

缺铁性贫血（IDA）是常见的营养缺乏病，是世界性营养缺乏病之一，发病遍及世界各国，也是我国主要公共营养问题。该病是由于体内储存铁消耗殆尽，不能满足正常红细胞生成的需要而发生的贫血，属小细胞低色素性贫血。幼红细胞的产生受到影响之前，体内铁的贮存已经耗尽，此时称为缺铁。发生贫血是缺铁的晚期表现。IDA 中大多为轻度贫血，其发病率在经济不发达地区、婴幼儿和育龄妇女中明显增高。

贫血的临床症状和贫血的严重程度有关，常见症状有疲乏无力、易疲倦、心慌、活动后气短、眼花、耳鸣、纳差等。严重者面色苍白、口唇黏膜和睑结膜苍白、肝脾轻度肿大等。明显贫血可引起心血管系统的症状，出现心率加快、心排出量增加、心脏扩大；严重贫血可引起贫血性心脏病以及心力衰竭。贫血患者还常伴随着体力、耐力下降，抗寒能力差；机体免疫功能和抗感染能力下降；口腔炎、舌炎、舌乳头萎缩；毛发干枯脱落，指（趾）甲缺乏光泽、脆薄易裂，重者指（趾）甲变平，甚至凹下呈勺状（反甲）；精神行为异常，如烦躁、易怒、注意力不集中、异食癖；儿童生长发育迟缓、智力低下，上课注意力不集中及学习成绩下降等表现。由于膳食因素造成的轻度贫血患者常能通过饮食调整来改善症状。

（二）营养代谢特点

1. 蛋白质　蛋白质是合成血红蛋白的原料，在消化过程中释放的赖氨酸、组氨酸、胱氨酸、半胱氨酸等氨基酸和多肽以及所含的"肉类因子"还能提高铁的吸收率。处于生长发育阶段的儿童和青少年、生育期、妊娠期或哺乳期妇女是缺铁性贫血的高发人群，其体内蛋白质合成代谢旺盛，必须保证蛋白质摄入量充足才能满足人体生长发育的需要。

2. 矿物质　铁是红细胞合成血红蛋白的重要原料，也是机体许多金属酶的辅基，缺铁不仅影响血红蛋白的合成，也影响组织细胞中含铁酶和铁依赖性酶的活性，继而引起相应的临床症状。另外，钙、锌可影响铁的吸收，铜能促进铁的吸收和利用。

3. 维生素　维生素 C 能使三价铁还原成二价铁，还能螯合铁使之形成小分子的可溶性铁螯合物，从而促进铁的吸收。足量的维生素 A、维生素 E 与维生素 B_{12} 有利于铁的吸收，维生素 B_2 有利于铁的吸收、转运与储存。

（三）营养治疗原则

1.蛋白质　应供给充足的蛋白质,成人患者可按 1.5g/(kg·d)供给,儿童、青少年蛋白质供给量应保证 2～3g/(kg·d),优质蛋白质应保证占总摄入量的 1/3 以上。

2.脂肪　有研究表明,膳食中适量的脂类对铁吸收有利,过高(＞25%)或过低(＜5%)均可降低铁的吸收,脂肪供给量应占总能量的 20%～25%。

3.碳水化合物　适当增加碳水化合物的供给量,保证蛋白质的充分利用,每日以 250～400g 为宜。

4.矿物质　适当增加膳食中血红素铁的摄入量,血红素铁主要来源于肉、禽、鱼、肝脏、动物血等动物性食物,其吸收率可达 15%～35%。值得注意的是牛奶为贫铁食物,含铁量仅为 0.1mg/100g;蛋类虽然含铁不算少,但其所含的卵黄高磷蛋白可抑制鸡蛋中铁的吸收。另外,补铁的同时应补铜,避免与钙制剂和锌制剂同时应用。另外,膳食铁的吸收易受到植酸、草酸、茶多酚、单宁等具有络合和螯合能力的铁吸收抑制剂的影响。因此,对于一般人群应通过改善膳食组成、改进食物加工方法等,增加膳食铁的摄入量,同时去除抑制铁吸收的成分,从而改善铁的吸收率。

5.维生素　维生素 C 能将三价铁还原为二价铁,促进食物中铁的吸收。因此,用铁制剂补铁时,应和维生素 C 片同服。将富含维生素 C 的蔬菜(如柠檬汁、橘子汁、柿子椒、西红柿、心里美萝卜等)和富含铁的蔬菜一起食用,可使铁的吸收率提高 2～3 倍,甚至更高。

维生素 B_{12} 和叶酸是合成血红蛋白所必需的物质,摄入量充足可保证红细胞的正常增长。其他维生素如维生素 A、维生素 E 与维生素 B_2 要足量供给。

6.膳食纤维　膳食纤维摄入过多时,能与铁离子结合生成不溶性的铁盐而影响铁的吸收。

（四）食物宜忌

1.宜用食物　动物血、动物肝、肾,肉、鱼、禽、西红柿、柿子椒、心里美萝卜等蔬菜(尽量生食),柠檬、橘子、猕猴桃、酸梨、酸枣等水果。

2.忌(少)用食物　含草酸较高的菠菜、蕹菜、茭白等,未经发酵的谷类,浓茶、咖啡。

（五）推荐食谱与食疗方

1.推荐食谱　见表 9-22。

表 9-22　缺铁性贫血患者食谱举例

餐别	食谱举例
早餐	红糖小米粥(红糖10g,小米40g),咸面包(小麦面粉30g),五香茶蛋(鸡蛋50g)
午餐	红烧鱼(鱼70g),香菇炒油菜(香菇60g,油菜200g),米饭(粳米78g)
加餐	桃子 1 个(200g)
晚餐	水饺(猪肉25g、小白菜150g),卤猪肝(猪肝50g),炝莴笋胡萝卜(莴笋100g、胡萝卜60g)

注:总能量 2390.2kcal,蛋白质110g,脂肪60g,碳水化合物344.9g,全天烹调油30g。

2.食疗方

（1）大枣粥:大枣 10 颗,粳米 100g,冰糖少许。将粳米、红枣淘洗干净。粳米、红枣放入锅内,用武火烧沸后,转用文火炖至米烂成粥。将冰糖放入锅内,加少许水,熬成冰糖汁,再倒入粥锅内,搅拌均匀即成。每日早、晚餐食用。

（2）猪皮红枣羹:猪皮 500g,红枣 250g,冰糖适量。将猪皮去毛,洗净,切小块;大枣洗净去核备用。将猪皮块与大枣置铁锅中,放入冰糖和清水,武火烧沸后用文火炖成稠羹。

二、巨幼红细胞贫血

(一)概述

巨幼红细胞贫血也称营养性大细胞性贫血,是指由于叶酸和(或)维生素 B_{12} 缺乏或其他原因引起的 DNA 合成障碍所致的一类贫血。常见于幼儿期,也见于妊娠期及哺乳期妇女,其他年龄较少见。偏食或过长时间烹煮食物、患自身免疫病、胃肠道疾病及肿瘤等,是该病的高危因素。在欧美,维生素 B_{12} 缺乏或有内因子抗体者多见。我国,因叶酸缺乏所致的巨幼红细胞贫血在各地常见,维生素 B_{12} 缺乏所致者较少见。巨幼红细胞贫血临床起病缓慢,常有面色苍白、乏力、易倦、耐力下降、头晕、活动后心悸气短、头发细、黄而稀疏。重者可有轻度黄疸,同时可有白细胞和血小板减少,患者常伴有感染和出血倾向。

(二)营养代谢特点

1. 蛋白质 正常人每天都需要摄入一定量的蛋白质作为构成和修补组织的材料,如蛋白质摄入量不能满足人体需要,则会发生蛋白质营养不良,血红蛋白合成减少,引起贫血。

2. 维生素 叶酸和维生素 B_{12} 是红细胞发育不可缺少的营养物质,机体缺乏时红细胞内 DNA 合成就会受到影响,从而发生巨幼红细胞贫血。维生素 C 可促进叶酸吸收,维生素 C 缺乏时,叶酸无法转化为具有活性的四氢叶酸而被机体利用。

3. 微量元素 体内许多微量元素都参与骨髓造血、核酸代谢和血红蛋白的合成等,微量元素缺乏会通过不同途径引起贫血。如锌作为叶酸结合酶的辅助因子,对叶酸的吸收起重要作用;钴主要通过维生素 B_{12} 参与核糖核酸的代谢,如果钴缺乏可引起红细胞 DNA 合成障碍,导致巨幼红细胞贫血。

(三)营养治疗原则

1. 蛋白质 可按 1.5g/kg 供给,全日 80~100g,其中优质蛋白应占蛋白质总量的1/3。正在生长发育期的儿童及孕妇、乳母应适当增加。

2. 脂肪 适量,以防血脂升高。一般以 60~80g/d 为宜。

3. 碳水化合物 适当增加碳水化合物的供给量,以保证蛋白质的充分利用,每日以 250~400g 为宜。

4. 维生素 注意补充叶酸、维生素 B_{12} 和维生素 C。叶酸广泛存在于动植物性食物中,富含叶酸的食物为动物的肝、肾、鸡蛋、豆类、酵母、绿叶蔬菜、水果及坚果类。维生素 B_{12} 主要存在于动物性食物中,主要食物来源为肉类、动物内脏、鱼、禽、贝壳类及蛋类,植物性食物基本不含维生素 B_{12}。维生素 C 可促进叶酸吸收,应多补充富含维生素 C 的新鲜蔬菜和水果。

5. 矿物质 注意铁、锌、钴微量元素的补充。

6. 膳食纤维 膳食纤维应适量,25~35g/d。摄入量过多时,膳食纤维能与微量元素结合成不溶性的盐而干扰微量元素的吸收。

(四)食物宜忌

1. 宜用食物 富含维生素 B_{12} 的食物如动物肉类、肝、肾、奶类、鱼、禽、贝壳类及蛋类、豆类、酵母等;富含叶酸的食物如牛肝、绿叶蔬菜、柑橘、番茄、菜花、西瓜、香蕉等。

2. 忌(少)用食物 酒、浓茶、咖啡等。

(五)推荐食谱与食疗方

1. 推荐食谱 见表9-23。

笔记

表9-23 巨幼红细胞贫血患者食谱举例

餐别	食谱举例
早餐	胡萝卜粥(胡萝卜30g、粳米50g),花卷(小麦面粉40g),番茄炒蛋(番茄160g、鸡蛋50g)
加餐	荔枝(200g)
午餐	二米饭(粳米60g、小米50g),鲫鱼豆腐汤(豆腐60g、鲫鱼70g),香菇烧鸡(香菇150g、鸡肉60g)
加餐	苹果汁(100g)
晚餐	菠菜粥(菠菜70g、粳米80g),熘肝尖(猪肝40g、竹笋100g、青椒80g)

注:总能量2250.2kcal,蛋白质100.5g,脂肪65g,碳水化合物329.9g,全天烹调油30g。

2. 食疗方 猪肾1只,对半剖开,去除肾盂部分,放温水中浸泡后,切成薄片,焙干研粉,用开水送服,每日1次,30日为一疗程。

三、白血病

(一)概述

白血病是造血系统常见的恶性肿瘤,是一类起源于造血干细胞的恶性克隆性疾病。其克隆中的白血病细胞增殖失控、分化障碍、凋亡受阻,而停滞在细胞发育的不同阶段。在骨髓和其他造血组织中白血病细胞大量增生累积,并浸润其他器官和组织,而正常造血受抑制。病因至今未明,许多因素被认为与之有关,如病毒、遗传、放射、化学毒物或药物等。根据白血病细胞的成熟程度和自然病程,将白血病分为急性和慢性两大类。急性白血病的细胞分化停滞在较早阶段,多为原始细胞及早期幼稚细胞,病情发展迅速,广泛浸润肝、脾、淋巴结等脏器,自然病程仅几个月。慢性白血病的细胞分化停滞在较晚的阶段,多为较成熟幼稚细胞和成熟细胞,病情发展缓慢,自然病程为数年。

发热是急性白血病的常见症状,半数患者以发热起病。贫血也是白血病最常见的症状之一,有的患者于发病早期就出现贫血,且随病情进展而逐渐加重。急性白血病的整个病程中,几乎所有患者都会有不同程度的出血,40%~70%患者发病时就有出血,死于出血者占38%~40%。

(二)营养代谢特点

1. 能量代谢 白血病的病程及其治疗过程都需要消耗大量能量,且患者常伴有食欲减退、进食量减少的情况,导致机体能量代谢不平衡,摄入的能量小于消耗的能量,易出现体重下降。

2. 蛋白质代谢 白血病患者体内合成代谢和分解代谢旺盛,体内蛋白质的消耗量增加,导致体内蛋白质和氨基酸代谢紊乱,病情加重时机体处于明显的负氮平衡状态,用于合成免疫调节的蛋白质不足,使机体情况恶化,抗感染能力降低。

3. 消化功能紊乱 白血病患者因伴有发热、脾大,尤其是放、化疗过程中的不良反应可引起消化道炎症和功能紊乱,出现味觉改变、食欲减退、腹胀、恶心、呕吐、便秘或腹泻,甚至出现水、电解质和酸碱平衡紊乱。

4. 其他 由于白血病细胞被大量破坏,血、尿中尿酸浓度升高,蓄积在肾小管,甚至出现尿酸结晶,引起肾小管阻塞而发生尿酸性肾病,可出现少尿和无尿。

(三)营养治疗原则

1. 能量 适当增加能量以达到或维持理想体重。放、化疗患者可按35~40kcal/(kg·d)计算,甚至更高。

2. 蛋白质 蛋白质可提高人体抵抗力,具有保护机体免受细菌和病毒侵害的作用,也可调节人体酸碱平衡。为减少或纠正机体负氮平衡状态,蛋白质供能比例可取上限,但不宜超过20%,其中优质蛋白质应占蛋白质总量的1/3以上,可多食用易消化与吸收率高的动物性蛋白和豆类蛋白质。

3. 脂肪 白血病患者应采用低脂饮食,宜选用蒸、煮、炖等烹调方法。

4. 碳水化合物 供给足量的碳水化合物以减少蛋白质的消耗,保证蛋白质的充分利用,碳水化合物应占总能量的 55%~65%,必要时可选择鼻饲或静脉途径。同时,应增加膳食纤维的摄入,以防止便秘导致痔疮加重或诱发肛裂,增加局部感染的机会。

5. 维生素 补充足够的维生素,特别是维生素 C 和 B 族复合维生素。多吃富含维生素 C 的蔬菜与水果,能阻止癌细胞生成扩散,并能增强机体的局部基质抵抗力和全身免疫功能。维生素 A 具有维持人体免疫功能和抑制肿瘤的作用。临床资料证明,恶性肿瘤患者中有 70%~90% 的人体内有不同程度的维生素缺乏。

6. 矿物质 应注意增加富含铁、锌、铜等微量元素的食物供给。

7. 水 鼓励患者多饮水,保持每日尿量在 2000mL 以上,每日可饮水 2000~3000mL,必要时可静脉补液。在患者胃肠道功能允许的情况下,可以食用新鲜的果汁、菜汁以保持尿液的碱性。

(四)食物宜忌

1. 宜用食物 富含优质蛋白质的食物,如鸡蛋、瘦肉、牛奶及其制品、大豆及其制品;富含铁的食物,动物肝、肾、芝麻酱及动物血等;富含维生素的新鲜蔬菜、水果;具有提高免疫功能和抗癌作用的食物,如海产品中的海参、鱼鳔、乌龟、海带、海藻及食用真菌如香菇、银耳、猴头菇等。

2. 忌(少)用食物 辛辣、刺激性食物,坚硬或油炸食物,生冷或变质食品、酒。

(五)推荐食谱与食疗方

1. 推荐食谱 见表 9-24。

表 9-24 白血病患者食谱举例

餐别	食谱举例
早餐	花生米黑米粥(花生米 10g、黑米 25g),豆沙包(豆沙 10g、面粉 25g),醋熘笋瓜(笋瓜 50g),肉松蒸蛋(肉松 5g、鸡蛋 60g)
加餐	鲜橙汁 200mL
午餐	砂锅鱼丸西红柿豆腐(鱼丸 50g、豆腐 50g、西红柿 100g),香菇白菜心(香菇 15g、白菜心 150g)
加餐	软米饭、枸杞红枣汤(红枣 10g、枸杞 2g)
晚餐	红豆小米粥(红豆 15g、小米 25g),清炖乌鸡蘑菇(乌鸡 150g、蘑菇 25g),蒜蓉西兰花(大蒜 10g、西兰花 150g)
加餐	酸奶 250mL

注:总能量 2553.2kcal,蛋白质 110.5g,脂肪 60g,碳水化合物 385.9g,全天烹调油 20g。

2. 食疗方

(1)大枣桂圆薏米粥:大枣 10 个,桂圆 20g,薏米 40g,加水适量熬成粥,早晚食用。

(2)无花果蘑菇汤:无花果 200g、蘑菇 100g。先将无花果切碎、蘑菇切条,一同放入锅内,加花椒、生姜、大蒜和清水炖煮至烂熟,调味后即可食用。

第八节 外科疾病的营养治疗

一、围手术期

(一)概述

围手术期是指从确定手术治疗时起,直到与这次手术有关的治疗基本结束为止,包含术前、术中及术后的一段时间。围手术期的长短因手术不同而异,故没有特别明确的时限,一般为术前5~7天至术后7~12天。手术是一种创伤性治疗手段,手术的创伤可以引起机体一系列内分泌和代谢变化,导致体内营养物质消耗增加、营养状况水平下降及免疫功能受损。营养不良是外科住院患者中的普遍现象,若能通过合理补充营养物质,改善围手术期患者的营养状况,对于提高患者手术耐受力、减少并发症、促进术后恢复具有十分重要的意义。

(二)营养代谢特点

手术创伤初期,机体处于应激状态,表现为交感 – 肾上腺髓质系统兴奋,肾上腺素、去甲肾上腺素、糖皮质激素、生长激素和胰高血糖素分泌增加。这些变化会引起机体代谢发生改变。

1. 蛋白质代谢 为了保证机体的不断需要,糖皮质激素一方面参与肾上腺素与去甲肾上腺素的作用,另一方面促进肝外蛋白质分解为氨基酸,经过血液循环到达肝脏,在肝脏中经过糖异生作用生成肝糖原以保证血糖的供应。肌蛋白分解加强,尿氮排出量增加,使机体呈负氮平衡状态。总氮丢失量与创伤的严重程度呈正相关,如甲状腺大部分切除术时氮的丢失量为12g/d,胆囊切除术丢失氮量为114g/d,而大范围手术时负氮平衡可达30g/d。蛋白质缺乏的患者全身血容量减少,术后易出现低血容量性休克。网状内皮细胞也因蛋白质缺乏而出现萎缩现象,导致抗体生成障碍,机体免疫功能受损。此外,组织间隙易出现水潴留,导致内脏水肿。伤口水肿时愈合延迟,易合并感染。

2. 脂肪代谢 机体碳水化合物储备提供的能量是有限的。为保证能量供应,机体脂肪组织分解代谢增强,使血液中的脂肪酸与甘油浓度升高,甘油作为糖异生的原料,脂肪酸氧化供能。大范围术后1~2天,每天消耗脂肪可达200g。脂肪分解过度可引起必需脂肪酸缺乏,导致细胞膜通透性的病理性改变,使机体细胞再生和组织修复能力降低。

3. 碳水化合物代谢 手术创伤引起患者血液中的儿茶酚胺和胰高血糖素增高,导致胰岛素抵抗,使胰岛素作用降低,进而出现术后早期的血糖升高。这种高血糖症不仅保证了大脑组织必需的能量供应,而且满足了外周神经、红细胞、白细胞、吞噬细胞及肾髓质等组织细胞的应激需要,是对机体的保护性反应。

4. 水、电解质代谢 术后体内抗利尿激素和盐皮质激素释放增加,对水、电解质代谢产生较大影响。表现为:①水潴留,即使肾功能正常,患者尿量也很少,一般不超过1000mL/d;②钾排出量增加,术后早期,尿钾排出量增加,第1天可达70~90mmol,以后逐渐减少,在正氮平衡出现前即可恢复;③钠排出量减少,与尿氮和尿钾的变化相反,术后钠排出量显著减少,呈一时性正平衡,然后经负平衡再恢复为正平衡。尿氮增加时,磷、硫、锌、镁排出量也增加,氯的变化与钠平行但程度较轻。

(三)营养治疗原则

1. 术前的营养治疗

(1)营养治疗原则:①术前应尽量改善患者的血红蛋白、血清总蛋白及其他各项营养指标,最大限度地提高其手术耐受力;②改善患者营养状况的方式依病情而定,尽量采用肠内营养,严重营养不良且伴有消化吸收功能障碍者,可选用要素营养制剂,以减轻胃肠道负担,或(和)采用肠外营养;③对于没有足够时间纠正营养不良的限期手术患者,多采用肠外营养,必要时可选用人血制品、新鲜全血或血浆,以迅速改善其营养状态;④对于急症手术的患者,应采用中心静脉营养,以利于在术中、术后进行营养支持和生命体征监测;⑤不建议术前隔夜禁食。推荐在术前10小时和2小时分别口服12.5%碳水化合物饮品800mL和400mL。在麻醉诱导前2小时口服≤500mL透明液体是安全的。

(2)营养供应:具体如下。

能量及来源:一般住院治疗患者,如果仅在病床周边活动,供给能量只需增加基础代谢的10%左右即可;对于能进行室内外活动的患者,则要增加基础代谢的20%~25%;对发烧患者可按体温每升高1℃增加基础代谢的13%计算;患者明显消瘦时,若病情允许,宜在体重接近正常后再手术。术前患者每日能量供给量可在 8.4～10.5MJ(2000～2500kcal),碳水化合物应作为主要能量来源,供给量应占总能量的 65%。脂肪供给量一般应低于正常人,可占全天总能量的 15%～20%。蛋白质必须供应充足,应占每日总能量的 15%～20%,有利于术后恢复,其中 50% 以上应为优质蛋白质。建议非肿瘤患者术前每餐保证≥18g 的蛋白质摄入,肿瘤患者术前每餐≥25g 的蛋白质摄入以达到每天蛋白质需要量。

维生素:一般应从术前 7～10 天开始,每天供给维生素 C 100mg、胡萝卜素 3mg、维生素 B_1 5mg、维生素 PP 50mg、维生素 B_6 6mg,在有出血或凝血机制障碍时需补充维生素 K 15mg。

治疗合并疾患:营养治疗过程中,应注意对患者合并疾患的处理。在制订营养治疗计划时,应考虑合并疾患因素。①患者有贫血、低蛋白血症及腹水时,除输注全血、血浆和白蛋白外,还应通过膳食途径补充足够蛋白质和能量。②对高血压患者,需在药物治疗的同时给予低盐、低胆固醇膳食,待血压稳定在安全范围时再行手术,以减少手术过程中出血的危险。③对糖尿病患者,则必须按糖尿病要求供给膳食,配合药物治疗,使血糖接近正常水平、尿糖转为阴性,预防术后伤口感染及其他并发症。④对肝功能不全的患者需给予高能量、高蛋白低脂肪膳食,并充分补给各种维生素,促进肝细胞再生,恢复肝脏功能。⑤对肾功能不全的患者需依据病情给予高能量低蛋白、低盐膳食。

2. 术后的营养治疗

(1)营养治疗原则:原则上以肠内营养为主,膳食多从要素营养制剂开始,经流食、半流食、软食逐渐过渡至普食。通常采用少食多餐的供给方式,必要时可由静脉补充部分营养素。

胃肠道手术:胃、小肠手术患者术后经口摄入时应先给予少量清流质饮食,然后视病情改为普通流食,5～6 天后改为少渣半流食、半流食,一般术后 10 天左右即可供应软食。直肠和肛门术后也应先给予清流食,2～3 天后可使用少渣、易消化的要素制剂,以减少粪便形成,一周后可使用少渣半流食、软食。阑尾切除术后也可给予要素制剂和少渣的半流食、软食,以减少粪便形成、减小粪便体积,避免排便时用力导致伤口迸裂;拆线后可应用富含蔬菜、水果的普食,以保证膳食纤维的摄入量,防止便秘时腹压增高导致伤口迸裂。

肝、胆、脾手术:肝胆术后患者的营养治疗与胃肠道术后相似。此外应注意采用低脂、高蛋白的半流食,以减轻肝胆代谢负担。因门脉高压症行脾切除术后的患者,由于存在肝功能障碍和食管静脉曲张,一般要限制膳食中脂肪及粗纤维的含量,烹调时要将食物切碎、做烂,尽量避免食用带有骨、刺的食物及粗糙、干硬的食物。

口腔、咽喉部手术:一般仅在术后第一餐时禁食,下一餐时即可供给冷流质饮食,至第 3 天中午改为少渣半流食。术后 1 周左右可供给软食。注意食物温度要低,以免引起伤口出血。

其他部位手术:其他部位手术患者的术后营养治疗应根据手术创伤的大小、患者的状况等因素决定时间和方式。创伤小的手术一般不引起或很少引起全身反应,患者在术后即可进食。创伤大的手术或全身麻醉的患者,多伴有短时间的消化吸收功能障碍,一般进食较少,需进行肠外营养补充。随着机体的恢复,逐步改为肠内营养。对于颅脑损伤和昏迷的患者应给予管饲营养支持。对于严重贫血、低血容量性休克、急性化脓性感染造成大量蛋白质丢失者,还应及时输血或血浆代用品。

(2)营养供应:具体如下。

能量:手术会造成机体能量的大量消耗,必须供给充足的能量以减少机体组织消耗,促进创伤修复。卧床休息的男性患者每日应供给能量 8.4MJ(2000kcal),女性患者每日供给能量为 7.5MJ(1800kcal)。患者能经常下床活动后,能量应增加到 10.9～12.6MJ(2600～3000kcal)。

碳水化合物:体内某些组织(如周围神经、红细胞、吞噬细胞)及创伤愈合所必需的成纤维细胞,均以葡萄糖作为能量的主要来源。给予充足的碳水化合物,可发挥节约蛋白质作用,加速机体转向正氮平衡,又能防止酮症酸中毒,并能增加肝糖原储存量,具有保护肝脏作用。每天供给量以 300～400g 为宜,超量供应会引发高血糖和尿糖。

脂肪:脂肪是含能量最丰富的营养素,患者膳食中应含有一定量的脂肪,可占总能量的20%~30%。对胃肠道功能低下和肝、胆、胰术后患者,应限制脂肪摄入量。若患者长时间依靠肠外营养支持,应保证必需脂肪酸的供给。对肝病患者最好给予中链甘油三酯,因其比长链甘油三酯更容易消化吸收,而且可直接经门静脉入肝脏,也易于氧化分解代谢。

蛋白质:手术患者多伴有不同程度的蛋白质缺乏,呈负氮平衡状态,不利于创伤愈合恢复。对术后患者应供给高蛋白膳食,以纠正负氮平衡,每日供给量应达 1.5~2.0g/(kg·d)。

维生素:一般术前缺乏维生素者应立即补充。营养状况良好的患者术后无须供给太多的脂溶性维生素,但要给予足量的水溶性维生素。维生素 C 是合成胶原蛋白、促进创伤愈合所必需的物质,术后每天可给予 500~1000mg。B 族维生素与能量代谢有密切关系,也影响伤口愈合与机体对失血的耐受力,每天供给量应增加至正常供给量的 2~3 倍为宜。

矿物质:术后患者因失血和渗出液体等原因而大量丢失钾、钠、镁、锌、铁等矿物质,应根据实验室检查结果及时补充。

(四)食物宜忌

1. 宜用食物

(1)对于胃肠道手术患者可采用以下治疗方案:①术后肠道功能恢复前,可采用肠外营养支持;②术后早期可选用安素、立适康等要素营养制剂,逐渐增加菜汁、果汁、牛乳、稀粥、烂面条等,由流食过渡到普食;③肠道功能初步恢复后,宜选用高蛋白、少渣食物,如蛋类、鱼肉、乳类及其制品等。烹调方式宜采用蒸、煮、炖、煨等,使食物易于消化。

(2)对于肝、胆、脾等非胃肠道手术患者,宜选用:①富含优质蛋白的食物,如瘦肉、蛋类、乳类及其制品、豆类及其制品等;②富含维生素和矿物质的新鲜蔬菜、水果,如芹菜、白菜、油菜、菠菜、苹果、橘子、大枣、猕猴桃、香蕉等。

2. 忌(少)用食物　生冷、油腻及辛辣刺激性食物,有并发症患者更应考虑忌食相应的食物。

(五)推荐食谱与食疗方

1. 推荐食谱　见表9-25。

表9-25　围手术期患者食谱举例

餐别	食谱举例
早餐	牛乳 250mL,煮鸡蛋(鸡蛋 50g),酱猪肝 50g,发糕 100g
午餐	米饭(大米 150g),余丸子(瘦猪肉 50g、鸡肉 50g),炒白菜豆腐(白菜 150g、豆腐 100g)
晚餐	馒头(面粉 150g),番茄炒鸡蛋(鸡蛋 50g、番茄 150g),虾仁炒黄瓜(鲜虾 100g、黄瓜 100g)
加餐	牛乳 250mL,蛋糕 50g

注:总能量 2684.2kcal,蛋白质 131.5g,脂肪 83g,碳水化合物 352.9g,全天烹调油 20g。

2. 食疗方

(1)银耳红枣汤:先用水把银耳泡发,然后在砂锅中放入银耳,莲子,红枣,百合(新鲜百合较好)加入水,大火煮,煮开之后换小火炖。大约1.5 小时之后,再把枸杞放进去,等到枸杞变软即可。

(2)黑鱼汤:把黑鱼洗净放进砂锅,放入花生,放入生姜,加一点点料酒、盐,加水煮开后,转小火,炖到汤呈乳白色。

二、短肠综合征

(一)概述

短肠综合征是指小肠切除后发生的一种吸收不良综合征。在小肠切除术后,由于小肠吸收面积不足,患者会出现以腹泻、脱水、电解质平衡紊乱、吸收不良和进行性营养不良为主的临床表现,其症状的轻重程度及预后取决于小肠切除的长度、部位、是否保留回盲瓣以及残留小肠的适应过程是否良好。临床上行小肠切除的主要的病症有肠扭转引起的肠坏死、肠系膜血管栓塞、严重腹部损伤及恶性肿瘤等。

短肠综合征最初以严重腹泻或脂肪泻为主要临床表现,每日可高达 5~10L。因各种常量与微量营养素及水、电解质吸收不良,导致进行性脱水、血容量降低、血压下降、水和电解质平衡失调,如低钠血症、低钾血症等,还可发生感染。数日至数周后腹泻次数趋于减少,残留小肠吸收功能有所恢复,但仍存在严重营养不良,表现为体重持续下降、肌萎缩、贫血、血浆蛋白低下、吻合口不易愈合等。钙、镁丢失可引起神经肌肉兴奋性增强及肢体抽搐。胃酸分泌亢进,易并发溃疡病。

(二)营养代谢特点

人体重要的消化吸收器官是小肠,分为十二指肠、空肠和回肠。小肠不同部位对营养物质的吸收具有选择性,除维生素 B_{12}、胆盐、胆固醇仅在回肠吸收外,其他营养物质几乎均能在小肠各段被吸收。小肠广泛切除后,其吸收面积减少,食糜在肠腔内停留时间变短,引起营养物质在体内代谢改变,主要表现为各种营养物质吸收不完全,导致能量摄取不足、负氮平衡、体重减轻及免疫功能下降等。

1.切除小肠上段对吸收功能的影响 由于碳水化合物、蛋白质、脂肪、多数维生素、钙、镁、磷、铁等营养素主要在十二指肠、空肠近端吸收,若主要切除小肠上段,则三大供能营养素及部分矿物质的吸收会受到影响,出现血浆蛋白降低、缺铁性贫血、低钙血症和低镁血症。血钙下降又使甲状旁腺功能亢进而引起骨质疏松症和骨质软化症等。

2.切除小肠下段对吸收功能的影响 维生素 B_{12} 和胆汁酸的主动吸收仅限于回肠,即维生素B_{12}-内因子复合物与胆汁酸系由回肠细胞内的特异性转运蛋白所摄取后进行转运。大多数患者丧失全部或部分回肠,可造成维生素 B_{12} 和胆汁酸的吸收障碍。由于胆汁酸的肝肠循环被阻断,肝脏不能合成足够的胆汁酸,从而影响脂肪的吸收,使大量脂肪滞留在肠腔内而引起脂肪泻。胆汁酸大量进入结肠、未吸收的脂肪酸被结肠内细菌羟化等均可刺激结肠分泌电解质和水,进而加重腹泻症状。在脂肪吸收障碍的同时会伴有脂溶性维生素的大量丢失,如维生素 D 缺乏加重了骨质疏松和骨质软化。肠腔内的脂肪酸还与草酸竞争与钙离子结合成钙皂,不但使钙的吸收率下降,而且使草酸与钠离子结合成可溶性草酸盐被大肠重新吸收入血,形成高草酸尿症,易引起泌尿系结石。胆汁中胆盐缺乏会造成胆结石。维生素 B_{12} 的缺乏会导致巨幼红细胞贫血。腹泻使体液大量丢失,引起水和电解质紊乱,酸碱平衡失调,营养素吸收不全,甚至造成严重的蛋白质-能量营养不良,重者危及生命。

3.切除回盲瓣对吸收功能的影响 回盲瓣的主要功能是将回肠与结肠内容物分隔开来,减少细菌在小肠的定植以及调节回肠内容物排空进入结肠。回盲瓣可延缓食糜进入结肠,使食物中的营养成分充分吸收。在大多数回肠切除术中,回盲瓣均被切除,因而会加重营养素的吸收障碍。

4.对胃酸分泌的影响 小肠的大段切除导致胃肠道动力紊乱,会加速胃的蠕动与排空并产生大量胃酸,过量的胃酸易造成溃疡,进而影响营养物质的消化吸收。胃酸分泌增加发生率高达50%。正常情况下,食糜在餐后1.53小时到达回肠,5~7小时完成消化,而短肠综合征患者进食后15分钟就可以排便,故严重影响营养物质的吸收利用。

(三)营养治疗原则

正常人营养素的消化与吸收过程90%以上在上部空肠的100cm内完成,所以,短肠综合征患者只要保留有100cm长的完整空肠,一般就能保证其经口摄食后的营养素平衡。相反,多数空肠长度不足100cm的患者都需要长期的胃肠外营养治疗。

1.肠外营养治疗 对行广泛肠切除手术的患者,应立即采用肠外营养进行支持治疗,使肠道得到必要的休息。肠外营养可提供机体基本的能量需求,维持正氮平衡,并根据临床监测的生化指标补充维生素及矿物质。一般可按如下量供给:能量 125.52~167.36kJ(30~40kcal)/(kg·d),蛋白质占总能量15%,碳水化合物和脂肪占总能量85%左右,二者之比为1:1,其他营养素根据生化检查结果适量补充。在术后早期,对患者应严格地监测其体重和血容量状况,所有的吻合口流出液、大便、小便中的水分、钠和钾的丢失均应进行定量测定,以保证准确补充,维持最佳的电解质与水的平衡。

2.肠内营养治疗 凡是进行广泛肠切除术的患者,应维持禁食10天,以保证肠吻合口得到充分愈合。待患者肠道功能初步恢复后,应尽早经口或管饲进行肠内营养支持。肠内营养要循序渐进,开始时一般以单纯葡萄糖液、单纯盐溶液试食,采用经口缓慢吸饮或经鼻胃管持续泵输注的方式,以确定患者肠道是否通畅及其适应能力,并刺激空肠对电解质与水分的吸收。随后可用无蛋白、无脂肪流食作为过渡,少量多餐,增加对肠道的刺激。同时要注意饮食卫生,避免生冷和刺激性食物,以免引起或加重腹泻。待肠道适应后,为了维持机体营养需要,还可辅以一些肠内营养制剂。服用肠内营养制剂要遵循剂量由少到多、浓度由稀到稠、速度由慢到快的原则,逐渐增加能量和蛋白质的量。随着病情的好转,肠道吸收功能逐步恢复,最终进食高蛋白、高碳水化合物、低脂肪的少渣软食。此膳食每日提供的营养素如下:能量 146.44~167.36kJ(35~40kcal)/(kg·d),蛋白质占总能量15%,碳水化合物占总能量的75%左右,脂肪低于30g/d。坚持遵循少食多餐的原则。

3.谷氨酰胺和生长激素的联合应用 大量研究表明,谷氨酰胺对肠黏膜具有营养作用,是肠黏膜细胞的条件必需氨基酸,可防止肠黏膜萎缩,预防肠道细菌移位,促进残存小肠的代偿性增生。广泛切除小肠后无论肠外或肠内途径补充谷氨酰胺均能有效促进小肠肠道上皮增生,促进肠道吸收葡萄糖和钠,防止肠黏膜萎缩,保护肠屏障和免疫功能。生长激素可以促进肠黏膜增殖并导致结肠质量和生物机械力增加,促进水、钠和氨基酸的吸收,从而在结构和功能上促进肠道代谢。

临床研究表明,若将谷氨酰胺与生长激素联合应用,可以增加短肠综合征患者剩余小肠对营养素的吸收,能提高肠黏膜对谷氨酰胺的利用率,维持肠黏膜正常结构和功能,并且显著减少肠外营养需要量。生长激素及谷氨酰胺最理想的应用时间是在代偿期内,随后的代偿作用效果增加有限。

(四)食物宜忌

1.宜用食物 应根据肠道功能恢复情况选择不同类别的食物,可分三个阶段进行饮食治疗:①试用期,在刚开始经肠营养时宜选用低蛋白、低脂肪流食,如稀米汤、稀藕粉、果汁水、维生素糖水、胡萝卜水等,由每次20~30mL开始,若患者能耐受,无不良胃肠道反应,可增至每次50~100mL,每日3~6次。②适应期,若患者无明显胃肠道不适症状,可在给予试用期饮食3~4天后,依次添加以下食物:含淀粉为主的米粥等、含蛋白质较高的脱脂酸奶、含少量脂肪的食物如蛋黄等。此期一般持续8~10天。③稳定期,当患者肠道功能进一步恢复时,可给予少渣半流食或软食,并逐渐增加蛋白质、碳水化合物、脂肪的摄入量,采用少量多餐的饮食方式。

在适应期和稳定期给予普通治疗膳食的同时,也可选用营养均衡型肠道营养制剂。

2.忌(少)用食物 高脂、高纤维、辛辣刺激性食物,如动物脂肪、芹菜、菠菜、韭菜、葱、蒜、辣椒等。此外还应避免选用高草酸食物,如菠菜、蕹菜、苋菜、茄子、青椒、豆腐、草莓、葡萄等。

(五)推荐食谱与食疗方

1.推荐食谱 见表9-26。

表9-26 短肠综合征患者食谱举例

餐别	食谱举例
早餐	糖花卷(面粉100g),鸡蛋50g
加餐	牛乳150mL,面包50g
午餐	米饭100g,虾仁炖小白菜((虾仁50g、小白菜150g)

餐别	食谱举例
加餐	冲藕粉 100mL(藕粉 15g、糖 10g、鸡蛋 25g)
晚餐	馒头 100g,冬瓜余丸子(鸡肉 50g、冬瓜 100g)
加餐	牛乳 100mL,松糕 50g

注:总能量 1955kcal,蛋白质 76g,脂肪 25g,碳水化合物 354g。

2. 食疗方

(1)养胃粥:粳米 100g,糯米 100g,红枣 10 枚,熟牛肚 200g,牛肉汤 1000g,文火煮,加少量麻油后食用。

(2)补血粥:小米 2000g,猪肝 100g,黑木耳 30g,芝麻 50g,煮粥后拌蜂蜜适量,早、晚餐食用。每 100g 猪肝中含铁 25mg,黑木耳中含铁 185mg,有益于缺铁性小细胞贫血。同时用叶酸和维生素 B_{12},可改善内因子缺乏所致的巨幼细胞贫血。

三、肠瘘

(一)概述

肠瘘是指肠壁上有异常穿孔致使肠内容物由此漏出体表或进入腹内其他空腔脏器中。漏出体表的称为外瘘,通入另一肠襻或其他空腔脏器的称为内瘘。临床上较为常见的肠瘘主要是由术后肠壁缝合不全、人工肛门、腹部创伤、腹腔内感染及肿瘤等原因所引起。

从瘘口流出的肠内容物的量和性质由瘘的位置和大小决定。十二指肠瘘流出物为含胆汁的肠液,每日漏出量高达 3~4L,进食后不久可见未完全消化的食物自瘘口流出。空肠瘘流出物为淡黄色蛋花样液,回肠瘘流出物多为稀糊状,结肠瘘流出物多为半成形或不成形的粪便。肠瘘患者既呈现局部特征,又有全身临床表现。肠瘘的位置、大小及流量对病情和病程影响较大。一般来说,肠瘘位置越高、流量越大,造成的水、电解质平衡失调、营养不良和感染也越严重。大量丢失肠液可出现脱水、低血容量、水、电解质紊乱、酸中毒、营养不良、体重下降及全身脏器衰竭。瘘口周围皮肤受消化酶腐蚀有广泛糜烂、疼痛,常可继发感染,在局部形成腹内脓肿。

(二)营养代谢特点

肠瘘患者通常处于高代谢状态,能量消耗增加,营养素大量丢失,还存在胰岛素抵抗等病理情况。其代谢特点表现为以下几方面。

1. 水、电解质代谢紊乱 肠瘘会造成水和电解质不同程度的丢失,引起水电解质紊乱、血容量下降、酸中毒等,严重者可出现周围循环衰竭、肾衰竭等,如不及时有效地补充可危及生命。

2. 消化酶大量丢失 肠液的丢失会造成各种消化酶的损失,引起消化吸收障碍,出现营养不良、体重下降、肌肉和内脏器官萎缩。

3. 营养物质摄入不足 肠瘘使消化道内的食物未经充分消化和吸收就流失到体外,机体对各种营养素的摄取均达不到生理需要量,引起蛋白质 - 能量营养不良、贫血、各种维生素以及镁、钙、锌等矿物质缺乏。

(三)营养治疗原则

合理的营养治疗可以改善患者营养状况,促进瘘口的愈合,降低并发症和病死率。肠瘘发生的早期,应充分引流,加强抗感染治疗,不宜给予过度的营养治疗,以免加重代谢负担。肠瘘的营养支持,早期以肠外营养为主,有利于病情改善。病情稳定后,给予肠内营养,或者同时采用肠内营养和肠外营养支持。双途径营养支持不仅能保持营养治疗的效果,也能较早促进和利用部分胃肠功能,从而避免长期肠外营养带来的各种并发症以及细菌移位、肠源性感染等。

1. *肠外营养治疗* 肠瘘初期,营养支持方式首选肠外营养或以肠外营养为主。肠外营养可大大减少胃肠液的分泌量(50%~70%),减少胃肠道反应。对瘘口大、位置高的肠瘘,应在发生后立即采用肠外营养支持,形成完整瘘管后可经肠供给要素膳。肠外营养不仅为机体提供必要的营养素,改善机体营养状态和免疫功能,也避免了食物对肠道的刺激,减少了消化液的分泌和丢失。根据实际情况可选择肠外营养和要素营养合用。能量可根据患者全日能量消耗公式计算。蛋白质占总能量的15%左右。

2. *肠内营养治疗* 从长远看,经消化道营养优于肠外营养。肠瘘在发生1~2周后,瘘口开始缩小,并形成完整瘘管,此时可经口进食要素膳,也可经鼻胃管或瘘管向远端小肠滴注。肠内营养可根据瘘口的位置而异。高位瘘可经口插管至瘘的下方,灌注肠内营养制剂或高能量、高蛋白质流食或混合奶,亦可在瘘口的远端作空肠造口灌注营养。低位肠瘘回肠远端或结肠瘘可经口进食或使用肠内营养(要素制剂)。中段肠瘘的肠内营养较为困难,往往在给予要素饮食同时结合肠外营养才能取得较好的效果。肠内营养要从经口流食逐步过渡到半流食,遵循由少到多、由稀到稠的原则,逐渐减少直至停用肠外营养,此时虽然可继续应用要素膳,但应逐渐减少用量,最终使患者能够进食软食甚至普食来满足机体的生理需要。

另外,在营养治疗期间应注意及时补充维生素和矿物质,保证营养均衡,纠正水、电解质平衡失调。必要时,可直接应用相应制剂。

(四)食物宜忌

1. *宜用食物* 对于肠瘘的营养治疗,开始时可选用均衡型要素营养制剂,以少渣、肠道刺激性小、易吸收者为佳。1~2周后,可选用易于消化的半流质、软食等。

2. *忌(少)用食物* 肠瘘患者应忌食油腻、高脂、多渣、不易消化的食物及刺激性强的食物。

(五)推荐食谱与食疗方

1. *推荐食谱* 见表9-27。

表9-27 肠瘘患者食谱举例

餐别	食谱举例
早餐	粥(大米50g),糖包(面粉50g),鸡蛋50g
午餐	包子(面粉150g、猪肉50g、虾仁25g、白菜100g),豆腐汤(豆腐50g)
晚餐	馒头100g,番茄炒鸡蛋(鸡蛋50g、番茄150g)
加餐	牛乳250mL,蛋糕50g

注:总能量2053.2kcal,蛋白质79.5g,脂肪54g,碳水化合物312.9g。

2. *食疗方*

(1)百合茯苓粥:百合30g,茯苓30g。百合洗净,粳米淘净备用。茯苓洗净,纱布包扎,置锅中,加清水500mL,急火煮沸10分钟,捞去药袋,加百合、粳米,急火煮开5分钟,改文火煮30分钟,成粥,趁热食用。

(2)松子米粥:松子仁10g,粳米50g。松子仁洗净,置锅中,加清水500mL,加粳米,急火煮开5分钟,改文火煮30分钟,成粥,趁热食用。

四、烧伤

(一)概述

烧伤是指热力导致的皮肤和其他组织的损伤。烧伤不仅可使皮肤全层受到损害,而且还会伤及肌肉、骨骼和内脏,并可引起神经、内分泌、呼吸、排泄系统的一系列生理改变。对烧伤患者及时合理地补充营养物质,是增强机体免疫功能、减少并发症、促进机体恢复的关键。

（二）营养代谢特点

大面积烧伤可引起机体代谢改变,通常烧伤后 1~2 天出现短时间的基础代谢降低,相当于休克期;然后出现代谢旺盛反应,也称超高代谢,此期可持续较长时间,相当于感染期;随后烧伤创面大部分愈合,机体合成代谢加强,相当于康复期。超高代谢反应主要表现为分解代谢增强,耗氧量及产热增加,蛋白质过度分解,以及由于肌肉、脂肪、水分消耗所致的体重明显下降等一系列变化。

1. 能量代谢　大面积深度烧伤时,基础代谢率增加幅度可达 50%~100%。患者同时伴有体温升高和心率加快,严重烧伤者体温可达 38~40℃,心率达 120 次/分。代谢旺盛阶段的长短与烧伤的程度有关,严重烧伤患者可持续数月。烧伤后代谢率随烧伤面积的增加而升高,烧伤面积分别为 30%、60% 时,基础代谢率分别增高 70% 与 98%。代谢率的增加一般在伤后 6~10 天达到高峰,以后随创面修复和感染的控制,逐渐恢复到正常水平。

2. 蛋白质代谢　患者烧伤后第 2 天即表现为尿素氮排出量增加,可持续数日至数周,轻、中度烧伤每日丢失尿氮达 10~20g,严重烧伤时达 28~45g,在合并败血症时,每日可排出 60~70g。中度烧伤时分解代谢可持续 30 天,分解的蛋白质累积达 12kg。患者除了尿氮排出量增加外,从烧伤创面也可丢失一定数量的氮。机体蛋白质的过度分解和氮的大量丢失,使患者很快处于负氮平衡状态。只要高代谢反应和胰岛素抵抗持续存在,蛋白质分解就很难逆转,无论采用何种营养手段都难以抑制骨骼肌持续消耗,只是程度有所不同而已。

3. 脂类代谢　大面积烧伤患者在早期可出现血浆内游离脂肪酸升高,且与烧伤程度呈正相关,而血浆甘油三酯则相对无变化。患者体内儿茶酚胺、甲状腺素、胰高血糖素、肾上腺皮质激素分泌增加,促进了组织内甘油三酯分解为甘油和脂肪酸的脂解作用,大量不能被利用的脂肪酸通过再酯化反应重新合成脂肪并沉积于肝脏,导致肝肿大和脂肪肝,成为引发烧伤后肝功能受损乃至肝衰竭的重要因素。同时,在代谢旺盛期,脂肪成为机体的主要能量来源,体内消耗总能量的 80% 来自脂肪氧化。严重烧伤患者,每日脂肪丢失量可高达 600g 以上。

4. 碳水化合物代谢　烧伤后患者常出现轻度或中度高血糖,大面积烧伤者中有半数在伤后 2h 内出现高血糖症,血液中葡萄糖来源于肝糖原分解。血糖浓度与烧伤程度呈正相关。烧伤患者糖耐量水平降低,其发生机制与肝脏和细胞内出现的胰岛素抵抗有关。严重烧伤时胰岛素与胰高血糖素的比值较低,导致蛋白质分解和糖原异生,使血糖升高。胰高血糖素有促进肝糖原分解的作用,以致血糖进一步升高。

5. 矿物质代谢　在烧伤早期,组织细胞的破坏可引起血清钾和其他矿物质含量的升高,在分解代谢旺盛期,因创面丢失和尿中排出量增加,以致血清中含量下降。钾、磷代谢常与氮代谢平行出现负平衡;钙仅能维持在正常值的低限水平,尿中排出量仍然较高。许多酶和蛋白质含锌,丢失蛋白质的同时也丢失锌。烧伤后粪锌排出量基本不受影响,而尿锌与创面渗出增多是锌大量丢失的主要途径。尿锌的排出量增加可持续 2 个月。镁的变化与锌相似,尿铜排出量的增加也会持续较长时间。

6. 维生素代谢　烧伤后患者体内的水溶性维生素从尿液和创面丢失量增多,加之体内物质代谢旺盛,需要量增加,血浆中各种维生素含量均降低。

7. 酸碱平衡变化　烧伤易导致酸碱平衡紊乱,常见的有以下 3 种情况。

（1）代谢性酸中毒:大面积烧伤后,休克、感染等均可致三羧酸循环发生障碍,碳水化合物、蛋白质和脂肪氧化不全,产生的乳酸、丙酮酸、酮体等酸性物质在体内积聚,引起代谢性酸中毒。代谢性酸中毒常见于严重烧伤的早期。

（2）呼吸性酸中毒:严重烧伤时的呼吸道梗阻和肺部并发症,可引起呼吸不畅,二氧化碳在体内过

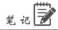

度积聚,发生呼吸性酸中毒。另外,烧伤后患者出现的脑水肿、感染及药物引起的呼吸抑制,也是导致呼吸性酸中毒的重要因素。

(3)急性缺钾性碱中毒:烧伤患者在出现负氮平衡的同时,细胞内钾离子渗出,而细胞外的钠离子和氢离子则进入细胞内,结果使细胞外液中的氢离子浓度降低,当 pH >7.5 时便出现碱中毒的临床表现。

(三)营养治疗原则

烧伤后,机体对能量和蛋白质等营养素的需要量显著增加,如不加强合理的营养治疗,会导致感染等并发症,影响预后。

1. 能量 烧伤后机体产热和耗氧量增加,能量需要量远高于正常状态,烧伤面积达 50% 以上患者的每日能量需要量可按以下公式计算。

$$成人能量需要量(kJ) = 105 \times 体重(kg) + 167 \times 烧伤面积(\%)$$
$$8 岁以下儿童能量需要量(kJ) = 251 \times 体重(kg) + 146 \times 烧伤面积(\%)$$

2. 蛋白质 烧伤后的不同时期,机体对蛋白质的需要量有很大差异。烧伤后 7~16 天时蛋白质需要量最多,每日为 3.20~3.94g/kg。分解代谢旺盛期,患者对蛋白质的需要量很大,应供给充足,宜占总能量的 20% 左右。成年烧伤患者每日蛋白质摄入量应达到 120~200g,优质蛋白质应占 70% 以上。烧伤患者的蛋白质需要量计算公式如下。

$$成人蛋白质需要量(g) = 1.0 \times 体重(kg) + 3.0 \times 烧伤面积(\%)$$
$$儿童蛋白质需要量(g) = 3.0 \times 体重(kg) + 1.0 \times 烧伤面积(\%)$$

3. 碳水化合物 是能量最丰富的来源,还具有保护肝肾功能、预防代谢性酸中毒和减缓脱水的作用。每日应供给碳水化合物 400~600g。

4. 脂肪 供给脂肪要选择含必需脂肪酸、磷脂丰富的食物,如大豆制品和鸡蛋等,以满足组织细胞再生的需要。每日脂肪供给量可占总能量的 20%~30% 为宜。成年患者每日供给量通常按 2g/kg 计算,重度烧伤者增至 3~4g/kg。合并胃肠功能紊乱及肝脏损害时,需适当减少脂肪供给量。

5. 维生素 烧伤患者维生素需要量约为正常供给量的 10 倍,烧伤面积越大、程度越重,需要量越多(表9-28)。

表9-28 烧伤患者的每日主要维生素需要量

烧伤面积	维生素 A(IU)	维生素 B$_1$(mg)	维生素 B$_2$(mg)	维生素 B$_6$(mg)	维生素 C(mg)
<30%	10	30	20	2	300
30%~50%	20	60	40	4	600
>50%	30	90	60	6	900

6. 矿物质

(1)钠:血清钠在烧伤后常出现波动,休克期钠离子浓度下降,以后逐渐升高,伤后 10 天左右达到平衡。但也有患者在合并高渗性脱水或败血症时,出现高钠血症。对于发生水肿和肾功能障碍者,应限制钠盐的摄入。

(2)钾:在烧伤早期血钾升高,但在整个烧伤病程中,由于尿液和创面渗出液均丢失钾,故较多出现低钾血症,常与负氮平衡同时存在。在供给大量蛋白质的同时需补充钾,以促进机体对氮的有效利用。每供给 1g 氮,应同时补充 195~234mg(5~6mmol)钾。

(3)锌:机体含锌总量的大约 20% 分布在皮肤,多与蛋白质结合。烧伤时皮肤损害不仅直接丢失锌,蛋白质分解代谢也丢失锌。烧伤后尿锌排出量增加,甚至可持续 2 个月。口服硫酸锌可提高血清锌水平,缩短创面愈合时间,锌对创伤愈合具有明显的促进作用。口服补锌量一般应达到正常人推荐量的 10 倍。

(4)磷:磷可使二磷酸腺苷进一步磷酸化为三磷腺苷,对能量代谢很重要。血清磷降低时,应立即补充。

另外,对镁、铁、铜、碘等容易缺乏的元素也应及时补充。

7. 水 烧伤早期,大量水分从创面丢失,约为正常皮肤水分丢失量的 4 倍。长期发热进一步增加水分丢失。对于严重烧伤患者,每日应供给 2500~3500mL 水。

(四)食物宜忌

1. 肠内营养

(1)休克期:该期病程为 1~2 天,严重烧伤时甚至可在伤后半小时发生。轻度烧伤患者多数不发生休克。休克期患者应激反应严重,此时以静脉补液为主,主要补充多种维生素,不强调能量和蛋白质。可以少量供给米汁、牛乳、绿豆汤、梨汁、西瓜水、维生素饮料等。休克期患者胃肠蠕动减弱,贲门松弛,胃肠功能受到抑制,不宜经肠摄入过多食物,特别要防止因大量饮水而引起呕吐和急性胃扩张。

(2)感染期:患者一般在烧伤 2 天后进入代谢旺盛期,此时创面坏死组织逐渐脱痂,很容易发生创面细菌感染,甚至出现全身感染。此期应供给高维生素膳食,并逐渐增加蛋白质和能量,纠正负氮平衡,促进创面修复。开始时应以肠外营养为主,胃肠功能基本恢复时,逐渐供给半流食和软食,口服有困难时,可用管饲。

(3)康复期:患者平稳度过感染期后转入康复期,此时创面愈合良好,机体功能开始恢复。康复期的长短主要取决于烧伤创面的深度和机体感染的程度。此期要全面加强营养,增强机体抵抗力,促进机体快速康复。应给予高蛋白、高能量、高维生素和富含矿物质的平衡营养膳食,包括各种面食、米饭、肉、鱼、虾、牛乳、鸡蛋、新鲜蔬菜和水果等。

2. 肠外营养 采用肠外营养可经中心静脉插管输入以高渗葡萄糖(25%)和高浓度氨基酸(4.25%)溶液为主的静脉营养液。在烧伤的分解代谢期,每日可通过中心静脉供给 12.55~20.92MJ(3000~5000kcal)能量和 100~200g 蛋白质。

长期采用肠外营养时,要注意补充必需脂肪酸、多种维生素和矿物质,必要时加入 ATP、辅酶 A 和胰岛素。

(五)推荐食谱与食疗方

1. 推荐食谱 见表 9-29。

表 9-29 烧伤患者食谱举例

餐别	食谱举例
早餐	牛乳 220mL(白糖 20g)
加餐	豆腐脑 250g
午餐	鸡蛋羹(鸡蛋 40g、白糖 30g),橘子汁(橘子 100g)
加餐	鸡肉丸子(鸡肉 30g、淀粉 9g)
晚餐	红枣大米粥(红枣 50g、白糖 20g、大米 70g)
加餐	猪肝汤(猪肝 50g、淀粉 9g),橘子 200g

注:总能量 1164.2kcal,蛋白质 44g,脂肪 33g,碳水化合物 172g,全天烹调油 25g。

2. 食疗方

(1)山药蛋黄粥:先把 2 个鸡蛋打破,去白留黄,用筷子将蛋黄搅散备用。然后把山药 50g、大米 150g 一起放入锅内,加水适量,将锅置武火上烧开,改用文火熬煮至熟,起锅前,把蛋黄倒入粥里,再拌匀烧开即可。作早、晚餐食用。

笔记

（2）地黄饮：生地黄30g、金银花30g水煎去渣，兑入蜂蜜150g，晾凉即可饮汤。

第九节　妇产科疾病的营养治疗

一、功能失调性子宫出血

（一）概述

功能失调性子宫出血简称功血，为妇科常见病。它是由于调节生殖的神经内分泌机制失常引起的异常子宫出血，全身及内外生殖器官无器质性病变。功血可分为排卵性和无排卵性两类，约85%病例属无排卵性功血。功血可发生于月经初潮至绝经间的任何年龄，50%患者发生于绝经前期，育龄期占30%，青春期占20%。无排卵性功血患者可有各种不同的临床表现。临床上最常见的症状是子宫不规则出血，特点是月经周期紊乱，经期长短不一，出血量时多时少，甚至大量出血。出血期无下腹痛或其他不适，出血多或时间长者常伴有贫血。排卵性功血一般表现为月经周期缩短，因此月经频发。

（二）营养代谢特点

功血原因是促性腺激素或卵巢激素在释放或调节方面的暂时性变化，机体内部和外界许多因素诸如精神过度紧张、恐惧、忧伤、环境和气候骤变以及全身性疾病，均可通过大脑皮质和中枢神经系统影响下丘脑 - 垂体 - 卵巢轴的相互调节，营养不良、贫血及代谢紊乱也可影响激素的合成、转运和对靶器官的效应而导致月经失调。

（三）营养治疗原则

患者体质往往较差，多呈贫血貌。应在积极治疗原发病的同时，加强营养，改善全身状况，充分补充由于失血丢失的相关营养素，贫血严重者应适当输血。出血期间避免过度疲劳和剧烈运动，保证充分休息。出血时间长者可给予抗生素预防感染。

1. 保证足够的铁摄入量　增加铁的供给量时要考虑食物不同，铁吸收率也不同的特点。选食时既要考虑富含铁的食物，又需考虑铁的吸收率。食物中的铁按其化学组成可分为血红素铁和非血红素铁。血红素铁吸收率较高，主要存在于动物性食物中的肉、鱼禽的血红蛋白和肌红蛋白中，乳、蛋类不含有。非血红素铁吸收率低于血红素铁，主要存在于谷、豆、蔬菜和瓜果等植物性食物中。

2. 增加蛋白质的摄入量　功血引起的贫血属于缺铁性贫血，可在给予高铁膳食的同时给予高蛋白饮食。蛋白质可促进铁的吸收，也可提供体内合成血红蛋白所必需的原料。蛋白质供给量按1.5g/kg供给，80～100g/d，优质蛋白要占到总蛋白的1/3以上。

3. 增加膳食中维生素C的摄入量　维生素C能促进蔬菜中铁的吸收，若同时摄入富含维生素C的果汁（如柠檬汁、橘子汁）和富含铁的蔬菜，可使人体对铁的吸收率增加2～3倍。如用铁制剂补铁，也应和维生素C同服。

4. 充足能量　补充以上营养素的同时，一定要注意能量的充足，因为充足的能量可以保证以上营养素充分地利用，对于改善贫血也有一定的辅助作用。

（四）食物宜忌

1. 宜用食物

（1）富含铁的食物：①动物肝脏、畜肉、禽肉是最佳补铁食物，含量高且易吸收，在补铁的同时，食物本身又含有丰富的蛋白质，也为机体合成血红蛋白提供了原料；②海带、龙须菜、紫菜、木耳、香菇、豆类及其制品中铁的含量也较多。

（2）富含维生素C的食物：水果中的猕猴桃、酸梨、紫酥梨、苹果、草莓、杏、桃、李、柑橘、柚；蔬菜中的油菜、芹菜、生菜、豆芽菜、苦瓜、柿椒、西红柿、心里美萝卜等。

2.忌(少)用食物 ①辛辣刺激、生冷寒冻食物,以避免加重病情;②少喝咖啡,少喝茶水,少吃富含鞣酸、草酸等植物酸的菜叶,以免影响铁的吸收;③应避免钙剂、锌制剂、抗酸剂和铁剂同时服用,以免拮抗铁的吸收。

(五)推荐食谱与食疗方

1.推荐食谱 见表9-30。

表9-30 功能失调性子宫出血患者食谱举例

餐别	食谱举例
早餐	芝麻酱拌豆腐干(芝麻15g、豆腐干50g),煮鸡蛋50g,馒头(标准粉50g),小米粥(小米50g)
午餐	黑木耳炒猪肝(黑木耳10g、猪肝50g),西红柿炖牛肉(西红柿100g、牛肉50g),米饭(籼米150g);白菜汤(白菜100g)
加餐	苹果200g
晚餐	青椒蘑菇炒肉片(青椒50g、鲜蘑菇100g、瘦猪肉50g),清蒸鲤鱼(鲤鱼100g),紫菜虾皮汤(紫菜10g、虾皮10g),发面蒸饼(标准粉125g)

注:总能量2380kcal,蛋白质116g,脂肪60g,碳水化合物344g,全天烹调油30g。

2.食疗方

(1)参枣鸡汤:边条参10g(切片),大枣30g(去核),童子鸡1只(去毛及内脏)洗净,置于炖盅内,炖至鸡熟烂服用。

(2)石榴皮煎:酸石榴皮50g,党参30g,黄芪30g。水煎,取汁去渣,加蜜糖适量饮服。每日2次。

二、围绝经期综合征

(一)概述

围绝经期指围绕绝经的一段时期,包括从接近绝经出现与绝经有关的内分泌、生物学和临床特征起至最后一次月经后一年,即绝经过渡期至最后一次月经后一年。围绝经期综合征指妇女绝经前后由于性激素减少所致的一系列躯体及伴有精神心理症状的一组证候群。临床表现为月经紊乱及一系列雌激素下降引起的相关症状,如潮热;情绪激动易怒、焦虑不安或情绪低落、郁郁寡欢、不能自我控制;记忆力减退、注意力不集中也较常见。

流行病学调查表明,几乎每位女性都有围绝经期症状,仅程度不同,有明显感觉者占50%~75%,症状较严重,需要药物治疗者占10%~15%,平均历时3~5年。所以围绝经期女性应定期体检,对疾病做到早发现、早诊断、早治疗。注重合理膳食,保证营养素均衡摄入;适当运动有助缓解围绝经期的相关症状,改善和提高各器官系统功能及免疫力,保持身心健康。科学规范的药物治疗可以缓解围绝经期症状,改善健康状况和提高生活质量。伴严重焦虑、抑郁者应当接受精神心理专科治疗。

(二)营养代谢特点

1.雌激素下降对心血管疾病的影响 雌激素对女性心血管系统有保护作用,雌激素通过对脂代谢的良性作用改善心血管功能并抑制动脉粥样硬化,研究表明绝经后血胆固醇水平升高,各种脂蛋白增加,而高密度脂蛋白/低密度脂蛋白比率降低。绝经后妇女易发生动脉粥样硬化、心肌缺血、心肌梗死、高血压和脑出血,绝经后妇女冠心病发生率及并发心肌梗死的死亡率也随着年龄的增长而增加。

2.骨矿含量改变及骨质疏松 绝经后妇女雌激素下降,骨质吸收速度快于骨质生成,促使骨质丢失,围绝经期约25%的妇女患有骨质疏松。骨质疏松可引起骨骼压缩、身材变矮,严重者可致骨折,常见于桡骨远端、股骨颈、椎体等部位。

3.围绝经期女性消化系统的变化

（1）口腔、牙齿咀嚼能力下降：到了绝经期后，有些女性会出现味觉减退、口腔黏膜发干、唾液分泌减少，而且牙周病和牙龈疾病也常常发生，因此会造成一定程度上摄食量的减少，严重者还会造成摄食障碍，长期则会导致营养不良的发生。

（2）食管、胃肠道的蠕动能力减低：进入绝经期的女性消化道的蠕动能力下降，有些女性还会出现腹胀、呃逆、消化不良等胃肠道表现。另外由于结肠蠕动能力的减弱还可能发生便秘。

（3）分泌功能下降：研究发现，超过50岁的人，唾液淀粉酶的含量明显降低。胃酸的分泌也会减少，胃蛋白酶水平也下降较快，因此对于食物的消化吸收功能有所下降。

（三）营养治疗原则

围绝经期女性的营养应以保证和满足必需的活动能量为原则，控制总能量的摄入，避免肥胖，适当限制动物性食物的摄入，减少饱和脂肪酸和胆固醇的含量，保证足量维生素和矿物质的摄入，多选用新鲜的蔬菜，控制食盐和食用油的用量。

1.能量供给　能量供给应接近成年人或略少于成年人，控制在 1600～2200kcal/d。如果每天的体力活动量不大，能量可控制在 2000kcal/d 以内。定期了解体重的改变有利于对摄入能量作出合理的调整。

2.蛋白质　围绝经期蛋白质的摄入应保证质优量足，一般情况下，蛋白质的供应以 1.0g/（kg·d）为宜。优质蛋白应占1/2以上，可选用鱼虾、畜禽肉类、蛋类、奶类、大豆及其制品。蛋白质的摄入不宜过多，蛋白质摄入量过多会加重肾脏负担，还可使尿钙排出量增加，促使钙的丢失。

3.碳水化合物　是我国居民能量的主要来源，以占总能量的 55%～60% 为宜，尽量减少单糖的摄入。

4.脂肪　围绝经期的女性应摄入适量的脂肪，少食动物油，适当食用植物油，增加不饱和脂肪酸的比例。脂肪所占的总能量的比例一般应在 25%～30%。脂肪的摄入也不应过少，否则会引起必需脂肪酸的缺乏，影响脂溶性维生素的吸收。

5.维生素和矿物质　维生素 D 对于围绝经期女性钙、磷的代谢起着非常重要的作用，参与体内钙和矿物质平衡的调节，是维持生命所必需的营养素之一。矿物质也是人体必需的营养素，包括钙、磷、钾、钠等常量元素和锌、硒等微量元素。一般而言，均衡的饮食和适当的体力活动不会导致维生素和矿物质的缺乏。

6.膳食纤维　具有吸水的作用，可以起到湿润粪便的作用。膳食纤维还具有改善大肠功能的作用，可以缩短粪便排出的时间，增加粪便量及排便次数。膳食纤维还可以调节肠道的菌群。膳食纤维主要存在于蔬菜、水果及一些谷类食物中。围绝经期女性便秘的发生率较高，应多摄入富含膳食纤维的新鲜蔬菜和水果。

（四）食物宜忌

1.宜用食物　鱼虾、畜禽肉类、蛋类、奶类、大豆及其制品。谷薯类，各种水果和蔬菜（含草酸高的除外）。

2.忌（少）用食物　含钠多的食物，如酱油、食盐、面酱、咸蛋、咸肉、火腿、香肠、腐乳、加碱馒头、挂面、苏打饼干。咖啡、浓茶、可乐和碳酸饮料。

（五）推荐食谱与食疗方

1.推荐食谱　见表9-31。

表 9 - 31　围绝经期综合征患者食谱举例

餐别	食谱举例
早餐	脱脂牛奶(250mL),馒头(面粉75g)
午餐	米饭(粳米125g),豆腐干炒瘦猪肉(猪肉50g、豆腐干60g),虾皮白菜汤(白菜200g、虾皮5g),咸蛋(40g)
晚餐	米饭(粳米100g),清蒸草鱼(100g),炒油菜(200g),猪骨汤(海带30g、猪骨25g),橙子100g

注:总能量1852kcal,蛋白质78.6g,脂肪45g,碳水化合物276g,全天烹调油30g。

2.食疗方

(1)莲子百合粥:莲子、百合、粳米各30g同煮粥,每日早晚各服1次。适用于绝经前后伴有心悸不寐、健忘、肢体乏力、皮肤粗糙者。

(2)甘麦饮:小麦30g,红枣10枚,甘草10g,水煎。每日早晚各服1次。适用于绝经前后伴有潮热出汗、烦躁心悸、忧郁易怒、面色无华者。

三、妊娠高血压疾病

(一)概述

妊娠高血压疾病是妊娠期特有的疾病,是指妊娠与高血压并存的一组疾病,包括妊娠前诊断为高血压或妊娠20周前新发现的高血压以及妊娠20周后发生的高血压。妊娠高血压为多因素发病,基于孕妇的各种基础病理状况,也因受妊娠期间环境因素的影响。在妊娠期间病情的缓急不同,可呈现进展性变化,也可迅速恶化。多数病例在妊娠期出现一过性高血压、蛋白尿等症状,在分娩后即随之消失。该病严重影响母婴健康,是孕产妇和围生儿病死率及死亡率的主要原因。

引起妊娠高血压疾病的高危因素有妊娠高血压疾病史及家族史、初产妇、孕妇年龄小于18岁或大于40岁、多胎妊娠、慢性高血压、慢性肾炎、糖尿病、营养不良、低社会经济状况均与妊娠高血压疾病发病风险增加密切相关。

(二)营养相关因素

妊娠高血压疾病发生、发展、预后与产能营养素及钙、钠等矿物质密切相关。

1.蛋白质　低蛋白性营养不良,是妊娠高血压疾病的主要诱发因素。妊娠高血压疾病时,应补充足量的优质蛋白质。蛋氨酸和牛磺酸,可通过影响血压调节机制,使尿钠排出增加,抑制钠盐对血压的影响。另外,大豆蛋白可以降低胆固醇水平,保护血管壁。

2.脂肪　妊娠高血压疾病时,孕妇体内甘油三酯和低密度脂蛋白升高,高密度脂蛋白胆固醇下降。过多的低密度脂蛋白沉积在血管壁上,会导致动脉血管弹性降低,血压升高。妊娠高血压疾病患者,在控制总脂肪摄入量的基础上,应增加多不饱和脂肪酸的比例,这样不仅能提供胎儿生长发育所需要的必需脂肪酸,还能增加前列腺素的合成,消除体内多余的脂肪。

3.碳水化合物　妊娠晚期,胎儿生长发育需要的能量较多,孕妇的摄入量也应增加。足够的碳水化合物可以保证能量供给,节约蛋白质。但也不可过量,否则会引起孕妇能量过剩,体内脂肪堆积、肥胖,加重血压升高。

4.矿物质

(1)钙:妊娠高血压疾病的发生与缺钙有关,一般认为,缺钙会使机体血压升高。妊娠期间,钙消耗量增加,母体易缺钙,孕期补钙,可预防妊娠高血压疾病的发生。

(2)钠:钠与高血压呈正相关。钠升高血压的机制与以下因素有关:①钠可促进动脉壁对血浆中某些血管收缩物质致敏,血管收缩;②高钠水平时,管壁结合钠量增加,吸收水分也增加,管腔缩小;

③钠还可使血管平滑肌细胞膜对钙离子的通透性增加,细胞内钙离子增高,能加强血管平滑肌收缩。但长期低盐膳食又可引起低钠血症,导致产后循环衰竭。所以,对于轻度妊娠高血压疾病患者,一般不必严格限制食盐摄入量。全身水肿时,则应严格限制食盐摄入量。

（三）营养治疗原则

1. 限制钠盐摄入　对轻度高血压者及无水肿者,食盐量 3～5g/d;中度高血压者,食盐摄入量为 1～2g/d(折合酱油 5～10mL);重度高血压者,应给予严格的无盐膳食。

2. 蛋白质　补充适量的蛋白质,每天 1～1.2g/kg,可多选食鱼虾类、脱脂牛奶、酸奶、豆腐及豆制品等,应给予富含优质蛋白的动物类食品。

3. 矿物质　应摄入足量的钾、镁、钙。蔬菜、水果中含有丰富的钾;粗粮、豆制品、坚果类、绿叶蔬菜、肉类、海产品是镁的良好来源;奶和奶制品是钙的主要来源,其含量和吸收率均高,虾皮、鱼、海带、芝麻酱中也含有丰富的钙。

4. 脂肪　占总能量的 25% 以下,饱和脂肪酸应占总能量的 6%～10% ,多不饱和脂肪酸及单不饱和脂肪酸均应占总能量的 8%～10%。烹调多选用植物油,烹调方式应选用余、煮、炖、清蒸、凉拌等烹饪方法,少吃各类肥肉及动物油脂。胆固醇摄入量应限制在 300mg/d 以下。

5. 碳水化合物　主食除米面外,鼓励多吃各种杂粮及豆类,如小米、玉米面、燕麦片、芸豆、红豆、绿豆等,它们含有丰富的膳食纤维,能促进肠道蠕动;少食葡萄糖、果糖、蔗糖及各类甜点心,少饮各类含糖饮料。

6. 维生素及膳食纤维　多吃富含维生素及膳食纤维的绿叶蔬菜和新鲜水果。建议多选食芹菜、荠菜、荸荠等有降压作用的蔬菜。

（四）食物宜忌

1. 宜用食物　富含优质蛋白的动物类食品,各种杂粮及豆类,绿叶蔬菜和新鲜水果。

2. 忌(少)用食物　禁食咸蛋、咸鱼、腊肉、咸菜、酱菜、火腿肠等腌制食物。

（五）推荐食谱与食疗方

1. 推荐食谱　见表 9-32。

表 9-32　妊高征患者食谱举例

餐别	食谱举例
早餐	煎饼(标准粉 50g),煮鸡蛋 50g,豆腐脑 150g,拌木耳(木耳 5g)
加餐	鸭梨 200g
午餐	炒土豆丝(土豆 50g、胡萝卜 50g),芹菜炒肉(芹菜 150g、瘦肉 50g),米饭(籼米 150g)
加餐	西瓜 200g
晚餐	凉拌苦瓜(苦瓜 200g),清蒸鲤鱼(鲤鱼 100g),发面蒸饼(标准粉 125g)
加餐	脱脂酸奶 200g

注:总能量 1847kcal,蛋白质 75g,脂肪 47g,碳水化合物 281g,全天烹调油 30g。

2. 食疗方

(1)凉拌芹菜:芹菜 250g。将芹菜去根去叶,洗净,切成长的段,放在开水锅内焯透捞出,控去水后放入盆内,趁热拌入食盐,淋上香油,搅拌均匀后即可食用。

(2)绿豆海带汤:绿豆 120g,海带 60g。将绿豆洗净,海带泡发漂洗后切成丝,将两者一同放在砂锅中,加水用小火炖煮至绿豆烂熟,加调料即可。

四、妊娠糖尿病

（一）概述

妊娠糖尿病（GDM）是指在妊娠期发现的糖尿病，但也可能是妊娠前原有糖耐量异常而未被确诊者。多数患者分娩后可以恢复正常，但也有少量患者在 5～10 年中转变为糖尿病。已确诊糖尿病者妊娠时不属于妊娠糖尿病。我国妊娠糖尿病的发生率有逐渐增多的趋势，成为威胁孕期健康的重要疾病。妊娠糖尿病发病原因尚不完全清楚，但病情一般较轻，大约85%的妊娠糖尿病患者靠单纯的饮食治疗能使血糖达到理想范围而不会对胎儿的生长发育造成不良影响。控制不良的妊娠糖尿病容易发生羊水过多，妊娠高血压、低血糖、酮症酸中毒、先兆子痫等严重并发症，胎儿可出现先天畸形，巨大儿等。

（二）营养治疗目的

妊娠糖尿病控制的好坏直接关系到孕妇和胎儿的安全。营养治疗是妊娠糖尿病最基础的治疗手段。合理的膳食安排能提供妊娠所需要的能量和营养素且不易导致餐后高血糖。

（1）要维持孕产妇体重的合理增长。

（2）必须首先保证母体的营养需要，胎儿的生长发育。

（3）其次使血糖保持平稳，不出现低血糖、高血糖及酮症。

（4）配合临床治疗防治各种糖尿病的并发症，如肾病、胃肠病变等。

（三）营养治疗原则

1.合理控制总能量　妊娠期高血糖，孕妇应控制每日总能量摄入，妊娠早期不低于1600kcal/d，妊娠中晚期 1800～2200kcal/d 为宜；孕前肥胖者应适当减少能量摄入，但妊娠早期不应低于1600kcal/d，妊娠中晚期适当增加。控制能量摄入有助于维持血糖水平和妊娠期适宜的体重增长，同时有助于降低巨大儿的风险；但过分限制能量摄入（少于1500kcal/d）会发生酮症，对孕妇和胎儿都会产生不利影响。

2.碳水化合物　摄入不足可能导致酮症的发生，因此，每日碳水化合物的摄入应保证 250～350g，过低则不利于胎儿生长。应优先选择多样化、血糖生成指数（GI）较低的食物。另外，避免精制糖的摄入。

3.蛋白质　充足的蛋白质摄入可以满足孕妇妊娠期生理需要及胎儿生长发育所需，每日蛋白质摄入量不应低于100g，1/3 以上为优质蛋白。

4.脂肪　应尽可能适量摄入，占总能量的30%以下。注意单不饱和脂肪酸和多不饱和脂肪酸的摄入，减少饱和脂肪酸的摄入。单不饱和脂肪酸应占脂肪供能的1/3 以上。减少或限制反式脂肪酸的摄入量，以降低低密度脂蛋白胆固醇、增加高密度脂蛋白胆固醇的水平。

5.膳食纤维　有助于降低过高的餐后血糖，可适量增加其在膳食中的比例。水果应根据病情适量选用。

6.合理安排餐次　少量多餐，每日 5 或 6 餐，定时定量的进食能有效控制血糖。适当加餐，既能有效治疗高血糖，又能预防低血糖症的发生。

7.适当运动　妊娠前和妊娠期必须配合一定量的体育锻炼，可明显降低超重和肥胖孕妇 GDM 的发生风险，提高 GDM 的血糖达标率，减少母儿不良结局。

（四）食物宜忌

1.宜用食物　①高纤维食物，如全谷类、豆类、水果和蔬菜；②优质蛋白，如鸡肉、鱼、豆腐和豆类；③健康的脂肪来源，如鳄梨、坚果、种子和橄榄油；④低脂乳制品，如脱脂牛奶、低脂酸奶和奶酪；⑤非淀粉类蔬菜，如西兰花、菠菜、花椰菜和甜椒。

2. 忌(少)用食物　①精制碳水化合物,如白面包、含糖谷物、糕点和加工零食;②富含反式脂肪酸和饱和脂肪酸的食品,如油炸食品、肥肉和高脂乳制品;③远离罐头汁、加工肉类和快餐等钠含量高的食物(表9－33)。

表9－33　妊娠期高血糖孕妇每日各类食物的推荐摄入量[kcal(份)]

食物种类	推荐每日能量摄入总量及食物交换份			
	1600kcal	1800kcal	2000kcal	2200kcal
谷薯类	800(9)	900(10)	920(10)	1000(11)
蔬菜类	90(1)	90(1)	140(1.5)	200(2)
水果类	90(1)	90(1)	90(1)	100(1)
奶制品	180(2)	270(3)	270(3)	270(3)
肉蛋豆类	270(3)	270(3)	360(4)	360(4)
油、坚果类	170(2)	180(2)	220(2.5)	270(3)
合计	1600(18)	1800(20)	2000(22)	2200(24)

(五)推荐食谱与食疗方

1. 推荐食谱　见表9－34。

表9－34　妊娠期高血糖孕妇食谱举例

餐别	食谱举例
早餐	全麦面包1片,煮鸡蛋50g,低脂牛奶250mL
加餐	苹果200g
午餐	烤鸡胸肉(鸡胸肉100g),炒西兰花(西兰花100g),煮玉米(玉米100g),绿豆汤250mL
加餐	酸奶(100g)
晚餐	红豆米饭(红豆25g、粳米25g),清蒸鲤鱼(鲤鱼100g),炒油麦菜(油麦菜200g)
加餐	坚果(30g)

注:总能量1642kcal,蛋白质77.5g,脂肪57.5g,碳水化合物259.5g。

2. 食疗方

(1)玉竹炒藕片:玉竹洗净,去根须,切段,焯熟,沥干;莲藕洗净,切片,焯水;胡萝卜去皮,切片。锅上火放油烧热,倒入藕片、玉竹段、胡萝卜片炒至断生,加精盐、姜汁、胡椒粉翻炒均匀,加味精即可装盘。适用于各型糖尿病孕妇常食。

(2)糖醋山药块:将山药洗净,去皮,切成滚刀块。炒锅烧热,加植物油适量,烧至六成热时,将山药块放入,炸至起皮呈黄色捞出,沥油。炒锅控净油,加醋及糖水,烧开后再倒入山药块,用面粉80g(面粉50g加水)使汁收浓,裹匀山药块,即成。可用于治疗糖尿病,是糖尿病患者的食疗佳品。

第十节　儿科疾病的营养治疗

一、小儿腹泻

(一)概述

小儿腹泻是一组多病原、多因素引起的以大便次数增多和大便性状改变(呈稀便、水样便、黏液便或脓血便)为主要特征的儿科消化系统疾病。多见于2岁以下婴幼儿,尤以1岁以内多见。除大便次数增加外,大便中水分、电解质含量也增加,可伴呕吐、水和电解质紊乱。迁延不愈者,可引起营养不良和维生素缺乏。持续时间少于 7 天的腹泻称为急性腹泻,是患儿就医的最常见原因。急性腹泻如不能彻底治愈或小儿本身营养状况差,可发展为迁延性腹泻(病程 2 周~2 个月)或慢性腹泻(病程超过 2 个月)。根据腹泻病情的严重程度,可以分为以下三型。

1.轻型腹泻 无明显全身症状,精神尚好,体温多正常,偶有低热,无脱水,无中毒症状。小儿主要临床表现为食欲减退,偶有溢乳或呕吐,大便次数增加但量不多,味酸稀薄,呈黄色或黄绿色,常见白色或黄白色奶瓣和泡沫,可有少量黏液。

2.中型腹泻 轻至中度脱水或有轻度中毒症状。

3.重型腹泻 重度脱水或有明显中毒症状,包括烦躁、精神萎靡、嗜睡、面色苍白、体温不升,白细胞计数明显增高等。可呕吐咖啡渣样液体,腹泻次数和量均增加,大便呈黄绿色、黄色或微黄色,蛋花汤样或水样,可有少量黏液。可出现明显的水、电解质紊乱症状,以脱水、酸中毒、低钾血症为主。还可能由于输液导致血钙、血镁浓度下降,出现震颤、手足抽搐或惊厥等症状。

(二)营养代谢特点

腹泻易导致小儿蛋白质能量营养不良症发病率增高,伴随严重的增重障碍。腹泻时虽然存在某种程度大量营养素的吸收不良,但膳食中仍有 80%~95% 碳水化合物、70% 的脂肪和 75% 的氮可被吸收。因此,建议仍要坚持继续进食。经研究证明,进食不会使腹泻加重或增加脱水风险,反而吸收不良本身可由于腹泻促进黏膜修复而得到改善。

腹泻能破坏肠道乳糖酶,导致乳糖不耐受,影响脂肪、蛋白质及其他营养素的吸收。急性感染性腹泻时,机体水分大量丢失,排泄物中还伴有大量氮、脂肪和碳水化合物,以及各种电解质、微量元素和维生素等的代谢性丢失。感染、发热增加机体代谢,能量和蛋白需要量相对增加。患儿本身的营养状况可以影响腹泻的预后。如腹泻时有蛋白质-能量营养不良,则更容易使症状加重,病程延长,迁延不愈。如腹泻时患儿营养状况良好,则腹泻往往呈自限性,并可迅速恢复。

因此,腹泻与营养不良有着非常密切的关系,互为因果,可形成恶性循环,最终可导致患儿体重增长停滞,免疫功能低下,反复感染,严重影响小儿的体格和智力发育。

(三)营养治疗原则

小儿腹泻的营养治疗目的是辅助纠正水、电解质紊乱,改善营养不良状态。营养治疗以减轻症状、及早进食为原则,能量和营养素的供应应由少到多,少量多次。

1.急性腹泻患儿 小儿急性感染性腹泻病期间,口服或静脉补液开始后应尽早给予适宜饮食,不推荐高糖、高脂和高纤维食物。患儿腹泻症状较轻时以调整饮食为主,必要时口服 ORS 补液预防脱水。有轻度脱水的患儿要在 4~6 小时内补水,然后用米粉口服补液盐(制备方法:米粉 50g 加水到 1000mL 煮沸 15 分钟,冷却后加入 NaCl 3.5g、KCl 1.5g、$NaHCO_3$ 2.5g 混匀)。待症状减轻后,增加液体摄入量,并逐步过渡到米粥、面条等半流质饮食。患儿症状较重时,首先控制感染,纠正脱水,暂时禁食不少于 6 小时,在此期间及时进行 ORS 补液或米粉口服补液盐补液。及早进食,先从纯碳水化合物饮食开始,过早给予高能量食物会加重腹泻。应采取循序渐进的原则,先进行低乳糖、低蛋白、低脂肪饮食,最好采用易消化食物,以利于吸收利用,并适当补充微量元素与维生素。母乳喂养可继续喂养母乳,人工喂养则用已经稀释的配方乳,但需减少次数、降低浓度,减少总量。当患儿肠道无法满足需要时,可从静脉中补液,或用肠外营养。

2.慢性腹泻患儿 通过饮食结构调整,增加肠内营养(EN)的摄入,不足部分由肠外营养(PN)补充,提供充足能量,使营养吸收功能恢复,纠正营养不良,重建机体免疫功能,预防并发症的发生。

(1)蛋白质:蛋白质摄入占总能量的 15%,2~3g/(kg·d),应保证 65%~70% 是高生物效价优质蛋白。优质氨基酸来自整蛋白型、短肽型及氨基酸型 EN 制剂以及牛奶、鸡蛋、畜、禽肉类等,与机体组织近似,易于消化吸收。需注意慢性腹泻患儿多合并肠道消化吸收障碍,完整的蛋白质配方不利于早

笔记

期肠道功能恢复,故选择短肽类或氨基酸类配方乳,适当添加中链或短链脂肪酸,有利于肠道黏膜吸收,通过门静脉吸收入肝脏,直接利用转化。谷氨酰胺能维持氮平衡,营养肠上皮细胞迅速生长,利于肠黏膜屏障功能,且参与抗氧化作用。

(2)碳水化合物:机体能量 65% 来源于碳水化合物,摄入足够的碳水化合物能预防体内或膳食中的蛋白质消耗,促进蛋白质参与机体生长发育、合成免疫蛋白,利于疾病恢复。

(3)脂肪:脂肪所供能量应不超过总能量的 30%。脂肪的摄入以不饱和脂肪酸为主。添加含有 $\omega - 3$ 多不饱和脂肪酸的鱼油,降低白细胞介素 -1(IL-1)、IL-6 和肿瘤坏死因子 $-\alpha$(TNF$-\alpha$)的产生,同时降解前列腺素 E2,促进抗感染作用。

(4)维生素:长期慢性腹泻中,存在维生素摄入减少,排出增多,水溶性及脂溶性维生素均需补充。维生素 D 缺乏影响儿童的骨骼发育及免疫系统功能障碍,合理补充活性 $25 - (OH)D_3$ 与 $1,25 - (OH)_2D_3$,减少佝偻病及骨骼发育畸形。维生素 B_{12} 及叶酸的补充,纠正患儿贫血症状。维生素 C 降低血胱氨酸水平,降低血管损伤。维生素 E 保护生物膜的完整性。

(5)微量元素:锌是肠黏膜修复的必需营养物质,可维持小肠黏膜结构功能的完整性,抵御肠腔内细菌、内毒素移位,增强免疫功能、促进小肠黏膜细胞增殖,促进肠道吸收水、钠;锌缺乏地区患儿在腹泻发生时及早补充锌,6 个月以下,锌 10mg/d;6 个月以上患儿 20mg/d,连续 10~14 天。铁剂补充,婴儿和儿童每天补充铁 50~100μg/L,可促进体内造血与能量代谢活动,同时参与血红蛋白、细胞色素、过氧化酶等多种蛋白和酶的合成。婴儿和儿童每天应补充铜 20mg/L。

(四)食物宜忌

1. 宜用食物

(1)母乳或配方乳。

(2)主食宜选用米汤、粥、清汤面、米粉等。蔬菜应选用去皮的番茄、冬瓜、黄瓜、土豆、西葫芦等含膳食纤维少的品种。

(3)补充果汁。

(4)对肠黏膜受损较重的患儿,可选用适合小儿的全营养素。

2. 忌(少)用食物

(1)忌用高脂肪膳食:脂肪不易消化,会增加消化道负担;脂肪有润肠作用,可加重腹泻。

(2)忌用含高纤维的膳食:高纤维会刺激肠道蠕动加快,增加粪便体积,使大便次数增多。

(3)忌辛辣、生冷、粗大、坚硬食物。

(4)慎用纯糖食物:不宜添加蔗糖,糖过多在肠道内容易发酵,刺激肠管,不提倡多用,可用婴儿米粉、米汁等代替。

(五)推荐食谱与食疗方

1. 推荐食谱　见表 9-35。

表 9-35　腹泻小儿患者食谱举例

餐别	食谱举例
早餐	配方乳 200mL,煮鸡蛋 50g
加餐	米粉 50g,肉松 5g
午餐	馒头(面粉 50g),鸡丝炒冬瓜(鸡胸脯肉 40g、冬瓜 100g)
加餐	苹果泥(苹果 100g)
晚餐	面条(龙须面 80g、黄瓜 20g、番茄 30g),肉片炒西葫芦(瘦猪肉 30g、西葫芦 100g)
加餐	酸奶 125mL

注:总能量 1100kcal,蛋白质 45g,脂肪 26g,碳水化合物 175g,全天烹调油 30g。

2.食疗方

（1）糯米固肠汤：糯米 30g，山药 15g，胡椒末、白糖适量。将糯米略炒与山药共煮粥，熟后加胡椒少许。食用时，加白糖适量调服。每日 2 次。

（2）扁豆粥：白扁豆 15g，人参 5～10g，粳米 50g。先煮扁豆，将熟，入米煮粥；同时单煎人参取汁，粥熟时，将参汁兑入调匀即可。空腹服，每日 2 次。

二、儿童时期的糖尿病

（一）概述

儿童时期的糖尿病是指在 15 岁以前发生的糖尿病。通常分为以下三类。

1.1 型糖尿病　主要是在遗传因素作用下，由于环境因素激发的体内自身免疫反应，使胰岛 β 细胞损伤并遭到破坏，导致胰岛素绝对不足，是胰岛素依赖型糖尿病（IDDM）。

2.2 型糖尿病　是一类胰岛 β 细胞分泌胰岛素相对不足或（和）靶细胞对胰岛素不敏感，即胰岛素拮抗所致的糖尿病，是非胰岛素依赖型糖尿病（NIDDM）。

3.其他类型　β 细胞功能的遗传缺陷、胰岛素作用的遗传缺陷、内分泌疾病引起的糖尿病、药物或化学物诱导的糖尿病、感染等。

1 型糖尿病约占儿童期各型糖尿病总数的 90%，是危害儿童健康的重大儿科内分泌疾病。1 型糖尿病儿童起病较急，多数患者常因饮食不当、感染或情绪激惹等诱发起病。表现为"三多一少"，即多尿、多饮、易饿多食和体重减轻。儿童多饮多尿多数不易被发现而很快发展为脱水及酮症酸中毒。糖尿病儿童如果突发恶心、呕吐、厌食或腹痛、腿疼等症状，应考虑酮症酸中毒的可能，尽早诊断。糖尿病体格检查时，除消瘦外一般无阳性体征。学龄儿童可发生夜间遗尿，部分儿童食欲正常或减低，体重减轻，消瘦、乏力及精神萎靡。

（二）营养代谢特点

胰岛和胰岛 β 细胞数量明显减少，胰岛纤维化并萎缩。胰岛素绝对缺乏，进餐后无胰岛素分泌高峰，餐后血糖升高，血糖水平超过肾阈值从尿中排出，出现多尿和多饮。脂肪动员分解代谢增加，酮体产生增多，出现酮血症、酸中毒和脱水；体内能量丢失导致体重下降。糖尿病时反调节激素（如胰高糖素、肾上腺素、糖皮质激素及生长激素等）增多，加重了代谢紊乱，出现高血糖、高血脂和高酮血症，同时伴脱水，引起血浆渗透压增高，导致意识障碍甚至昏迷。

胰岛素缺乏引起不可控制的糖异生并阻止循环中糖的利用和储存，此时会导致高血糖的出现。肾脏不能重吸收过量的糖负荷，从而引起糖尿、渗透性利尿、口渴和脱水。脂肪和蛋白分解增加可导致酮的生成以及体重减轻。在没有胰岛素的情况下，IDDM 患儿迅速消瘦并最终死于糖尿病酮症酸中毒。

（三）营养治疗原则

糖尿病的饮食治疗是综合治疗不可缺少的一部分，儿童 1 型糖尿病的饮食治疗有其特殊性，因儿童是在生长发育时期，其饮食的原则应是计划饮食，一要达到控制血糖、血脂和体重的目的，二要保证儿童正常的生长发育的需要，因此不宜过分限制，饮食应能满足患儿的基本需要。

1.能量的供给　总能量应保证儿童的生长和发育的需要，同时维持体重在正常范围。一般用以下公式计算每日的总能量。

$$每日总能量（kcal）=1000+年龄×（70～100）$$

儿童时期的糖尿病的饮食安排应根据每个患儿的需要，而不是一味严格控制，运动量大的患儿总能量可以适当增加，但不宜超过每岁 100kcal，防止发生肥胖。年龄较小和较瘦儿童用较高年龄能量，年龄较大和较胖儿童,特别是青春期女孩用较低年龄能量,甚至可减为每岁 60~65kcal。建议食物成分的比例:食物能量的来源应为碳水化合物 50%~55%,脂肪 25%~35%,蛋白质 15%~20%。高纤维、低脂肪的饮食有利于血糖控制,刺激胰岛素的分泌,促进葡萄糖的利用。

2. 蛋白质　糖尿病患儿要保证有足够的蛋白质以满足生长发育的需要,应适量选用动物性蛋白,保证优质蛋白质占蛋白质总量的 2/3,以瘦牛肉、瘦羊肉、鸡肉、鱼肉和禽肉为宜。脱脂乳制品也是补充动物蛋白的良好来源。每日应进食适量的豆制品,是提供优质的植物蛋白的首选食物。蛋白质建议摄入量为 1.0~1.5g/(kg·d),对婴幼儿来说,建议摄入量为 1.5~2.0g/(kg·d)。

3. 脂肪　要限量,脂肪提供能量不超过总能量的 30%。烹调用油选择富含多不饱和脂肪酸的植物油,建议多吃鱼类,可提供优质蛋白且脂肪含量不高。单不饱和脂肪酸在总能量摄入的占比宜达到 10%~20%,多不饱和脂肪酸的摄入量不超过 10%,推荐糖尿病儿童每周 1 或 2 次 80~120g 鱼的摄入(油炸鱼除外),以提供 n-3 多不饱和脂肪酸。糖尿病患儿的全天胆固醇摄入量不超过 300mg 为宜。植物固醇(植物油类、豆类、坚果类)可抑制肠道胆固醇的吸收,从而降低血浆总胆固醇及 LDL-C 水平,因此推荐 5 岁以上血脂异常的糖尿病儿童食用。应避免对 2 岁以下儿童采取严格的脂肪限制,因为大脑和中枢神经系统的发育部分依赖于脂肪的充足摄入。

4. 碳水化合物　碳水化合物的种类和数量是影响血糖的决定性因素,需要严格控制,但不应低于每日必需摄入量,否则可能严重影响糖尿病儿童的生长发育。满足总能量的要求后,尽量选择低 GI 的食物。蔬菜和水果中含有丰富的膳食纤维,可溶性膳食纤维能延缓食物的吸收速度,降低餐后血糖,不溶性膳食纤维有利于排便。不要盲目增加膳食纤维的摄入量,否则会导致糖尿病患儿能量摄入不足,甚至会影响矿物质的吸收。推荐糖尿病儿童的膳食纤维摄入量应达到并超过健康儿童的推荐摄入量,具体推荐量为 14g/1000kcal(≥1 岁),每日最低摄入量为(年龄+5)g。但有的水果属于高血糖食物,食用时要谨慎。

5. 微量营养素　除三大营养素外,维生素、矿物质也是食物的重要组成成分。

(1)铬:铬缺乏与血糖、胆固醇、甘油三酯水平升高有关,并且会减缓身体生长及缩短寿命。

(2)镁:镁缺乏与胰岛素抗性、碳水化合物不耐受、高血压和其他代谢紊乱等相关。对血糖控制差的患儿,那些由于治疗需要依赖于利尿剂的患儿,有必要检测镁。

(3)钠:糖尿病患儿对钠的摄入量建议与正常儿童一样。糖尿病儿童每日食盐推荐量:1~3 岁为 2.5g/d;4~8 岁为 3g/d;≥9 岁为 3.8g/d,摄入高限为 5g/d。

(4)锌:低锌水平的糖尿病患儿可以适量补充一些儿童锌剂。

6. 饮食计划　饮食应定时、定量,安排好餐次。糖尿病患儿应注意饮食中主副食品的数量,保持基本固定,均匀分配到各餐中,避免因随意增减而引起血糖波动。1 型糖尿病患儿因需要用胰岛素治疗易发生低血糖,故在三餐之外要有适量适时的加餐,可以有效地防止低血糖的发生。加餐应计算在全日总能量之内。一般患儿每日以六餐为宜,早、中、晚三餐摄入的能量应分别占全天总能量的 25%、25%、30%,日间两次加餐各占 5%,睡前加餐应占 10%。糖尿病患儿正处于生长发育期,运动量较大,需大运动量活动前可以吃一点咸饼干等食物,防止出现低血糖。

(四)食物宜忌

1. 宜用食物　豆类及制品、小米、玉米面、燕麦、全麦面包、黑麦面包、藕粉、瘦牛肉、瘦羊肉、鸡胸脯肉、新鲜蔬菜和水果。出现酮症酸中毒昏迷时,可管饲适合的小儿用肠内营养制剂。

2. 忌(少)用食物　精米、面,含糖的零食、饮料,肥肉,动物内脏等。

(五)推荐食谱与食疗方

1. 推荐食谱　见表 9-36。

表 9 - 36 糖尿病儿童患者食谱举例

餐别	食谱举例
早餐	牛乳 250mL,花卷(面粉 25g),蒸蛋羹(鸡蛋 50g)
加餐	饼干 25g
午餐	米饭(粳米 100g),洋葱牛肉丝(洋葱 100g、瘦牛肉 50g),豆腐干芹菜(豆腐干 35g、芹菜 150g)
加餐	酸奶 125mL,全麦面包 25g
晚餐	米饭(粳米 100g),香菇鸡块(香菇 20g、鸡块 100g),炒生菜(生菜 100g),番茄冬瓜汤(番茄 50g、冬瓜 100g)
加餐	苹果 100g

注:总能量 1668kcal,蛋白质 75g,脂肪 44g,碳水化合物 243g,全天烹调油 30g。

2. 食疗方

(1)山药薏米粥:淮山药 60g,薏苡仁 30g。将怀山药、薏苡仁按常法共熬成粥食用,每日 1 剂。此粥食后有饱腹感,可减少饭量,对各型糖尿病患者均较为适宜,尤宜于脾胃虚弱、口渴善饥的儿童糖尿病患者。

(2)绿豆南瓜羹:绿豆 250g,南瓜 500g。南瓜切块,同绿豆一起,加水适量,煮熟后,分餐食用。

三、儿童青少年肥胖

(一)概述

肥胖是与生活方式密切相关,以过度营养、运动不足、行为偏差为特征,体重超过一定范围时造成的全身脂肪组织普遍过度增生、堆积的慢性疾病。肥胖是一种慢性代谢性疾病。近些年来,我国儿童青少年肥胖率快速上升,已成为重要公共卫生问题之一。儿童青少年肥胖以原发性肥胖为主,主要与膳食营养、身体活动、遗传等因素有关,其中膳食营养是关键因素。儿童青少年膳食结构不合理、饮食行为不健康、婴幼儿期喂养不当,是造成肥胖的重要原因。儿童青少年肥胖可持续至成年期,增加多种慢性病的发病风险,加重医疗及社会经济负担。

儿童期肥胖症是导致或加重某些疾病的重要因素。如与糖尿病的发病有极高的相关性,与高血压、高脂血症等心血管疾病的发病呈正相关,还会引起脂肪肝、胆石症、骨性关节炎等疾病,同时对心理和精神的影响也不容忽视。出生第一年是控制学龄前儿童肥胖病的第一个重要时期,也是青少年期乃至成人期肥胖早期控制的第一道防线。脂肪重聚年龄(5 岁)则是第二道防线。

可从以下几个方面诊断儿童肥胖病。

1. 病史 ①营养史:过度进食,过食/偏食高能量、高脂肪食物等。②喂养史:过度喂养,高能量配方奶喂养,过早喂养固体食物等。③行为习惯:多食,体力活动少,占有欲强等。

2. 症状体征 进行性体重增加,行为偏差,全身体脂普遍增加。

3. 体重 儿童的标准体重计算方法如下。

$$1\sim6\ \text{个月:体重(g)} = \text{出生体重(g)} + \text{月龄} \times 600g$$

$$7\sim12\ \text{个月:体重(g)} = \text{出生体重} + \text{月龄} \times 500g$$

$$\text{大于 1 岁:体重(kg)} = \text{年龄(岁)} \times 2kg + 8kg$$

体重超过标准体重 20% 作为诊断儿童肥胖病的界值点,体重超过标准体重 20%~29% 为轻度肥胖,体重超过标准体重 30%~49% 为中度肥胖,体重超过标准体重 50% 为重度肥胖。

4. 体质指数 不同年龄段儿童的诊断标准不同,一般 BMI≥24 为界值。

（二）营养代谢特点

1.能量　过剩的能量在较长时间内以脂肪的形式在体内储存起来。常见原因有高能量食物的过量摄入、静息生活方式、相对于身体构成和体积的代谢率低和胰岛素敏感性增加。

2.蛋白质　蛋白质代谢基本正常。嘌呤代谢异常，血尿酸增加，易患高尿酸血症或痛风、高血压、冠心病、动脉粥样硬化等疾病。

3.脂肪　肥胖患儿血浆低密度脂蛋白胆固醇和甘油三酯水平升高，而高密度脂蛋白胆固醇水平降低。存在不同程度的脂肪代谢紊乱，表现为脂肪合成过多、血脂含量升高，对脂类的代谢能力减弱等。

4.碳水化合物　肥胖患儿可发生糖耐量异常和 NIDDM。患儿基线胰岛素分泌增加、发生胰岛素抵抗以及内脏体脂增加。空腹血胰岛素水平升高，可出现餐后高胰岛素血症。

（三）营养治疗原则

营养治疗目标：促进生长发育，增强有氧能力，提高体质健康水平，控制脂肪增长在正常范围内，是儿童肥胖营养治疗的首要目标。养成科学、正确和良好的饮食生活习惯，保持身心健康发育。以运动处方为基础，行为矫正为关键技术，不过分限制饮食，注意调整膳食结构，适当限制能量摄入，控制体重。

1.限制能量摄入　通常使用递减法。体重超过标准体重 30% 以下者，每日可按 125～250kcal 递减。体重超过标准体重 30% 以上者，可按 250～500kcal 递减。蛋白质占 20%～25%，脂肪占 25%～30%，碳水化合物占 45%～55%。饮食治疗方案根据肥胖程度来制订。对于年龄小且刚发生的轻度或中度肥胖患儿比当前能量摄入略低即可。一般建议在控制期对 5 岁以下的肥胖儿每日能量摄入为 600～800kcal，5 岁以上则为 800～1200kcal。

2.蛋白质　肉制品以鱼肉、兔肉和鸡肉等含脂肪低的肉类为宜，提倡奶及奶制品和大豆蛋白的摄入。

3.脂肪　以含多不饱和脂肪酸的食物为主，禁食含饱和脂肪酸和胆固醇过高的食物，烹调宜选用调和油/色拉油，每日不超过 20mL。

4.碳水化合物　应以淀粉类食物为主，减少精制糖的摄入，适当增加粗粮。

5.增加膳食纤维　膳食纤维有利于脂肪代谢，增加饱腹感，改善便秘。来源以粗粮、蔬菜和水果为主，尽量少吃含糖高的水果。

6.少量多餐，定时定量，细嚼慢咽　能量合理分配，避免集中在一餐，更容易发胖。

（四）营养治疗禁忌

儿童期不应实施所谓"减肥"或"减重"，儿童肥胖病控制有四项禁忌：一是严禁短期快速减重；二是严禁饥饿、变相饥饿疗法；三是严禁药物减重；四是严禁手术去脂。

（五）食物宜忌

1.宜用食物　①富含膳食纤维的食物，粗粮、茎叶类蔬菜、水果等；②豆类及制品，牛奶、酸奶，瘦牛肉、瘦羊肉、瘦猪肉，鸡胸脯肉、各类海鱼及海产品；③富含矿物质和维生素的食物。

2.忌（少）用食物　动物内脏、肥肉、油炸食品、甜食、零食、蛋黄、虾、鱼子、蟹黄等高油、高盐和高糖及能量密度较高的食物。

（六）推荐食谱与食疗方

1.肥胖症儿童参考食谱（以 10 岁的轻度肥胖女童为例）　见表 9－37。

表9-37 肥胖症儿童参考食谱(以10岁的轻度肥胖女童为例)

餐别	食谱举例
早餐	脱脂牛乳250mL,全麦面包25g,煮鸡蛋50g(去蛋黄)
加餐	饼干25g
午餐	米饭(粳米100g),白菜肉丝(白菜100g、瘦肉50g),炒三丁(土豆50g、毛豆50g、胡萝卜50g)
加餐	苹果100g
晚餐	米饭(粳米100g),木耳鱼片(木耳5g、青鱼100g),拌芹菜150g,青椒花菜(青椒50g、花菜100g)
加餐	苹果100g

注:总能量1521kcal,蛋白质65g,脂肪41g,碳水化合物223g,全天烹调油15g。

2.食疗方

(1)冬瓜粳米粥:冬瓜100g,粳米30g,煮粥食用。

(2)山楂枸杞饮:山楂15g,枸杞10g,沸水冲泡,代茶饮。

 本章小结

　　本章介绍了与营养关系密切的临床常见疾病,重点介绍了疾病的定义,营养代谢的特点,营养治疗原则及食物宜忌等内容。通过本章学习,以期使人们认识到营养与疾病的关系,平衡膳食、合理营养可以预防某些疾病的发生、促进疾病的转归、提高药物的治疗效果;可以改善病人的营养状况、减少并发症、降低病死率、缩短康复期,同时可以调节机体代谢,增强免疫力和抗病能力,改善全身状况,促进机体早日康复。

(张永超　杨　茜)

 目标检测

参考答案

1.低嘌呤饮食主要应用于( )。

　　A.肾衰竭　　　　　　　　B.肝衰竭　　　　　　　　C.痛风

　　D.胆结石　　　　　　　　E.风湿性关节炎

2.糖尿病最基本的治疗措施是( )。

　　A.药物治疗　　　　　　　B.理疗　　　　　　　　　C.化疗

　　D.放疗　　　　　　　　　E.营养治疗

3.痛风患者需严格限制的食物是( )。

　　A.精白面、粳米　　　　　B.西瓜、苹果　　　　　　C.牛奶、鸡蛋

　　D.猪肝、浓肉汤　　　　　E.花生、核桃

4.糖尿病患者膳食控制的总原则是( )。

　　A.食物多样化,合理安排进餐时间

　　B.合理控制能量摄入

　　C.控制脂肪和胆固醇的摄入

　　D.控制碳水化合物的摄入

　　E.选用优质蛋白质

5.治疗营养性肥胖的首选疗法是( )。

　　A.控制饮食　　　　　　　B.手术疗法　　　　　　　C.控制饮食+运动疗法

　　D.药物治疗　　　　　　　E.运动疗法

6. 下列关于预防脑血管意外描述,错误的是(　　)。

　　A. 忌高钠饮食　　　　　　　　B. 忌高脂肪饮食　　　　　　　　C. 忌高糖饮食

　　D. 忌烟酒　　　　　　　　　　E. 忌膳食纤维

7. 下列食物不适合消化性溃疡患者食用的是(　　)。

　　A. 包子　　　　　　　　　　　B. 鸡蛋羹　　　　　　　　　　　C. 牛奶

　　D. 韭菜馅锅贴　　　　　　　　E. 粳米粥

8. 下列关于慢性胃炎患者膳食调配的说法,正确的是(　　)。

　　A. 疼痛发作期给予高蛋白膳食,以补充营养

　　B. 可适量增加油炸食品,增加患者食欲

　　C. 发作期应少食多餐,缓解期应一日三餐

　　D. 可以适量饮用浓茶、浓咖啡

　　E. 适当饮用含酒精的饮料、碳酸饮料

9. 下列关于消化性溃疡患者膳食调配的说法,错误的是(　　)。

　　A. 适宜的烹调方法用蒸、煮、氽、热拌、爆炒方法加工食物

　　B. 适当增加水果和蔬菜

　　C. 养成良好饮食习惯细嚼慢咽、不暴饮暴食

　　D. 少食用浓肉汤、咖啡、浓茶、饮料等

　　E. 急性期进食不含粗纤维饮食。

10. 高血压患者每日胆固醇摄入量在(　　)为宜。

　　A. 100mg 以下　　　　　　　　B. 200mg 以下　　　　　　　　C. 300mg 以下

　　D. 400mg 以上　　　　　　　　E. 500mg 以上

11. 下列关于急性肾小球肾炎饮食治疗的说法,错误的是(　　)。

　　A. 控制液体摄入　　　　　　　B. 限制蛋白质　　　　　　　　C. 维生素充足

　　D. 高能量膳食　　　　　　　　E. 限制钠摄入

12. 我国因(　　)缺乏引起的巨幼细胞贫血在各地常见。

　　A. 维生素 A　　　　　　　　　B. 叶酸　　　　　　　　　　　C. 维生素 B_{12}

　　D. 维生素 B_1　　　　　　　　E. 铁

13. 下列关于围手术期的说法,错误的是(　　)。

　　A. 包含术前、术中及术后的一段时间

　　B. 一般为术前 5~7 天至术后 7~12 天

　　C. 术前无须改善患者的血红蛋白、血清总蛋白及其他营养指标

　　D. 患者会出现免疫功能降低

　　E. 患者胃黏膜屏障功能减退

14. 缺铁性贫血患者宜用的食物是(　　)。

　　A. 浓茶　　　　　　　　　　　B. 菠菜　　　　　　　　　　　C. 动物肝

　　D. 咖啡　　　　　　　　　　　E. 茭白

15. 下列关于巨幼红细胞贫血饮食治疗的说法,错误的是(　　)。

　　A. 摄入充足能量　　　　　　　B. 脂肪适量　　　　　　　　　C. 膳食纤维适量

　　D. 忌用浓茶　　　　　　　　　E. 补充维生素 A,可促进叶酸吸收

附 录

附表 1 膳食能量需要量（EER）

年龄阶段	男性 PAL Ⅰa MJ/d	kcal/d	PAL Ⅱb MJ/d	kcal/d	PAL Ⅲc MJ/d	kcal/d	女性 PAL Ⅰa MJ/d	kcal/d	PAL Ⅱb MJ/d	kcal/d	PAL Ⅲc MJ/d	kcal/d
0 岁~	—	—	0.38MJ/(kg·d)	90kcal/(kg·d)	—	—	—	—	0.38MJ/(kg·d)	90kcal/(kg·d)	—	—
0.5 岁~	—	—	0.31MJ/(kg·d)	75kcal/(kg·d)	—	—	—	—	0.31MJ/(kg·d)	75kcal/(kg·d)	—	—
1 岁~	—	—	3.77	900	—	—	—	—	3.35	800	—	—
2 岁~	—	—	4.60	1100	—	—	—	—	4.18	1000	—	—
3 岁~	—	—	5.23	1250	—	—	—	—	4.81	1150	—	—
4 岁~	—	—	5.44	1300	—	—	—	—	5.23	1250	—	—
5 岁~	—	—	5.86	1400	—	—	—	—	5.44	1300	—	—
6 岁~	5.86	1400	6.69	1600	7.53	1800	5.44	1300	6.07	1450	6.90	1650
7 岁~	6.28	1500	7.11	1700	7.95	1900	5.65	1350	6.49	1550	7.32	1750
8 岁~	6.69	1600	7.74	1850	8.79	2100	6.07	1450	7.11	1700	7.95	1900
9 岁~	7.11	1700	8.16	1950	9.20	2200	6.49	1550	7.53	1800	8.37	2000
10 岁~	7.53	1800	8.58	2050	9.62	2300	6.90	1650	7.95	1900	8.79	2100
11 岁~	7.95	1900	9.20	2200	10.25	2450	7.32	1750	8.37	2000	9.41	2250
12 岁~	9.62	2300	10.88	2600	12.13	2900	8.16	1950	9.20	2200	10.25	2450
15 岁~	10.88	2600	12.34	2950	13.81	3300	8.79	2100	9.83	2350	11.09	2650
18 岁~	9.00	2150	10.67	2550	12.55	3000	7.11	1700	8.79	2100	10.25	2450
30 岁~	8.58	2050	10.46	2500	12.34	2950	7.11	1700	8.58	2050	10.04	2400
50 岁~	8.16	1950	10.04	2400	11.72	2800	6.69	1600	8.16	1950	9.62	2300
65 岁~	7.95	1900	9.62	2300	—	—	6.49	1550	7.74	1850	—	—
75 岁~	7.53	1800	9.20	2200	—	—	6.28	1500	7.32	1750	—	—
孕妇（早）	—	—	—	—	—	—	+0	+0	+0	+0	+0	+0
孕妇（中）	—	—	—	—	—	—	+1.05	+250	+1.05	+250	+1.05	+250
孕妇（晚）	—	—	—	—	—	—	+1.67	+400	+1.67	+400	+1.67	+400
乳母	—	—	—	—	—	—	+1.67	+400	+1.67	+400	+1.67	+400

注：PAL Ⅰa、PAL Ⅱb 和 PAL Ⅲc 分别代表低强度身体活动水平、中等强度身体活动水平和高强度身体活动水平。"—"表示未制订或未涉及；"+"表示在相应年龄阶段的成年女性需要量基础上增加的需要量。

营养与膳食

附表 2　膳食蛋白质参考摄入量

年龄/阶段	EAR(g·d⁻¹)		RNI(g·d⁻¹)		AMDR(%E)
	男	女	男	女	
0岁~	—	—	9(AI)	9(AI)	—
0.5岁~	—	—	17(AI)	17(AI)	—
1岁~	20	20	25	25	—
2岁~	20	20	25	25	—
3岁~	25	25	30	30	—
4岁~	25	25	30	30	8~20
5岁~	25	25	30	30	8~20
6岁~	30	30	35	35	10~20
7岁~	30	30	40	40	10~20
8岁~	35	35	40	40	10~20
9岁~	40	40	45	45	10~20
10岁~	40	40	50	50	10~20
11岁~	45	45	55	55	10~20
12岁~	55	50	70	60	10~20
15岁~	60	50	75	60	10~20
18岁~	60	50	65	55	10~20
30岁~	60	50	65	55	10~20
50岁~	60	50	65	55	10~20
65岁~	60	50	72	62	15~20
75岁~	60	50	72	62	15~20
孕妇(早)	—	+0	—	+0	10~20
孕妇(中)	—	+10	—	+15	10~20
孕妇(晚)	—	+25	—	+30	10~20
乳母	—	+20	—	+25	10~20

注："—"表示未制订或未涉及；"+"表示在相应年龄阶段的成年女性需要量基础上增加的需要量。

附表 3　膳食脂肪及脂肪酸参考摄入量

年龄阶段	总脂肪 AMDR(%E)	饱和脂肪酸 AMDR(%E)	n-6 多不饱和脂肪酸 AMDR(%E)	n-3 多不饱和脂肪酸 AMDR(%E)	亚油酸 AI(%E)	亚麻酸 AI(%E)	EPA+DHA AMDR/AI(g·d^{-1})
0岁~	48(AI)	—	—	—	8.0(0.15g[a])	0.90	0.1[b]
0.5岁~	40(AI)	—	—	—	6.0	0.67	0.1[b]
1岁~	35(AI)	—	—	—	4.0	0.60	0.1[b]
3岁~	35(AI)	—	—	—	4.0	0.60	0.2
4岁~	20~30	<8	—	—	4.0	0.60	0.2
6岁~	20~30	<8	—	—	4.0	0.60	0.2
7岁~	20~30	<8	—	—	4.0	0.60	0.2
9岁~	20~30	<8	—	—	4.0	0.60	0.2
11岁~	20~30	<8	—	—	4.0	0.60	0.2
12岁~	20~30	<8	—	—	4.0	0.60	0.25
15岁~	20~30	<8	—	—	4.0	0.60	0.25
18岁~	20~30	<10	2.5~9.0	0.5~2.0	4.0	0.60	0.25~2.00(AMDR)
30岁~	20~30	<10	2.5~9.0	0.5~2.0	4.0	0.60	0.25~2.00(AMDR)
50岁~	20~30	<10	2.5~9.0	0.5~2.0	4.0	0.60	0.25~2.00(AMDR)
65岁~	20~30	<10	2.5~9.0	0.5~2.0	4.0	0.60	0.25~2.00(AMDR)
75岁~	20~30	<10	2.5~9.0	0.5~2.0	4.0	0.60	0.25~2.00(AMDR)
孕妇(早)	20~30	<10	2.5~9.0	0.5~2.0	+0	+0	0.25(0.2[b])
孕妇(中)	20~30	<10	2.5~9.0	0.5~2.0	+0	+0	0.25(0.2[b])
孕妇(晚)	20~30	<10	2.5~9.0	0.5~2.0	+0	+0	0.25(0.2[b])
乳母	20~30	<10	2.5~9.0	0.5~2.0	+0	+0	0.25(0.2[b])

注：[a]花生四烯酸；[b]DHA。"—"表示未制订；"+"表示在相应年龄阶段的成年女性需要量基础上增加的需要量。

笔记

附表 4　膳食碳水化合物参考摄入量

年龄（阶段）	总碳水化合物		膳食纤维	添加糖[a]
	EAR(g·d^{-1})	AMDR(%E)	AI(g·d^{-1})	AMDR(%E)
0 岁~	60(AI)	—	—	—
0.5 岁~	80(AI)	—	—	—
1 岁~	120	50~65	5~10	—
4 岁~	120	50~65	10~15	<10
7 岁~	120	50~65	15~20	<10
9 岁~	120	50~65	15~20	<10
12 岁~	150	50~65	20~25	<10
15 岁~	150	50~65	25~30	<10
18 岁~	120	50~65	25~30	<10
30 岁~	120	50~65	25~30	<10
50 岁~	120	50~65	25~30	<10
65 岁~	120	50~65	25~30	<10
75 岁~	120	50~65	25~30	<10
孕妇（早）	+10	50~65	+0	<10
孕妇（中）	+20	50~65	+4	<10
孕妇（晚）	+35	50~65	+4	<10
乳母	+50	50~65	+4	<10

注：[a]添加糖每天不超过 50g/d，最好低于 25g/d。"—"表示未制订；"+"表示在相应年龄阶段的成年女性需要量基础上增加的需要量。

附表 5　膳食微量营养素平均需要量（EAR）

年龄/阶段	钙 (mg·d⁻¹)	磷 (mg·d⁻¹)	镁 (mg·d⁻¹)	铁 (mg·d⁻¹)		碘 (µg·d⁻¹)	锌 (mg·d⁻¹)		硒 (µg·d⁻¹)	铜 (mg·d⁻¹)	钼 (µg·d⁻¹)	维生素A (µg RAE·d⁻¹)		维生素D (µg·d⁻¹)	维生素B$_1$ (mg·d⁻¹)		维生素B$_2$ (mg·d⁻¹)		烟酸 (mgNE·d⁻¹)		维生素B$_6$ (mg·d⁻¹)	叶酸 (µg DFE·d⁻¹)	维生素B$_{12}$ (µg·d⁻¹)	维生素C (mg·d⁻¹)
				男	女		男	女				男	女		男	女	男	女	男	女				
0岁~	—	—	—	—	—	—	—	—	—	—	—	—	—	—	—	—	—	—	—	—	—	—	—	—
0.5岁~	—	—	—	7	7	—	—	—	—	—	—	—	—	—	—	—	—	—	—	—	—	—	—	—
1岁~	400	250	110	7	7	65	3.2	3.2	20	0.26	8	250	240	8	0.5	0.5	0.6	0.5	5	4	0.5	130	0.8	35
4岁~	500	290	130	7	7	65	4.6	4.6	25	0.30	10	280	270	8	0.7	0.7	0.7	0.6	6	5	0.6	160	1.0	40
7岁~	650	370	170	9	9	65	5.9	5.9	30	0.38	12	300	280	8	0.8	0.7	0.8	0.7	7	6	0.7	200	1.2	50
9岁~	800	460	210	12	12	65	5.9	5.9	40	0.47	15	400	380	8	0.9	0.8	0.9	0.8	9	8	0.8	240	1.5	65
12岁~	850	580	260	12	14	80	7	6.3	50	0.56	20	560	520	8	1.2	1.0	1.2	1.0	11	10	1.1	310	1.7	80
15岁~	800	600	270	12	14	85	9.7	6.5	50	0.59	20	580	480	8	1.4	1.1	1.3	1.0	13	10	1.2	320	2.1	85
18岁~	650	600	270	9	12	85	10.1	6.9	50	0.62	20	550	470	8	1.2	1.0	1.2	1.0	12	10	1.2	320	2.0	85
30岁~	650	590	270	9	12	85	10.1	6.9	50	0.6	20	550	470	8	1.2	1.0	1.2	1.0	12	10	1.2	320	2.0	85
50岁~	650	590	270	9	8ᵃ、12ᵇ	85	10.1	6.9	50	0.6	20	540	470	8	1.2	1.0	1.2	1.0	12	10	1.3	320	2.0	85
65岁~	650	570	260	9	8	85	10.1	6.9	50	0.58	20	520	460	8	1.2	1.0	1.2	1.0	12	10	1.3	320	2.0	85
75岁~	650	570	250	9	8	85	10.1	6.9	50	0.57	20	500	430	8	1.2	1.0	1.2	1.0	12	10	1.3	320	2.0	85
孕妇(早)	+0	+0	+30	—	+0	+75	—	+1.7	+4	+0.1	+0	—	+0	+0	—	+0	—	+0	—	+0	+0.7	+200	+0.4	+0
孕妇(中)	+0	+0	+30	—	+7	+75	—	+1.7	+4	+0.1	+0	—	+50	+0	—	+0.1	—	+0.1	—	+0	+0.7	+200	+0.4	+10
孕妇(晚)	+0	+0	+30	—	+10	+75	—	+1.7	+4	+0.1	+0	—	+50	+0	—	+0.2	—	+0.2	—	+0	+0.7	+200	+0.4	+10
乳母	+0	+0	+0	—	+6	+85	—	+4.1	+15	+0.5	+0	—	+400	+0	—	+0.2	—	+0.4	—	+3	+0.2	+130	+0.6	+40

注：ᵃ无月经；ᵇ有月经。"—"表示未制订或未涉及；"+"表示在相应年龄阶段的成年女性需要量基础上增加的需要量。

附表 6　膳食矿物质推荐摄入量（RNI）或适宜摄入量（AI）

年龄/阶段	钙(mg·d^{-1}) RNI	磷(mg·d^{-1}) RNI	钾(mg·d^{-1}) AI	钠(mg·d^{-1}) AI	镁(mg·d^{-1}) RNI	氯(mg·d^{-1}) AI	铁(mg·d^{-1}) RNI 男	铁 女	碘(μg·d^{-1}) RNI	锌(mg·d^{-1}) RNI 男	锌 女	硒(μg·d^{-1}) RNI	铜(mg·d^{-1}) RNI	氟(mg·d^{-1}) AI	铬(μg·d^{-1}) AI 男	铬 女	锰(mg·d^{-1}) AI 男	锰 女	钼(μg·d^{-1}) RNI
0 岁~	200(AI)	105(AI)	400	80	20(AI)	120	0.3(AI)		85(AI)	1.5(AI)		15(AI)	0.3(AI)	0.01	0.2		0.01		3(AI)
0.5 岁~	350(AI)	180(AI)	600	180	65(AI)	450	10		115(AI)	3.2(AI)		20(AI)	0.3(AI)	0.23	5		0.7		6(AI)
1 岁~	500	300	900	500~700[a]	140	800~1100[b]	10		90	4.0		25	0.3	0.6	15		2.0	1.5	10
4 岁~	600	350	1100	800	160	1200	10		90	5.5		30	0.4	0.7	15		2.0	2.0	12
7 岁~	800	440	1300	900	200	1400	12		90	7.0		40	0.5	0.9	20		2.5	2.0	15
9 岁~	1000	550	1600	1100	250	1700	16		90	7.0		45	0.6	1.1	25		3.5	3.0	20
12 岁~	1000	700	1800	1400	320	2200	16	18	110	8.5	7.5	60	0.7	1.4	33	30	4.5	4.0	25
15 岁~	1000	720	2000	1600	330	2500	16	18	120	11.5	8.0	60	0.8	1.5	35	30	5.0	4.0	25
18 岁~	800	720	2000	1500	330	2300	12	18	120	12.00	8.5	60	0.8	1.5	35	30	4.5	4.0	25
30 岁~	800	710	2000	1500	320	2300	12	18	120	12.0	8.5	60	0.8	1.5	35	30	4.5	4.0	25
50 岁~	800	710	2000	1500	320	2300	12	10[c]/18[d]	120	12.00	8.5	60	0.8	1.5	30	25	4.5	4.0	25
65 岁~	800	680	2000	1400	310	2200	12	10	120	12.00	8.5	60	0.8	1.5	30	25	4.5	4.0	25
75 岁~	800	680	2000	1400	300	2200	12	10	120	12.0	8.5	60	0.7	1.5	30	25	4.5	4.0	25
孕妇(早)	+0	+0	+0	+0	+40	+0	—	+0	+110	—	+2.0	+5	+0.1	+0	—	+0	—	+0	+0
孕妇(中)	+0	+0	+0	+0	+40	+0	—	+7	+110	—	+2.0	+5	+0.1	+0	—	+3	—	+0	+0
孕妇(晚)	+0	+0	+0	+0	+40	+0	—	+11	+110	—	+2.0	+5	+0.1	+0	—	+5	—	+0	+0
乳母	+0	+0	+400	+0	+0	+0	—	+6	+120	—	+4.5	+18	+0.7	+0	—	+5	—	+0.2	+5

注：a 1岁~为500mg/d,2岁~为600mg/d,3岁~为700mg/d；b 1岁~为800mg/d,2岁~为900mg/d,3岁~为1100mg/d。c 无月经。d 有月经，"—"表示未涉及；"+"表示在相应年龄段的成年女性需要量基础上增加的需要量。

笔 记

附表 7 膳食维生素推荐摄入量（RNI）或适宜摄入量（AI）

年龄/阶段	维生素A (μg RAE·d⁻¹) RNI		维生素D (μg·d⁻¹) RNI	维生素E (mgα-TE·d⁻¹) RNI	维生素K (μg·d⁻¹) AI	维生素B$_1$ (mg·d⁻¹) RNI		维生素B$_2$ (mg·d⁻¹) RNI		烟酸 (mgNE·d⁻¹) RNI		维生素B$_6$ (mg·d⁻¹) RNI	叶酸 (μgDFE·d⁻¹) RNI	维生素B$_{12}$ (μg·d⁻¹) RNI	泛酸 (mg·d⁻¹) AI	生物素 (μg·d⁻¹) AI	胆碱 (mg·d⁻¹) AI		维生素C (mg·d⁻¹) RNI
	男	女				男	女	男	女	男	女						男	女	
0岁~	300(AI)	300(AI)	10(AI)	3	2	0.1(AI)	0.1(AI)	0.4(AI)	0.4(AI)	1(AI)	1(AI)	0.1(AI)	65(AI)	0.3(AI)	1.7	5	120	120	40(AI)
0.5岁~	350(AI)	350(AI)	10(AI)	4	10	0.3(AI)	0.3(AI)	0.6(AI)	0.6(AI)	2(AI)	2(AI)	0.3(AI)	100(AI)	0.6(AI)	1.9	10	140	140	40(AI)
1岁~	340	330	10	6	30	0.6	0.6	0.7	0.6	6	5	0.6	160	1.0	2.1	17	170	170	40
4岁~	390	380	10	7	40	0.9	0.8	0.9	0.8	7	6	0.7	190	1.2	2.5	20	200	200	50
7岁~	430	390	10	9	50	1.0	0.9	1.0	0.9	9	8	0.8	240	1.4	3.1	25	250	250	60
9岁~	560	540	10	11	60	1.1	1.0	1.1	1.0	10	10	1.0	290	1.8	3.8	30	300	300	75
12岁~	780	730	10	13	70	1.4	1.2	1.4	1.2	13	12	1.3	370	2.0	4.9	35	380	380	95
15岁~	810	670	10	14	75	1.6	1.3	1.6	1.2	15	12	1.4	400	2.5	5.0	40	450	380	100
18岁~	770	660	10	14	80	1.4	1.2	1.4	1.2	15	12	1.4	400	2.4	5.0	40	450	380	100
30岁~	770	660	10	14	80	1.4	1.2	1.4	1.2	15	12	1.4	400	2.4	5.0	40	450	380	100
50岁~	750	660	10	14	80	1.4	1.2	1.4	1.2	15	12	1.6	400	2.4	5.0	40	450	380	100
65岁~	730	640	15	14	80	1.4	1.2	1.4	1.2	15	12	1.6	400	2.4	5.0	40	450	380	100
75岁~	710	600	15	14	80	1.4	1.2	1.4	1.2	15	12	1.6	400	2.4	5.0	40	450	380	100
孕妇（早）	—	+0	+0	+0	+0	—	+0	—	+0	—	+0	+0.8	+200	+0.5	+1.0	+10	—	+80	+0
孕妇（中）	—	+70	+0	+0	+0	—	+0.2	—	+0.1	—	+0	+0.8	+200	+0.5	+1.0	+10	—	+80	+15
孕妇（晚）	—	+70	+0	+0	+0	—	+0.3	—	+0.2	—	+0	+0.8	+200	+0.5	+1.0	+10	—	+80	+15
乳母	—	+600	+0	+3	+5	—	+0.3	—	+0.5	—	+4	+0.3	+150	+0.8	+2.0	+10	—	+120	+50

注："—"表示未涉及；"+"表示在相应年龄阶段的成年女性需要量基础上增加的需要量。

附表 8 膳食微量营养素可耐受最高摄入量（UL）

年龄/阶段	钙 (mg·d⁻¹)	磷 (mg·d⁻¹)	铁 (mg·d⁻¹)	碘 (μg·d⁻¹)	锌 (mg·d⁻¹)	硒 (mg·d⁻¹)	铜 (mg·d⁻¹)	氟 (mg·d⁻¹)	锰 (mg·d⁻¹)	钼 (μg·d⁻¹)	维生素A (μgRAE·d⁻¹)	维生素D (μg·d⁻¹)	维生素E (mg·d⁻¹)	烟酸 (mgNE·d⁻¹)	烟酰胺 (mg·d⁻¹)	维生素B₆ (mg·d⁻¹)	叶酸 (μg·d⁻¹)	胆碱 (mg·d⁻¹)	维生素C (mg·d⁻¹)
0岁~	1000	—	—	—	—	55	—	—	—	—	600	20	—	—	—	—	—	—	—
0.5岁~	1500	—	—	—	—	80	—	—	—	—	600	20	—	—	—	—	—	—	—
1岁~	1500	—	25	—	9	80	2.0	0.8	—	200	700	20	150	11	100	20	300	1000	400
4岁~	2000	—	30	200	13	120	3.0	1.1	3.5	300	1000	30	200	15	130	25	400	1000	600
7岁~	2000	—	35	250	21	150	3.0	1.5	5.0	400	1300	45	300	19	160	32	500	2000	800
9岁~	2000	—	35	250	24	200	5.0	2.0	6.5	500	1800	45	400	23	200	40	650	2000	1100
12岁~	2000	—	40	300	32	300	6.0	2.4	9.0	700	2400	50	500	30	260	50	800	2000	1600
15岁~	2000	—	40	500	37	350	7.0	3.5	10	800	2800	50	600	33	290	55	900	2500	1800
18岁~	2000	3500	42	600	40	400	8.0	3.5	11	900	3000	50	700	35	310	60	1000	3000	2000
30岁~	2000	3500	42	600	40	400	8.0	3.5	11	900	3000	50	700	35	310	60	1000	3000	2000
50岁~	2000	3500	42	600	40	400	8.0	3.5	11	900	3000	50	700	35	310	55	1000	3000	2000
65岁~	2000	3000	42	600	40	400	8.0	3.5	11	900	3000	50	700	35	300	55	1000	3000	2000
75岁~	2000	3000	42	600	40	400	8.0	3.5	11	900	3000	50	700	35	290	55	1000	3000	2000
孕妇（早）	2000	3500	42	500	40	400	8.0	3.5	11	900	3000	50	700	35	310	60	1000	3000	2000
孕妇（中）	2000	3500	42	500	40	400	8.0	3.5	11	900	3000	50	700	35	310	60	1000	3000	2000
孕妇（晚）	2000	3500	42	500	40	400	8.0	3.5	11	900	3000	50	700	35	310	60	1000	3000	2000
乳母	2000	3500	42	500	40	400	8.0	3.5	11	900	3000	50	700	35	310	60	1000	3000	2000

注："—"表示未制订。

参考文献

[1]孙长颢.营养与食品卫生学[M].8版.北京:人民卫生出版社,2017.

[2]中国营养学会.中国居民膳食指南(2022)[M].北京:人民卫生出版社,2022.

[3]中国营养学会.中国居民膳食营养素参考摄入量(2023版)[M].北京:人民卫生出版社,2023.

[4]杨月欣,中国疾病预防控制中心营养与健康所.中国食物成分表:标准版[M].6版.北京:北京大学医学出版社,2019.

[5]蔡美琴.特殊人群营养学[M].北京:科学出版社,2017.

[6]杨月欣,葛可佑.中国营养科学全书[M].2版.北京:人民卫生出版社,2019.

[7]张爱珍.临床营养学[M].4版.北京:人民卫生出版社,2019.

[8]焦广宇,蒋卓勤.临床营养学[M].3版.北京:人民卫生出版社,2015.

[9]中华医学会呼吸病学分会哮喘学组.支气管哮喘防治指南(2020年版)[J].中华结核和呼吸杂志,2020,43(12):1023-1048.

[10]中国医师协会呼吸医师分会危重症专业委员会,中华医学会呼吸病学分会危重症医学组,《中国呼吸危重症患者营养支持治疗专家共识》专家委员会.中国呼吸危重症患者营养支持治疗专家共识[J].中华医学杂志,2020,100(8):573-585.

[11]中国营养学会"缺铁性贫血营养防治专家共识"工作组.缺铁性贫血营养防治专家共识[J].营养学报,2019,41(5):417-426.

[12]中华医学会肠外肠内营养学分会,中国医药教育协会加速康复外科专业委员会.加速康复外科围术期营养支持中国专家共识(2019版)[J].中华消化外科杂志,2019,18(10):897-902.

[13]中华医学会妇产科学分会产科学组,中华医学会围产医学分会,中国妇幼保健协会妊娠合并糖尿病专业委员会.妊娠期高血糖诊治指南(2022)[第一部分][J].中华妇产科杂志,2022,57(1):3-12.

[14]《儿童青少年糖尿病营养治疗专家共识(2018版)》编写委员会.儿童青少年糖尿病营养治疗专家共识(2018版)[J].中华糖尿病杂志,2018,10(9):569-577.

[15]杨月欣,王光亚.营养与食品卫生学[M].8版.北京:人民卫生出版社,2017.